Gerhard Köhler
Lehrbuch der Homöopathie, Band II

*In dankbarer Erinnerung
an meine Eltern*

Lehrbuch der Homöopathie

Band II
Praktische Hinweise zur Arzneiwahl

Gerhard Köhler

4., überarbeitete und erweitere Auflage

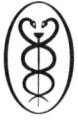 Hippokrates Verlag Stuttgart

Die Deutsche Bibliothek – CIP-Einheitsaufnahme

Köhler, Gerhard:
Lehrbuch der Homöopathie / Gerhard Köhler. – Stuttgart:
Hippokrates-Verl.
Bd. II. Praktische Hinweise zur Arzneiwahl. – 4., überarbeitete
und erweiterte Auflage. – 1998
ISBN 3-7773-1306-8

Anschrift des Verfassers:

Dr. med. Gerhard Köhler
Schlehenrain 18
79108 Freiburg

1. Auflage 1986
2. Auflage 1991
3. Auflage 1994
4. Auflage 1998

Die Querverweise auf das *Lehrbuch der Homöopathie, Band I Grundlagen und Anwendung,* in der vorliegenden Ausgabe beziehen sich jeweils auf die 6. Auflage des Band I (1994).

Wichtiger Hinweis: Wie jede Wissenschaft ist die Medizin ständigen Entwicklungen unterworfen. Forschung und klinische Erfahrung erweitern unsere Erkenntnisse, insbesondere was Behandlung und medikamentöse Therapie anbelangt. Soweit in diesem Werk eine Dosierung oder eine Applikation erwähnt wird, darf der Leser zwar darauf vertrauen, daß Autoren, Herausgeber und Verlag große Sorgfalt darauf verwandt haben, daß diese Angabe dem Wissensstand bei Fertigstellung des Werkes entspricht.
Für Angaben über Dosierungsanweisungen und Applikationsformen kann vom Verlag jedoch keine Gewähr übernommen werden. Jeder Benutzer ist angehalten, durch sorgfältige Prüfung und gegebenenfalls nach Konsultation eines Spezialisten festzustellen, ob die dort gegebene Empfehlung für Dosierungen oder die Beachtung von Kontraindikationen gegenüber der Angabe in diesem Buch abweicht. Eine solche Prüfung ist besonders wichtig bei selten verwendeten Präparaten oder solchen, die neu auf den Markt gebracht worden sind. Jede Dosierung oder Applikation erfolgt auf eigene Gefahr des Benutzers. Autoren und Verlag appellieren an jeden Benutzer, ihm etwa auffallende Ungenauigkeiten dem Verlag mitzuteilen.
Geschützte Warennamen (Warenzeichen) werden nicht besonders kenntlich gemacht. Aus dem Fehlen eines solchen Hinweises kann also nicht geschlossen werden, daß es sich um einen freien Warennamen handele.

ISBN 3-7773-1306-8

© Hippokrates Verlag GmbH, Stuttgart 1986–1998

Dieses Werk, einschließlich all seiner Teile, ist urheberrechtlich geschützt. Jede Verwertung außerhalb der engen Grenzen des Urheberrechtsgesetzes ist ohne Zustimmung des Verlages unzulässig und strafbar. Das gilt insbesondere für Vervielfältigungen, Übersetzungen, Mikroverfilmungen und die Einspeicherung und Verarbeitung in elektronischen Systemen.

Printed in Germany 1998
Satz und Druck: Druckerei Sommer GmbH, Feuchtwangen

Inhaltsverzeichnis

Vorwort zur 4. Auflage 11
Vorwort zur 1. 2. und 3. Auflage 12
Einführung 13
   Technische Hinweise 15
   Anwendung der Arznei 15

Infekte

Fieberhafter Infekt (Grippaler Infekt,
Erkältungsinfekte) 17
   Übersicht 17
Epidemische Krankheiten; exanthemische »Kinderkrankheiten« 20
   Diphterie 20
   Übersicht 20
   Morbilli (Masern) 22
   Übersicht 22
   Parotitis epidemica (Mumps) 26
   Übersicht 26
   Pertussis (Keuchhusten) 27
   Übersicht 27
   Rubeolae (Röteln) 30
   Übersicht 30
   Scarlatina (Scharlach) 31
   Übersicht 31
   Varicellae (Windpocken) 34

Schwindel

Übersicht 35

Kinetose

Übersicht 37

Haut

Entzündliche Hauterkrankungen 40
   Grundformen der Entzündungsphasen
   und ihre Hauptmittel 40
   Übersicht 40
      Aktive Hyperämie – Erythem . . . 40
      Exsudation – Ödem, Quaddel
      oder Blase 40
      Eiterung 41
   Klinische Indikationen 42
      Lokale Hyperämie 42
      Erysipel (Wundrose) 42
      Übersicht 42

Exsudation, Quaddeln 44
   Urtikaria (Nesselsucht) 44
   Übersicht 44
Blasen 47
Übersicht 47
   Herpes simplex 48
   Herpes circinatus (Ringelflechte) . . 48
   Herpes labialis 49
   Herpes genitalis 50
   Zoster (Herpes Zoster, Gürtelrose) 52
   Übersicht 52
Eiterung 56
Übersicht 56
   Furunkel 56
   Furunkulose 58
   Karbunkel 59
   Impetigo contagiosa 61
   Übersicht 61
   Acne vulgaris (Acne juvenilis) . . . 63
   Übersicht 63
Seborrhoea oleosa (Fettige Haut) . . . 64
Seborrhoea sicca (Trockene Haut) . . 65
Rosazea (Acne rosacea) 68
Übersicht 68
Ekzemgruppe 69
Übersicht 71
   Art des Ausschlages 72
   Form des Ausschlages 75
Psoriasis (Schuppenflechte) 80
Übersicht 80
Übermäßige Verhornung (Hyperkeratose, Parakeratose) 83
Übersicht 83
   Ichthyosis (Fischschuppenkrankheit) 83
   Klavus (Hühnerauge) 84
Hautausschläge 85
Übersicht 85
   Kontaktekzem 86
   Arzneimittelexanthem 86
   Sonnenbestrahlung 86
   Schweiß 87
   Sudamina (Miliaria, Schweißfriesel) 88
   Dyshidrotisches Ekzem 88
   Intertrigo 89
   Windeldermatitis 89

6 Inhaltsverzeichnis

Proliferative und wuchernde Haut-
erkrankungen 90
   Übersicht 90
   Verrucae (Warzen) 90
   Übersicht 90
      Verrucae planae juveniles 90
      Verrucae vulgares 91
      Verrucae seborrhoicae (seborrhoi-
      sche Warzen, Alterswarzen) 92
   Kondylome (Feigwarzen) 93
   Übersicht 93
      Condylomata acuminata (spitze
      Feigwarzen) 93
      Condylomata lata (breite Feig-
      warzen) 93
   Gutartige Geschwülste 94
   Übersicht 94
      Hämangiom (Blutschwamm) 94
      Fibrome 95
      Atherom 96
      Keratoma senile, aktinische Kera-
      tose (Alterskruste) 96
      Keloid (Wulstnarbe) 97
Zerstörende (destruktive) Hautprozesse 98
   Übersicht 98
   Ulzerationen (Geschwüre) 98
      Traumatische Ulzera 99
      Dekubitus (Folge von Aufliegen) . . 99
      Periphere Durchblutungsstörungen 100
      Diabetische Ulzera, Gangrän 100
      Maligne Ulzera 101

Haare

Haarausfall 103
Übersicht 103
   Alopecia diffusa (Diffuser Haaraus-
   fall am Kopf) 104
   Alopecia areata (Kreisrunder Haar-
   ausfall am Kopf) 107
   Haarausfall an sonstigen Stellen . . . 108

Nägel

Konstitutionelle und diagnostische
Zeichen; Therapie 111
Übersicht 113
   Grundformen 114
   Eigenschaften 116
   Formabweichungen 117

Klinische Syndrome 119
Übersicht 119
   Eingewachsener Nagel (Unguis in-
   carnatus) 120
   Entzündungen am Nagel (Onychie,
   Paronychie, Panaritium parunguale) . 120
   Entzündung nach Verletzungen . . . 121
   Mykosen (Pilzerkrankungen) 121
   Nägel kauen, abbeißen 122
   Niednägel 122

Variköser Symptomenkomplex

Erweiterung der Venen, Varikose . . . 123
Übersicht 123
Entzündung 126
   Phlebitis 126
   Thrombophlebitis 126
Stauung 127
   Eczema varicosum 127
   Ulcus cruris varicosum 127
Hämorrhoiden u. Analfissuren 130
Übersicht 130
   Hämorrhoiden 131
   Analfissuren 135

Atemorgane

Husten 137
Übersicht 137
   Trockener Husten 138
   Feuchter Husten (mit Auswurf) . . . 141
   Chronische Formen 143
Asthma 145
Übersicht 145
   Behandlung im Anfall 147
   Behandlung in der anfallsfreien Zeit . 148
      Wodurch entsteht der Anfall? . . . 150
      Wie verläuft der Anfall? 157
      Wann treten die Anfälle auf? . . . 158
   Konstitutionsbehandlung 159
   Zusatzbehandlung 000
Pleuritis 166
Übersicht 166
   Akuter Beginn 166
   Pleuritis sicca 167
   Pleuritis exsudativa 167
   Restzustand 168
Sarkoidose (Manifestation in der Lunge,
M. Boeck) 169

Herz und Kreislauf

Hypertonie 171
Übersicht 172
   Primäre (essentielle) Hypertonie . . . 172
   Sekundäre Hypertonie 176
   Hochdruckkrisen 177
Hypotonie 178
Übersicht 178
   Andauernde Hypotonie 180
   Gelegentliche Hypotonie 185
Arteriosklerose 188
Übersicht 188
   Zerebrale Sklerose 189
   Allgemeine Sklerose 191
Zerebraler Insult 193
Übersicht 193
   Drohender Insult 194
   Akuter Insult 195
   Nachbehandlung 195
Dringliche Herz- und Kreislaufstörungen 198
Übersicht 198
   Kollaps 199
   Stenokardie 200
   Herzklopfen 202
   Herzjagen 202

Bewegungsorgane

Rheumatischer Formenkreis 203
Übersicht 204
   Akute Arthritis 205
   Progredient-chronische Polyarthritis . 207
Arthrosen 213
Übersicht 213
   Koxarthrose 214
   Gonarthrose 218
   Begleittherapie 219
Ischialgie 221
Übersicht 221
   Rheumatische Entzündung, Neuralgie 222
   Fokale Fernwirkung (Herdinfekte) . . 226
   Nachbarschaftliche Einflüsse 226
   Wirbelsäulenveränderungen 227

Kopf

Kopfschmerzen 229
Übersicht 230
   Psychosomatische Wechselwirkungen 232
   Ätiologische Beziehungen 245

   Kopfschmerzen in einzelnen Lebensphasen der Frau 257
Migräne 260
   Synopse der charakteristischen Symptome 261
   Anfall 273
Neuralgischer Gesichtschmerz 279
Übersicht 279

Hals – Nase – Ohr

Otitis media 285
Übersicht 285
   Otalgie 286
   Lokalisation der Entzündung 287
   Absonderung 288
   Dohende Mastoiditis 289
   Rezidivierende Otitis 290
   Chronische Otitis 290
   Hydro- oder Mukotympanon 292
Schnupfen 293
Übersicht 293
   Akuter Verlauf 294
   Chronischer Verlauf 295
Allergischer Schnupfen 299
Übersicht 299
   Behandlung in der akuten Krise . . . 300
   Heuschnupfen mit Asthma 303
   Konstitutionelle Grundbehandlung . . 306
Entzündung der Nasennebenhöhlen . . 308
Übersicht 308
   Akuter Beginn 308
   Subakute Phase 309
   Chronische Eiterung, Empyem . . . 309
   Neuralgische Nachschmerzen 310
Erkrankungen der Tonsillen 312
Übersicht 312
   Akute Entzündung 313
   Eiterung 314
   Ernstes Krankheitsbild 316
   Konstitutionelle Nachbehandlung . . 318

Mund

Entzündungen an der Mundschleimhaut und am Zahnfleisch 319
Übersicht 319
   Oberflächenentzündung 320
      Stomatitis, Gingivitis 320
   Gewebedefekte 321
      Aphthen 321

8 Inhaltsverzeichnis

Ulzera 322
Ulzera mit Pseudomembranen . . . 322
Eiterung 323
Abszeßbildung, Fistelung 323

Erkrankungen der Schilddrüse

Struma 326
Übersicht 326
Weiche Struma 327
Parenchymstruma 327
Kolloidstruma 329
Gefäßstruma 330
Hyperthyreose, M. Basedow,
Jodismus 331
Harte Struma 332
Hypo- oder Euthyreose 332
Hyperfunktion 333
Knotenkröpfe 334
Euthyreote Knoten 334
Zysten 334

Magen – Darm

Akute Magen- und Darmstörungen im
Kindesalter 337
Übersicht 337
Speikinder 337
Azetonämisches Erbrechen 338
Blähungskoliken 338
Nabelkoliken 339
Akute Gastroenteritis, Brechdurch-
fall, Ernährungsstörungen 340
Erkrankungen des Magens und Zwölf-
fingerdarms 341
Übersicht 341
Akute Magen- und Darmstörungen . . 343
Gastritis, Gastroduodenitis 343
Chronische Magenstörungen 349
Ätiologische Faktoren 349
»Nervöser Magen« 352
Die Ulkuskrankheit 353
Sodbrennen 357
Übersicht 357
Hyperazide Form 358
Hypazide Form 358
Bei Alkoholikern 359
Colon irritabile (Reizkolon) 360
Übersicht 360
Vorwiegend Spastik mit Meteorismus 361
Vorwiegend Schleimsekretion 362

Colitis ulcerosa 363
Übersicht 363
Akute und subakute Phase 363
Chronische Phase 365

Leber – Galle

Krankheiten der Gallenwege 367
Übersicht 367
Gallenkolik, Dyskinesie 368
Cholelithiasis (Steingallenblase) . . . 370
Postcholektomiesyndrom 371
Cholezystitis 372
Krankheiten der Leber 374
Übersicht 374
Hepatitis 375
Leberinsuffizienz 378
Leberzirrhose 379

Harnorgane

Entzündliche Erkrankungen der Harn-
wege 383
Übersicht 383
Akuter Verlauf 384
Subakuter Verlauf 387
Chronisch-rezidivierende Entzün-
dungen 388
Blasen- und Nierensteine 391
Übersicht 391
Behandlung während der Kolik . . . 391
Behandlung nach der Kolik 392
Enuresis nocturna 396
Übersicht 396
Psychisches Trauma 397
Konstitutionsmittel 399
Sonstige bewährte Arzneimittel . . . 400

Geschlechtsorgane

Prostata 403
Übersicht 403
Entzündung, Prostatitis 404
Kongestive Vergrößerungen 405
Tumorbildung 406
Prostataadenom 406
Dysmenorrhö 409
Übersicht 409
Im akuten Schmerzanfall 410
Intervallbehandlung 411
Nach verspäteter Menarche 415
In der Präklimax 415

Schwangerschaft und Nachgeburts-
periode 418
Übersicht 418
   Psychische Veränderungen 419
   Hyperemesis gravidarum 420
   Beschwerden beim Stillen 421
   Mastitis 422

Physisches Trauma – Folgen von
körperlichen Verletzungen

Gehirntrauma (Commotio, Contusio,
Geburtstrauma) 425
Übersicht 425
   Akutes Stadium 426
   Folgen nach Gehirntrauma 427
Operationstrauma 429
Übersicht 429
   Vorbereitung zur Operation, zu zahn-
   ärztlichen Eingriffen 430
   Begleitende Therapie nach der
   Operation 431
Sonnenstich 434
Überanstrengung 435
Übersicht 435
   Allgemein 435
   Prophylaxe vor Hochgebirgstouren . . 435
   Augen 436
   Gelenke 436
   Hände 437
   Muskeln 438
Verbrennungen 438
Übersicht 438
Verheben (Hexenschuß, Lumbago,
Diskopathie) 440
Übersicht 440
Verletzungen 441
Übersicht 441
   Allgemein 442
   Auge 442
   Gelenke 442

   Knochen 443
   Mamma 443
   Muskeln 443
   Nervenreiches Gewebe 444
   Schockzustand nach Verletzung . . . 444
   Trauma der Wirbelsäule 445
Wundbehandlung 446
Übersicht 446
   Glattrandige Wunden 446
   Oberflächendefekte 446
   Stichverletzungen 446
   Insektenstiche 447
   Splitterverletzungen 447
   Wundinfektion 447

Psychisches Trauma – Folgen von
seelischen Verletzungen

Übersicht 449
   Folgen und Beschwerden nach Schreck 450
   Ärger und Zorn 452
   Kummer 453
   Enttäuschte, unglückliche Liebe . . . 456
   Schwermut bei Kindern – schlechter
   beim Alleinsein 457
Liebesentzug 458
Übersicht 458
   Folgen von Kränkung, Demütigung
   und Reizbarkeit 458
   Geringschätzung, fühlt sich verachtet,
   mangelnde Anerkennung 459
   Ständiger Tadel, tadelsüchtig,
   Beschwerden durch Tadel 460
   Grobheit oder Bestrafung 461
   Gleichgültigkeit und Teilnahmslosig-
   keit gegenüber Kindern 462
   Übersteigerte Triebhaftigkeit 463

Arzneimittelverzeichnis 464
Literaturverzeichnis 470
Sachverzeichnis 472

Vorwort zur 4. Auflage

In den neun Auflagen des zweibändigen **Lehrbuches der Homöopathie**, die seit 1982 im Hippokrates Verlag erschienen sind, wurde von Jahr zu Jahr deutlicher, daß der Verlag und der Autor bemüht sind, die homöopathische Wissenschaft gut erlernbar und reif zur praktischen Anwendung zu machen. Dazu gehörte es auch, die Botschaft in anderssprachige Länder zu tragen. So sind einige fremdsprachige Lizenzausgaben entstanden, das freut mich besonders. Band I mit **Grundlagen und Anwendung** und Band II mit **Hinweisen zur Arzneiwahl** ergänzen und verbinden sich durch eine Vielzahl von Querverweisen in Sachverzeichnissen, Literaturinformationen und sehr reichhaltige Arzneimittelverzeichnisse mit Repertorium. Diese vielfachen Vernetzungen von Arzneisymptomen geben inhaltsreiche Hilfen für die Arzneimittelwahl und sichern die endgültige Entscheidung für die leibseelische Ganzheit des behandelten Kranken.

Freiburg im Breisgau, September 1997 *Gerhard Köhler*

Vorwort zur 2. und 3. Auflage

Die jüngste Auflage orientiert sich an der Überarbeitung des bisherigen Textes und Erweiterung um einige Kapitel und ist gründlich durchgesehen worden.
Dabei wurde versucht, noch deutlicher zu zeigen, »daß bei homöopathischer Wahl eines Heilmittels der Gemütszustand des Kranken oft am meisten den Ausschlag gibt« (*S. Hahnemann*).
Dem Verlag und allen Helfern danke ich für die weitere gute Zusammenarbeit. Dadurch wurde es möglich, daß inzwischen englische, russische, holländische und italienische Übersetzungen erscheinen konnten.

Freiburg im Breisgau, Sommer 1991 / Winter 1993 *Gerhard Köhler*

Vorwort zur 1. Auflage

Der zweite Band enthält die weiterentwickelten Skripten und Begleittexte, die den Hörern meiner Vorträge, Vorlesungen und Kurse schon bekannt sind und sich in vielen Praxen bereits bewährt haben.
Durch anregende Mitarbeit, kritische Diskussion und schriftliche Hinweise haben die Teilnehmer dieser Lehrveranstaltungen und auch viele Leser des ersten Bandes erheblichen Anteil am fertigen Werk.
Mein Dank gebührt den Damen und Herren des Verlages, dem Verleger Herrn *Albrecht Hauff* und der Cheflektorin Frau *Dorothee Seiz*; ebenso Frau *Ilse Lässig*, Freiburg, die in bewunderungswürdiger Genauigkeit und Aktivität die gesamten Schreibarbeiten – wie im ersten Band – erledigt hat und Inhalt mit Form in Einklang brachte. Die Zeichnungen und Tabellen wurden von Herrn *Udo Hoffmann*, Freiburg, angefertigt.

Freiburg im Breisgau, Juli 1986 *Gerhard Köhler*

Einführung

Ohne Kenntnis der Grundlagen und Regeln des homöopathischen Heilverfahrens sollte man diesen zweiten Band nicht beurteilen oder einzelne Teile daraus für die Behandlung kranker Menschen verwenden. Hinweise zur Arzneiwahl können nicht wie der Tip eines Kochbuches verstanden werden, der auf leichte Weise das beste Menu zaubert.

Denn Homöopathie ist eine individuelle und ganzheitliche Therapie-Methode. Sie legt besonderen Wert auf die leiblich-seelische *Besonderheit* des Kranken, auf seine Biographie, Konstitution und sein Verhalten zur Umwelt.

Ich kann Ihnen also keine pauschalen Therapie-Empfehlungen zu kollektiven Krankheitsdiagnosen geben, sondern möchte Sie sensibilisieren, bei der Anamnese darauf zu achten, daß viele Kranke bei ähnlicher Krankheit unterschiedlich reagieren. Daraus folgt, daß Sie diese unterschiedlichen Reaktionsweisen doch nicht einfach »unterschlagen« können und eine nivellierende Pauschaltherapie durchführen. Dieses Buch möchte Ihnen helfen, diese auffallenden, sonderlichen und charakteristischen Reaktionsweisen bei anscheinend gleichem Krankheitssyndrom zu nutzen für die sichere und rasche Entscheidung bei der Arzneiwahl (vgl. H. Organon VI, § 153).

Im ersten Band wurde darauf hingewiesen, daß *vollständige Symptome* zur sicheren Arzneiwahl führen. Zu einem vollständigen Symptom gehören die Angaben, weshalb und wo eine krankhafte Störung, ein Schmerz, eine Sensation aufgetreten ist, wodurch und wann diese besser oder stärker wird (vgl. Bd. I, S. 41–61). Eine zielsichere Anamnese und Untersuchung muß sich darum bemühen, vollständige Symptome zu erhalten – damit haben Sie das Basismaterial für die Stellung der klinischen Diagnose und für die differential-therapeutische Arzneiwahl. *Art* und *Ort* der Störung repräsentieren ausgeprägter die klinische Diagnose, *Auslösung* und *Modalitäten* differenzieren die Arzneiwahl. Das funktionale Zusammenspiel dieser vier Faktoren möge die folgende Tabelle bildhaft darstellen.

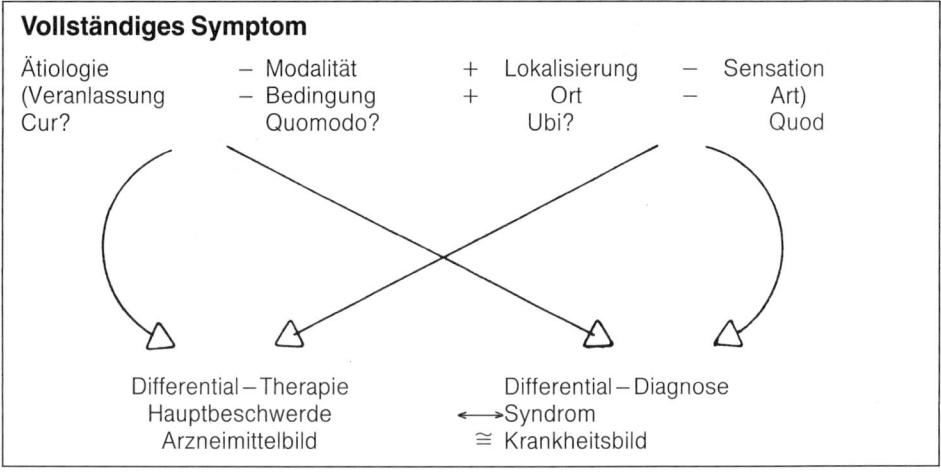

Ein vollständiges Symptom kann so charakteristisch und deutlich sein, daß es als »Kern des Ganzen« (*Dostojewski*) das gesamte Krankheitsbild verkörpert. Damit wird es bei der Suche nach dem ähnlichen Arzneimittelbild zum »Erkennungszeichen der heilenden Arznei« (*Georg von Keller*).
Und damit sind wir bei den beiden Aufgaben, die sich dieses Buch stellt: Hilfe bei der Arzneiwahl und beim Erlernen der Arzneimittelbilder.
Bei der Suche nach der passenden Arznei gehen Sie von der *Übersicht* des entsprechenden Kapitels eines Krankheitssyndromes aus. Dort können Sie sich rasch orientieren, an welche Arzneimittel bei einer bestimmten *Phase* der Krankheit besonders zu denken ist. Die Mittel sind meist alphabetisch geordnet, gelegentlich sind einige wegen ihrer besonderen Wertigkeit vorangestellt. Mit der differenzierten Beschreibung der Arzneisymptome werden Sie eine passende Arzneiwahl treffen können. Diese Wahl sollten Sie mit einer größeren Arzneimittellehre nachprüfen, bestätigen oder ablehnen. Reichen diese Informationen im Einzelfall einmal nicht aus, so erhalten Sie mit den *Querverweisen* die Möglichkeit, den gesamten Krankheitsfall mit Hilfe Ihres Repertoriums doch noch zu lösen. Damit möchte ich erreichen, daß Sie offen bleiben für die verschiedenen Methoden der Arzneifindung, für kurze oder lange Wege (vgl. Bd. I, S. 77).
Die zweite Aufgabe dieses Buches hat fast noch größeres Gewicht: Es möchte Ihnen helfen, die vielfältigen und umfangreichen Symptome der homöopathischen Arzneimittellehre zu lernen oder Ihr vorhandenes Wissen aufzufrischen und zu erweitern.
Um die »richtige« Lern- oder Lehrmethode wird oft diskutiert und gestritten. Ich beteilige mich nicht an diesem Streit. Aus der Erfahrung im Umgang mit Lernenden und aus Lehrveranstaltungen weiß ich, daß jeder Lernende und Lehrende seine eigene Methode entwickelt. Die moderne Didaktik hat die alte Erfahrung bestätigt, daß wir besser lernen beim Umgang mit Patienten. Die Arzneisymptome, die man während der Anamnese von einem Patienten hört und durch den Behandlungserfolg bestätigt bekommt, bleiben lebendig.
In Anlehnung an diese auf den Patienten ausgerichtete Methode können Sie mit dem Buch die Materia Medica schrittweise erlernen, so wie es Ihnen in der Praxis bei der Anamneseerhebung ja auch entgegenkommt: vom Einzelnen zum Ganzen, von der Symptomatik einer Arznei im überschaubaren Bereich eines Krankheitssyndromes bis hin zur Fülle des ganzen Arzneimittelbildes.
Diese Methode hat den Vorteil, daß die bisher nur schulmedizinisch ausgebildeten Kollegen sich das individuelle Krankheitsbild, eingeordnet im Bereich eines klinischen Syndromes, vorstellen können, sich vielleicht sogar an einen Patienten erinnern, bei dem sie Ähnliches festgestellt hatten. Auf diesem Wege bildet sich das für die homöopathische Arzneiwahl notwendige Denken in phänomenologischen Entsprechungen zwischen individuellem Krankheitsbild und Arzneimittelbild. Die trockene Arzneimittellehre wird lebendig, wenn man z. B. bei einem plötzlich beginnenden Infekt, der Belladonna benötigt, die Entsprechung zwischen dem individuellen Krankheitsbild und der Arzneisymptomatik erkennen lernt. Je genauer und umfangreicher im Sinne eines vollständigen Symptomes wir diese Ähnlichkeit erkennen, um so selbstverständlicher sprechen wir dann bei anderen Patienten von einem Belladonna-Kopfschmerz, einem Rumex-Husten, von einer Ferrum-Otitis, einer Phytolacca-Tonsillitis, einem Lachesis-Erysipel. Diese Ausdrücke entstammen keiner wichtigtuerischen »Insider«sprache – sie stehen ein für die Gewissenhaftigkeit und In-

dividualisierung unserer Arzneiwahl, sie verbürgen sich für die spiegelbildliche Entsprechung zwischen Arznei und Krankheit:

Ähnliches möge durch Ähnliches geheilt werden!

Technische Hinweise

Querverweise auf die Repertorien beziehen sich auf die beiden deutschen Übersetzungen des *Kent*schen Originalwerkes: Für den *Erbe-Kent* (Hippokrates-Verlag) steht das Kürzel EK, die von *Georg v. Keller* und *Künzli von Fimelsberg* besorgte Übersetzung ist mit KK unter Bandangabe I–III gekennzeichnet. Zusätzlich sind einige Hinweise auf das Synthetische Repertorium von *Barthel* und *Klunker* vermerkt; Kürzel SR.

Quellenangaben sind meist direkt im Text vermerkt mit folgenden Kürzeln:
H., Organon, §, steht für *Hahnemann, Samuel*: Organon der Heilkunst, 6. Auflage, § 1–291; H., CK., Bd., Sym., für *Hahnemann, Samuel*: Chronische Krankheiten, Band 1–5, Symptom; H., RAL, Bd., Symp., für *Hahnemann, Samuel*: Reine Arzneimittellehre, Band 1–6, Symptom; Hering, GS, Bd., für *Hering, Constantin*: The Guiding Symptoms, Band 1–10.
Kursiv gedruckte und in Klammern gesetzte Zahlen weisen auf das entsprechende Werk im Literaturverzeichnis S. 454 hin.

Anwendung der Arznei

Die homöopathische Arznei sollte möglichst nüchtern am Morgen, wenigstens 15 Min. vor oder sonst 1 Stunde nach der Mahlzeit eingenommen werden. Nicht direkt schlucken, sondern im Munde zergehen lassen! Dies kann man einige Tage bei niedrigen Potenzen (bis C 6/D 12) 2–3mal täglich wiederholen. Je nach Alter und Sensitivität des Patienten kann man bei jeder einzelnen Gabe 1–8 Tropfen oder 1–8 Globuli oder ½–1 Tablette einnehmen.
Für bestimmte Krankheitsfälle werden andere Anwendungsmethoden empfohlen (vgl. Band I, S. 143). Diese Hinweise finden Sie am Ende der jeweiligen Arzneibeschreibung bei der Anwendung:
Methode 1: Bei akuten und dringlichen Krankheitsfällen beginnt man mit einer Gabe der jeweiligen Arznei, wie oben beschrieben. Dann löst man nach dieser ersten Gabe 5 Tropfen oder 5 Globuli oder 1 Tablette in einer Vierteltasse Wasser auf und »verkleppert« diese Lösung mit einem Eierlöffel (keinen Metallöffel verwenden!) als wolle man Sahne schlagen. Von dieser hergestellten Lösung gibt man wiederholt 1 Eierlöffel voll, je nach Aktualität der Krankheit zunächst alle 5 Minuten, dann viertelstündlich und verlängert die Pause Schritt für Schritt, wie die Besserung fortschreitet, ½–2stündlich, dann Schluß.
Methode 2: Kumulative Anwendung von Hochpotenzen nach folgendem Schema: Je eine Gabe morgens C 100/abends C 200/am anderen Morgen C 1000. Damit ist die Kur beendet. Diese Anwendung ist eine *sehr seltene Ausnahme* bei robusten Patienten mit akuter Krankheit, z. B. bei eben beginnender Eiterung, mit *Hepar sulfuris* behandelt.

Reihe: Die gleiche Arznei wird steigend von der Tiefpotenz (z. B. C 6) bis zur Hochpotenz (z. B. C 200) als Kur bei chronischen Krankheiten in immer längeren Zeitabständen, aber unter laufender Kontrolle des Arztes gegeben. *Beispiel:* Beginn mit C 6 tabl., 6 Tage jeden Morgen je 1 Tablette; dann nach 2 Tagen Pause einmalig 1 Tabl. C 7; dann nach 3 Tagen Pause einmalig 1 Tabl. C 9; nach 5 Tagen Pause 1 Tabl. C 12; nach 8 Tagen 1 Tabl. C 30; nach 14 Tagen 1 Tabl. C 100; nach 1 Monat 1 Tabl. C 200. Dieses Schema soll nur ungefähren Anhalt bieten, in welchen Abständen die Arznei wiederholt werden kann, wenn es nötig ist!

Infekte

Fieberhafter Infekt, Grippaler Infekt, Erkältungsinfekte

Im Anfang eines fieberhaften Infektes ist es oft noch nicht möglich, eine exakte Diagnose zu stellen. Mit einer guten Anamnese und Allgemein-Untersuchung lassen sich die wesentlichen Krankheitsphänomene erfassen, die für die homöopathische Arzneiwahl erforderlich sind. Wir können schon zielgerichtet behandeln, bevor die Lokalisation eines Infektes deutlich wird und dadurch ein objektivierbarer Befund vorliegt. Diese Möglichkeit zur sinnvollen Therapie der Anfänge ist ein wesentlicher Vorteil der homöopathischen Methode, denn es ist nicht günstig, jeden Infekt im Beginn mit Antibiotika zu unterdrücken, bevor Immunisierungsmechanismen anlaufen und der Organismus seine Infektabwehr aufbaut und trainiert.

Homöopathische Behandlung stärkt und fördert die körpereigene Regulation, sie ist »Hilfe zur Selbsthilfe«, verhütet fast immer Komplikationen und schützt vor Rezidiven.

Übersicht

Vgl. in den Repertorien: EK 1269 ff., KK II/31 ff.

Plötzlicher Beginn	. . . . S. 17	Aconitum *C 6 dil*
		Belladonna "
Allmählicher Beginn	. . . . S. 18	Ferrum phosphoricum *C6 tabl*
		Gelsemium sempervirens (Gelsemium) *C6 dil*
		Eupatorium perfoliatum "
		oder purpureum "
		Echinacea angustifolia *Ø*
		oder purpurea "

▶ **Plötzlicher Beginn**

Bei plötzlichem und heftigem Beginn eines Infektes bewähren sich als erste Mittel:

Aconitum

Stürmischer Beginn nach Einwirkung von scharfem, kalten Wind (Ostwind), auch Folge von Schreck und Ärger. Beginn oft um Mitternacht mit ängstlicher Unruhe, gesteigert bis zur Todesangst. Am Anfang Frostschauer, trockene, heiße Haut. Gesicht im Liegen rot, beim Aufsitzen blaß. Der Puls ist schnell, voll und hart. Erkrankung meist noch nicht lokalisiert – evtl. kurzer, trockener Husten, manchmal pfeifende Inspiration (Pseudokrupp).

Anwendung: C 6 (C 12) dil.
nach Methode 1.
Bei starker Angst C 30 (D 30) dil. oder glob.

Belladonna

Plötzlicher Beginn eines allgemeinen Infekts mit roter, schweißiger Haut. Charakteristische Symptomen-Trias: Heiß, rot, klopfende Empfindungen. Gesicht hochrot, glänzend, weite Pupillen (Atropin!). Klopfender, harter, voller, schnellender Puls. Klopfende Karotiden und Temporal-Arterien. Dampfender Schweiß im Bett, beim Aufdecken frostig, will zugedeckt bleiben. Starker Durst auf kaltes Wasser (Atropin macht trockene Schleimhäute). Hämmernder Kopfschmerz, verstärkt durch geringste Erschütterungen und beim Bücken. Schleimhäute kräftig rot. Laryngealer Reizhusten, trocken, krampfig. Folgt oft gut nach *Aconitum*, wenn der Schweiß beginnt.

Anwendung: C 6 (D 12) dil.
nach Methode 1.

▸ Allmählicher Beginn

Bei allmählichem Beginn eines Infekts finden wir oft die Symptomatik von *Ferrum phosphoricum, Gelsemium* oder *Eupatorium*. Wenn der Patient keine differenzierenden Phänomene bietet, verordnen wir *Echinacea*.

Ferrum phosphoricum

Fiebermittel bei rasch erschöpften Menschen mit geringer Abwehrkraft und Neigung zu Nasenbluten und Mittelohrentzündung. Der Beginn des Infekts ist nicht so dramatisch wie bei *Aconitum* oder *Belladonna* – es fehlt die Angst und Unruhe von *Aconit* und die aktive Hyperämie von *Belladonna*.
Bei *Ferrum phosphoricum* herrscht vasomotorische Labilität, die sich darin zeigt, daß der Patient im Gesicht wechselnd blaß oder rot ist. Der Puls ist schnell, sehr klein, weich und unterdrückbar. Oft Nasenbluten. Neigung zur Lokalisation des Infekts am Mittelohr mit klopfendem, pulsierendem Schmerz. Meist *schlimmer* nachts, dabei sind oft die Ohrmuschel und Wange der erkrankten Seite stärker gerötet als auf der gesunden Seite (wie *Chamomilla* bei Zahnungsbeschwerden des Kleinkindes). Bei Husten klagt der Patient über trockenes, kitzelndes Gefühl im Halsgebiet mit krampfigem Husten, der kaum Auswurf fördert. Evtl. Schmerzen im Thoraxgebiet.

Anwendung: C 6 (D 12) tabl.
nach Methode 1.

Gelsemium

Fieberhafter Infekt mit Frösteln, zittriger Schwäche und Benommenheit. Im Anfang des Infekts laufen Kälteschauer den Rücken auf und ab, dabei oft Zittern und Zähneklappern, das so stark sein kann, daß der Patient gehalten werden will. Der Infekt entwickelt sich allmählich, meist 1–2 Tage nach Abkühlung. Der Puls ist mäßig beschleunigt und weich, das Gesicht oft dunkelrot. Meist Durst. Lokalisiert sich der Infekt, so tritt ein wäßriger, brennender, scharfer Fließschnupfen auf mit Reizung des Pharynx und Schluckbeschwerden oder Bronchitis mit geringem Auswurf.

Anwendung: C 6 (D 12) dil.
nach Methode 1.

Eupatorium perfoliatum

Der ganze Körper tut *weh*: Im Rücken *wie zerschlagen*, tiefsitzende Schmerzen in Knochen und Gelenken, *wie verrenkt*. Klopfende oder berstende Kopfschmerzen, schmerzhafter Husten, muß den Brustkorb festhalten.
Auffallende zeitliche Umkehrung des Temperaturverlaufes: Das Fieber erreicht am Morgen (7–9 Uhr) seinen Höhepunkt; starker Frost in der Nacht und am Morgen; im Laufe des Tages heiß, kaum Schweiß. *Besserung* des Allgemeinbefindens, wenn Schweißausbruch eintritt. Vor dem Frost großer Durst nach kaltem Wasser; nach dem Frost oft Erbrechen; Galle-Erbrechen und druckempfindliche Leber. Gesicht heiß und rot.

Fieberhafter Infekt

Reihe zu differenzierenden Phänomene

Eupatorium purpureum

Bei Mitbeteiligung des Harnsystemes, z. B. Zystitis, aber sonst gleicher Symptomatik wie *Eupatorium perfoliatum* bewährt sich *Eupatorium purpureum*.

Anwendung: D 6/C 6 (D 12) dil.
nach Methode 1.

Echinacea angustifolia oder purpurea

Diese beiden Formen der Kegelblume (Rudbeckia) sind gleichwertig. Die Arzneimittelprüfung an Gesunden hat wenig unterscheidende Modalitäten gebracht. Nach vielfältiger Erfahrung erhöht dieser Pflanzen-Extrakt die körpereigene Abwehr. Auffallend ist der unangenehme Geruch aller Ausscheidungen.

Anwendung: ∅-D 3 dil.
alle 1-2-3 Stunden 5–15 Tropfen.

MEMO	Puls	Gesicht	Charakteristika
Aconitum	schnell, voll, hart	heiß, rot trocken beim Aufsitzen blaß.	Stürmischer Beginn. Angst, Folge von kaltem Wind.
Belladonna	schnell, voll, schnellend	heiß, rot schweißig, Extremitäten kalt. Deckt sich nicht auf.	plötzlicher Beginn, klopfende Empfindungen. Körper heiß – Extremitäten kalt.
Ferrum phosph.	klein, weich, leicht unterdrückbar	blaß und rot im Wechsel, besonders bei Lagewechsel	Kreislauf labil. Nasenbluten, Ohrenschmerzen.
Gelsemium	etwas beschleunigt, weich	dunkelrot, gedunsen, benommen	Zittrige Schwäche, benommen, Frostschauer.
Eupatorium	mäßig beschleunigt, weich	heiß, rot	Zerschlagenes Gefühl, Fieber am Morgen, Erbrechen.

Epidemische Krankheiten; exanthematische »Kinderkrankheiten«

Hahnemann bezeichnet als »festständige Krankheiten« solche Krankheitsverläufe, »welche viele Menschen aus ähnlicher Ursache unter sehr ähnlichen Beschwerden epidemisch ergreifen, die dann gewöhnlich ansteckend (kontagiös) zu werden pflegen... Es sind auf gleiche Art wiederkehrende ... eigenartige akute Miasmen, die den Menschen entweder nur einmal im Leben befallen, wie die Menschenpocken, die Masern, der Keuchhusten, das glatte hellrote Scharlachfieber, Mumps usw.« (Organon, § 73).

Weit vor der bakteriologischen Ära von *Robert Koch* hat *Hahnemann* erkannt, daß ein übertragbares Agens – im Sprachgebrauch seiner Zeit als »Miasma« bezeichnet – die Infektionskrankheiten bedingt.

Wegen der »ähnlichen Ursachen« sind die Krankheitsabläufe weniger individuell geprägt, die Symptomatik ist nicht sehr vielfältig. Die homöopathische Therapie kann sich hier auf eine Gruppe von bewährten Mitteln stützen. Die Arzneidifferenzierung richtet sich nach dem Stadium der Krankheit und den persönlichen Begleitsymptomen. Unterscheidende Modalitäten und sonderliche Symptome treten bei diesen festständigen Krankheiten seltener auf. Trotzdem gilt auch hier, daß individuelle Symptome unbedingten Vorrang haben vor krankheitsspezifischen Merkmalen.

Diphtherie

Bei sicherer Diagnose oder von Anfang an schwerem Verlauf wird auch aus juristischen Gründen die heute übliche Serum-Therapie zur Ergänzung der gezielten homöopathischen Behandlung empfohlen.

Übersicht

Vgl. in den Repertorien:
Hals: *EK 461ff. (Membran), KK II/269 ff. (Belag, Exsudat)*
Kehlkopf: *EK 750 , KK II/315 (Kehlkopf, Diphtherie)*
Nase: *EK 354 (Schnupfen, bei Diphtherie), KK III/179 (Schnupfen, bei Diphtherie)*

Prophylaxe	. . . . S. 21	Diphtherinum
Hauptmittel	. . . . S. 21	Mercurius solubilis (Mercurius solubilis Hahnemanni) Mercurius cyanatus Kalium bichromicum
Komplikationen		
Hohes Fieber	. . . . S. 21	Ailanthus (Ailanthus glandulosa)
Paresen	. . . . S. 21	Gelsemium Causticum (Causticum Hahnemanni)

vgl. EK 1374 (Paralyse, nach Diphtherie)
   KK I/425 (Lähmung, nach Diphtherie)

▸ Prophylaxe

In der ansteckungsgefährdeten Umgebung von Kranken kann man vorsorglich die spezifische Nosode anwenden:

Diphtherinum

Wirkt auch bei Komplikationen, bei Paresen und sonstigen Folgezuständen nach Diphtherie.

Anwendung: D 30 dil. oder glob.;
1 Gabe, evtl. nach 1 Woche wiederholen.

● Hauptmittel

Mercurius solubilis (Mercurius solubilis Hahnemanni)

Bei allen Quecksilberverbindungen ist auffallend: Starker Foetor ex ore, nächtliche Unruhe mit Schweißneigung, Mitbeteiligung der regionalen Lymphknoten, schmierig belegte Zunge mit Zahneindrücken.
Der Belag auf den Tonsillen *unterscheidet* sich von den anderen Quecksilberverbindungen: bei *Mercurius solubilis* beobachten wir einen weißlich-*gelblichen* Belag.

Anwendung: C 6 (D 12) tabl.,
bei akutem Verlauf in kurzen Zeitabständen nach Methode 1.

Mercurius cyanatus

Die wesentliche Symptomatik ist entsprechend, wie sie bei *Mercurius solubilis* beschrieben wurde. *Unterschiede:* Der Allgemeinzustand ist von Anfang an stärker beeinträchtigt durch Erschöpfung und Kreislauflabilität; weiß-*grauer* Belag auf den Tonsillen, auch membranöse Beläge in der Umgebung der Tonsillen.

Anwendung: C 6 (D 12) tabl.
nach Methode 1.

Kalium bichromicum

Brennende Schmerzen. Ulzerationen auf den Tonsillen, evtl. *Übergang auf die Nasenschleimhaut* mit *fadenziehendem Schleim* und Blutbeimengungen. Geschwüre am Nasenseptum.

Anwendung: C 6 (D 12) tabl.
nach Methode 1.

▸ Hohes Fieber und Verschlechterung des Allgemeinzustandes

Ailanthus (Ailanthus glandulosa)
(vgl. auch bei Scarlatina, S. 32)

Zuerst erregt und unruhig, dann stumpf, benommen, kraftlos. Mißverhältnis zwischen Puls- und Temperaturkurve (wie *Pyrogenium*) Gesicht gedunsen, evtl. livid oder mahagonifarben. Trockene, bräunlich-rote Zunge, starker Fötor. Durst mit Verlangen nach kaltem Wasser, obschon warmes Getränk den Halsschmerz günstig beeinflußt. Starke Schwellung um die Tonsillen; Lymphknoten geschwollen.

Anwendung: C 6 (D 12)/C 30 dil.
nach Methode 1.

▸ Paresen

Gelsemium

Besonders bei Lähmung der Augenmuskeln und des Stimmbandes, Zittern der Zunge beim Herausstrecken. Benommen, erschöpft.

Anwendung: C 6 (D 12)/C 30 dil.

Causticum (Causticum Hahnemanni)

Unsicherheit und Schwäche der Muskeln, besonders Unterarm und Hand mit Taubheit. Langsam zunehmende Schwäche bis zur schlaffen Lähmung.

Anwendung: C 30–C 1000, Meth. 2.

Morbilli (Masern)

Übersicht

Vgl. in den Repertorien:
EK 1306 (Masern, Folgekrankheiten nach), KK II/184
EK 1367 (Masern, nach), KK I/426

Prophylaxe	S. 22	Morbillinum
Stadium catarrhale	S. 22	Euphrasia
		Allium cepa
		Sticta pulmonaria (Sticta)
Stadium exanthematicum		
Normaler Verlauf	S. 23	Pulsatilla
		Ferrum phosphoricum
		Belladonna
		Bryonia
Komplikationen		
Exanthem kommt nicht heraus	S. 23	Sulfur
		Ammonium carbonicum
Ernster Verlauf	S. 23	Lachesis
		Ailanthus (Ailanthus glandulosa)
		Rhus toxicodendron
Otitis media	S. 24	Ferrum phosphoricum
Bronchitis	S. 24	Antimonium tartaricum (Tartarus stibiatus)
		Sulfur jodatum
Kreislauflabilität	S. 24	Ammonium carbonicum
Nachbehandlung		
verzögerte Rekonvaleszenz	S. 24	Morbillinum
		Tuberculinum bovinum

▶ **Prophylaxe**

Nur bei sehr schwachen Kleinkindern, die Kontakt zu Kranken haben, kann vorsorglich 1 Gabe *Morbillinum* D 30 dil. verordnet werden, 2–5 Tropfen. Diese Masern-Nosode ist auch angezeigt nach schwerem Verlauf, bei verzögerter Rekonvaleszenz, bei Folgekrankheiten (chronischer Schnupfen, Bronchitis, Asthma), nach Unterdrückung des normalen Masern-Exanthemes, z. B. durch kalte Anwendungen.

▶ **Stadium catarrhale**

Im Stadium catarrhale wird die Diagnose Masern meist nur bei einer Epidemie gestellt. Die uncharakteristischen Anfangssymptome werden mit Arzneien behandelt, die nach Ähnlichkeit entsprechen. Damit erreicht man einen komplikationsfreien und milden Verlauf, ohne die Immun-Reaktionen zu unterbrechen. (Vgl. auch Kapitel »Fieberhafter Infekt«, S. 17, Schnupfen, S. 293, Husten, S. 137).
Besonders häufig indiziert sind:

Euphrasia

Starke Konjunktivitis mit scharfem Sekret und brennenden Tränen.

Anwendung: D 4/D 6 dil., Methode 1.

Allium cepa

Fließschnupfen mit scharfer Absonderung und viel Niesen.

Anwendung: D 6/C 6 (D 12) dil. nach Methode 1.

Sticta pulmonaria (Sticta)

Nase eher verstopft oder Verstopfungsgefühl, muß dauernd schneuzen. Entzündung beginnt in der Nase und steigt die Atemwege abwärts bis in die Bronchien.

Anwendung: D 6/C 6 (D 12) dil. nach Methode 1.

▶ Stadium exanthematicum

Bei normalem Verlauf sind die Hauptmittel *Pulsatilla* und *Ferrum phosphoricum*, seltener *Belladonna* und *Bryonia*.

Pulsatilla

Dicke, gelbe, milde Sekrete im Auge, in der Nase und im Rachen. Verlangen nach frischer Luft und kühlem Raum. Oft wenig Durst, weinerlich.

Anwendung: D 6/C 6 (D 12) dil. nach Methode 1.

Ferrum phosphoricum

Nasenbluten, Kreislauflabilität, rotes Gesicht im Liegen und bei Erregung, blaß beim Aufrichten, Puls weich und voll.
Otalgie oder Otitis media.

Anwendung: C 6 (D 12)/C 30 tabl. nach Methode 1.

Belladonna

Sehr starkes, tomatenrotes Exanthem bei kräftigen Kindern.

Anwendung: C 6 (D 12) dil. nach Methode 1.

Bryonia

Starker, schmerzhafter Husten, muß sich die Brust dabei festhalten, stechender Schmerz. Husten wird bei Eintritt in einen warmen Raum schlimmer. Trockene Schleimhäute, viel Durst.

Anwendung: D 4/D 6/C 6 (D 12) dil. nach Methode 1.

▶ Komplikationen

Nach vielfältiger Erfahrung kann man sich fast sicher darauf verlassen, daß mit Herauskommen des typischen Masern-Exanthemes die Krise überwunden ist. Deshalb ist jede Unterdrückung gefährlich! Warum fiebersenkende Arzneien und kalte Wadenwickel, wenn Fieber heilt? Fieberkrämpfe treten (fast) nur bei extremer Temperatursteigerung auf.

▷ Wenn das Exanthem sich nicht entwickelt

Sulfur

Wirkt bei Folgen von Unterdrückungen. Oft unreine rauhe Haut. Neigung zu Ekzemen oder Furunkeln.

Anwendung: D 30/C 30 tabl., 1 Gabe.

Ammonium carbonicum

Besonders bei kreislauflabilen, dicklichen Kindern mit Kurzatmigkeit und unverstärkten Rasselgeräuschen über der Lunge.

Anwendung: C 6 (D 12) tabl.

▷ Ernster Verlauf und schweres Krankheitsgefühl

Beides ist meist verbunden mit mißfarbenem oder unterdrücktem Exanthem. Diskrepanz zwischen Fieber und Pulskurve.

Lachesis

Livides, bläulich-rotes Exanthem, hämorrhagisch.

Anwendung: C 6 (D 12) dil.
nach Methode 1.

Ailanthus (Ailanthus glandulosa)
(vgl. Kapitel »Diphtherie« S. 32) 21

Bräunliches, mahagonifarbenes Exanthem. Starke Erschöpfung.

Anwendung: C 6 (D 12)/D 30/C 30 dil.
nach Methode 1.

Rhus toxicodendron

Durchfall, starke motorische Unruhe.

Anwendung: D 30/C 30 dil, Methode 1.

▷ Otitis media
  (vgl. Kapitel »Ohr«, S. 285)

Ferrum phosphoricum

Pulsierender, klopfender Schmerz. Trommelfell rot und vorgewölbt. Blasse, anämische Kinder mit lokalen Kongestionen. Neigung zu Nasenbluten.

Anwendung: C 6 (D 12) tabl.
nach Methode 1.

▷ Bronchitis, Bronchiolitis, Pneumonie
  (vgl. Kapitel »Husten«, S. 137)

Antimonium tartaricum (Tartarus stibiatus)

Allgemeine Schwäche; zu erschöpft, um den Schleim abhusten zu können. Reichliche Rasselgeräusche, aber wenig Auswurf.

Anwendung: D 6/C 6 (D 12) tabl.
nach Methode 1.

Sulfur jodatum

Hustet noch lange Zeit nach der Krankheit.

Anwendung: D 6/C 6 (D 12) tabl.;
2mal tägl. 1 Tabl.

▷ Kreislauflabilität

Ammonium carbonicum (vgl. S. 23)

Müde, matt, erschöpft; Kollapsneigung. Verträgt keine Kälte und Nässe; evtl. Nasenbluten beim Waschen; mag aber auch keine warmen Räume. Hustet mehr im warmen Zimmer und nachts (2–3 Uhr).

Anwendung: C 6 (D 12) tabl.

▶ Nachbehandlung
▷ Verzögerte Rekonvaleszenz

Manche Kinder erholen sich nur langsam nach Masern. Hier hilft meist rasch 1 Gabe *Morbillinum* D oder C 30 (vgl. S. 25).

▷ Folgezustände

Die Masern-Nosode ist auch dienlich bei Folgezuständen nach dieser Krankheit.

▷ Schwäche der Infektabwehr

Nach Masern tritt bei ungenügender Behandlung oder Unterdrückung eine Schwäche der Infektabwehr ein (anergische Nachphase) oder es entwickeln sich andere Krankheiten. Die Homöopathie nimmt diese zeitlichen Zusammenhänge auch als Hinweis auf eine mögliche ätiologische Verbindung. Wenn Mütter bei der Erhebung der biographischen Anamnese ihres Kindes berichten: »Seitdem unser Kind die Masern hatte, erholt es sich nicht; dauernd hat es Husten und Schnupfen; es leidet an Durchfall; seitdem bekommt es Asthma-Anfälle«, so können wir die Kur beginnen mit 1 Gabe

Morbillinum

Anwendung: D 30/C 30

oder auf die Erfahrung der alten Ärzte zurückgreifen und als Zwischenmittel verabreichen 1 Gabe

Tuberculinum bovinum

Anwendung: D 30.

Begründung für diese Behandlung: Tuberkulinische Kinder (vgl. Bd. 1, S. 192; S. 200, Tab. 13), bekommen die Masern, sobald sich eine Infektion in der Umgebung anbietet. Diese Kinder sind nach *ungestörtem* Ablauf der akuten Krankheit in ihrem Gesamtzustand besser, d. h. sie haben eine günstigere Abwehrlage. Wenn aber die akute Krankheit unterdrückt wurde und das Exanthem nicht voll herauskam, so kümmern die tuberkulinischen Kinder besonders deutlich und benötigen die entsprechende Nosode.

Parotitis epidemica (Mumps)

Übersicht		
Vgl. in den Repertorien: Ohrspeicheldrüse		
Entzündung:	EK 372, KK II/81	
Vergrößerung:	EK 402, KK II/78	
Verhärtung:	EK 403, KK II/78	
Schwellung:	EK 393, KK II/115	
Schmerz:	EK 385, KK II/130	
Prophylaxe . . . . S. 26	Parotitis-Nosode	
Hauptmittel . . . . S. 26	Barium carbonicum Mercurius solubilis (Mercurius solubilis Hahnemanni)	
Komplikationen		
Orchitis, Mastitis . . . . S. 26 EK 372 (Entzündung, Ohrspeicheldrüse, Übertragung auf Mamma, Hoden) KK II/81 (Entzündung, Parotis, metastasierend zum Hoden, Mamma)	Pulsatilla	
Pankreatitis, meningeale Reizungen	. Eigenblut-Nosode . . . . S. 26 Parotitis-Nosode	

▶ **Prophylaxe**

Wird mit der Parotitis-Nosode durchgeführt.

Anwendung: 1 Gabe D 30/C 30 dil.

• **Hauptmittel**

Barium carbonicum

Besonders im Kleinkindalter und bei Neigung zu Erkältungen und Vergrößerung der Tonsillen indiziert. Starke *Mundtrockenheit*.

Anwendung: C 6 (D 12)/C 30 tabl.

Mercurius solubilis (Mercurius solubilis Hahnemanni)

Hier dagegen *reichliche übelriechende Salivation*. Nächtliche Schweiße und Unruhe.

Anwendung: C 6 (D 12) – C 30 tabl.

▶ **Komplikationen**

Am häufigsten ist die Ausbreitung mit Entzündung der Hoden und der Brustdrüse (Orchitis, Mastitis), seltener tritt eine Pankreatitis oder Meningitis auf.

▷ **Orchitis und Mastitis**

Pulsatilla

Spannende, ziehende Schmerzen, die sich vom Bauch über den Samenstrang zu den Hoden ausdehnen. Schwellung und brennende Schmerzen der Hoden.
Knoten in der Mamma mit ausstrahlendem Schmerz zum gleichseitigen Arm. – Bei Fieber ausgeprägtes Frösteln, auch im warmen Raum; aber kein Durst.

Anwendung: C 6 (D 12) dil.
nach Methode 1.

Bei allen anderen Komplikationen erreicht man oft eine schnelle Besserung durch *Eigenblut-Nosode* C 5 dil. (*23*).

Herstellung: Wegen der technisch einfacheren Methode stelle ich *Einglaspotenzen* nach *Korsakoff* her (vgl. Bd. I, S. 33. Bd. II, S. 307).
Man nehme 0,1 ml Patientenblut (Vene oder Fingerbeere), fülle mit 30%igem Alkohol bis 10 ml auf, verschüttele und potenziere von diesem Ausgangsmaterial weiter bis zur C 5. Davon 3mal täglich 3–5 Tropfen, etwa 3 Tage lang.

Pertussis (Keuchhusten)

Für die Arzneiwahl sind folgende Zeichen und Symptome besonders wichtig:
- zeitlicher Ablauf der Anfälle
- Modalitäten der Auslösung oder Verschlimmerung
- Gesichtsfarbe im Anfall
- Beschaffenheit des Schleimes
- Begleitsymptome (Konkomitantien)

Übersicht		
Vgl. in den Repertorien: EK 794, KK III/390		
Prophylaxe	S. 27	Pertussinum
Stadium catarrhale	S. 27	Echinacea (Echinacea angustifolia)
Stadium convulsivum		
Rotes Gesicht – wenig Schleim	S. 27	Belladonna Arnica Drosera Mephitis (Mephitis putorius)
Rotes Gesicht – mit Schleim	S. 28	Coccus cacti Corallium rubrum
Blasses oder blaues Gesicht	S. 29	Ipecacuanha Cuprum metallicum
Folgebeschwerden	S. 29	Pertussinum

▶ **Prophylaxe**

In der Umgebung eines Kranken kann man mit der Keuchhusten-Nosode (*Pertussinum*) vorsorglich behandeln und manchen Krankheitsfall kupieren oder einen milden Verlauf erreichen. Bei Verdacht oder bei ähnlich verlaufenden Anfällen von Krampfhusten sollte man rechtzeitig diese Arznei verordnen.

Anwendung: 1 Gabe D oder C 30 dil.

▶ **Stadium catarrhale**

Außerhalb einer Epidemie ist die Diagnose im ersten uncharakteristischen Stadium nur selten zu stellen; hinweisend ist Leukozytose über 15 000. Die Arzneiwahl richtet sich in dieser Phase nach den charakteristischen Symptomen und Zeichen des Kranken (vgl. Kapitel »Husten«, S. 137).

▶ **Stadium convulsivum**

Durch Beobachtung des Kranken oder Befragung der Angehörigen läßt sich die Gesichtsfarbe im Anfall, die Schleimmenge und Beschaffenheit meist sicher ermitteln. Mit diesen auffallenden Zeichen lassen sich drei Gruppen von Kranken mit ihren dazugehörigen Arzneien bilden.

▷ **Rotes Gesicht, trockener Husten, wenig oder kein Schleim**

Bei der ersten Gruppe ist im Anfall das *Gesicht rot*, aber es handelt sich um einen *trockenen* Krampfhusten mit *wenig* oder fast *keinem Schleim*.

Belladonna

Tomatenrotes Gesicht, trockener, bellender Husten. Erregte, kräftige Kinder mit weiten Pupillen. Weint vor dem Anfall, hält Brustkorb fest – dies entspricht der typischen Modalität von Belladonna: Schmerzen schlimmer durch Erschütterung.
Anfälle *schlimmer* nach erstem Schlaf, vor Mitternacht, beim Erwachen, durch Bewegung. Weinen beim Berühren des Kehlkopfes.
Anwendung: C 6 (D 12) dil.
nach Methode 1.

Arnica

Tiefrotes Gesicht; heißer Kopf, kalte Extremitäten. *Blutungs*neigung: blutiger Auswurf und Nasensekret, subkonjunktivales Hämatom. Weint vor dem Anfall, fühlt den Anfall kommen, hält Hand aufs Herz; weint nach dem Anfall.
Anfälle *schlimmer* vor Mitternacht, durch Ärger und Bewegung.
Anwendung: C 6 (D 12) dil.
nach Methode 1.

Drosera

*Purpur*rotes bis zyanotisches Gesicht. Blutungsneigung; oft Nasenbluten, manchmal blutiger Schleim. Erbrechen von Speise. Erstickungsgefühl, aber keine Erschöpfung nach Anfall. Kinder spielen bald weiter.
Typische Verschlimmerungszeit: 24–1 Uhr.
Anwendung: C 6 (D 12) tabl.
3mal tägl. und 1 Tabl. nach dem Anfall.

Mephitis (Mephitis putorius)

*Blau*rotes Gesicht, zyanotisch. Heftige, erstickende Anfälle. Nach dem Anfall schreit das Kind auf. Evtl. Schmerz im Genitalbereich bei Husten, faßt nach Geschlechtsteilen. Erbrechen.
Anfälle *schlimmer* vor und bis Mitternacht, im Liegen, 2 Stunden nach Schlaf; *besser* im kalten Zimmer und durch kalte Waschungen.
Anwendung: D 6/C 6 (D 12) dil.
nach Methode 1.

▷ **Rotes Gesicht, reichlich Auswurf**

Bei der zweiten Gruppe ist im Anfall das *Gesicht rot* mit *reichlich Schleim*auswurf.

Coccus cacti

*Purpur*rotes Gesicht, viel Rasselgeräusche. Erstickende Anfälle enden mit Erbrechen oder Aushusten von zähem, *fädigem* Schleim. Schleim kann aus dem Munde hängen.
Anfälle *schlimmer* durch Wärme, warme Getränke; *besser* durch Kälte, kaltes Getränk.
Anwendung: C 6 (D 12) dil.
nach Methode 1.

Corallium rubrum

*Purpur*rotes Gesicht. Schnappt schon vor dem Anfall nach Luft. Hustenanfälle folgen rasch aufeinander. Aushusten von zähem, *fadenziehenden* Schleim. Oft Nasenbluten mit großer Erschöpfung. Anfälle *schlimmer* durch kalte Luft.

Anwendung: C 6 (D 12) tabl.
nach Methode 1.

▷ Blasses Gesicht wird blau

Bei der dritten Gruppe paßt die alte volkstümliche Bezeichnung: *blauer Stickhusten*. Im Anfall ist das *Gesicht* zuerst *blaß* und *wird* bald *blau*; die Patienten sind bei ihren Anfällen sehr erschöpft.

Ipecacuanha

Blasses Gesicht, kalter Schweiß. *Zyanose* im Anfall oder nur kurze Röte. Brechwürgen bei sauberer Zunge. Hörbares Rasseln, aber meist kein oder wenig Schleimauswurf.
Nasenbluten, evtl. blutiggestreifter Auswurf. Nach dem Anfall erschöpft, erholt sich aber rasch.

Anwendung: D 6/C 6 (D 12) dil.
nach Methode 1.

Cuprum metallicum oder **arsenicosum**

Sehr erschöpft, blaß, im Anfall blaues Gesicht. Hände und Füße kalt, evtl. blau. Schwere, langdauernde Anfälle und lange Pausen. Anfall endet mit Erbrechen, nach dem Anfall *sehr erschöpft*. Oft Krampfanfälle, krampfige Zuckungen, tonisch-klonische Krämpfe; Anfälle *schlimmer* nachts und *besser* durch kalte Getränke.

Anwendung: D oder C 30 tabl.
nach Methode 1.

▸ Folgekrankheiten

Bei Folgekrankheiten, die im zeitlichen Zusammenhang mit einem Keuchhusten aufgetreten sind, erreichen Sie oft einen entscheidenden Erfolg mit einer Zwischengabe

Pertussinum

Anwendung: C 30 (D 30) und nach 10 Tagen einmal C 200 (D 200) tabl.

Fragen Sie in der biographischen Anamnese bei Asthma-Kranken regelmäßig nach früheren Infektionskrankheiten! Öfter wird berichtet, daß das Asthma *nach* einem Keuchhusten aufgetreten sei.

Rubeolae (Röteln)

Wegen des kurzdauernden und milden Verlaufes kommen die meisten Erkrankten gar nicht zur Behandlung. Die manchmal schmerzhaften Schwellungen der Lymphknoten, besonders im Nackenbereich und hinter den Ohren, reagieren meist rasch auf *Apis, Belladonna* oder *Barium carbonicum*.

Übersicht

Vgl. in den Repertorien:
EK 945 (Schwellung Nackendrüsen), KK II/301 (Schwellung Nackendrüsen)
EK 309 (Geschwollen, hinter dem Ohr, lymphatische Drüsen), KK III/94 (Schwellung hinter dem Ohr, Lymphdrüsen)

Apis (Apis mellifica)

ist indiziert bei *stechenden Schmerzen* im Bereich der Schwellung mit großer Empfindlichkeit gegen Berührung; verlangt kühlen Umschlag, denn Wärme ist nicht angenehm. Trotz trockenen Halses meist wenig Durst.

Anwendung: C 6 (D 12) dil.
nach Methode 1.

Belladonna

Heftiger, rascher Beginn des Infektes mit rotem Gesicht. In dieser Weise reagieren meist vollblütige, lebhafte Kinder mit weiten Pupillen. *Klopfende* Schmerzen im Bereich der geschwollenen Drüsen. Im Gegensatz zu *Apis* möchten diese Patienten lieber warme Packungen oder einen warmen Schal.

Anwendung: C 6 (D 12) dil.
nach Methode 1.

Barium carbonicum

Charakteristisch ist die auffallende Härte der Lymphknoten. Meist lymphatische Kinder mit Frostigkeit und Abneigung gegen Zugluft, gleichzeitig ausgeprägte Erkältungsneigung.

Anwendung: C 6 (D 12)/C 30 (D 30) tabl.

Die höhere Potenz bei personaler Übereinstimmung: zu kleine oder körperlich und geistig retardierte Kinder mit schüchternem, ängstlichem Charakter.
Der milde Verlauf der akuten Krankheit im Kindesalter steht im krassen Gegensatz zur Gefahr bei einer Infektion in den ersten Schwangerschaftswochen. Diese Embryopathien sollten Anlaß zur intensiven Beobachtung und Forschung sein – vielleicht kennen wir andere Folgekrankheiten dieser Virusinfektion noch nicht, da sie eine lange Latenzzeit haben können. (Vgl. slow virus infections)
Der immer noch so moderne *Hahnemann* hat durch die Miasma-Lehre seine Schüler und Nachfolger sensibilisiert, auf diese pathogenetischen oder ätiologischen Zusammenhänge zwischen Infektion und Nachkrankheit zu achten. Aus diesem Grunde hat er uns auch geraten, die Behandlung eines Infektes mit 1 Gabe *Sulfur* C 30 abzuschließen. Wegen möglicher Folgekrankheiten sollten wir es erst recht nach den Röteln tun.

Scarlatina (Scharlach)

Die Besprechung der homöopathischen Scharlach-Behandlung hat nicht nur historisches Interesse – die Erfolge sind und bleiben auch in unserer Zeit gut. Trotzdem rate ich – auch aus juristischen Gründen – die Vor- und Nachteile der Antibiotika-Behandlung im Einzelfall recht genau abzuwägen. Bei Komplikationen oder Folgekrankheiten, die auch trotz Antibiotika-Therapie auftreten können, sollten Sie aber mit allem Nachdruck die homöopathische Therapie einsetzen.

Übersicht

Vgl. in den Repertorien: EK 1308, KK II/189

Prophylaxe	S. 31	Belladonna
Normaler Verlauf	S. 31	Belladonna
Komplikationen		
Exanthem kommt nicht	S. 32	Sulfur
Exanthem geht zurück	S. 32	Zincum (Zincum metallicum)
vgl. EK 1309, KK II/189 (zurückgehend)		
Ernster Verlauf	S. 32	Lachesis
		Ailanthus (Ailanthus glandulosa)
		Baptisia
		Phosphorus
Rheumatische Schmerzen	S. 32	Phytolacca
Nierenbeteiligung	S. 33	Apis (Apis mellifica)
vgl. EK 687 (Urin, eiweißhaltig,		Natrium sulfuricum
nach Scharlach), KK III/718		Phosphorus
(Urin, Eiweiß, nach Scharlach)		Berberis
Folgekrankheiten		
vgl. EK 1381, KK I/438		
Anhaltende Erschöpfung	S. 33	Ammonium muriaticum (Ammonium chloratum)
Chronische Otitis	S. 33	Aurum (Aurum metallicum)
vgl. EK 297 (Ausfluß nach Sch.),		Tellurium (Tellurium metallicum)
KK III/80 (Absonderung nach Sch.)		Scarlatina
EK 331 (Gehör, mangelhaftes, nach Sch.)		
KK III/134 (schwerhörig, nach Scharlach)		

▶ **Prophylaxe**

In der Umgebung von scharlachkranken Kindern hat sie sich bewährt. Entsprechend der Empfehlung von *Hahnemann* wenden wir *Belladonna* C 30 (D 30) dil. oder glob. an, 3 Tage nacheinander jeweils 3–5 Tropfen oder 3 Globuli. Leider kam seine Methode in Mißkredit, da seine Zeitgenossen die Beschränkung der Belladonna-Wirkung auf das »glatte Sydenhamsche Scharlachfieber« übersahen und die Indikation auch auf andere Infekte mit einem roten Exanthem ausdehnten.

▶ **Normaler Verlauf**

Sehr oft stimmt die Symptomen-Ähnlichkeit bei den meisten Kranken überein mit dem Arzneimittelbild von

Belladonna

Glattes, tomatenrotes Exanthem und Enanthem; typische grellrote Zunge. Tonsillitis mit Schwellungsgefühl, evtl. klopfender Schmerz mit Verschlimmerung durch kaltes Getränk, obschon oft Verlangen nach etwas Kaltem besteht. – Heißes, rotes Gesicht, hochfieberhaft mit vollem harten Puls, klopfende Karotiden.

Anwendung: C 6 (D 12) dil.
nach Methode 1.

▸ Komplikationen
▷ Exanthem kommt nicht oder geht zurück

Wenn das Exanthem nicht richtig herauskommt oder unterdrückt wird, kann man mit einer Gabe

Sulfur

etwas provozieren.

Anwendung: C 30 (D 30) tabl. oder glob.

Bei schwachen, erschöpften, besonders anämischen Patienten geht manchmal schon nach wenigen Stunden der *Ausschlag zurück*. Geben Sie in dieser Situation

Zincum metallicum

Anwendung: C 30 (D 30) 1 Tabl. oder 3 Globuli.

▷ Ernster Verlauf

Ein kritischer Verlauf der Krankheit zeigt sich durch Unruhe, Erregung, Schwäche, durch Diskrepanz zwischen Fieber und Pulskurve oder durch ein mißfarbiges Exanthem. In solchen ernsten Fällen kommen folgende Mittel in Frage:

Lachesis

Livide Haut und Schleimhaut, evtl. hämorrhagisches Exanthem. Nächtliche Angst. Angina stärker links oder beginnt links und breitet sich nach rechts aus. Wärme verschlechtert das Allgemeinbefinden.

Anwendung: C 6 (D 12)/C 30 (D 30) dil.
nach Methode 1.

Ailanthus (Ailanthus glandulosa)

Bräunlich-rotes, *mahagonifarbenes* Exanthem. Starke Erschöpfung. Hals sehr geschwollen. Zunge wird trocken und bräunlich-rot.

Anwendung: C 6 (D 12) dil.
nach Methode 1.

Baptisia

Benommen und unruhig. Übler Mundgeruch. Kann nur trinken, schluckt keine feste Nahrung. Verlangen nach frischer Luft.

Anwendung: C 6 (D 12) – C 30 (D 30) dil.
nach Methode 1.

Phosphorus

Hämorrhagisches Exanthem, sehr rasche Entwicklung des kritischen Zustandes. Furcht beim Alleinsein, unruhig oder apathisch.

Anwendung: C 6 (D 12) – C 30 (D 30) dil.
nach Methode 1.

▷ Rheumatische Schmerzen

Phytolacca

Schießende, wandernde Schmerzen in den Gelenken. Fieber mit Frostschauer und Erschöpfung. Schmerzen *verstärkt* bei feuchtkaltem Wetter, durch Abkühlung, bei Bewegung; *besser* durch Wärme, bei trockenem Wetter, in der Ruhe. Tonsillen rot, geschwollen, evtl. brennende Schmerzen, Schluckschmerzen, Schmerzen strahlen in die Ohren aus. Zunge an der Spitze rot.

Anwendung: D 6/C 6 (D 12) dil.
nach Methode 1.

▷ Nierenbeteiligung

Apis (Apis mellifica)

Ödeme, allgemein und um die Augen. Urin spärlich, dunkel, evtl. brennender Schmerz am Ende der Miktion. Wenig Durst. Tonsillen feurig-rot, gedunsen, Uvula-Ödem, stechende Schmerzen.

Anwendung: C 6 (D 12) dil.
nach Methode 1.

Natrium sulfuricum

Ödeme, allgemein und um die Augen. Urin reichlich, viel Urobilinogen, Ziegelmehlsediment.
Sykotisches Mittel: alles *schlechter* bei feuchtem Wetter und Feuchtigkeit.

Anwendung: C 6 (D 12) – C 30 tabl.
nach Methode 1.

Phosphorus

Hämaturie, Albuminurie; Urin trüb, dunkel, Ziegelmehlsediment. Plötzlicher Beginn der Komplikation; sehr erschöpft bis zur Ohnmacht. Überempfindlich gegen meteorologische Einflüsse, gegen Licht, gegen Musik und starke, auch angenehme Gerüche.
Das Exanthem zeigt meist strichförmige Hämorrhagien, evtl. Nasenbluten.

Anwendung: C 30 (D 30) dil. oder glob.
nach Methode 1.

Berberis

Im Urin viel Schleim, Brennen beim Urinieren. *Ausstrahlende* Schmerzen vom Nierenlager und von der Blase in Lenden und Oberschenkel.
Besonders indiziert, wenn gleichzeitig oder im Wechsel Nieren-, Leber- und rheumatische Beschwerden auftreten.

Anwendung: D 3 dil. 4mal tägl. 5 Tropfen.

▶ Folgekrankheiten

Auch bei Folgekrankheiten nach Scharlach können viele der schon besprochenen akuten Mittel angezeigt sein. Einen speziellen Hinweis finden Sie in den Repertorien. Diese Reihe (EK 1381, KK I/438) müßte noch ergänzt werden durch die Scharlach-Nosode:

Scarlatina

Verordnung nach der Ätiologie – keine unterscheidenden Merkmale bekannt.

Anwendung: C 30/C 200 dil. in einzelnen Gaben.

▷ Lange anhaltende Erschöpfung nach überstandenem Scharlach

Ammonium muriaticum (Ammonium chloratum)

Kleiner, schwacher, aber beschleunigter Puls mit der Empfindung, als koche es in den Adern (wie *Aurum*), Pulsationsgefühl. Paßt besonders bei Patienten mit weichem, schwammigem Gewebe, Neigung zu Adipositas; Frostigkeit, Kälteschauer, beim Erwachen um 18 Uhr; besonders Kältegefühl zwischen den Schulterblättern. Abneigung gegen feucht-kaltes Wetter. Katarrhalische Zustände im Nasen-Rachen-Raum; Leberbeschwerden mit trockenem, bröckeligem Stuhl.

Anwendung: C 6 (D 12) dil.

▷ Chronische Otitis

Die chronische Otitis nach Scharlach mit randständigem Trommelfelldefekt und langdauernder Sekretion läßt sich mit homöopathisch-indizierten Arzneien öfter doch noch trocken bekommen, so daß später eine Plastik möglich ist.

Aurum metallicum

Hartnäckiger, stinkender, reichlicher Ohrenfluß. Brennende, stechende

Schmerzen, bohrende Schmerzen im Mastoid, Jucken im Gehörgang.

Anwendung: Reihe von C 30 – C 200 tabl.

Tellurium (Tellurium metallicum)

Übelriechende, scharfe Sekretion, riecht wie Fischlake, pulsierender Schmerz.

Anwendung: Reihe von C 30 – C 200 tabl.

Varicellae (Windpocken)

Vgl. EK 1308 (Schafpocken)   KK II/192 (Windpocken)

Für die Beurteilung dieser Virus-Infektion gelten ähnliche Überlegungen, wie ich sie im Kapitel »Rubeolae« (vgl. S. 30) angedeutet habe. Diese Gedanken gewinnen mehr Aktualität, seitdem neuere Forschungen die Identität zwischen Zoster- und Varizellen-Viren belegen.

● **Hauptmittel**

Eigenblut-Nosode *(nach Imhäuser)*

Anwendung: C 6 (D 12) dil., 3 Tage nacheinander morgens 3 Tr. Herstellung: siehe Kapitel »Parotitis«, S. 26.

Variolinum (Pocken-Nosode)

Besonders indiziert bei stark gestörtem Allgemeinbefinden und Nacken-Kopfschmerzen.

Anwendung: C 30 dil. nach Methode 1.

Rhus toxicodendron

Besonders indiziert bei Bläschenbildung mit brennendem Jucken, Bläschen werden nach Kratzen rasch eitrig.

Anwendung: C 30 (D 30) dil. oder LM VI dil.

▶ Verzögerte Abheilung besonders bei hautempfindlichen Patienten und zur Schlußbehandlung

Sulfur C 30

1 Gabe C 30, evtl. nach einer Woche 1 Gabe C 100.

Schwindel

Hinter dem Symptom »Schwindel« stehen bekanntermaßen verschiedene Grundkrankheiten, deren Behandlung hier nicht erörtert werden soll.
Die fast nicht überschaubare Zahl von Arzneimitteln, die bei der Arzneiprüfung Schwindel auslösen, macht es nötig, daß wir chronische Fälle repertorisieren.

Übersicht
Vgl. EK 100–111, KK I/153–171
Argentum nitricum
Arnica
Cocculus
Conium
Tabacum
Theridion
Veratrum album

Argentum nitricum

Lebt in ständiger *Unruhe und Angst*; Angst vor kommenden Ereignissen. Schwindel mit zittriger Schwäche der Beine, Unsicherheit beim Gehen, besonders im Dunkeln; *schlimmer* beim Schließen der Augen.
Schwindel in der Höhe; bei phobischen Ängsten; beim Anblick hoher Häuser; in engen Straßen, mit Angst, daß die Häuser auf ihn fallen; beim Blick in die Tiefe (Hochhaus-Syndrom); beim Überqueren eines Flusses, dabei gelegentlich Impuls, sich in den Abgrund zu stürzen.

Anwendung: C 30–C 200 tabl.;
LM VI–XXX dil.

Arnica

Nach Kopftraumen (Commotio, Contusio) kommt es zu Schwindelanfällen, die durch Bewegung des Kopfes schlimmer werden. Schwindel *schlimmer* bei Lagewechsel, beim Aufstehen, bei Kopfbewegungen, beim Gehen. Drehschwindel (wie im Kreis herum) mit Fallneigung. Allgemeines Zerschlagenheitsgefühl. Bett erscheint zu hart. Oft uneinsichtige Patienten, die sich über die Schwere ihres Krankheitszustandes nicht klar sind; schicken den Arzt oder Pfleger oder Hilfsperson weg, da sie nicht krank seien.

Anwendung: C 30, C 200 dil.

Cocculus

Schwindel tritt meist zusammen *mit großer Erschöpfung*, Schwäche und Übelkeit auf.
Schwindel wird *schlimmer* durch Bewegungen, beim Fahren; durch Mangel an Schlaf (Nachtwachen; Schwestern-Mittel!); durch Lärm, durch Erschütterung; beim Aufrichten aus der Waagerechten, durch Sonne.
Schwindel bei Hinterkopfschmerzen mit Empfindung, als ob der Hinterkopf sich öffne und schließe, als ob die Augen nach vorn gezogen würden. Sehr wichtiges Mittel auch bei der Kinetose.

Anwendung: C 30/C 200 dil.;
LM VI–XVIII dil.

Conium

Lähmungsartige *Schwäche der Beine*. Toxische Dosen machen eine von den Beinen bis zum Herzen fortschreitende Lähmung. Beispiel: Vergiftungstod des Sokrates.
Drehschwindel, als ob sich das ganze Bett herumdrehen würde. Schwindel *schlimmer* bei Lageveränderungen, beim Umdrehen, besonders beim *Seitwärtsdrehen des Kopfes*, beim Seitwärtsschauen. Muß sich mit den Augen ganz geradehalten, im Raum festhalten; deshalb wird der Schwindel *schlimmer* bei

geschlossenen Augen. Schwindel bei alten, geschwächten Menschen.

Anwendung: C 6 (D 12) – C 30 dil.;
LM VI – XVIII dil.

Tabacum

Zum Sterben übel bei Schwindel. Schwindel mit Kollapsgefühl; eingefallenes Gesicht, blaß, grüngelb, kalter Schweiß. Brechreiz bis zum Erbrechen. Schwindel wird *schlimmer* durch jede Bewegung, durch Fahren, durch Wärme – paradox: will sich aufdecken und entblößen, obwohl er selber sehr kalt ist. *Schlimmer* durch Öffnen der Augen. Oft wichtiges Mittel bei Kinetose, bei M. Ménière, bei Intoxikationen durch Tabak-Abusus.

Anwendung: C 30/C 200 dil.;
LM VI – XVIII dil.

Theridion

Schwindel mit Übelkeit. Nervöse, ängstliche Unruhe. Plötzliche Schwäche mit Kälte des Körpers, Zittern. Sehr geräuschempfindliche Patienten. Lärm schmerzt im Körper und *Lärm löst Schwindel aus.* Schwindel *schlimmer* bei geringster Bewegung, beim Schließen der Augen. Schwindel bei Kinetose, bei M. Ménière.

Anwendung: C 30/C 200 dil.;
LM VI – XVIII dil.

Veratrum album

Schwindel mit Kreislaufkollaps und Kälte. Bei Menschen mit niedrigem Blutdruck kommt es zu taumeligem Schwindel mit Unsicherheit beim Gehen. Schwindel *schlimmer* beim Gehen und besser beim Hinlegen, besonders bei Kopftieflage, *besser* durch Wärme und warme Getränke.

Anwendung: D 4 – C 30 dil.

MEMO

Augenschließen verschlimmert den Schwindel bei *Conium, Argentum, Theridion.* Augenöffnen verschlimmert bei *Tabacum.*

Kinetose

Vgl. auch Kapitel, Schwindel, S. 35.

Unsere Patienten, die an Kinetose leiden, lassen sich in zwei Gruppen einteilen, denen man entsprechende Arzneien zuordnen kann.

Bei der *ersten Gruppe* fällt auf, daß die krankhafte Sensibilität gegen Fahrbewegungen zu einer Mitreaktion im Kreislaufsystem führt. Diese Reaktion zeigt Erscheinungen, die an einen hypotonen Kollaps erinnern: die Kranken sind kalt, blaß, haben kalten Schweiß; sie sind im allgemeinen geschwächt, hinfällig und fühlen sich sehr elend. Die vollentwickelte Seekrankheit verläuft in dieser Form. Die Patienten berichten, daß es ihnen bei jeder Seefahrt oder Autotour *sterbenselend* sei, daß sie kalt, schwach, hinfällig und sehr blaß werden.

Die *zweite Gruppe* reagiert »gelassener« auf die Fahrbewegungen. Es tritt kein Kollaps auf und die Patienten erholen sich rascher nach Stillstand des Fahrzeuges.

Übersicht		
Fahren verschlechtert:	EK 1350, KK I/499	
Angst (Furcht) beim Fahren:	EK 29, KK I/5	
– *beim Abwärtsfahren:*	EK 1350, KK I/5	
Übelkeit beim Fahren:	EK 536, KK III/476	
Erbrechen beim Wagenfahren:	EK 505, KK III/455 (Fahren im Wagen)	
Seekrankheit:	EK 538, KK I/520	
Mit Kreislaufreaktionen	S. 37/38	Cocculus Colchicum Tabacum Theridion
Ohne Kreislaufreaktionen	S. 38	Borax Cinnamomum Petroleum Symphoricarpus

Cocculus (vgl. auch S. 35)

Auffallend starker *Schwindel mit Schwäche*, Erschöpfung fast bis zum Kollaps und Übelkeit. Muß sich legen, da das Aufrichten aus der Waagerechten den Schwindel verstärkt. Hält sich ganz still und will nicht sprechen – verträgt Fahren besonders schlecht nach Schlafmangel (wie Colchicum).

Anwendung: C 30 glob.
(Alkoholische Tropfen verstärken manchmal schon die Übelkeit.)

Colchicum

Auffallend starke *Überempfindlichkeit gegen Gerüche*. Rauch, Benzin, Parfum, Essensgerüche, ja schon der Anblick von Essen verstärken die Übelkeit. Im Auto besser bei offenem Fenster, mit Schiebedach; während einer Schiffsreise sind sie lieber auf Deck. – Innere Kälte, Kollapsneigung, Erschöpfung. Verträgt Fahren besonders schlecht nach ungenügendem Schlaf, nach Nachtwachen, nach intensivem Studium (wie *Cocculus*).

Anwendung: C 30 glob.

Tabacum (vgl. S. 36)

Blaß bis grüngelb vor Elendigkeit; kalt mit kaltem Schweiß. Paradox zu dieser Kälteempfindung: will keine Wärme, öffnet die Kleidung, deckt sich auf, verlangt frische, kühle Luft. Muß beim Fahren die *Augen geschlossen* halten, sonst wird die Übelkeit noch stärker.

Anwendung: C 30 glob.

Theridion

Starkes Erbrechen, extrem *lärmempfindlich*. Muß die Augen offen lassen, besser, wenn er sich »mit den Augen festhält«. Plötzliche Schwäche mit Kälte des Körpers.

Anwendung: C 30 glob.

▸ Ohne Kreislaufreaktionen

Bei der zweiten Gruppe finden wir keine Kollapserscheinungen, obschon Übelkeit und Erbrechen ebenso vorhanden sind.

Borax

Übelkeit bei Abwärtsbewegungen. Übelkeit verstärkt sich im sehr weich gefederten Auto, bei welliger Straße, bei Fahrten ins Tal hinab; im Flugzeug verschlechtern Luftlöcher mit Absacken nach unten; im Schiff sind tiefe Wellentäler ein Greuel. – Sehr empfindlich gegen *plötzliche* Geräusche (vgl. *Theridion* – empfindlich gegen Lärm), gegen Rauch und warmes Wetter.

Anwendung: D 6 – C 30 glob.

Cinnamomum

Übelkeit bessert sich rasch, sobald das Fahrzeug hält (*Voisin*). Übelkeit und Aufstoßen von Luft.

Anwendung: C 6 (D 12) dil.

Petroleum

Verlangt trotz Übelkeit zu essen. Dieses paradoxe Symptom gewinnt noch mehr an Bedeutung durch die meist sehr *ausgeprägte* und *beständige Übelkeit, solange sich das Fahrzeug bewegt*. Im Munde Zusammenlaufen von Wasser bei erhaltenem Appetit; Essen bessert.

Anwendung: C 30 glob.

Symphoricarpus racemosus

Starker Widerwille gegen Speisen. Dieses Symptom ist gerade entgegengesetzt zu Petroleum. Auffallend ist die Zunahme der Übelkeit durch Gerüche und Besserung bei ruhiger Rückenlage.

Anwendung: C 6 (D 12) glob.

Haut

Nach den Gesetzen der Heilung (*Hahnemann, Hering*) geht die Gesundung von innen nach außen. Erst soll das Innere und das Allgemeine bei unseren Patienten besser werden und zuletzt die Hauterkrankung ausheilen. Deshalb ist eine primär auf die Haut gerichtete lokale Therapie sowohl unsinnig wie unnatürlich.
Die folgenden Hinweise sollen die Arzneifindung mit Hilfe der Gesamtheit der Symptome unter Einschluß der so wichtigen Hautphänomene erleichtern. Die Morphe der Hauterkrankung ist das sichtbare Spiegelbild der inneren krankhaften Veränderungen. Die Hautsymptome haben für die Arzneiwahl eine höhere Rangordnung, als sonst lokalen oder pathognomonischen Symptomen zugestanden wird (vgl. Bd. I, S. 142–144).

Die Morphe der Hauterkrankung weist auf die besondere Form der chronischen Krankheit, wie *Hahnemann* beobachtet hat:
– Entzündliche Hautreaktionen gehören zum psorischen Formenkreis.
– Proliferative, wuchernde Prozesse sind typisch für den sykotischen Formenkreis.
– Destruktive, zerstörende Entwicklungen kennzeichnen den luesinischen Formenkreis.
Die folgende Übersicht der einzelnen Krankheitsformen mit ihren zugehörigen und oft bewährten Arzneimitteln entspricht diesem Hahnemannschen Ordnungsprinzip der chronischen Krankheiten.
Dieses Grundprinzip sollte aber nicht als starres Schema betrachtet werden. Eine Phase geht oft in die andere über, außerdem gibt es Mischformen. Krankheit ist stets ein Entwicklungsprozeß. Diese Entwicklung erkennen wir am pathophysiologischen Ablauf von Entzündungsprozessen an der Haut: Die akute Entzündung verläuft oft vom Stadium des Erythems über Ödem und Blasenbildung zur Exsudation und Eiterung. Chronische Entzündungen produzieren Wucherungen und im Endzustand tiefe Geschwüre.

Entzündliche Hauterkrankungen

Grundformen der Entzündungsphasen und ihre Hauptmittel

Entzündungen einer Hautpartie laufen in drei Phasen ab:
- Rötung,
- Quaddeln oder Blasen,
- Eiterungen.

In diesen drei Grundformen erkennen wir den pathophysiologischen und zeitlichen Ablauf von Entzündungen, denen entsprechende Arzneimittel zugeordnet werden. Auf Grund der phänomenologischen Ähnlichkeit können wir diese Arzneien auch bei Hautkrankheiten mit unterschiedlicher diagnostischer Benennung anwenden.

Wer sich an dieser phänomenologischen Zuordnung stört, möge daran denken, daß die Dermatologie schon immer, bis zum heutigen Tag, auf Grund von Erfahrungen die gleiche Therapie bei oft sehr unterschiedlichen Hautkrankheiten anwendet: Zink, Schwefel, Teer, Cortison.

Übersicht

Aktive Hyperämie
    Erythem . . . . S. 40   Aconitum
                                                          Belladonna

Exsudation
    Ödem, Quaddel . . . . S. 41   Apis
    Blasen . . . . S. 41   Rhus toxicodendron
                                                          Cantharis

Eiterung . . . . S. 41   Hepar sulfuris
                                                          Sulfur
                                                          Silicea

---

Aktive Hyperämie
Erythem

Die aktive Hyperämie ist die erste Phase der Entzündung. Die Haut ist heiß, rot, schmerzhaft. Entsprechende Arzneien sind:

Aconitum

Erstes Mittel bei plötzlichem Beginn einer Entzündung. Haut ist heiß, trocken, rotfleckig, evtl. Brennschmerz.

Anwendung: C 6 (D 12) dil., C 30 glob.

Belladonna

Folgt oft gut nach *Aconitum*, sobald die Haut schweißig wird und klopfender Schmerz auftritt. Die Haut ist glatt, kräftig rot (tomatenrot) oder auch Scharlachröte.

Anwendung: C 6 (D 12) dil.

Exsudation
Ödem, Quaddel oder Blase

In der zweiten Phase der Entzündung kommt es zum Austritt von Serum zwischen die Hautzellen – erkennbar an Ödem, Quaddel oder Blase. Die Hauptmittel für diese Phasen sind:

▶ Ödem, Quaddel

Apis

Verstärkte Schwellung durch Lymphansammlung, dadurch hellrot.
Stechender Schmerz, brennende Hitze (wie bei Bienenstich), sehr berührungsempfindliche Haut, besser durch Kühle.
Anwendung: C 6 (D 12) dil.

▶ Blasen

Rhus toxicodendron

Bei Berührung der Blätter dieser Pflanze (Gift-Efeu) zuerst Brennen und Jucken der Haut, dann erysipelartige Rötung, Schwellung und besonders Bildung von Bläschen und Blasen. Umgebung der Bläschen ist rot, Bläschen gehen oft an der Spitze in Eiterung über. Schmerzen und Jucken schlimmer durch Kälte und Nässe.
Anwendung: C 30 (D 30) dil.

Cantharis

Vor allem angezeigt bei größeren Blasen mit wenig geröteter Umgebung. Starker Brennschmerz, besser durch kalte Anwendungen.

Eiterung

In dieser Phase wirken die typischen Eiterungsmittel.

Hepar sulfuris

Neigung zu eitriger Entzündung bei geringfügigen Verletzungen. Stechender, splitterartiger Schmerz an entzündeten Stellen. Frostiger Patient mit Neigung zu übelriechenden Schweißen.
Anwendung: C 30 – C 200 tabl.

Sulfur

Rauhe, ungesunde, schuppige Haut mit Eiterungsneigung. Haut juckt und brennt, schlimmer durch Waschen. Beim Kratzen geht das Jucken in vermehrtes Brennen über. Sulfur bringt früher unterdrückte Hautleiden wieder an die Oberfläche.
Anwendung: C 6 (D 12) – C 30 (D 30) tabl.

Silicea

Kalter, frierender Patient mit Eiterungsneigung bei kleinen Verletzungen. Träge, langdauernde, übelriechende Eiterung. Fisteln.
Anwendung: C 6 (D 12) – C 30 tabl.

Klinische Indikationen

Lokale Hyperämie

Die Kenntnis der Grundformen mit ihren zugeordneten Mitteln ist die Grundlage zur Verordnung bei bestimmten klinischen Krankheitsbildern.
Die vielfachen Formen von *Erythemen* – von der Scharlachhaut über Sonnenbrand bis zum Erysipel – verlangen oft die gleichen Mittel: *Aconitum* und *Belladonna*.

Erysipel (Wundrose)

Übersicht

Vgl. in den Repertorien: EK 1328, KK II/177

Rot und glatt	S. 42	Aconitum Belladonna
Livid	S. 42	Lachesis
Hellrot und ödematös	S. 43	Apis
Mit Blasenbildung	S. 43	Euphorbium officinale Rhus toxicodendron
Mit Schrunden	S. 43	Graphites
Rezidive	S. 43	Streptococcinum

▶ **Glatte und rote Haut**

Aconitum

Plötzlicher Beginn mit hohem Fieber und Schüttelfrost.
Folge von kaltem Wind, Ärger, Schreck.
Haut glatt, *rotfleckig*, Brennschmerz.

Anwendung: C 6 (D 12) dil.
nach Methode 1.

Belladonna

Plötzlicher Beginn, hochfieberhaft – der ganze Patient glüht, heiß, schweißig; will aber zugedeckt bleiben, friert beim Aufdecken.
Entzündete Hautpartie *tomatenrot*, oft klopfender Schmerz.

Anwendung: C 6 (D 12) dil.
nach Methode 1.

▶ **Livide Farbe**

Sie kündet immer eine kritische Situation an. Hier ist besonders wirkungsvoll

Lachesis

Septische Temperatur, heißer Schweiß.
Entzündete Hautpartie livid, purpurfarben, manchmal auch gangränös.
(Bei solchen Fällen auch an *Crotalus* denken!)
Erysipel bei alten Menschen, nach erschöpfenden Krankheiten. Breitet sich eventuell von links nach rechts aus.

Anwendung: C 6 (D 12) – C 30 dil., auch als Injektion.

▶ Bei hellroter und ödematöser Haut

Apis

Fieber beginnt mit Frost, dann Hitze und Schweiß ohne Durst. – Stechender, brennender Schmerz, sehr berührungsempfindlich, verlangt Kühles.

Anwendung: C 6 (D 12) – C 30 dil.

▶ Mit Blasenbildung

Euphorbium officinale (Euphorbia recinifera)

Im Fieber Frost und Schweiß. Kalter Körper und innere brennende Hitze (*Hering*).
Entzündete Hautpartie rot und geschwollen mit erbsengroßen Blasen, die mit gelbem Exsudat gefüllt sind; evtl. auch blutige Blasen, die rasch nekrotisch werden.

Anwendung: D 6 – C 6 (D 12) dil.

Rhus toxicodendron

Hier sind die Blasen kleiner und zahlreicher als bei *Euphorbium*.

Anwendung: C 6 (D 12) – C 30 dil.

▶ Derbe, verdickte und schrundige Haut

Bei schon lange bestehendem Erysipel wird bei manchen Patienten die Haut derb, verdickt und schrundig. Diese Situation verlangt

Graphites

Erysipelstellen brennen und jucken mit Neigung zur Verhärtung der Haut und Schrunden; evtl. nässend mit honigartiger Absonderung.

Anwendung: C 30 – C 200 tabl.

▶ Rezidive

Hier sollte man durch gute Hautpflege – evtl. mit Calendulasalbe – kleine Verletzungen, Risse und Schrunden rasch zur Abheilung bringen. Die Abwehrschwäche gegen Streptokokken läßt sich verbessern mit der entsprechenden Nosode:

Streptococcinum

Anwendung: C 7 dil., jeden dritten Tag.

Exsudation – Quaddeln
Urtikaria (Nesselsucht)

Übersicht		
Vgl. in den Repertorien: EK 1311, KK II/191		
Akut		
Schlechter durch Wärme	S. 44	Apis
Schlechter durch Kälte	S. 44	Urtica urens
		Acidum formicicum
		Dulcamara
		Rhus toxicodendron
Nahrungsmittelallergie	S. 45	Antimonium crudum
		Arsenicum album
Chronisch-Rezidivierend		
Ätiologie		
Fleisch	S. 45	Arsenicum album
Fisch, Fruit de mer	S. 45	Natrium muriaticum
Fisch, Penicillin	S. 45	Phosphorus
Fisch, Menses unterdrückt, Kälte, Winter	S. 46	Sepia
Kontaktallergene, Arzneimittel	S. 46	Sulfur
Milch	S. 46	Calcium carbonicum
Kaltes Bad	S. 46	Calcium phosphoricum

▶ **Akute Phase**

▷ Schmerzen und Jucken schlimmer in der Wärme

Apis

Brennender, stechender Schmerz und Jucken werden besser durch Kühle, schlechter durch Wärme, Schwitzen und bei Wetterwechsel. Sehr berührungsempfindliche Haut, Quaddeln sind hellrot oder manchmal livid.

Anwendung: C 6 (D 12)–C 30 dil.

▷ Kälteverschlechterung und Beschwerden des gichtisch-rheumatischen Formenkreises

Urtica urens

Typisch ist brennender Schmerz (Merke: Brennessel). Starkes Jucken und Brennen schlechter durch feuchte Kälte und körperliche Anstrengungen. Folgen nach Unterdrückung von Nesselsucht.

Anwendung: Ø–C 6 (D 12) dil.

Acidum formicicum und
Formica rufa

Besonders indiziert bei gichtisch-rheumatischer Diathese in Verbindung mit großer Empfindlichkeit gegen Kälte und Nässe. – Folge von Kaltbaden.

Anwendung: C 30 dil.;
Injektion i.c. oder i.v.
D 12–D 30.

Dulcamara

hat ebenfalls starke Empfindlichkeit gegen Kälte und Nässe.
Folgen von Erkältung, Durchnässung, bei naßkalter Witterung. *Kälte-Urtikaria* (vgl. unten *Antimonium crudum*).
Die oft begleitenden rheumaartigen Gelenkschmerzen werden besser durch Wärme und Bewegung.
Paradox bei allgemeiner Kälteempfindlichkeit ist die Beobachtung, daß der Hautausschlag und das Jucken durch Wärme und Anstrengungen sich verschlechtern, Juckreiz in kalter Luft besser!
Sonderlich: Urtikaria vor Menses.

Anwendung: C 6 (D 12)–C 30 dil.

Rhus toxicodendron

Kalte Luft und Schwitzen verschlechtern. Folge von Naßwerden; rezidiviert oft im Frühjahr. Besonders indiziert, wenn die Quaddeln klein und knötchenförmig sind.

Anwendung: C 30 dil.

▷ Nahrungsmittelallergie

Sie löst oft eine akute Urtikaria aus.

Antimonium crudum

Akute Urtikaria im Verlauf einer Magen-Darm-Leber-Störung, oft ausgelöst durch verdorbenes Fleisch (vgl. *Arsen*). – Dabei Übelkeit und Erbrechen; Erbrechen erleichtert nicht. Zunge mit dickem, weißem Belag.
Verträgt an der Haut keine Temperaturextreme: Urtikaria sowohl nach Überwärmung, besonders nach Sonnenbad, als auch *durch kaltes Baden*.

Anwendung: D 6–C 6 (D 12) tabl. –
bei mürrischer Stimmungslage C 30–C 200 tabl.

Arsenicum album

Ausgeprägter Brennschmerz mit nächtlicher Unruhe, besonders nach Kratzen. Jucken und Brennen oft besser durch heiße Anwendungen, seltener Jucken besser durch Kaltwasser-Umschläge (*Mezger*).
Auslösung: Öfter allergische Reaktion nach nicht einwandfreiem Fleisch.

Anwendung: C 30–C 200;
LM XIV–XXX dil.

▶ Chronisch-rezidivierender Nesselausschlag

Die Gesamtheit der Symptome muß ermittelt werden. Die Anamnese sollte sich bemühen, den *ätiologischen Hintergrund der Rezidive* zu finden.

Natrium muriaticum

Frostige Patienten, herb, verschlossen, introvertiert; reizbar bei Zuspruch oder Trost. – Allgemeine Verschlimmerungszeit 11 Uhr. Haut oft fettig, besonders an Stirn und Stirn-Haar-Grenze.
Auslösung: Oft feuchte Kälte oder auch Sonnenbestrahlung, am Meer, nach Fisch, Muscheln, Krabben. – Bedeutungsvoll sind psychosomatische Konflikte als Auslösung.

Anwendung: Reihe von C 30–C 1000 tabl.;
LM XIV–XXX dil.

Phosphorus

Manchmal ist hinweisend die Ätiologie: Nach Verzehr von Fisch (oft besteht auch Abneigung gegen Fisch). – Folge von Ba-

den, Sonnenbädern (oft hellhäutige, rötlich-blonde Menschen).
Allergische Reaktion nach Penicillin.

Anwendung: C 30–C 200 tabl.;
LM VI–XVIII dil.

Sepia

Besonders bei knötchenförmiger Urtikaria (wie *Rhus toxicodendron* und *Calcium carbonicum*) mit Verschlechterung durch kalte Luft, im Winter.
Oft mit Störungen der Menstruation: nach unterdrückten Menses, bei schwacher Periode, in der Klimax. – Ätiologie: Verzehr von Fisch.

Anwendung: C 30–C 200 tabl.;
LM VI–XVIII dil.

Sulfur

Frischrote Quaddeln mit Jucken und Brennen bei Patienten mit rauher, unreiner Haut und Eiterungsneigung. Jucken verschlimmert sich in der Bettwärme, durch Kratzen geht das Jucken in Brennen über.

Auslösung: Oft Kontaktallergene, allergische Reaktion nach Arzneimitteln, Unterdrückungsphänomene.

Anwendung: Reihe von C 6 (D 12)–C 1000 tabl.

Calcium carbonicum

Bei Patienten mit lymphatischer Diathese. Oft knötchenförmiger Nesselausschlag.
Sonderliche Symptome. Diese *frostigen* Patienten haben Besserung der Urtikaria in *kühler* Luft.
Als Nahrungsmittel*allergen* kommt oft *Milch* in Frage.

Anwendung: Reihe von C 6 (D 12)–C 1000 tabl.

Calcium phosphoricum

Typische Ätiologie: *Folge von kaltem Bad.*

Anwendung: Reihe von C 6 (D 12)–C 1000 tabl.

Blasen
Verschiedene Herpes-Formen

Die Herpesviren benötigen zu ihrer Ausbreitung eine Reihe von Vorbedingungen, so daß manche Menschen häufig, andere praktisch nie einen Herpes bekommen. Die konstitutionelle Beschaffenheit ist entscheidend!

Die Bezeichnungen *Herpes labialis* und *Herpes genitalis* kennzeichnen nur den anderen Ort; das andere Terrain verlangt gelegentlich besondere Arzneien.

Übersicht

Herpes simplex

EK 1302, KK II/180 (Ausschlag) EK 1302 = herpesartig
EK 1298, KK II/174, (bläschenförmig)

Rheumatiker	S. 48	Clematis recta
		Dulcamara
		Rhus toxicodendron
Psorische Patienten	S. 48	Psorinum
		Sulfur

Herpes circinatus (Ringelflechte)
EK 1303 (kreisförmig) ...... S. 48 Natrium muricatum
                                      Sepia
KK II/182 (ringförmig)   Tellurium

Herpes labialis
EK 366, KK II/98 (Lippenrand, um den Mund) .... S. 49 Arsenicum album
                                                                    Dulcamara
                                                                    Graphites
                                                                    Hepar sulfuris
                                                                    Natrium muriaticum
                                                                    Rhus toxicodendron
                                                                    Sepia
                                                                    Thuja
                                                                    Acidum muriaticum

Herpes genitalis
Frau: EK 719, KK III/753
Mann: EK 699, KK III/742/743
　Akut .... S. 50   Bufo rana
                                Causticum
                                Clematis recta
                                Croton tiglium
                                Kreosotum
                                Petroleum

　Rezidive .... S. 50   Natrium muriaticum
                                Sepia
                                Thuja

Herpes simplex

▶ Rheumatiker

In der ersten Gruppe fasse ich drei Mittel zusammen, die eine charakteristische Konstellation von Symptomen haben: Herpes – Rheuma – Empfindlichkeit gegen feuchte Kälte.

Clematis recta

Rote, brennende Haut mit kleinen Bläschen, die platzen und verkrusten. – Starker Juckreiz, evtl. stechende Schmerzen, schlimmer durch kalte Waschung und/oder nachts in der Bettwärme. Regionale Lymphknoten geschwollen. Herpes bei Rheumatikern; gleichzeitig oder im Wechsel mit rheumatischen Schmerzen. Auffallendes Symptom: Wechsel von Hautausschlägen und inneren Störungen.
Anwendung: D 6–C 6 (D 12) dil.

Dulcamara

Oft *gelbliche Bläschen*; stehen in dichten Gruppen zusammen und breiten sich aus; platzen, verkrusten und werden feucht. – Kalte Waschung verschlimmert. – Folge von Naßwerden nach Schwitzen, bei naßkalter Witterung. – Herpes vor Menses. Herpes bei Rheumatikern mit starker Empfindlichkeit gegen Wetterwechsel, besonders an feuchtkalten Abenden nach warmen Tagen.
Anwendung: C 6 (D 12)–C 30 dil.

Rhus toxicodendron

Ätiologie: Im Verlauf einer fieberhaften Erkrankung mit Magen-Darm-Symptomatik oder Brusterkrankungen mit Durchfall.
Anwendung: C 6 (D 12)–C 30 dil.

▶ Psorische Patienten

Sie haben oft Probleme mit ihrer Haut. Die Haut wirkt unsauber, schmutzig, ungepflegt, ungesund.

Psorinum

Kleine gelbliche, durchscheinende Bläschen mit *starkem Juckreiz*, der sich in der Wärme verstärkt. Muß kratzen, bis es blutet. Verzweiflung durch Jucken. Jucken bestimmt das gesamte Krankheitsbild – meist ohne Schmerz. – Extrem frostiger Patient, dabei widerlich stinkende Schweiße bei Anstrengungen.
Anwendung: LM XI–XVIII dil.

Sulfur

Bei rezidivierendem Herpes, besonders wenn er oft unterdrückt wurde. Jucken und Brennen. Waschen verschlechtert. Junge Sulfuriker sind oft zu heiß und suchen das Kühle.
Anwendung: Reihe von C 6 (D 12)–C 1000 tabl.

Herpes circinatus (Ringelflechte)

Natrium muriaticum

Klare, juckende, schmerzhafte Bläschen. Verschlechterung am Meer, durch Sonnenbestrahlung, im Sommer, durch Wärme und Körperübungen, Überhitzung.
Anwendung: C 30–C 200 tabl.;
LM VI–LM XVIII dil.

Sepia

Im Ring stehende Herpes-Bläschen, besonders während oder nach Menses, nach Verzehr von Fisch, im Winter. Wichtig für die Unterscheidung zu *Natrium muriaticum*: Sepia-Patienten haben oft dunkle Ringe um die Augen und braun-gelbliche Flecke im Gesicht (wie Chloasma uterinum); für *Natrium muriaticum* sind helle Augenlider und fettige Haut, besonders am Stirn-Haaransatz, typisch.
Anwendung: C 30–C 200 tabl.;
LM VI–XVIII dil.

Tellurium

Ringförmig angeordnete Herpes-Bläschen mit starkem nächtlichen Juckreiz und stechenden Schmerzen. Oft widerlich nach Knoblauch riechender Schweiß.

Anwendung: Reihe von C 6–C 200 tabl.

Herpes labialis

Bei Herpesbläschen auf den Lippen, am Lippenrand oder um den Mund herum, können – je nach Symptomatik – alle schon bei Herpes simplex besprochenen Mittel angewendet werden. Deshalb nur kurze Hinweise:
Wenn häufig Rezidive auftreten, sollte man bei den Patienten nach tuberkulinischen oder sykotischen Zeichen suchen (vgl. Bd. I, S. 200 ff.) und als Zwischenmittel die entsprechenden Nosoden anwenden: *Tuberculinum, Medorrhinum.*

Arsenicum album

Ausgeprägter Brennschmerz. Meist Begleitsymptom ernster Grunderkrankungen, erkennbar an großer Erschöpfung nach geringer Anstrengung. Evtl. an Alkoholmißbrauch denken! Bläschen werden rasch trocken. Haut wird rauh, schält sich ab in kleinen Lamellen, wie Mehl.

Anwendung: C 30–C 200 dil.;
LM XIV–XXX dil.

Dulcamara

Folge von feuchtkalter Witterung, vor den Menses.

Anwendung: C 6 (D 12)–C 30 dil.

Graphites

Brennende, juckende Bläschen, die zu Schrunden am Übergang von Schleimhaut zur Haut führen. Nässend, mit honigartiger Absonderung.

Anwendung: C 30–C 200 tabl.

Hepar sulfuris

Splitterartige, stechende Schmerzen. Übergang zur Eiterung.

Anwendung: Reihe von C 6 (D 12)–C 1000 tabl.

Natrium muriaticum

Ätiologie: Nach Verzehr von Meeresfrüchten, am Meer, Sonnenbestrahlung, psychosomatische Reaktion.

Anwendung: Reihe von C 30– C 1000 tabl.;
LM VI–XVIII dil.

Rhus toxicodendron

Ätiologie: Im Verlauf einer fieberhaften Erkrankung mit Magen-Darm-Symptomatik oder Brusterkrankungen mit Durchfall.

Anwendung: C 6 (D 12)–C 30 dil.

Sepia

Ätiologie: Verzehr von Fisch. – Herpes mit Begleitsymptomen bei hormonaler Dysfunktion oder Leber-Insuffizienz.

Anwendung: C 30–C 200 tabl.;
LM VI–XVIII dil.

Thuja

Oft gleichzeitig Bläschen im Mund, am Zungenrand, unter der Zunge oder an der Rachenhinterwand.

Anwendung: C 6 (D 12)–C 30 dil.;
LM VI–XXX dil.

Acidum muriaticum

Herpes labialis bei Anazidität des Magens (nach *Zimmermann, 65*).

Anwendung: D 6–C 6 (D 12) dil.;
evtl. auch Substitution von Salzsäure.

Herpes genitalis

Obschon im Repertorium die Herpesmittel für die beiden Geschlechter getrennt aufgeführt werden, kann man in den meisten Fällen mit den gleichen Mitteln behandeln. Die Erfolge sind gut – bei konstitutioneller Behandlung muß praktische Rezidivfreiheit eintreten.

▸ Akute Phase

Bufo rana

Juckende, brennende Herpesbläschen entzünden sich und eitern. Davon ausgehende *Lymphangitis* mit Leistendrüsenschwellung.
Starke sexuelle Triebhaftigkeit oder auch Impotenz; exzessive Onanie; betastet die Geschlechtsorgane. – »Neigung, sich zu betrinken.« (*Mezger*).
Oft indiziert bei Patienten mit schwachem Intellekt, evtl. auch Krampfneigung, epileptiforme Anfälle.
Anwendung: C 6 (D 12) – C 30 dil.

Causticum

Juckende, brennende Bläschen, besonders am Skrotum; oft zusammen mit brennenden Pusteln, Papeln, urtikariellem Exanthem, evtl. auch Warzen. Jukken stärker in der Nacht mit trockener Hitze der Haut.
Anwendung: Reihe von C 6 (D 12) – C 200 tabl.

Clematis recta

Die organotrope Beziehung zur Genitalregion ist auch erkennbar an Schmerzen längs des Samenstranges mit Prellungsschmerz der Hoden. – Neuralgie des Nervus genitofemoralis. – Beschwerden nach unterdrückter Gonorrhö.
Anwendung: D 6 – C 6 (D 12) dil.

Croton tiglium

Herpes oder herpetiforme Exantheme am äußeren Genitale, besonders am Skrotum. Gerötete Haut mit Jucken, Brennen, Stechen. Kratzen verschlimmert den Juckreiz; Haut sehr berührungsempfindlich.
Anwendung: C 6 (D 12) – C 30 dil.

Dulcamara

Folge von kaltem Bad, Erkältung, feuchter Kälte.
Anwendung: C 6 (D 12) – C 30 dil.

Kreosotum

Wasserhelle oder trüb-eitrige Bläschen mit Neigung zur Ulzeration. Starker Juckreiz, schlimmer in der Bettwärme und durch Kratzen. – Besonders indiziert *bei scharfem Fluor* mit Schmerzen im Beckenraum, chronische Entzündungen am Muttermund, der Ovarien. Menses stark, lang und übelriechend.
Anwendung: C 6 (D 12)/C 30/C 200 dil.

Petroleum

Auf rauher, trockener, *schrundiger Haut* entwickeln sich Herpesbläschen am Übergang von Haut zur Schleimhaut. Bevorzugte Lokalisation: Vulva, After, Skrotum. – Jucken oft stärker tags als nachts, während Menses. Nach Kratzen kommt es zu Krusten und Furunkeln um die Haarbälge.
Anwendung: LM VI – XVIII dil., C 6 (D 12) – C 30 dil.

▸ Rezidive

Natrium muriaticum

(vgl. bei Herpes simplex und Urtikaria)
Bei häufigen Rezidiven, besonders bei Frauen mit sexuellen Problemen: Koitus

schmerzhaft wegen trockener Scheide, mißgelaunt nach Verkehr.

Anwendung: Reihe von C 30–C 1000 tabl.

Sepia

Die Verschlimmerungszeit während der Menses weist auf eine hormonale Dysfunktion, die für diese Arznei typisch ist.

Anwendung: C 30–C 200 tabl.;
LM VI–XVIII dil.

Thuja

Zellulitis im Hüft- und Oberschenkelbereich, Warzen und Kondylome weisen auf eine sykotische Belastung. Bei hartnäckigem und rezidivierendem Herpes genitalis sollte man an Thuja denken, besonders, wenn unangenehm riechende Schweiße in der Genitalregion auftreten.

Anwendung: C 6 (D 12)–C 30 dil.;
LM VI–XXX dil.

Zoster (Herpes zoster, Gürtelrose)

In der hausärztlichen Praxis treffen wir gelegentlich *Frühformen* des Herpes zoster. Dabei klagen die Patienten über Schmerzen mit der auffallenden Ausbreitung in einem Dermatom. Entsprechend der Symptomatik können wir homöopathisch mit bestem Erfolg therapieren, obschon noch keine sichere klinische Diagnose zu stellen ist.

Übersicht

Vgl. in den Repertorien:
EK 1303, KK II/183
EK 547, KK III/534 (am Bauch)
EK 886, KK II/303 (am Rücken)

Im Anfang	S. 52	Apis Rhus toxicodendron Variolinum
Eruptionsstadium	S. 53	Arsenicum album Cantharis Clematis recta Iris versicolor Kalium bichromicum Lachesis Mercurius solubilis Mezereum Ranunculus bulbosus
Spätneuralgien	S. 54	Arsenicum album Hypericum perforatum Mezereum Luesinum
Besondere Lokalisationen *EK 365, KK II/98 (Gesicht)* *EK 120, KK I/187 (Kopf)* *EK 245, KK III/17 (Augen)*	S. 54	Capsicum Croton tiglium Mezereum Prunus spinosa

---

▶ Erste Krankheitsphase

Apis

Brennende und stechende Schmerzen. Kühle bessert. – Erstes Zeichen: leichtes Ödem, eben angedeutete Rötung. Später: Bläschen mit Ödembildung.

Anwendung: C 6 (D 12)–C 30 dil.

Rhus toxicodendron

Im Anfang: Gefühl wie Kribbeln oder wie verrenkt; oft mit Taubheit. – Später: Brennende, stechende Schmerzen mit Rötung der Haut, Jucken und kleinen dunkelroten Bläschen, die eitrig werden. Brennender Schmerz wird schlimmer durch kalte Luft und besser durch feuchtheiße Kompressen.

Anwendung: C 30 dil.

Variolinum

Diese Pocken-Nosode wird auf Grund der phänomenologischen Ähnlichkeit mit dem Herpes zoster angewendet, evtl. als Zwischenmittel.

Anwendung: D 10–D 15 dil.
(nach *Julian*)

▶ Eruptionsstadium

Das Eruptionsstadium ist gekennzeichnet durch Rötung der Haut und aufschießende, in Gruppen beisammenstehende Bläschen.

Arsenicum album

Brennende Schmerzen, die besonders nachts zwischen 1 und 3 Uhr schlimmer werden. *Besserung durch heiße Anwendungen.* Nächtliche Unruhe mit Angst; viel Durst, trinkt häufig, aber nur kleine Schlucke. Reduzierter Allgemeinzustand. Bläschen werden rasch gangränös, oft schwärzlich.

Anwendung: C 30–C 200 dil.;
LM XIV–XXX dil.

Cantharis

Brennende Schmerzen, Empfindung wie nach einer Verbrennung, *durch Kälte besser. Große,* zusammenfließende *Blasen* mit Jucken.

Anwendung: C 6 (D 12)–C 30 dil.

Clematis recta

Stechende Schmerzen mit Jucken. Schlimmer durch kalte Anwendungen und in der Bettwärme. Kleine Bläschen, die platzen und verkrusten.

Anwendung: D 6–C 6 (D 12) dil.

Iris versicolor

Brennende Schmerzen mit Jucken. Jukken verstärkt sich nachts. Oft gleichzeitig Störung im Magen-Darm-Bereich, evtl. Sodbrennen. Bläschen platzen und werden zu Pusteln. Lokalisation: Besonders rechte Seite des Rumpfes. (*Hering*)

Anwendung: D 6–C 30 dil.

Kalium bichromicum

Brennende Schmerzen, oft mit Jucken, besser durch Wärme. Bläschen entwikkeln sich zu scharfrandigen Geschwüren (wie ausgestanzt) oder zu pockenartigen Pusteln, die eitrig werden.

Anwendung: C 6 (D 12)–C 30 tabl.

Lachesis

Sehr berührungsempfindliche Haut, will deshalb keinen Verband. Gestörtes Allgemeinbefinden. *Bläschen sind bläulich oder blau-schwarz*, evtl. mit Blut gefüllt; verübeln sich durch Kratzen.

Anwendung: C 6 (D 12)–C 30 dil.
(auch als Injektion)

Mercurius solubilis

Stechende und brennende Schmerzen. Starke *nächtliche Unruhe mit klebrigen*, übelriechenden, erschöpfenden *Schweißen. Bläschen* werden rasch gelblich, *eitrig*, breiten sich aus und verkrusten.

Anwendung: C 6 (D 12)–C 30 tabl.

Mezereum

Brennender oder scharfer, reißender Schmerz, schlimmer durch Berührung, Wasseranwendungen, bei feuchtem Wetter. Kälte und Bettwärme verstärken den Schmerz. Besonders das Jucken ist in der Wärme schlimmer. *Bläschen* sind mit hellem oder gelblichem Sekret gefüllt, *platzen*, werden *krustig* und bilden evtl. dicke Borken, unter denen Eiter hervorsickert. Sehr gutes Mittel bei Spätneuralgien, besonders bei Lokalisation am Thorax und im Gesicht.

Anwendung: C 6 (D 12)/C 30/C 200 dil.;
LM XVIII dil. (bei Spätneuralgien)

Ranunculus bulbosus

Brennender, beißender Schmerz, rheumaartig; wird oft mit Jucken empfunden. Schlimmer durch Kälte, Berührung, Be-

wegung. Bläschen sind oft bläulich oder enthalten blutiges Serum. –
Bevorzugte Lokalisation: Links interkostal.
Anwendung: C 6 (D 12) – C 30 dil.

▸ Spätneuralgien

Bei frühzeitiger Behandlung in den akuten Phasen sind diese sehr selten.

Arsenicum album

Besonders stark brennende Schmerzen mit *Verschlimmerung nachts* (1–3 Uhr) und ängstlicher Unruhe.
Anwendung: C 30/C 200 dil.
in einzelnen seltenen Gaben.

Hypericum

Linear im betroffenen Dermatom ausstrahlende schießende, stechende Schmerzen, *verschlimmert bei Kälte*, feuchtem Wetter, Nebel, Wasseranwendung, Berührung. Dabei oft *Taubheitsgefühl* im Hautareal.
Evtl. gedrückte, depressive Stimmungslage mit Neigung zum Weinen.
Anwendung: LM XIV/XVIII/XXX dil.

Mezereum (vgl. S. 53)

Bei Lokalisation am Thorax und im Gesicht.
Anwendung: C 200 dil.

Luesinum

Lanzinierende, nächtliche Schmerzen mit Schlaflosigkeit bis zum Sonnenaufgang. Schlimmer in der warmen Jahreszeit, besser im Kühlen.
Als Zwischenmittel besonders indiziert bei schon lange bestehendem nächtlichen Nachschmerz bei erschöpften, mageren, älteren Patienten.
Anwendung: LM VI – XXX dil.

▸ Besondere Lokalisationen
▷ Gesicht, Kopf, Augen

Patient und Arzt sind in Sorge bei einem *Zoster im Gesicht*, fürchtet man doch mit Recht eine Beteiligung des Auges (*Zoster ophthalmicus*). In Zusammenarbeit mit einem Augenarzt (64) läßt sich homöopathisch vieles tun.

▷ Auge

Die folgenden vier Mittel sind indiziert bei Herpes im *Gesicht*, besonders bei Herpes um das *Auge*.

Capsicum

Brennende, stechende Schmerzen mit Jucken bei frostigen, trägen, fettleibigen Patienten mit schlaffem Gewebe. »Gesicht rot, obwohl kalt«. (*Boericke*) Neigung zu Heimweh.
Anwendung: C 6 (D 12) – C 30 dil.;
LM VI – XVIII dil.

Croton tiglium
(vgl. Herpes genitalis, S. 50)

Besonders bei Herpes zoster in der *Auge*nregion. Starke Reizung des Auges; Empfindung, als wäre das Auge heiß und brennend, starke Lichtscheu; rot, geschwollen, starker Tränenfluß.
Zahlreiche kleine Bläschen mit brennendem Schmerz und intensivem Jucken. Bläschen gehen in Pusteln über und trocknen zu gelben Schorfen ein. Kratzen verstärkt den Schmerz, ganz leichtes Reiben lindert den Juckreiz. (*Hering*)
Anwendung: C 6 (D 12) – C 30 dil.

Mezereum
(vgl. Eruptionsstadium und Spätneuralgie, S. 53)

Brennender Tränenfluß im akuten Stadium. Indiziert auch bei Nachschmerzen im Trigeminusgebiet.
Anwendung: C 6 (D 12) – C 30/C 200 dil.

Prunus spinosa

Berstender Schmerz im Augapfel, als ob er platzen würde; als ob der innere Teil des Auges nach außen gezogen würde (*Hering*). Bläschen sind sehr berührungsempfindlich.

Anwendung: C 6 (D 12) dil.

Eiterung

Übersicht

Furunkel
Vgl. in den Repertorien: EK 1301, KK II/180

Beginn	S. 56	Belladonna Hepar sulfuris
Eiterung	S. 57	Myristica sebifera Silicea Calcium sulfuricum
Streuung	S. 57	Bufo rana Lachesis Pyrogenium

Besondere Lokalisationen

Analregion *EK 610, KK III/624*	S. 58	Carbo animalis Causticum
Gehörgang *EK 298, KK III/89*	S. 58	Mercurius solubilis Acidum picrinicum Calcium picrinicum
Furunkulose	S. 58	Sulfur Sulfur jodatum Calcium carbonicum Graphites Hepar sulfuris Phosphorus Psorinum Silicea Staphylococcinum Echinacea

Karbunkel
EK 1304, KK II/183

Im Anfang	S. 59	Belladonna Hepar sulfuris
Volle Entwicklung	S. 59	Anthracinum Arsenicum album Crotalus horridus Lachesis Tarantula cubensis
Nachbehandlung	S. 60	Silicea Sulfur

Furunkel

Die Arzneiwahl paßt sich den verschiedenen Entwicklungsstufen der Furunkel an.

▸ **Bevor die Eiterung beginnt**

Wir sehen einen Hautbezirk mit den typischen Entzündungszeichen: Heiß, rot, geschwollen, klopfender Schmerz. Dieser Situation entspricht

Belladonna

Anwendung: C 6 (D 12) dil.
nach Methode 1.

▸ Beginn und Eiterung

In diesen beiden Phasen, die sich an die *Belladonna*-Symptomatik anschließen, wählen wir

Hepar sulfuris

Entweder in Hochpotenz oder in mittlerer Potenzierung.
Charakteristisch ist: Stechender Schmerz, starke Berührungsempfindlichkeit, schlimmer durch Kälte.

Anwendung: Bei diesem Mittel ist die Richtung der arzneilichen Wirkung deutlich abhängig von der Potenzierungsstufe. *Furunkel im Beginn:* C 30/C 200/C 1000 kumulativ je 1 Tabl. alle 12 Stunden.* Dabei erreicht man Rückgang der Eiterung mit Eintrocknung des Entzündungsprozesses. Obschon die Gabe von Hochpotenzen in so kurzen Zeiträumen im allgemeinen nicht zu empfehlen ist, kann diese Methode hier auf Grund vielfältiger Erfahrung bei allen beginnenden Eiterungen angewendet werden.
Fast reifer Furunkel: Hepar C 6 (D 12) Tabl. 3mal am Tage je 1 Tabl. Damit erreicht man rasch eine Reifung und Öffnung des Furunkels mit nachfolgender sauberer Heilung.

Myristica sebifera

»Homöopathisches Messer«. Der *reife* Furunkel wird sich mit dieser Arznei schnell öffnen und entleeren.

Anwendung: 2stündlich 5–8 Tropfen D 6.

Silicea

Torpider Verlauf bei frostigen Patienten. Eiterung hört nicht auf; dünner, übelriechender Eiter; Ränder der Öffnungsstelle unterminiert und hart.

Anwendung: C 6 (D 12) – C 30 tabl.

Calcium sulfuricum

Schlecht heilende Furunkel. An dieses Mittel sollte man denken bei Eiterungen, die trotz Abfluß nicht aufhören, dicken, schleimigen Eiter abzusondern mit Neigung zu Verkrustungen (Mittelohr, peritonsillärer Abszeß, nach Eröffnung eines periproktitischen Abszesses mit Fistel).

Anwendung: D 6 – C 6 tabl.

▸ Streuung

Wenn der Eiterherd sich ausbreitet oder streut, evtl. sogar ein *septischer Zustand* droht, sollte man gewissenhaft entscheiden, ob antibiotische Therapie möglich ist oder indiziert erscheint. Trotz dieser einschränkenden Bemerkung kann der erfahrene Arzt die Behandlung mit den folgenden Mitteln zusätzlich oder auch allein zu einem guten Ende bringen.

Bufo rana

Komplikation durch *Lymphangitis.* Furunkel bläulich, groß; sondert evtl. jauchiges Sekret ab. Eiterung bei kleinsten Verletzungen.

Anwendung: C 6 (D 12) – C 30 dil., auch als Injektion.

Lachesis

Bläulich, purpurrot, livid. Temperaturerhöhung, heißer Schweiß, evtl. septischer Verlauf.
In der Umgebung des Furunkels weitere Eiterstippchen.
Fötider Eiter mit Blut, sehr berührungsempfindlich, will keinen Verband.

Anwendung: C 6 (D 12) – C 30 dil., Amp. als Injektion.

---

* Ich habe diese Methode von indischen Kollegen übernommen.

Pyrogenium

Indiziert bei septischem Verlauf: Fieber mit *Überkreuzung* der *Puls-* und *Temperaturkurve*; Puls bleibt schnell, Temperatur fällt ab oder geht hoch und Puls wird weich, klein und langsam.
Haut wird livid, blaß, kalt-schweißig. Patient ist unruhig, ängstlich, das Bett erscheint ihm zu hart.
Eiterabsonderung und Schweiß riechen widerlich.
Anwendung: C 6 (D 12) – C 30 dil.

▸ Besondere Lokalisationen

Manche lokale Bedingungen produzieren auch besondere Symptome und verlangen folgerichtig auch andere Mittel für die Behandlung.

▷ Perianal

Bei perianalen Furunkeln fällt zum Beispiel auf, daß diese fast immer brennende Schmerzen verursachen.

Carbo animalis

Brennende Schmerzen, Furunkel ist livide, bläulich, weich, schwammig.
Anwendung: C 6 tabl.

Causticum

Brennende Schmerzen mit Jucken, Furunkel entleert Eiter mit Blut und Serum (*Hering*).
Anwendung: C 6 – C 30 tabl.

▷ Im Gehörgang

Mercurius solubilis

Stechende Schmerzen, oft schlimmer nachts. Furunkel sondert blutigen, übelriechenden Eiter ab. Gehörgang stark geschwollen.
Anwendung: C 6 (D 12) – C 30 tabl.

Acidum picrinicum

Jucken schlimmer nachts.
Anwendung: D 6 – C 6 dil.

Calcium picrinicum

(von *Mezger* empfohlen)

Kann bei entsprechender Diagnose und Lokalisation verordnet werden. Auch indiziert bei Furunkeln an Stellen mit dünner Haut (Steißbein, Schienbein).
Anwendung: D 6 – C 6 tabl.

Furunkulose

Bei der Furunkulose wird es offensichtlich, daß die Ausbreitung einer bakteriellen Entzündung (hier durch Staphylokokken) nur möglich ist, wenn das konstitutionelle Terrain dazu disponiert.
Vor der Behandlung differentialdiagnostisch Diabetes ausschließen; in der Ernährung sollte man Zucker und Schweinefleisch weglassen.
Das Hauptmittel ist *Sulfur*. August Bier (7) hat eine wissenschaftliche Erklärung der homöopathischen Anwendung von Schwefel bei der Furunkulose gegeben. (Vgl. Bd. I, S. 166, 167) u. (7).

Sulfur

Beachte das gesamte Arzneimittelbild: Haut rot, rauh, trocken, brennend, jukkend; wirkt ungewaschen; schlechter Körpergeruch, durch Waschen nicht zu beseitigen. Venöse Stauungen (Krampfadern, Hämorrhoiden). Umgebung der Körperöffnungen sind auffallend rot (Lippen, Ohren, Lidränder, After).
Anwendung: Reihe von C 6 (D 12) – C 1000 tabl.

Sulfur jodatum

Bewährt besonders bei lebhaften Jugendlichen mit tuberkulinischer Belastung; Tonsillen vergrößert; guter Appetit ohne Gewichtszunahme.

Anwendung: C 6 (D 12) – C 30 tabl.
Nicht länger als 3 Wochen geben, dann 14 Tage Pause, evtl. in höheren Potenzen.
Von *Bier* besonders empfohlen in D 6 tabl.

- **Weitere Konstitutionsmittel**

Je nach Gesamtheit der Symptome

Calcium carbonicum
Graphites
Hepar sulfuris
Phosphorus
Psorinum
Silicea

Bei ungenügendem Erfolg kann man die Wirkung der Konstitutionsmittel beschleunigen durch Zwischengabe von Nosoden, entweder das aus Bakteriolysaten gewonnene

Staphylococcinum

Anwendung: D 30 dil. alle 10 Tage 1 Gabe.

Oder man stellt eine *Eigen-Nosode* aus dem Furunkel-Eiter des Patienten her nach der Methode von *Korsakoff* in Centesimal-Potenzierung (vgl. Bd. I, S. 33) oder

Echinacea

Ähnliche Wirkung hat die i.m. Injektion von Eigenblut mit *Echinacea*-Ampullen.

Karbunkel

Das Zusammenfließen mehrerer Furunkel zu einem Karbunkel signalisiert die schlechte Abwehrlage. Deshalb unbedingt Blutzucker kontrollieren! Im Einzelfall entscheiden, ob evtl. Antibiotika-Therapie und/oder chirurgische Behandlung notwendig sind.

▷ **Im Anfang**

Belladonna

Heiß, rot, klopfender Schmerz.

Anwendung: C 6 (D 12) dil., dann aufgelöst, Methode 1.

Hepar sulfuris

Stechender Schmerz, besser durch feuchtwarme Aufschläge.

Anwendung: In kumulativen Gaben von C 30/C 200/C 1000/C 10 000 tabl. (s. S. 15, Meth. 2). Zur raschen Reifung: C 6 (D 12) tabl. (vgl. S. 57)

▶ **Volle Entwicklung eines Karbunkels**

ist eine ernste therapeutische Aufgabe. Als Helfer in der Not bespreche ich einige Mittel, die in ihrem Arzneibild die entsprechende Notsituation widerspiegeln: Die Nosode des Milzbrand-Karbunkels; die Schlangengifte mit ihren toxischen, zersetzenden Enzymen; das Gift der Kubaspinne mit der Symptomtrias: bösartige Eiterung, schwerste brennende Schmerzen, motorische und psychische Unruhe; das heimtückisch wirkende Arsen mit Todesangst und schwarzer gangränöser Entzündung.

Anthracinum

Nosode aus Sekret eines Milzbrand-Karbunkels.
Fieber, *ernster Allgemeinzustand*, evtl. septisch. Intensiver brennender Schmerz. Stinkende Sekretion, eitrig, blutig, scharf, reizt die umgebende Haut. Bläulich violette Farbe des Entzündungsbezirkes mit harten, derben Rändern. Regionale Lymphknoten schmerzhaft geschwollen.

Anwendung: D 12 – D 15 dil.

Arsenicum album

Brennende Schmerzen mit nächtlicher Verschlimmerung (0–3 Uhr), besser durch heiße Anwendungen.
Schwarze, gangränöse Entzündungsbezirke, eitrige Absonderung.
Allgemeinbefinden: Angst, Unruhe im Wechsel mit Erschöpfung.
Anwendung: C 6 (D 12) – C 30/C 200 dil. Je stärker die Angst, desto höhere Potenzierung geben.

Crotalus horridus

Ernster Allgemeinzustand, evtl. septische Temperaturen. Schmerzen: wie wund, Neigung zu Gewebszerfall, gangränöse Bezirke mit dunkler, flüssiger Blutung. Umgebung des Karbunkels geschwollen, ödematös.
Anwendung: C 6 (D 12) 1mal 5 Tr. pur, dann weiter nach Methode 1.

Lachesis

Sehr ähnlich wie Crotalus, aber mehr blau als schwarz. Deutliche Berührungsempfindlichkeit, verträgt keinen Verband. Warme Anwendungen verschlimmern die Schmerzen.
Anwendung: C 6 (D 12) – C 30 dil.

Tarantula cubensis

Brennender Schmerz, dunkelrote bis bläuliche Verfärbung. Ränder sehr hart (wie *Anthracinum*).
Allgemein: Ernster, evtl. septischer Zustand mit auffallender, motorischer Ruhelosigkeit. Muß herumlaufen trotz großer Erschöpfung (»wie von der Tarantel gestochen«).
Anwendung: C 6 (D 12) – C 30 dil.

▸ Nachbehandlung

Wenn die akute heftige Entzündung abklingt, aber die schleichende Eiterung anhält, muß man Arzneien wählen, die etwas »Pfeffer« in die Entwicklung geben.

Silicea

Bei frierenden, kälteempfindlichen Patienten. Hört nicht auf zu eitern; aus Fistelöffnung tritt scharfes, wundmachendes, dünn-eitriges Sekret.
Anwendung: C 6 (D 12) – C 30 tabl.

Sulfur

Zwischenbehandlung bei warmblütigen heftigen Patienten mit Rezidivneigung von eitrigen Entzündungen.
Anwendung: C 6 (D 12) – C 30 tabl.

Impetigo contagiosa

Die Grundform ist ein Bläschen, das bald platzt, eitrig wird und verkrustet. Die *kleinblasigen* Formen sind meist durch *Streptokokken*, die *erbsengroßen* öfter durch *Staphylokokken* bedingt. – Mehrere Blasen konfluieren, bilden Krusten und Borken, unter denen eitriges Sekret hervorsickert. An dieser phänomenologischen Entwicklung orientieren wir uns mit der Therapie.

Übersicht

Vgl. in den Repertorien:
EK 1304, KK II/183
EK 366, KK II/99 (Gesicht)

Bläschen	S. 61	Rhus toxicodendron Dulcamara Viola tricolor Psorinum
Krusten	S. 62	Hepar sulfuris Antimonium crudum Graphites Mezereum
Rezidivierend	S. 62	Sulfur Streptococcinum Staphylococcinum

▶ **Blasen**

Die *beiden ersten Mittel* sind mehr in dem *Blasenstadium*, die *späteren Mittel* besonders im *Krustenstadium* indiziert.

Rhus toxicodendron

Kleine durchsichtige Bläschen auf *roter* Haut. Bläschen werden rasch eitrig. Juckreiz durch Kratzen nicht besser.

Anwendung: C 6 (D 12)–C 30 dil.

Dulcamara

Bläschen breiten sich aus, verkrusten und werden feucht, gelbliches Sekret. Verträgt feuchte Kälte schlecht, aber Jucken wird im Kühlen besser.

Anwendung: C 6 (D 12)–C 30 dil.

Viola tricolor

Besonders indiziert bei Lokalisation im Gesicht, an den Wangen.
Neigung zu ekzematöser Reizung der Haut mit dicken, gelben Krusten; Jukken, Brennen schlimmer nachts. Skrofulöse Diathese (vgl. Bd. I, S. 182). Oft übelriechender Harn (wie Katzenurin).

Anwendung: C 6 (D 12) dil.

Psorinum

Frostige Patienten mit unreiner Haut. Zuerst kleine, gelblich-durchscheinende Bläschen, die rasch eitern. Sehr starker Juckreiz, schlimmer in der Wärme.

Anwendung: LM VI–XVIII dil.

▶ Krusten

Hepar sulfuris

Die *krustige Eiterung* steht im Vordergrund des Krankheitsbildes. Evtl. stechende Schmerzen. Frostiger Patient mit Neigung zu übelriechenden Schweißen.

Anwendung: C 6 (D 12)/C 30/C 200 tabl.

Antimonium crudum

Mürrische Kinder. Vielfraß!
Lokalisation: Gesicht, bevorzugt um den Mund (mnemotechnisch: »Antimonium crudum – um die Schnut rum«), auch um die Augen, um die Nasenlöcher, um die Ohren.
Krankheitsprozeß breitet sich rasch aus und bildet zusammenhängende, dicke, gelbliche Krusten mit starkem Juckreiz, besonders in der Wärme.

Anwendung: D 6–C 30 tabl.

Graphites

Oft träge, langsame, frostige Patienten; hypothyreoid. Dicke, eitrige *Krusten mit Schrunden*, honigartiges Sekret.

Anwendung: C 30–C 200 tabl.

Mezereum

Meist schmerzhafte, kleine Ulzerationen mit dicken Borken, unter denen eitriges Sekret hervorsickert.

Anwendung: C 6 (D 12)/C 30/C 200 tabl.; LM VI–XVIII dil.

▶ Rezidive

Wenn es nach einem gut gewählten Mittel zu Rezidiven kommt oder der Heilungsprozeß steckenbleibt, gibt man *Sulfur* oder adäquate Nosoden als *Zwischenmittel* oder schließt die Behandlung damit ab.

Sulfur (s. S. 58)

Anwendung: C 30 1 Tabl., nach 10–12 Tagen 1 Tbl. C 200.

Streptococcinum

Wie im Vorspann (S. 61) erwähnt, beginnt die durch Streptokokken ausgelöste Form mit *kleinen* Blasen.

Anwendung: D 12–D 20 dil.

Staphylococcinum

Beginnt mit *großen* Blasen.

Anwendung: D 12–D 20 dil.

Acne vulgaris (Acne juvenilis)

Diese Hauterkrankung, vorwiegend junger Menschen, »blüht« auf dem Boden der *Seborrhö* mit vermehrter Talgdrüsenproduktion, Bildung von Komedonen (Mitesser) und Abwehrschwäche gegen Staphylokokken.
Neben der arzneilichen Behandlung sollte man die Regelung der Lebensweise und Ernährung nicht vergessen: Frische Luft, Sport, Sonne; frischkostreiche, fettarme

---

Übersicht

Vgl. in den Repertorien:
EK 363, KK II/94 (Akne)
EK 367, KK II/100 (Mitesser)
EK 367, KK II/100 (Pickel)

Fettige Haut (Seborrhoea oleosa)	S. 64	Selenium Calcium carbonicum Medorrhinum Natrium muriaticum Psorinum Thuja Tuberculinum Koch
Trockene Haut (Seborrhoea sicca)	S. 65	Sulfur Sulfur jodatum Hepar sulfuris
Harte und/oder dunkelfarbene Akne-Pusteln	S. 65	Bromum Arsenum bromatum Kalium bromatum Jodum Kalium jodatum Sulfur jodatum Silicea
Verschlechterung in der Periodenzeit	S. 65	Pulsatilla Sepia Eugenia jambosa Selenium
Obstipation mit Leberinsuffizienz	S. 66	Nux vomica Lycopodium Antimonium crudum
Kosmetika-Mißbrauch	S. 66	Nux vomica Bovista
Nachbehandlung		
Harte Narben	S. 67	Acidum fluoricum Carbo animalis Kalium bromatum Kalium jodatum
Bleibende Verfärbung	S. 67	Antimonium tartaricum Arnica Sulfur jodatum

Ernährung – möglichst wenig Zucker, Schweinefleisch, tierische Fette (vgl. auch H. Organon, §§ 259–261).

Die Seborrhö tritt in zwei Formen auf: Bei der *Seborrhoea oleosa* ist die Kopfhaut und das Haar stark verfettet und das Gesicht hat einen glänzenden Ölfilm. Die *trockene Seborrhö* (Seborrhoea sicca) ist erkennbar an reichlichen Kopfschuppen mit erweiterten Talgdrüsenöffnungen im Gesicht und rauher Haut mit ganz feiner lamellöser Schuppung, die das trockene, ungewaschene Aussehen bewirkt.

Die Zuordnung der Arzneimittel zur fetten oder trockenen Seborrhö ist ein Ordnungsversuch, der nicht zu schematisch vorgenommen werden sollte. Bei manchen Patienten sind z. B. die Stirn und die Augenpartie fettig, das übrige Gesicht aber eher trocken (*Natrium muriaticum*) oder das ganze Gesicht ist rauh, pickelig und schuppt trocken – nur die Nasenspitze ist fettig glänzend (*Sulfur*).

Seborrhoea oleosa (Fettige Haut)

Selenium

Salbengesicht. Viele sichtbare *Komedonen*. Haut schlechter vor und während der Periode. Sexuell leicht erregbar. Paradox: Obschon diese Patienten frostig sind, vertragen sie keine Wärme!

Anwendung: C 6 (D 12) – C 30 tabl.

Calcium carbonicum

Ungesunde, *schlaffe*, blasse, kalte *Haut*. – Lymphatische Diathese mit Vergrößerung der Lymphknoten und adenoiden Wucherungen. – Frostig mit partiellen Schweißen, besonders Hinterkopf und Nacken.

Anwendung: Reihe von C 6 (D 12) – C 1000 tabl.

Medorrhinum

Verdickte Haut mit groben Hautporen (*Orangenhaut*).
Widerlicher Schweißgeruch. – Schlechtes Gedächtnis, Rechtschreibung schlecht. Neigung zu Legasthenie. Unkonzentriert, hastig, verwirrt.

Anwendung: LM VI – XVIII dil.

Natrium muriaticum

Oft sehr helle und *fettig glänzende* Haut der *Augendeckel*, um die Augen und an der *Stirnhaargrenze*. –
Mager bei gutem Appetit, schnell erschöpft. – Neigung zu psychischen Konflikten; kommt von unangenehmen Dingen nicht los.

Anwendung: Reihe von C 30 – C 1000 tabl.

Psorinum

Sehr *frostige* Patienten mit schmutzig-fettiger Haut und stinkenden Schweißen bei Anstrengungen. Juckreiz.

Anwendung: LM VI – XVIII dil.

Thuja

Oft Folgen von Impfungen, von zu reichlicher eiweißhaltiger Nahrung. –
In der Familienanamnese gehäuftes Auftreten von Diabetes und Rheuma. In der Eigenanamnese evtl. Unterleibserkrankungen, Zystitiden, Gonorrhö, Kondylome, Fibrome, rote Nävi, weiche Warzen.

Anwendung: C 6 (D 12) – C 30 dil.

Tuberculinum Koch

Mager bei gutem Appetit, schnell erschöpft. Sehr rote Lippen. – Wechselt oft

seine Interessen, die Freunde, den Ort, den Beruf.
Anwendung: C 30/C 200 tabl. in Einzelgaben;
LM VI–XVIII dil.

Seborrhoea sicca (Trockene Haut)

Sulfur

Typisches ungepflegtes »Pickel-Gesicht«, rauhe, ungesunde, rote, juckende Haut, schlimmer durch Wasser und Wärme. – Rote Lippen und Ohren, hitziger Charakter.
Anwendung: Reihe von C 6 (D 12)– C 1000 tabl.

Sulfur jodatum

(vgl. Kapitel »Furunkulose«, S. 58)
Ähnlich wie Sulfur. Stärkere Bildung von *eiternden Knoten* (Acne indurata).
Anwendung: C 6 (D 12)–C 30 tabl.

Hepar sulfuris

Starke Eiterungsneigung. Frostig, besonders empfindlich gegen Zugluft. Heftiger Charakter.
Anwendung: C 6 (D 12)–C 30 tabl.
(vgl. auch Kapitel »Furunkel«, S. 57)

▶ Harte und/oder dunkelfarbige Aknepusteln und -knoten

In der Toxikologie ist bekannt, daß Chlor, Brom und Jod knotige Aknepusteln erzeugen können. In Verbindung mit der Arzneiprüfung und Anwendung bei Kranken haben sich Brom, Jod und Verbindungen ihrer Säuren bewährt.

Bromum

Schmerzlose, *harte Pusteln* mit derber Umgebung; deutliche Besserung am Meer.

Meist hellhäutige und füllige Patienten.
Anwendung: C 6 (D 12) dil.,
LM VI–XVIII dil bei erregten, submanischen Patienten.

Asenum bromatum

Harte *bräunliche* Knoten bei mageren, unruhigen Patienten.
Anwendung: C 6 (D 12) dil.;
oder ⌀ 4 Tr. in Wasser gelöst tägl. (nach *Boericke*).

Kalium bromatum

Livide oder bräunliche harte, juckende Knoten – auch am Rücken und an der Brust. Schlechter in der Periodenzeit.
Anwendung: C 6 (D 12) dil.

Jodum

Oft dunkler Teint. Mager bei gutem Appetit, hyperthyreoid, lebhaft, heftig.
Anwendung: C 6 (D 12)–C 30 tabl.;
LM VI–XVIII dil.

Kalium jodatum

Hyperthyreose, Neigung zu Bronchitis. Fühlt sich besser in der frischen Luft.
Anwendung: C 6 (D 12) tabl.

Sulfur jodatum

Eiternde, harte Knoten. Unruhig, verträgt keine Sonne.
Anwendung: C 6 (D 12)–C 30 tabl.

Silicea

Langsame Entwicklung der Knoten bis zur Eiterung. Frostige Patienten.
Anwendung: Reihe von C 6 (D 12)– C 1000 tabl.

▶ Verschlechterung um die Periodenzeit

Weist auf die wesentliche pathophysiologische Bedingung der Akne-Entstehung:

hormonale Dysharmonie mit Schwerpunkt im hypophysären Regelkreis.
Zwei Mittel bieten sich zuerst an:

Pulsatilla

Periode unregelmäßig, oft verspätet, schwach und setzt mehrere Monate lang aus.
Venostase in den Beinen. Verträgt keine fette Nahrung; Haut wird schlechter durch Schweinefleisch.
Anwendung: D 4/D 6 (bei Amenorrhö), sonst C 6 (D 12)–C 30 dil.

Sepia

Reizbar vor Menses, zwischenzeitlich auch teilnahmslos und uninteressiert. Menses im allgemeinen zu spät, selten zu früh, aber stets schwach. Dysmenorrhoische Schmerzen vor der Regel. Oft übelriechender Achselschweiß. Meist dunkler Teint; gelbliche Haut, fleckig.
Anwendung: D 6 (bei zu später Regel), sonst C 6 (D 12)–C 200 tabl.;
LM VI–XXX dil.

Kalium bromatum (oben S. 65)
Selenium (oben S. 64)

▶ Obstipation und Leberinsuffizienz

sind wichtige, ätiologische Faktoren, die wir in der Diät nicht vernachlässigen sollten: Arznei ist gut – Diät ist gut, Arznei und Diät sind besser – das Optimum erreicht ein Patient, der die Diät auch einhält.

Nux vomica

Reizbar, leicht beleidigt, zugluftempfindlich. Spastische Obstipation mit vergeblichem Drang. Folgen von Abführmittelmißbrauch.
Besondere Lokalisation der Akne: Stirn.
Anwendung: D 6/C 6 (D 12)–C 30 dil.;
LM VI–XXX dil.

Lycopodium

Trockene Haut, Leberflecke, Sommersprossen. Kompensiert mangelndes Selbstvertrauen durch diktatorisches Auftreten. Besondere Lokalisation der Akne: Rücken.
Anwendung: C 6 (D 12)–C 200 tabl.;
LM VI–XVIII dil.

Antimonium crudum

Reizbar, ärgerlich, unfreundlich, voller Widerspruch. Diese psychische Symptomatik ist das Spiegelbild der Magen-Darm-Leber-Störungen: Dick-weiß-belegte Zunge, saures Aufstoßen, Durchfall wechselt mit Verstopfung. Leberregion druckempfindlich, evtl. Schwellung der Leber. Diese Akneform ist gekennzeichnet durch Verhärtung der Umgebung: Acne indurata.
Anwendung: D 6–C 6 (D 12) tabl.;
bei mürrischer Stimmungslage C 30/ C 200 tabl.

▶ Kosmetik-Mißbrauch

Die regelmäßige Anwendung von kosmetischer Tünche produziert bei entsprechender Disposition Pickel, Pusteln, Akne – und eine oft schablonenhafte Abhängigkeit, die nur durch eingehendes Gespräch aufzulösen ist.

Nux vomica

Klassisches Mittel bei Unverträglichkeit allopathischer Arzneien.
Anwendung: D 6/C 6 (D 12)–C 30 dil.;
LM VI–XXX dil.

Bovista

Oft bewährt bei Hautreizungen und Akne, die durch regelmäßige Anwendung von Kosmetika entstehen. Voraussetzung für den Erfolg ist strikte Unterlassung aller kosmetischen Tünche.
Auch dienlich als Anfangsmittel, wenn

Ekzeme längere Zeit mit Teersalben behandelt wurden und bei Akne, die nur *im Sommer* auftritt und *nach Baden schlimmer* wird.

Anwendung: D 6–C 6 (D 12) dil.

▶ Nachbehandlung

▷ Harte Narben

Acidum fluoricum

Juckreiz der Narben mit Hitzegefühl in der Haut. Wärme und Sonne verschlechtern.

Anwendung: C 6 (D 12)–C 30 dil.

Carbo animalis

Blaurote derbe Narben mit Venenzeichnung der Umgebung. Rauhe, schrundige Haut. Frostige Patienten.

Anwendung: C 6 (D 12) tabl.

Kalium bromatum

Bräunliche oder *livide*, harte, juckende Narben.

Anwendung: C 6 (D 12) dil.

Kalium jodatum

Bewährt als Resorptionsmittel.

Anwendung: C 6 (D 12) tabl.

▷ Bleibende Verfärbung

Antimonium tartaricum

Blaurote Verfärbung, pockenartig.

Anwendung: C 6 (D 12) tabl.

Arnica

Rotviolette Farbe. Oft *symmetrisch* von der Nase über beide Wangenpartien zum Jochbogen.

Anwendung: C 6 (D 12)–C 30 dil.

Sulfur jodatum

Rote Flecken auf rauher Haut.

Anwendung: C 6 (D 12) tabl.

Rosazea (Acne rosacea)

Der neuere, richtigere dermatologische Name Rosazea weist auf den pathophysiologischen Unterschied zur Akne und auf die auffällige Röte der Haut. Die *Rosazea* entwickelt sich auf dem konstitutionellen Boden der Seborrhö in Verbindung mit Erweiterung der Hautkapillaren. Entsprechend dieser Ätiologie haben die homöopathisch passenden Arzneien Beziehung zum Gefäßsystem.

Bei Lokalisation an der Nase entwickelt sich aus dieser Krankheit gelegentlich ein *Rhinophym* (Knollennase). Dann kann man an folgende Arzneien denken: *Aurum, Calcarea silicata, Lachesis.*

Übersicht

Vgl. in den Repertorien: EK 363, KK II/94

Arnica
Carbo animalis
Calcarea silicata
Lachesis
Sanguinaria
Nux vomica
Sulfur

Arnica

Rotviolette Farbe mit *symmetrischer Lokalisation* (wie Schmetterlingsflügel) über Wangen und Jochbogen. Vollblütige, stämmige Frauen mit Venektasien. Reichliche, hellrote Periodenblutung.

Anwendung: C 6 (D 12)–C 30 dil.

Carbo animalis

Bläuliche Röte mit zahlreichen Venektasien. Bei Patienten mit Gärungsdyspepsie und starkem Meteorismus.

Anwendung: C 6 (D 12) tabl.

Calcarea silicata

Bläuliche Röte mit besonderer Lokalisation an der Nase und Nasenspitze mit Jucken und Brennen. *Übergang zum Rhinophym.*
Frostige Patienten mit kalter Haut, aber Unverträglichkeit von Wärme. Geringes Selbstbewußtsein.

Anwendung: Reihe von C 6 (D 12)– C 200 tabl.

Lachesis

Livide Röte. Besondere Indikation: Rosazea bei Alkoholikern, evtl. *Übergang zum Rhinophym.*
Verschlechterung in der Wärme, durch warme Anwendungen, im Frühling und Sommer.
Verträgt nichts Enges am Hals, mag keine enganliegende Kleidung und enge, menschengefüllte Räume.

Anwendung: C 6 (D 12)– C 30 dil.

Sanguinaria

Dunkelrot. Blutandrang zum Kopf mit rotem Gesicht, besonders bei schwacher Regel oder in der Klimax. Oft Kopfschmerz, der mit dem Sonnenstand ansteigt und zum Abend aufhört.

Anwendung: D 4–C 6 (D 12) dil.

Nux vomica

Fleckige Röte. Spastische Magen-Darm-Symptomatik, die für *Nux* typisch ist (vgl. S. 343). Besondere Indikation: Alkoholiker.

Anwendung: C 6 (D 12)–C 30 dil.; LM VI–XXX dil.

Sulfur

Rote, rauhe, juckende Haut bei vollblütigen Sulfurikern mit rotem Gesicht, roten Lippen und Ohren, mit Unverträglichkeit von Wärme.
Paßt öfter bei streitsüchtigen Alkoholikern.

Anwendung: Reihe von C 6 (D 12)– C 200 tabl.

Ekzemgruppe, atopische Dermatis, Neurodermitis

Die bisher beschriebenen dermatologischen Krankheitsbilder sind diagnostisch leicht abgrenzbar, weil ihr sichtbares Erscheinungsbild nicht sehr vielfältig ist. Für die Beschreibung, Diagnose und homöopathische Therapie ist die Kenntnis der dermatologischen Formen wichtig, besonders, wenn es sich um Mischformen handelt.

Die Überschrift »Mischformen« besagt, daß beim gleichen Patient im Verlauf dieser Erkrankungen nacheinander oder sogar nebeneinander verschiedene Hautefloreszenzen auftreten können. In der Vielfalt der Formen (vom Erythem über Blasen bis zur Krustenbildung) läßt sich aber meist die vorherrschende charakteristische Art und Form der Hautefloreszenz erkennen.

An dieser Stelle muß ich ein kurzes Privatissimum einlegen, um die Kenntnisse in der Dermatologie etwas aufzufrischen. Ohne klare Vorstellungen, wie man Formen benennt, kann man das Repertorium und die Arzneimittellehre nicht benutzen. Außerdem sind auch in der Dermatologie und in den Repertorien einzelne Begriffe mehrdeutig.

Die Haut hat im wesentlichen vier *primäre* Reaktionsmuster, mit denen sie auf innere oder äußere Noxen antwortet:
- Flecke (Maculae),
- Knötchen (Papulae),
- Quaddeln (Urticae),
- Bläschen und Blasen (Vesiculae und Bullae).

Zu diesen Begriffen einige Bemerkungen und Hinweise auf die Repertorien.

Flecke (Maculae)

Beispiele: Erythem, Scharlach-Exanthem. Repertorien: Flüchtiges Exanthem (Friesel, engl. rash) KK II/179; Ausschlag* EK 1297; Flecken, größere entzündliche KK II/178 (entspricht der Rubrik Blattern EK 1300).
Vgl. auch EK 1331 ff. (Verfärbung, Flecke), entspricht KK II 152 ff. (Farbe, Flecke).

Knötchen (Papulae)

Beispiele: Flache, juvenile Warzen, Lichen ruber planus – aber auch Knoten-Syphilis (Syphilis papulosa) und Condylomata lata.
Bitte beachten: Der Ausdruck »Papeln« wird als umfassende Bezeichnung der *Form und als nosologischer Begriff* benutzt für die *luetischen* Papeln. Die Repertorien folgen diesem Brauch: Papeln EK 1306; KK II/185.
Ähnlich verwirrend ist der Wortgebrauch von Tuberkel (Diminutiv von Tuber = Knoten). Damit bezeichnet man die Form *und* den nosologischen Begriff. In der Dermatologie benennt man die spezifische, knotige Form auf der Haut sehr genau als »Tuberculosis papulo-necroticans«.*

Für die Benutzung der Repertorien in unserer Zeit (fast hundert Jahre nach *Kent*) sollte man bei Neuauflagen manche Formulierungen dem gegenwärtigen Sprachgebrauch anpassen. Klare Benennungen werden vorausgesetzt beim Suchen der richtigen Rubrik in den Repertorien.

Erfreulich problemlos sind die nächsten beiden Formen.

Quaddeln (Urticae)

Beispiel: Urticaria.

Bläschen, Blasen (Vesiculae, Bullae)

Beispiel: Herpes simplex, große Brandblase.

---

* Vgl. *engl.* Kent, Tubercels, Tuberculum, Tuberceln, EK 1310.
Tuberkel KK II/190 (mit Querhinweis Knoten, siehe Tuberkel).

* Ändern Sie in Ihrem *Erbe-Kent* diesen Ausdruck.

Aus diesen vier Grundmustern entwikkeln sich im Verlauf der Erkrankung typische *Sekundär-Effloreszenzen*. Die Form des Anfangs und ihre sekundäre Entwicklung sichern die dermatologische Diagnose und geben für die angepaßte Therapie gute Hinweise.

Pusteln sind Bläschen, die entweder von Anbeginn eitrig sind (z. B. typisch für *Dulcamara*) oder sekundär eitrig werden (wie bei *Rhus toxicodendron*). Pusteln mit einer Eindellung oder auch mehrkammerige Pusteln werden als *Pocken* bezeichnet. Auch hier wieder die doppeldeutige Benennung: Form und Krankheit sind für die Phänomenologie kein Widerspruch, aber klarer sind die Formulierungen: pockenartig (z. B. KK II/ 186 oder auch Varizellen: EK 1308 = Schafpocken, KK II/192 = Windpocken).

Schuppen sind ein Zeichen der beschleunigten oder pathologisch ablaufenden Verhornung (Hyper- oder Parakeratose).

Krusten (Crustae) entstehen durch Eintrocknung von Serum, Eiter, Blut (typisch für *Mezereum*).

Sehr dicke Krusten bezeichnet man als *Borken* (typisch für *Graphites*).

Wenn sich mehrere Schichten von Borken – wie bei einer Austernschale – übereinanderlagern, dann benennt man diese Form als *Rupia* (typisch für *Arsenicum album*).

Hinweise zur Arzneifindung

Die homöopathische, an den Phänomenen ausgerichtete Arzneiwahl orientiert sich an der Morphe der Haut und an der Gesamtheit der übrigen Symptome.

Die diagnostische Klassifizierung hat für die Arzneiwahl nur dann Bedeutung, wenn über die Natur und Pathogenese einer Störung gleichzeitig Auskunft gegeben wird (z. B. Skabies, Anthrax, Mykose).

Für die Arzneiwahl sind demnach wichtig:

– Vorherrschende Art und Form (trokken – nässend, Blasen, Papeln, Pusteln, Rhagaden, Krusten, Schuppen)
– Ätiologie
– Empfindungen (Jucken, Brennen, Schmerzen) und ihre Modalitäten
– Modalitäten der Besserung und Verschlimmerung des Hautleidens
– Ganzheitliche Modalitäten und wichtige Allgemeinsymptome einschließlich Gemütssymptome
– Begleitsymptome und mit dem Hautleiden abwechselnde Erscheinungen (z. B. Asthma wechselt mit Ekzem)
– Konstitutioneller Hintergrund (meist psorisch, sykotisch, tuberkulinisch). Oft erkennbar an der Biographischen Anamnese (vgl. Bd. I, S. 69).
– Charakteristische Lokalisation oder Ausbreitung

Die folgende Aufstellung ordnet die häufig angezeigten Arzneimittel nach ihren Beziehungen zur vorherrschenden *Art, Form* und der charakteristischen *Lokalisation* der Hautausschläge. (Vgl. dazu auch Entzündungsphasen der Haut, S. 40.)

Übersicht

Art des Ausschlages

    Vorwiegend trocken . . . . S. 72   Alumina
    EK 1309, KK II/189   Arsenicum album
                                                                     Barium carbonicum
                                                                     Calcium carbonicum
                                                                     Graphites
                                                                     Kalium arsenicosum
                                                                     Phosphorus
                                                                     Sepia
                                                                     Silicea
                                                                     Sulfur

    Vorwiegend nässend
    EK 1297, KK II/173

        Seröse Absonderung
        (dünn, durchsichtig) . . . . S. 73   Arsenicum album
                                                                      Dulcamara
                                                                     Kreosotum
                                                                     Natrium muriaticum
                                                                     Rhus toxicodendron
                                                                     Sarsaparilla

        Schleimig-eitrige Absonderung . . . . S. 74   Anacardium orientale
                                                                      Antimonium crudum
                                                                     Calcium carbonicum
                                                                     Graphites
                                                                     Lycopodium
                                                                     Mezereum

Form des Ausschlages

    Vorwiegend Bläschen, Blasen . . . . . . S. 75   Cantharis
    EK 1298, KK II/174 (Bläschen, bläschenförmig)   Rhus toxicodendron
    EK 1300, KK II/176 (Blasen)   Croton tiglium
    EK 1302, KK II/180 (Herpes, herpesartig)   Dulcamara

    Vorwiegend Pusteln . . . . S. 75   Clematis recta
    EK 1307, KK II/187   Psorinum
                                                                       Rhus toxicodendron

    Vorwiegend Papeln (= Knötchen) . . . . S. 75   Calcium carbonicum
    EK 1306, KK II/185   Causticum
                                                                       Kalium jodatum
                                                                     Silicea
                                                                     Luesinum

    Vorwiegend Krusten, Borken . . . . . . S. 76   Antimonium crudum
    EK 1305, KK II/183   Arsenicum album
                                                                       Calcium carbonicum
                                                                     Calcium sulfuricum
                                                                     Graphites
                                                                     Hepar sulfuris
                                                                     Lappa arctium
                                                                     Lycopodium
                                                                     Mezereum

Vorwiegend Rhagaden, Risse, Fissuren, Haut aufgesprungen	S. 77	Acidum nitricum
EK 1296, KK II/143		Antimonium crudum
EK 1327, KK II/143		Calcium carbonicum
		Graphites
		Lycopodium
		Petroleum
		Sepia
		Silicea
		Sulfur
Vorwiegend Schuppen (= Squamae)	S. 78	Acidum nitricum
EK 1309, KK II/189		Arsenicum album
		Calcium carbonicum
		Graphites
		Petroleum
		Silicea
		Tuberculinum

▶ **Art des Ausschlages**

▷ **Vorwiegend trocken**

Alumina

Meist magere Menschen mit trockener Haut und Schleimhaut. Verschlimmerungszeit im Winter. Jucken schlimmer durch Wärme, Bettwärme. Nach Kratzen blutet die Haut leicht und wird schmerzhaft und borkig.

Anwendung: C 6 (D 12)–C 200 tabl.

Arsenicum album

Haut ist rauh, trocken, kleinschuppig, kleieartig abschilfernd. Brennen, Jucken und nervliche Unruhe schlimmer nachts, wird besser durch örtliche heiße Anwendungen. Kratzen bringt die oft pergamentartige Haut zum Bluten.

Anwendung: C 30–C 200 tabl.;
LM XIV–XXX dil.

Barium carbonicum

Trockene Ausschläge bei lymphatischen Kindern. Jucken wird durch Reiben und Kratzen nicht wesentlich beeinflußt.

Anwendung: Reihe von C 6 (D 12)–C 200 tabl.

Calcium carbonicum

Schlaffe, pastöse, kalte Haut mit trockenen Ausschlägen, besonders bei trägen, lymphatischen Kindern mit Abneigung oder Unverträglichkeit von Milch und Verlangen nach Eiern. Jucken und Brennen, besser in kalter Luft, schlimmer bei feuchtem Wetter.
Unheilsame Haut mit Eiterungsneigung.

Anwendung: Reihe von C 6 (D 12)–C 200 tabl.

Graphites

Rauhe, derbe, lichenifizierte Haut, krustig. Besonders indiziert bei der trockenen *Neurodermitis*, beim Lichen chronicus Vidal.

Anwendung: Reihe von C 30–C 1000 tabl.

Kalium arsenicum

Alte, chronische Hauterkrankungen mit unerträglichem Jucken, schlimmer in der Wärme und beim Ausziehen, mit Brennen in kalter Luft.

Anwendung: D 6–C 30 dil.

Phosphor

Trockene, schuppige Hautausschläge, evtl. auch pustulös, brennend und jukkend.
Braune, blaurote oder gelbliche, unregelmäßig geformte Flecken an Brust und Rücken; Pityriasis versicolor (Pilznachweis, Microsporon furfur).
Charakteristisch für Phosphor sind blaue Flecken bei geringer Traumatisierung der Haut oder fast spontan. Kleine Wunden bluten stark und lange.
Bei entsprechenden Allgemeinsymptomen auch indiziert bei Psoriasis an Knien, Ellenbogen, Augenbrauen.

Anwendung: C 30 – C 200 tabl.;
LM VI – XVIII dil.

Sepia

Die Sepia-Hautausschläge sind vorwiegend an den Beugeseiten. Meist sind sie trocken, selten mit Absonderung. Besonders typisch ist: *aufgesprungene Haut mit tiefen Rissen*, schlimmer durch Wasser, im Winter, in kalter Luft.
Herpetiforme Ausschläge, ringförmig (Herpes circinatus, Ringelflechte). Bräunliche Färbung.

Anwendung: C 30 – C 200 tabl.;
LM VI – XVIII dil.

Silicea

Erdfarbene oder gelbliche, trockene, schlaffe Haut mit verschiedenen Hautausschlägen. Es kommen sowohl ekzematöse, impetiginöse, herpetiforme oder knötchenförmige Effloreszenzen vor, die anfänglich trocken sind, aber die Tendenz zu torpider Eiterung haben.

Anwendung: Reihe von C 6 (D 12) – C 200 tabl.

Sulfur

Rauhe, trockene, schuppige Haut mit Jucken, das nach Kratzen in Brennen übergeht. Schlimmer in der Bettwärme und durch Wasser. Hautausschläge vorwiegend an den Streckseiten; die trockenen Formen sind häufiger.
Bei nässenden Ausschlägen nicht mit Sulfur beginnen: die Erstreaktion kann extrem stark sein, auch mit Hochpotenzen. Evtl. mit LM-Potenzen in geringster Dosierung einschleichen, z. B. mit 1 Tropfen LM VI beginnen mit allmählicher Steigerung.

▷ **Vorwiegend nässend**
Seröse Absonderung (dünn, durchsichtig)

Arsenicum album
(vgl. S. 72 trocken)

Die meisten Arsenausschläge sind trocken – bei den selteneren nässenden Formen ist kennzeichnend: das *Sekret* ist hell, *scharf*, ätzend, wundmachend, zerstört die Haare, oft übelriechend.
Brennen, Jucken, nächtliche Verschlimmerung und Besserung durch heiße Anwendungen gilt für beide Formen.

Anwendung: C 30 – C 200 tabl.;
LM XIV – XXX dil.

Dulcamara

Nässende Ausschläge kommen häufiger vor als trockene. – Ätiologie: Erkältung, Durchnässung, naßkalte Witterung. Paradox zur Ätiologie ist die Modalität: Juckreiz wird schlimmer durch Wärme und besser in kalter Luft. Oft schlechter während der Periode, nach Kratzen, durch Waschen mit kaltem Wasser, im Winter.

Anwendung: C 6 (D 12) – C 30 dil.

Kreosotum

Seröse oder sero-purulente Absonderung mit stärkstem Juckreiz gegen Abend, »macht wild« (*Hering*), muß wundkratzen. Neigung zu Geschwüren und Gangrän.

Anwendung: C 6 (D 12)/C 30/C 200 dil.

Natrium muriaticum

Meist weißes, selten eitriges, klebriges scharfes Sekret (Salzfluß) bei wunden, roten, entzündeten Ekzemen. Bevorzugte Lokalisation: Gelenkbeugen, am Rande der behaarten Kopfhaut, hinter den Ohren.
Meist schlechter nach Schwitzen, durch Überhitzung; oft besser bei längerem See-Aufenthalt nach anfänglicher Verschlimmerung.
Anwendung: Reihe von C 30 – C 1000 tabl.;
LM XIV – XXX dil.

Rhus toxicodendron

Dunkelrote, nässende Ekzeme *mit Schwellung*, die besonders im Gesicht auffällt (Augen können fast nicht geöffnet werden).
Jucken schlimmer durch Kälte, in der Ruhe.
Allgemeine Ruhelosigkeit, fühlt sich besser bei Bewegung.
Anwendung: C 30 dil.

Sarsaparilla

Sehr stark juckende, nässende Hautausschläge bei gichtisch-rheumatischen Patienten mit *Neigung zu Blasen-Nieren-Erkrankungen* oder bei mageren Kindern mit Milchschorf. Oft sykotische Allgemeinsymptomatik.
Anwendung: C 6 (D 12) – C 30 dil.;
LM VI – XVIII dil.

▷ **Vorwiegend nässend**
  Schleimig-eitriges Sekret

Anacardium orientale

Die Anacardiumausschläge sind gekennzeichnet durch tiefere Zerstörung der Epidermis mit starken Entzündungserscheinungen; rote Haut, kleine Pusteln. Absonderung von schleimig-eitrigem Sekret, das Krusten mit warzenartiger Oberfläche bildet.
Nicht auszuhaltender Juckreiz, besonders abends und beim Zubettgehen. *Essen bessert* den Allgemeinzustand und lenkt vom Jucken ab.
Anwendung: C 6 (D 12) – C 200 dil.;
LM VI – XVIII dil.

Antimonium crudum

Gelbes oder seltener blutiges Sekret mit Bläschen, Pusteln und harten, hornigen Ausschlägen. Starkes Jucken mit Wundheitsgefühl nach Kratzen.
Hautausschläge in Verbindung mit Magen-Darm-Leber-Störungen; weiße Zunge mit reizbarer, ärgerlicher, unfreundlicher Stimmung.
Anwendung: D 6/C 6 – C 200 tabl.

Calcium carbonicum

Gelbes oder seltener blutiges Sekret bei Kinderekzemen mit lymphatisch-exsudativer Diathese, Milchschorf, Neurodermitis.
Anwendung: Reihe von C 6 (D 12) – C 1000 tabl.

Graphites

Honigfarbene, klebrige, eitrige, wundmachende Sekretion bei juckenden, brennenden, schrundigen Ekzemen.
Bevorzugte Lokalisation: Gelenkbeugen, hinter den Ohren, Kopfhaut.
Frostige, träge Patienten, hypothyreoid, mit übelriechenden Schweißen.
Anwendung: Reihe von C 30 – C 1000 tabl.

Lycopodium

Die Arzneiwahl für dieses Mittel ist nur über die Gesamtheit der Symptome möglich. Konstitutionelle Basis ist die gichtisch-rheumatische Diathese mit Harn-, Magen-, Leberstörungen, Pfortaderstauungen, Varikose, dunkler salziger Urin mit rotem Sediment und oft nächtlicher Polyurie. Typische Verschlimmerungszeit 16–18 Uhr. Obschon der Patient frostig ist, verträgt er Wärme im allgemeinen schlecht. Hautausschlag und Jucken schlimmer in der Wärme. Chronische Ekzeme mit Absonderung von eitrigem gelben Sekret, besonders nach Kratzen. *Haut* im Ekzembereich *dick* und *verhärtet*, lichenifiziert. *Rissige* Hautausschläge.

Anwendung: C 6 (D 12)– C 200 tabl.; LM VI–XVIII dil.

Mezereum

Nässende Ausschläge mit Krusten, unter denen schleimig-eitriges, scharfes ätzendes Sekret hervorsickert. Schmerz mit Jucken, schlimmer in der Bettwärme, durch Wasseranwendungen, bei feuchtem Wetter. Sehr frostiger Patient.

Anwendung: C 6 (D 12)/C 30/C 200 dil.; LM VI–XVIII dil.

▸ Form des Ausschlages

▷ Vorwiegend Bläschen, Blasen, herpetiforme Ausschläge

Cantharis

Starker Brennschmerz, besser durch kalte Anwendungen. Meist *großblasig* mit wenig geröteter Umgebung.

Anwendung: C 6 (D 12)–C 30 dil.

Rhus toxicodendron

Brennen und Jucken mit *kleinblasigem Ausschlag* auf dunkelroter entzündlicher Haut. Bläschen werden bald eitrig. Kälte und Nässe verschlechtern.

Anwendung: C 30 dil.

Croton tiglium

Herpetiforme Ausschläge am äußeren Genitale, besonders am Skrotum, mit roter, entzündeter Haut. Brennen, Jucken und Stechen. Jucken nach Kratzen schlimmer.

Anwendung: C 6 (D 12)–C 30 dil.

Dulcamara

Nässende gelbe herpetiforme oder eitrige pustulöse Ausschläge. Schlimmer durch Waschen mit kaltem Wasser, in kalter Luft, im Winter.

Anwendung: C 6 (D 12)–C 30 dil.

▷ Vorwiegend Pusteln, eitrige Bläschen, pustulöse Ausschläge

Clematis recta

Pustulöse, verkrustete Ausschläge mit roter, brennender Haut, mit starkem Juckreiz, sehen krätzeartig aus. Schlechter durch kalte Waschung und/oder in der Bettwärme.

Anwendung: D 6–C 6 (D 12) dil.

Psorinum

Pustulöse Ausschläge, die in ihrer Phänomenologie an eine ekzematisierte Skabies erinnern.
Starker Juckreiz, schlimmer durch Wärme, im Winter. Muß kratzen, bis es blutet. Verzweiflung durch Jucken.

Anwendung: LM VI–XVIII dil.

Rhus toxicodendron

Pustulöse Ausschläge mit stark gereizter roter Haut in der Umgebung. Brennendes Jucken wird nicht besser nach Kratzen, aber besser durch Wärme und schlechter durch Kälte.

Anwendung: C 6 (D 12)–C 30 dil.

▷ Vorwiegend Papeln (Knötchen)

Calcium carbonicum

Oft schlaffe, blasse Haut mit trockenen, mehlig aussehenden oder feuchten papu-

lösen Hautausschlägen mit schleimig-eitrigem Sekret.
Juckreiz besser in kalter Luft – dies ist auffallend bei frostigen Patienten. Allgemeinbefinden und Hautausschläge verschlimmert im Winter.
Anwendung: Reihe von C 6 (D 12) – C 1000 tabl.

Causticum

Die Causticum-Ausschläge sind vielfältig: neben urtikariellen, intertriginösen, bläschenförmigen oder ulzerierten Hauteffloreszenzen sind besonders häufig kleinknotige papulöse Formen.
Alle Formen haben gemeinsam: *Brennen und Jucken*, Lokalisation: Besonders am Kopf, hinter den Ohren, Rhagaden an Hautschleimhaut-Grenzen, Mund, Auge, Nase.
Anwendung: Reihe von C 6 (D 12) – C 200 tabl.

Kalium jodatum

Diese Arznei hat Beziehungen zum luesinischen Terrain und zum Tuberkulinismus. Für beide ist die Knötchenform von Hauterscheinungen besonders charakteristisch. Oft bewährt beim Erythema nodosum und als Resorptionsmittel bei verbleibender Narbenbildung nach Acne indurata (s. S. 67).
Anwendung: C 6 (D 12) tabl.

Silicea

Frostige Patienten mit trockener, schlecht heilender Haut. Kleine Verletzungen eitern lange. Juckende Ekzeme an Händen und Füßen mit kleinknotiger Verdickung. Paradox zur Frostigkeit ist die Neigung zu partiellen Schweißen am Kopf mit scharfem, übelriechendem Fußschweiß; saurer, stinkender Nachtschweiß.
Anwendung: Reihe von C 6 (D 12) – C 1000 tabl.

Luesinum

Kleinknotige, kupferfarbige, braunrötliche Hautausschläge, besonders auf der Kopfhaut, mit nächtlichem Juckreiz. Schlimmer durch Wärme und feuchtwarmes Wetter, am Meer.
Anwendung: LM VI–XXX dil.

▷ Vorwiegend Krusten, Borken

Antimonium crudum

Harte, hornige, bräunliche oder gelbliche Borken. Je mehr der Patient kratzt, umso horniger werden die Borken. Brennende Empfindung und Jucken schlimmer nachts, in der Bettwärme.
Anwendung: D 6–C 6 (D 12) tabl. – bei mürrischer Stimmung C 30–C 200 tabl.

Arsenicum album

Meist trockene, selten nässende, eiternde, bräunliche bis schwärzliche Krusten. Brennende Empfindung.
Indikation: Rupia (= dicke, übereinander gelagerte austernschalenartige Borken, s. S. 72)
Anwendung: C 30–C 200 dil.; LM XIV–XXX dil.

Calcium carbonicum

Meist nässende, seltener trockene, krustige Ausschläge, weiß bis gelb mit starker Entzündung. Brennende Empfindung. Crusta lactea (Milchschorf).
Anwendung: Reihe von C 6 (D 12) – C 1000 tabl.

Calcium sulfuricum

Eitrige, krustige Ekzeme mit schleimig-eitrigem Sekret. Gelbliche Krusten. Oft bewährt beim Milchschorf mit Eiterungsneigung; bei *Rupia*. Waschen verschlechtert.
Anwendung: D 6–C 6 (D 12) tabl.

Graphites

Grauweiße, harte Krusten, borkig wie Rinde.
Honigfarbiges, klebriges, manchmal übelriechendes Sekret, sickert unter den Borken hervor.
Brennende oder stechende Empfindung mit Jucken in der Bettwärme.
Anwendung: C 30–C 200 tabl.

Hepar sulfuris

Eitrige Borken (oft sehr ähnlich wie *Calcium sulfuricum*). Unterschied: Haut sehr empfindlich gegen Kälte und Berührung. *Stechende* Empfindung.
Anwendung: C 6 (D 12)–C 1000 tabl. (vgl. Kapitel »Furunkel«, S. 57)

Lappa arctium

Grauweiße Krusten. Lokalisation: Besonders Gesicht, Hals, Extremitäten. Schwellung der regionalen Lymphknoten.
Anwendung: ∅–D 6 dil.

Lycopodium

Entzündete, nässende Borken, die sich besonders nach Kratzen ausbilden.
Anwendung: C 6 (D 12)–C 200 tabl.; LM VI–XVIII dil.

Mezereum

Nässende oder trockene Ausschläge und Krusten, unter denen Sekret hervorsickert. Bräunliche oder weißliche Borken. Starker Juckreiz, schlimmer durch Wärme im Bett. Frösteln mit Juckreiz.
Anwendung: C 6 (D 12)/C 30/C 200 dil.; LM VI–XVIII dil.

▷ **Vorwiegend Rhagaden, Risse, Fissuren**

Diese Formen entstehen sekundär bei Ausschlägen mit Krusten- und Borkenbildungen, aber auch in harter, horniger Haut mit Hyperkeratose.

Acidum nitricum

Tiefe, *blutige* Risse mit Verschlechterung nach Waschen. Trockene Ausschläge mit splitterartigen Schmerzen. Die *umgebende Hautpartie* hat *gelbliche Farbe*. Analfissur.
Anwendung: C 6 (D 12)–C 30 dil.

Antimonium crudum

Zwischen den hornig-harten Borken oder Hornschwielen bilden sich tiefe Risse mit brennendem Schmerz. Die Umgebung der Risse ist durch die *Hyperkeratose* grauweiß.
Anwendung: D 6–C 6 (D 12) tabl.

Calcium carbonicum

Oberflächliche oder tiefe Risse mit Verschlechterung durch Waschen und im Winter.
Anwendung: Reihe von C 6 (D 12)–C 1000 tabl.

Graphites

Schmerzhafte Risse, oft bei krustigen Ekzemen, besonders in kalter Jahreszeit. Ausschläge mit feinen Fissuren im Gesicht, Risse an den Mundwinkeln und in den Lippen; hinter den Ohren oft nässend und sehr empfindlich, wie wund, krustig.
Anwendung: C 30–C 200 tabl.

Lycopodium

Bei krustigen Ekzemen tiefe Risse, schlimmer durch Waschen. Typische Lokalisation: Hohlhand.
Anwendung: C 6 (D 12)–C 200 tabl.; LM VI–XVIII dil.

Petroleum

Rissige Ausschläge an den Augenlidern, hinter den Ohren, an den Streckseiten der Hände, am Anus, in der Genitalregion mit deutlicher *Verschlimmerung im Winter*. Die Risse sind meist tief, blutig, mit brennender Empfindung. Die Umgebung der rissigen *Haut wirkt schmutzig*.
Anwendung: C 6 (D 12)–C 30 dil.; LM VI–XVIII dil.

Sepia

Meist trockene Ausschläge mit tiefen Rissen, schlimmer *im Winter und durch Waschen*; oft an Fingern.
Anwendung: C 30–C 200 tabl.; LM VI–XVIII dil.

Silicea

Rissige Ausschläge mit torpider Eiterung.
Anwendung: Reihe von C 6 (D 12)–C 1000 tabl.

Sulfur

Tiefe blutige Risse; schlimmer im Winter, durch Waschen, nach Kratzen. Oft im Wechsel mit spastischer Bronchitis oder Asthma.
Anwendung: Reihe von C 6 (D 12)–C 1000 tabl.

▷ **Vorwiegend Schuppen (Squamae)**

Acidum nitricum

Rauhe, trockene Abschuppung mit kleineren oder größeren Lamellen. Häufiger isoliert auf kleinen Hautbezirken. Stechende, splitterartige Schmerzen.
Anwendung: C 6 (D 12)–C 30 dil.; LM VI–XVIII dil.

Arsenicum album

Weißliche, *kleine, kleieartige*, seltener größere Lamellen schuppen sich ab. Brennendes Jucken, besser durch heiße Anwendungen.
Indikation: Ichthyose (auch *Arsenicum jodatum*).
Anwendung: C 30–C 200 dil.; LM XIV–XXX dil.

Calcium carbonicum

Meist kleine, weißliche, kleieartige, aber sehr *derbe Schuppen*.
Anwendung: Reihe von C 6 (D 12)–C 1000 tabl.

Graphites

Sehr *harte, dicke*, weißliche Schuppen.
Anwendung: C 30–C 200 tabl.

Petroleum

Trockene, lederartige, *rissige Haut* mit kleinen oder großen Schuppen. Schlimmer im Winter, durch Nässe. Kratzen macht Eiterung.
Anwendung: C 6 (D 12)–C 30 dil.; LM VI–XVIII dil.

Silicea

Derbe, verdickte, abschuppende Ausschläge mit Eiterungsneigung.
Anwendung: Reihe von C 6 (D 12)–C 1000 tabl.

Tuberculinum Koch oder bovinum
(vgl. Bd. I, S. 176–180)

Paßt oft bei Kindern mit tuberkulinischer familiärer Biographie oder nach BCG-Impfung, wenn andere gut gewählte Mittel nicht durchgreifend wirken.
Sehr unterschiedliche Mischformen bei Ekzem, Neurodermitis, Akne, Psoriasis. Besonders oft rote *schuppige* Flecke; weißliche kleieartige *Schuppen*; Nässen

hinter den Ohren, mit roten, wunden, schmerzhaften Hautfalten. Jucken *verschlimmert* sich beim Auskleiden, nachts, nach warmen Bad, durch Wärme, beim Darandenken; *Besserung* durch kaltes Wasser.

Oft begleitet von chronischer Lidrandentzündung (*Imhäuser*).

Anwendung: LM VI–VIII dil.

Psoriasis (Schuppenflechte)

Wenn ein Patient mit einer langen Vorgeschichte von zahlreichen Behandlungsversuchen und Salbenanwendungen kommt, ist es meist nicht möglich, sofort ein personotropes Simile zu finden. Selbst wenn man das Simile finden würde, wäre eine extrem starke Erstreaktion zu erwarten. Deshalb ist es ratsam, Schicht um Schicht die Symptomatik aufzulösen. Man beginnt mit dem *gegenwärtigen Symptom* und geht über die organotrope äußere Ähnlichkeit an den personalen Kern.

Übersicht

Vgl. in den Repertorien: EK 1307, KK II/186

Mittel am Anfang
- Leber-Galle-Symptomatik . . . . S. 81 — Berberis aquifolium
  Carduus marianus
  Chelidonium

- Nierensymptomatik . . . . S. 81 — Berberis vulgaris
  Solidago

- Sehr reizbare Haut, frischer Schub
  . . . . S. 81 — Rhus toxicodendron
  Fumaria officinalis
  Acidum formicicum

Konstitutionsmittel
- Psorische Mittel . . . . S. 81 — Calcium carbonicum
  Graphites
  Sepia
  Silicea
  Sulfur

- Tuberkulinische Mittel . . . . . S. 82 — Phosphorus
  Tuberkulin-Nosoden
  (bes. Koch oder Rest)

- Sykotische Mittel . . . . S. 82 — Acidum nitricum
  Lycopodium
  Natrium sulfuricum
  Thuja

- Luesinische Mittel . . . . S. 82 — Arsenicum album
  Arsenum jodatum
  Kalium arsenicosum
  Hydrocotyle
  Manganum
  Petroleum

- **Mittel am Anfang**

Mittel des Anfangs sind oft pflanzliche Arzneien, die bestehende Organinsuffizienzen ausgleichen und über das Leber-Galle-System oder über die Niere ausleiten.

▸ **Leber-Galle-Symptomatik**

Berberis aquifolium

Rauhe, trockene, schuppige Haut; oft Ausschlag auf dem Kopf, im Gesicht, am Hals. Zunge braungelb belegt. Übelkeit nach dem Essen, trotzdem Hunger.

Anwendung: ∅–D 6 dil.

Carduus marianus

Jucken abends, im Bett verstärkt. Oft Ausschlag am Thorax. Neigung zu Varikose, zu Obstipation. Niedergeschlagen, apathisch – oder ärgerlich, gereizt, cholerisch.

Anwendung: ∅–D 4 dil.

Chelidonium

Kalte, feuchte Haut oder trockene Hitze; Juckreiz. Gelblicher Zungenbelag, Zahneindrücke im Zungenrand. Oft Übelkeit; Wechsel zwischen Durchfall und Verstopfung mit Schafskot. Niedergeschlagen oder ärgerlich, »gallige« Stimmungslage.

Anwendung: D 4–C 6 (D 12) dil.

▸ **Nieren-Symptomatik**

Berberis vulgaris

Urin trüb, hellrotes Sediment; brennende Schmerzen beim Urinieren. Rheumatisch-gichtische Beschwerden mit weit ausstrahlenden Schmerzen; Erhöhung der Harnsäurewerte.

Anwendung: D 3–D 6 dil.

Solidago virga aurea

Spärliche Urinausscheidung; rötlichbraunes Sediment, Grieß. Ausschläge besonders an den Beinen; abendliche Schwellungen in der Knöchelgegend.

Anwendung: ∅–D 6 dil. Beste Anwendungszeit gegen 17 Uhr, dadurch bessere diuretische Wirkung.

▷ **Sehr reizbare Haut, frischer Schub**

Rhus toxicodendron

Rote, geschwollene Haut um die schuppigen Flächen, generalisierte Psoriasis. Brennendes Jucken, schlimmer in kalter Luft, bei feuchtkalter Witterung, im Frühjahr. Besser durch feuchtheiße Kompressen.

Anwendung: C 30 dil. 1–3 Tropfen; evtl. im Anfang nach Methode 1.

Fumaria
(Vgl. Lit. 45)

Es besteht noch keine Arzneimittelprüfung. Deshalb Verordnung nach der Diagnose. Diese Arznei hat sich in einzelnen Fällen bewährt und beruhigt zumindest den Juckreiz bei sehr reizbarer Haut. Die Euphorie um die Behandlung mit Fumarsäure scheint abzuflauen.

Anwendung: ∅–D 3 dil.

Acidum formicicum

wird von vielen Autoren als »Umstimmungsmittel« empfohlen. Typisch ist stark brennende, rote, juckende Haut mit Verschlechterung durch kaltes Wasser und bei feuchtkalter Witterung.

Anwendung: D 12 als Injektion i.v. alle 14 Tage oder D 30 einmal im Monat.

● **Konstitutionsmittel**

Wir geben sie anschließend je nach Ergebnis der Repertorisationen in hohen Potenzen, diese lange wirken lassen. Wenn die Symptomatik nicht auf eine vorherrschende chronische Belastung hinweist, dann mit dem passenden psorischen Mittel beginnen; danach über tuberkulinisches, sykotisches zum luesinischen Mittel weitergehen (vgl. Bd. I, S. 167, Tab. 12). Von der Vielzahl der möglichen Mittel gebe ich nur eine Auswahl; um unnötige Wiederholungen zu vermeiden, vergleichen Sie das vorhergehende Kapitel »Schuppen«.

- **Psorische Mittel**

Calcium carbonicum – kleieartige Abschuppung
Graphites – derbe Schuppen
Sepia – mit Rissen und Fissuren
Silicea – rauh, derb, rasch eiternd
Sulfur – nicht in Hochpotenz beginnen, besser C 6 oder LM VI

- **Tuberkulinische Mittel**

Phosphor
Tuberkulin-Nosoden – besonders *Tuberculinum Koch* oder *Rest*

- **Sykotische Mittel**

Acidum nitricum
Lycopodium
Natrium sulfuricum (bei *Kent* nicht erwähnt, aber öfter sehr bewährt)
Thuja

- **Luesinische Mittel**

Arsenicum album – häufiger kleine Schuppen
Arsenum jodatum – meist große Schuppen
Kalium arsenicosum – bösartige, maligne Erkrankungen, Haut-Ca. Alte, bisher unbeeinflußbare Psoriasis; schuppige Flecke, Risse in der Haut; unerträgliches Jucken, Stechen und Brennen, kratzt, bis Wundsekret oder Blut kommt.
Anwendung: LM VI–XVIII dil.
Hydrocotyle – sehr starke Abschuppung, oft kreisförmige Herde an Rumpf und Extremitäten, starker Juckreiz.
Mangan – besonders bei der typischen Lokalisation an Streckseiten der Gelenke. Starke Berührungsempfindlichkeit der Haut. Jucken wird schlimmer durch Kratzen.
Petroleum – Schuppen und Risse schlimmer im Winter.

Übermäßige Verhornung (Hyperkeratose, Parakeratose)

Übersicht		
Ichthyosis (Fischschuppenkrankheit) *EK 1309, KK II/189*		
Psorische Mittel	. . . . S. 83	Sulfur Calcium carbonicum Graphites Antimonium crudum Silicea Alumina Psorinum
Tuberkulinische Mittel	. . . . . . S. 83	Phosphor Tuberculinum Rest
Sykotische Mittel	. . . . S. 84	Thuja Medorrhinum
Luesinische Mittel	. . . . S. 84	Petroleum Hydrocotyle Arsenum jodatum Arsenicum album Aurum Mercurius solubilis Luesinum Tellurium
Klavus (Hühnerauge) *EK 990, KK II/426*	. . . . S. 84	Antimonium crudum Causticum Lycopodium Sepia Silicea

Ichthyosis (Fischschuppenkrankheit)

Die Erfolgsaussichten sind bei generalisierter Ichthyosis nicht sehr günstig, bei abgeschwächten Formen sieht man manchmal deutliche Besserungen.
Von der Morphologie her empfehlen sich einige Mittel, die auch im Kapitel Schuppen (S. 78) und bei Psoriasis (S. 80) angegeben sind.
Wenn die Gesamtsymptomatik nicht deutliche Hinweise auf ein Simile ergibt, ist das stufenweise Vorgehen vom psorischen über das sykotische zum luesinischen Mittel angebracht.

Die folgende Liste ist bewußt nicht alphabetisch geordnet. Es kommen in Frage:

- **Psorische Mittel**

Sulfur
Calcium carbonicum
Graphites
Antimonium crudum
Silicea
Alumina
Psorinum

- **Tuberkulinische Mittel**

Phosphor
Tuberculinum Rest

- **Sykotische Mittel**

Thuja
Medorrhinum

- **Luesinische Mittel**

Petroleum
Hydrocotyle
Arsenum jodatum
Arsenicum album
Aurum
Mercurius solubilis
Luesinum
Tellurium

Klavus (Hühnerauge)

▶ Äußerliche Behandlung (nach *Voisin*)

Täglich betupfen mit folgender Mischung:
Rp. Thuja ∅
Hypericum ∅
Ranunculus sceleratus ∅
Acidum salicylicum D 3 dil. aa ad 40.0

▶ Innerliche Behandlung

Antimonium crudum

Besonders bei sehr hornigen Fußsohlen, bei Schwielen an den Fersen.
Brennende, drückende, stechende, sehr intensive Schmerzen.

Anwendung: D 6 – C 6 (D 12) tabl.;
bei psychischer Übereinstimmung C 30/C 200 Tabl.

Ranunculus sceleratus

Brennender, bohrender, stechender Schmerz in den Hühneraugen, besonders bei Wetteränderung, bei feuchtem Wetter, beim Hängenlassen der Beine. Begleitsymptom: Gichtschmerzen in Fingern und Großzehe.

Anwendung: D 3 – C 6 (D 12) dil.

Causticum

Brennender, bohrender, drückender Schmerz in den Hühneraugen, besser durch Wärme, in der Bettwärme.
Begleitsymptom: Rheumaartige Schmerzen in den Gliedmaßen; unruhige Beine nachts, Gefühl, als ob die Sehnen zu kurz wären.

Anwendung: C 6 (D 12) – C 2000 tabl.

Lycopodium

Intensive Schmerzen, drückend, wie wund, klopfend, reißend, stechend. Hühneraugen entzünden sich.
Begleitsymptom: Klebriger, übelriechender Schweiß an den Füßen, an der Achsel. Rechter Fuß heiß, linker Fuß kalt (oder umgekehrt).

Anwendung: C 6 (D 12) – C 200 tabl.;
LM VI – XVIII dil.

Sepia

Intensive Schmerzen, brennend, bohrend, drückend, reißend, stechend, mit Zucken. Hühneraugen oft entzündet.
Begleitsymptome: Kalte Füße mit übelriechendem Schweiß, Venostase.

Anwendung: C 30 – C 200 tabl.;
LM VI – XVIII dil.

Silicea

Intensives Wehtun bei hornigen, besonders sehr empfindlichen, brennenden Fußsohlen. Reißender, wunder, stechender Schmerz, besonders bei entzündetem Klavus.
Begleitsymptom: Im ganzen sehr frostig, eiskalte Füße mit wundmachendem, übelriechendem Fußschweiß. Neigung zu entzündetem Hallux valgus.

Anwendung: Reihe von C 6 (D 12) – C 1000 tabl.

Hautausschläge mit deutlicher Ätiologie

Übersicht		
Kontaktekzem	S. 86	Allergen oder Eigenblut in potenzierter Form Acidum formicum Rhus toxicodendron
Arzneimittelexanthem	S. 86	Nux vomica Phosphor Sulfur
Sonnenbestrahlung *EK 1407, KK I/523* *EK 1300, KK II/176*		
Sonnenbrand (vgl. Verbrennung S. 438)	S. 86	Arnica montana Belladonna Cantharis

Lichtdermatosen
      Herpes solaris
      EK 334, KK II/95
	S. 87	Clematis recta
		Natrium muriaticum

Urticaria solaris	S. 87	Natrium muriaticum Urtica urens Antimonium crudum
Photoallergische Reaktion	S. 87	Hypericum perforatum Phosphor Pulsatilla Natrium muriaticum Acidum fluoricum
Schweiß (Modalität: Schweiß verschlechtert)	S. 87	Mercurius solubilis Natrium muriaticum Sulfur
Sudamina (Schweißfriesel) *EK 1299, KK II/176*	S. 88	Urtica urens Ammonium muriaticum
Dyshidrotisches Ekzem *EK 964, KK II/441 (Bläschen Handteller)* *EK 972, KK II/450 (Bläschen Fußsohle)*	S. 88	Psorinum Rhus toxicodendron Mercurius solubilis Mezereum
Intertrigo *EK 1334 (»Wolf«), KK II/172*	S. 89	Calcium carbonicum Sulfur Belladonna Mercurius solubilis
Windeldermatitis	S. 89	Medorrhinum Chamomilla Thuja

Kontaktekzem

Nach dem auslösenden Stoff suchen und wenn möglich weglassen. Bei Modeschmuck auch an Nickel denken. Wenn das Allergen bekannt ist, gibt man dieses in exakter homöopathischer Potenzierung in steigender Reihe von C 6, 7, 9, 12 zur C 30 dil. (vgl. Bd. I, S. 134).
Beim unbekannten Allergen: Potenzierung von *Eigenblut* in steigender Reihe von C 6, 7, 9, 12 zur C 30 (vgl. S. 307) oder

Acidum formicicum

Anwendung: D 12 i.v. alle 14 Tage, später C 30 dil. 1× im Monat.

Rhus toxicodendron

Im Herkunftsland (Nordamerika) wird dieser Strauch Gift-Efeu (poison ivy) genannt, da manche Menschen schon beim Berühren der Blätter mit typischen Hauteffloreszenzen reagieren: vom Erythem über Quaddeln bis zur Blasenbildung. (Vgl. S. 41)

Anwendung: LM VI–XVIII dil.; mit 1 Tropfen beginnen, allmählich je nach Reaktion die Tropfenzahl steigern!

Arzneimittelexanthem

Nux vomica

Oft bewährt bei allgemeiner Unverträglichkeit von allopathischen Arzneien und dadurch ausgelösten Hautausschlägen: Urtikaria mit Magenstörungen, Dermatitis mit kleinen Akne-Pusteln, Hautausschläge im Vulva-Bereich (Folge von Intim-Sprays und chemischen Einlagen).

Anwendung: D 4 dil. 1–2mal, dann C 30 dil.

Phosphor

Hautausschläge nach Antibiotika. Meist trocken, schuppig, evtl. pustulös; brennend und juckend.

Anwendung: C 30–C 200 tabl.; LM VI–XVIII dil.

Sulfur

Hautausschläge nach äußerlicher Unterdrückung mit Salben u.ä.. Meist trocken, seltener nässend, vielgestaltige Formen. Typisch ist starkes Jucken in der Bettwärme und durch Wasser. Nach Kratzen geht das Jucken in Brennen über.

Anwendung: LM VI dil., mit 1 Tropfen beginnen.

Sonnenbestrahlung

▶ Sonnenbrand
   (vgl. Verbrennungen, S. 438)

Arnica montana

Erythem dunkelrot bis livid, später auch Bläschen oder nässender Ausschlag. Extrem berührungsempfindliche Haut.

Anwendung: C 6 (D 12) dil.

Belladonna

Tomatenrote, geschwollene Haut, klopfende Empfindung.

Anwendung: C 6 (D 12) dil., Methode 1 im akuten Fall.

Cantharis

Das entscheidende Leitsymptom ist ein starker, brennender Schmerz, meist schon in der Phase der Blasenbildung.

Anwendung: C 6 (D 12)–C 30 dil. oder glob.

▶ Lichtdermatosen

▷ Herpes solaris

Natrium muriaticum

Vor allem indiziert bei Herpes labialis, der jedes Jahr im Sommer, am Meer rezidiviert. Oft psychische Konflikte mitbeteiligt!

Anwendung: Reihe von C 30–C 1000 tabl.;
LM VI–XVIII dil.

Clematis recta

Rote, brennende Haut mit kleinen Bläschen, die rasch platzen und verkrusten. Starker Juckreiz, besonders nachts in der Bettwärme (vgl. S. 48).

Anwendung: D 6–C 6 (D 12) dil.

▷ Urticaria solaris

Natrium muriaticum

(vgl. oben)

Antimonium crudum

Sehr akuter Beginn mit Quaddeln. Verträgt keine Temperaturextreme: Urticaria sowohl nach Sonne wie auch nach kaltem Bad. Oft Verbindung mit Magen-Darmstörung, weiße belegte Zunge.

Anwendung: C 6 (D 12)–C 200 tabl. Reihe

▷ Photoallergische Reaktion

Hypericum perforatum

Enthält photosensibilisierenden Stoff (Hypericin). Frieselartige und kleinknotige papulöse Ausschläge. Lichen ruber planus, schlimmer durch Sonne.

Anwendung: D 6–C 6 (D 12);
LM VI–XIV dil.

Phosphor

Besonders bei rothaarigen, hellhäutigen Menschen. Frieselartige, papulöse, trockene Ausschläge.

Anwendung: C 30–C 200 tabl.;
LM VI–XVIII dil.

Pulsatilla

Deutliche Venostase und Schwellung der Beine in der Wärme. Urtikarielle oder kleinknotige, pickelartige Hautausschläge an Stellen der stärksten Sonnenbestrahlung, oft an Nacken und Schulter; an den Beinen evtl. nässend mit seröser Absonderung.

Anwendung: D 6/C 6 (D 12)–C 30 dil.

Natrium muriaticum

Trockene oder fettig-glänzende Haut, besonders an der Stirn-Haar-Grenze. Urtikarielle, miliare oder herpetiforme Ausschläge. Seborrhoisches Ekzem. Schlimmer durch Sonne, am Meer.

Anwendung: C 30–C 200 tabl.;
LM VI–XVIII dil.

Acidum fluoricum

Bläschen und Pusteln mit starkem Jucken. Ausgelöst und verschlimmert durch Wärme, Bettwärme und Sonnenbestrahlung.

Anwendung: C 6 (D 12)– C 30 dil.

Schweiß

Die Modalität »Schweiß verschlechtert« mit Verstärkung des Ausschlages und des Juckreizes ist besonders deutlich bei

Mercurius solubilis
Natrium muriaticum
Sulfur

Sudamina (Miliaria, Schweißfriesel)

Ganz kleine Bläschen ohne entzündliche Umgebung.
Diese Erkrankung benötigt fast nie innere Behandlungen; Einpudern genügt meist.
Bei Infektionskrankheiten oder unter wärmestauenden Verbänden treten sie verstärkt auf und fließen dann zu einem roten Exanthem zusammen.
Therapievorschlag (nach *Boericke*):

Urtica urens

Brennende Empfindung mit Ameisenlaufen und Jucken, feuchtkalte Anwendung verschlimmert.
Anwendung: ∅/D 3–C 6 (D 12) dil.

Ammonium muriaticum

Brennende Empfindungen; Jucken schlimmer abends, kalte Anwendungen bessern.
Anwendung: D 6–C 6 (D 12) dil.

Dyshidrotisches Ekzem

Beginnt meist mit Bläschen, diese werden eitrig, pustelartig und bilden krustig-eitrige Herde. Durch Sekundärinfektion (Streptokokken oder Staphylokokken) kann es zu septischen Zuständen mit Lymphangitis kommen. Besonders typische Lokalisation: meist Handteller oder Fußsohle. *Zimmermann* (65) hat zu Recht darauf hingewiesen, daß Darmallergene als Auslösung eine wichtige Rolle spielen. Symbioselenkung kombiniert mit der passenden Arznei gibt die besten Dauerresultate auch bei allergischen Reaktionen.

Psorinum

Kleine Bläschen, die rasch eitrig werden und Krusten bilden. *Unerträglicher Juckreiz.* Trotz großer Frostigkeit schwitzen diese Patienten an Händen und Füßen; übelriechende Schweiße, besonders beim Essen und Gehen. Begleitsymptome: Immer sehr hungrig und durstig, muß selbst in der Nacht noch etwas essen.
Anwendung: LM VI–XVIII dil.

Rhus toxicodendron

Nur im Anfang durchsichtige, aber bald *eitrige Bläschen auf roter, geschwollener Haut.* Schmerzen und Jucken schlimmer durch Kälte und Nässe. Regionale Lymphknoten werden schmerzhaft. Evtl. septischer Zustand mit Fieberschauern; heißer Kopf und kalte Extremitäten.
Begleitsymptome: Neigung zu allgemeiner Ruhelosigkeit mit Drang nach Lageänderung, will sich bewegen.
Anwendung: C 6 (D 12)–C 30 dil.

Mercurius solubilis

Bläschen werden rasch gelblich, eitrig, breiten sich aus und verkrusten. Stechende, brennende Schmerzen.
Begleitsymptome: Starke nächtliche Unruhe mit klebrigen, übelriechenden Schweißen.
Anwendung: C 6 (D 12)–C 30 tabl.

Mezereum

Bläschen sind mit hellem oder gelblichem Sekret gefüllt, platzen und werden krustig; es bilden sich Borken, unter denen Eiter hervorsickert. Brennender, reißender Schmerz mit Jucken, schlimmer durch Kälte und in der Bettwärme, Berührung, Wasseranwendung, bei feuchtem Wetter, nachts.
Anwendung: C 6 (D 12)– C 30 dil.

Intertrigo

entsteht durch Schweißbildung und Reibung zwischen benachbarten Hautbezirken, besonders bei Fettleibigkeit.

▸ Örtliche Behandlung

Calendula-Puder

▸ Innere Behandlung

Nur im Rahmen der Gesamtsymptomatik möglich.
Besonders oft findet man Intertrigo als Nebenbefund bei Patienten, denen man aus ganz anderen Gründen

Calcium carbonicum
oder
Sulfur

geben möchte. Beide haben Hitzewallungen mit Schweiß; *Sulfur* scheut Wasser, *Calcium carbonicum* ist phlegmatisch und pflegt sich aus Indolenz weniger. – Weiter kommen in Frage:

Belladonna

Frisches, tomatenartiges Rot der Haut mit klopfenden Empfindungen.
Anwendung: C 6 (D 12) – C 30 dil.

Mercurius solubilis

Schmierige Sekretion, unangenehmer Geruch, starke Entzündung der Haut mit Neigung zu Geschwürbildung.
Anwendung: C 6 (D 12) – C 30 tabl.

Windeldermatitis

Sie ist eine Abart der flächenhaften Intertrigo, besonders bei stark ammoniakalischem Urin (*Acidum benzoicum*).
Die oft beobachtete Ansiedlung von Candida albicans hat begrenzte Bedeutung – das Terrain ist entscheidend. Vielleicht sollte man darüber nachdenken, daß ausgerechnet sykotische Mittel sich bewähren. Von dermatologischer Seite werden Milchschorf und Windeldermatitis auch als mögliche erste Lokalisation der Neurodermatitis angesehen – ein Tatbestand, der in der biographischen Anamnese öfter bestätigt wird.

Medorrhinum

Bewährt sich, wenn Gesäß und Analumgebung so rot sind wie bei einem Pavian. Rot und oft nässend.
Begleitsymptom: Schläft auf dem Bauch oder in Knie-Ellenbogen-Lage, Gesäß in die Höhe gestreckt.
Anwendung: LM VI–XVIII dil.

Chamomilla

Windeldermatitis besonders während der Zahnung.
Begleitsymptome: Unleidliches, exaltiertes Kind, möchte auf dem Arm getragen werden.
Anwendung: C 30/C 200 glob.

Thuja

Exazerbation der Dermatitis als Folge einer Impfung.

Anwendung: C 6 (D 12) – C 30 dil.;
LM VI–XXX dil.

Proliferative und wuchernde Hauterkrankungen

In diesem Kapitel werden Hauterkrankungen beschrieben, die durch überschießendes Wachstum auffallen.
Entsprechend der *Hahnemann*schen Einteilung der chronischen Krankheiten gehören diese Formen vorwiegend zur Sykose (vgl. Bd. I, S. 153 ff.).

Übersicht		
Verrucae planae juveniles *EK 1333, KK II/169*	S. 90	Lokal: Chelidonium Ø Barium carbonicum Calcium carbonicum Causticum Dulcamara Ferrum metallicum Hepar sulfuris Silicea Sulfur Ferrum picrinum
Verrucae vulgares	S. 91	Lokal: Podophyllum Ø
Hart, verhornt *EK 1334, KK II/170*	S. 91	Causticum Antimonium crudum
Weicher, geringe Verhornung	S. 91	Acidum nitricum Thuja
Verrucae seborrhoicae (seborrhoische Warzen, Alterswarzen) *Braun: EK 1334, KK II/169*	S. 92	Arsenicum album Causticum Lycopodium Sepia Thuja

Verrucae (Warzen)

Wegen der oft unterschiedlichen Therapie sollte man die morphologischen und pathogenetischen Verschiedenheiten der folgenden Warzenformen beachten.

Verrucae planae juveniles

Wie der Name schon sagt, handelt es sich um flache Formen, die besonders bei Kindern und Jugendlichen vorkommen. Diese *flachen Warzen* stehen fast immer in der Mehrzahl in einer Gruppe beisammen, an Händen, Vorderarmen und im Gesicht. *Sie heben sich farblich von der umgebenden Haut kaum ab.* Der entscheidende Unterschied zu den anderen Formen: Sie zeigen *keine Verhornungen an der Oberfläche*. In der Gesamtheit der Symptomatik finden wir bei Patienten mit solchen Warzen oft Hinweise auf

Barium carbonicum
Calcium carbonicum
Causticum
Dulcamara
Ferrum metallicum
Hepar sulfuris
Silicea
Sulfur

seltener auf

Thuja und
Natrium sulfuricum.

Deshalb könnte man diese Gruppe auch »psorische Warzen« nennen – übrigens sind sie sehr leicht der Sympathieheilung zugänglich; sie kommen und gehen auch ohne jede Therapie, manche sind auch sehr anhänglich.

▸ Lokale Behandlung

Um Patienten vor unnötigen operativen oder sonstwie aggressiven Therapien zu bewahren, lasse ich die Warzen betupfen mit

Chelidonium ∅

▸ Innere Behandlung

Die innere Behandlung ist mit den oben angegebenen Konstitutionsmitteln durchzuführen. Wenn kein sicheres Simile ermittelt werden kann:

Ferrum picrinicum C 6 (D 12) tabl., bei auffallend durchsichtiger Haut.
Dulcamara D 6 dil., bei sehr großen Warzen.

Verrucae vulgares

Sie unterscheiden sich von der ersten Gruppe durch eine *unebene*, evtl. rissige, verhornte *Oberfläche* mit *graugelblicher*, manchmal *schmutziger Farbe*. Diese Gruppe könnte man als die »sykotischen Warzen« bezeichnen. Innere Behandlung ist immer notwendig. Operationen oder andere aggressive Unterdrückungen sind nicht zweckmäßig, dadurch verstärkt man die zugrunde liegende konstitutionelle Belastung (Sykose von *Hahnemann*).

Lokale Behandlung
Um dem Drang der Patienten nach eigener Betätigung entgegenzukommen, lasse ich die Warzen pinseln mit

Podophyllum ∅

▸ Harte, verhornte Warzen

Causticum

Harte, hornige, gezackte Warzen; bestehen meist schon lange. Wegen der rauhen Oberfläche sind sie, besonders an den Händen, mechanischer Belastung ausgesetzt; bluten, eitern und entzünden sich und werden dadurch schmerzhaft. Lokalisation: Hände, Finger, nahe an den Fingernägeln. Auf weichen Hautstellen auch gestielte Warzen: Gesicht, Augenlider, äußere Nase.

Anwendung: Reihe von C 6 (D 12)– C 200 tabl.

Antimonium crudum

Sehr harte, hornige Warzen, besonders auf den Fußsohlen (Dornwarzen). Neigung zu Horn- und Schwielenbildungen an den Fußsohlen und Händen.
Typisch für die Warzenform: *überragen kaum das Hautniveau, außen glatt*, auch an den Händen.

Anwendung: Reihe von C 6 (D 12)– C 1000 tabl.

▸ Weichere Warzen mit geringer Verhornung

Acidum nitricum

Meist weiche, stechende Warzen mit *dünner* Oberhaut. Gezackte oder gezähnte Form, auch gestielt.
Lokalisation: Hände, an den Lippen, Gesicht, an den Augenlidern, am After (nässend, vgl. auch Kondylome, S. 93).

Anwendung: C 6 (D 12)–C 30 dil.

Thuja

Meist *weiche*, stechende, berührungsempfindliche, leicht blutende, eher *große* und isoliert stehende, übelriechende, nässende, juckende *Warzen*. Gefurchte Oberfläche *mit dunkler, braungelber Farbe* (wie *Sepia*).

Lokalisation: Hände, Finger, Gesicht, am Kinn, um die Lippen, an den Augenlidern, an Hals und Rücken.

Anwendung: C 6 (D 12)–C 30 dil.; LM VI–XXX dil.

Verrucae seborrhoicae (seborrhoische Warzen, Alterswarzen)

Besonders oft am Rücken, oval, linsen- bis pflaumenkerngroß, schmutzig grau bis schwärzlich.

> **MEMO**
>
> Differentialdiagnose notwendig zum Melanom!

Treten bei älteren Menschen oft auf, zusammen mit dunklen Pigmentflecken, Keratoma senile (vgl. S. 96) und Fibromen.

Arsenicum album

Auf atrophischer, pergamentartiger Altershaut, brennende, juckende Warzen; sehen eingetrocknet aus, meist dunkel bis schwärzlich.

Anwendung: C 30–C 200 tabl.; LM XIV–XXX dil.

Causticum

Schmutziggrau, trocken, rauhe Oberfläche, bestehen schon lange. Neigung zum Bluten, oft schmerzhaft.

Anwendung: Reihe von C 6 (D 12)–C 200 tabl.

Lycopodium

Bräunlich bis dunkelgrau; gezackt oder gezähnt. Stehen oft isoliert.

Anwendung: Reihe von C 6 (D 12)–C 200 tabl.; LM VI–XVIII dil.

Sepia

Schmutzig, gelblich bis dunkelbraun; Jucken und Brennen. Oft gezackt oder gezähnt.

Anwendung: C 30–C 200 tabl.; LM VI–XVIII dil.

Thuja

Anwendung: C 6 (D 12)–C 30 dil.; LM VI–XXX dil.

Kondylome (Feigwarzen)

Übersicht

Vgl. in den Repertorien: EK 1312, KK II/171
Anus: EK 612, KK III/633
Männl. Genitale: EK 700, KK III/750
Weibl. Genitale: EK 720, KK III/753

Condylomata acuminata (spitze Feigwarzen)	S. 93	Thuja Medorrhinum Natrium sulfuricum
Condylomata lata (breite Feigwarzen) . . .	S. 93	Aurum Cinnabaris Mercurius solubilis Acidum nitricum Thuja

---

Condylomata acuminata (spitze Feigwarzen)

Sie sind ein deutliches Zeichen einer sykotischen Belastung (vgl. Bd. I, S. 153). Deshalb bei spitzen Kondylomen immer auch an eine Gonorrhö denken und diagnostisch abklären. Danach homöopathische Therapie.

● **Hauptmittel**

Thuja

Bluten leicht, brennender Schmerz, nässend, übelriechend. Fluor reichlich, dick, grünlich.
Anwendung: C 6 (D 12) – C 30 dil.; LM VI–XXX dil.

Medorrhinum

Riecht nach Fischlake. In der Vorgeschichte GO. Fluor dünn, scharf, ätzend.
Anwendung: LM VI–XVIII dil.

Natrium sulfuricum

Allgemein schlechter durch Feuchtigkeit und nasses Wetter. Die Feigwarzen sind weich, rot, fleischig. Fluor gelbgrünlich, besonders nach GO.
Anwendung: Reihe von C 6 (D 12)– C 200 tabl.

Acidum nitricum

Brennende und stechende Schmerzen. Nässend, übelriechend, bluten bei Berührung. Fluor bräunlich oder fleischfarben, übelriechend, dünn, wäßrig oder fadenziehend.
Anwendung: C 6 (D 12) – C 30 dil.

Sabina

Juckend, brennend. Fluor verstärkt nach Menses, scharf, ätzend, übelriechend. Menses sehr stark, hellrot, oft schmerzhaft.
Anwendung: C 6 (D 12) – C 30 dil.

Condylomata lata (breite Feigwarzen)

Sie sind ein deutliches Zeichen der luetischen Belastung. Lues-Diagnostik unerläßlich. Neben schulgemäßer Behandlung kommen in Frage:

Aurum
Cinnabaris
Mercurius solubilis
Nitricum acidum
Thuja

Gutartige Geschwülste

Übersicht	
Hämangiom (Blutschwamm) .... S. 94 *EK 1363 (Krebsartige Leiden, Blutschwamm)* *EK 1326 (Male und Nävi)* *KK I/424 (Krebsartige Leiden, Hämangiom)* *KK II/165 (Muttermale und Nävi)*	Abrotanum Acidum fluoricum Calcium fluoricum Carbo animalis Natrium sulfuricum Phosphorus Silicea Thuja
Fibrome .... S. 95 *EK 1352 (Gewächse, fibrös)* *KK I/451 (Tumoren, Fibrome)*	Acidum nitricum Silicea Thuja
Atherome .... S. 96 *EK 1313 (Balggeschwulst)* *EK 117 (Kopf, Fettgeschwülste)** *KK II/171 (Balggeschwulst)* *KK I/451 (Tumoren, Atherome) –* *KK I/173 (Atherom am Kopf)*	Barium carbonicum Calcium carbonicum Graphites Silicea
Keratoma senile, aktinische Keratose (Alterskrusten) .... S. 96	Lokal: Podophyllum ∅ Arsenicum album Corydalis Cinnabaris Thuja
Keloid (Wulstnarbe) .... S. 97 *EK 1327 (Narben, KK II/165 (Narben erhaben)*	Lokal: Bellis-perennis-Salbe Badiaga Causticum Acidum fluoricum Graphites Silicea

Hämangiom (Blutschwamm)

Die im *Kent* aufgeführte Liste (vgl. Übersicht, S. 94) sollte ergänzt werden: *Abrotanum, Acidum fluoricum, Calcium fluoricum.*

Gute Erfolge erzielt man bei den flachen Feuermalen (*Naevi flammei*). Einen Behandlungsversuch kann man wagen bei kleinem Blutschwamm (*Naevus vasculosus*), solange keine Wachstumstendenz zu beobachten ist.

---

* Falsche Übersetzung, im englischen Original steht wens
= Atherom (Grützbeutel).

> **MEMO**
>
> Bei rasch wachsendem Nävus unbedingt Spezialbehandlung!

Abrotanum

Abmagerung bei gutem Appetit oder ausgeprägte Appetitlosigkeit. Wechsel von Durchfall und Verstopfung. Frostige Patienten; allgemein schlechter bei Nässe und Nebel.

In der Arzneiprüfung durch *Stockebrand* wurden deutliche Organbeziehungen zu den Kapillaren beobachtet. Teleangiektasie.

Anwendung: D 4 – C 30 dil.
Zusätzlich kann man auch eine Salbe auftragen.
Rp. Abrotanum ∅ 10.0
　　Eucerini anhydr. ad 50.0
　　M. f. Ungt.
oder:
Rp. Bellis perennis ∅ 10.0
　　Eucerini anhydr. ad 50.0
　　M. f. Ungt.

Acidum fluoricum

Allgemeines: *Verträgt keine Wärme.* Verlangen nach Abkühlung, streckt nachts die Füße aus dem Bett. Fußschweiß übelriechend, sauer; wund zwischen den Zehen. Schnell erschöpft, geringe Muskelkraft.

Anwendung: C 6 (D 12) – C 30 dil.

Calcium fluoricum

Allgemeine *Bindegewebsschwäche* mit Überstreckbarkeit der kleinen Gelenke – gut zu erkennen am Daumengrundgelenk und Handgelenk.
Haut trocken, rissig, oft sehr weiß. Neigung zu Keloiden, Venen erweitert, deutlich durchscheinend auf der alabasterweißen Haut. Langsames, träges Temperament, sehr anpassungsfähig, diplomatisch.

Anwendung: Reihe von C 6 (D 12) – C 200 tabl.

Carbo animalis

Indiziert bei *Naevus vasculosus*, seltener bei Naevus flammeus. *Farbe: mehr blau als rot.* Paßt besonders bei älteren Menschen mit bläulichen Wangen und Lippen, starke Erschöpfung und Frostigkeit. *Blaues Hämangiom* am Lippenrand.

Anwendung: C 6 (D 12) tabl.

Natrium sulfuricum

Bei *feurig-roten*, linsengroßen und meist zahlreichen Nävi am Rumpf (*Rote Male*). Sykotische Konstitution mit Leber-Galle-Erkrankungen.

Anwendung: Reihe von C 6 (D 12) – C 200 tabl.

Phosphorus

Bei Hämangiomen *an den Extremitäten* (Finger, Oberschenkel). Allgemeine Neigung zu Blutungen: Kleine Wunden bluten stark, Nasenbluten, blaue Flecken bei geringer Traumatisierung. Oft Sommersprossen, lichtempfindliche Haut.

Anwendung: C 6 (D 12) – C 200 dil.; LM VI – XVIII dil.

Silicea

Frostige Patienten, Gänsehaut bei der geringsten Abkühlung, schlechte Wundheilung. Neigung zu Eiterungen, zu Fisteln.

Anwendung: Reihe von C 6 (D 12) – C 200 tabl.

Thuja

Hämangiom *am Hals und im Gesicht.* Hastig, ängstlich bei Kleinigkeiten, fixe Ideen.

Anwendung: C 6 (D 12) – C 30 dil.; LM VI – XXX dil.

Fibrome

Sie treten meist bei älteren Menschen auf, oft zusammen mit Keratoma senile und seborrhoischen Warzen (Alterswarzen).

Acidum nitricum

Gestielt, weich, dunkel.

Anwendung: C 6 (D 12) – C 30 dil.

Silicea

Zahlreich, kommen und gehen, besonders am Hals, Hautfarben.

Anwendung: Reihe von C 6 (D 12)–C 200 tabl.

Thuja

Meist größere, schwammig wachsende Fibrome, hautfarben oder rot.

Anwendung: C 6 (D 12)–C 30 dil.; LM VI–XXX dil.

Atherom

Barium carbonicum

Paßt besonders für ältere Menschen mit folgenden Merkmalen: Rund, dicklich, klein; vorzeitig gealtert; Neigung zu Sklerose, Hypertonie; zerebraler Abbau; Erkältungsneigung.

Anwendung: Reihe von C 6 (D 12)–C 200 tabl.

Calcium carbonicum

Lymphatische Diathese. Pastös, phlegmatisch, ängstlich, unbeholfen, rasch kurzatmig und ermüdet beim Gehen, besonders beim Steigen. Kopfschweiß im Schlaf.

Anwendung: Reihe von C 6 (D 12) – C 1000 tabl.

Graphites

Neigung zur Fettsucht. Unentschlossen, zögernd, langsam, frostig, Erkältungsneigung, Hypothyreose. Eiterungsneigung auch bei geringer Verletzung. Hautausschläge mit Neigung zu Schrunden, Rissen, Borkenbildung; oft nässend, mit honigartigem, klebrigem Sekret.

Anwendung: C 30–C 200 tabl.

Silicea

Sehr frostige Patienten. Mangel an Lebenswärme.
Ängstlich und nachgiebig – oder auch stur und renitent, eigensinnig.

Anwendung: Reihe von C 6 (D 12)–C 200 tabl.

Keratoma senile, aktinische Keratose (Alterskruste)

Bei älteren Menschen kommt es durch überschüssige Verhornung zu trockenschuppigen, braungrauen Krusten. Dieses *Keratoma senile* ist eine präkanzeröse Hauterkrankung; sie kann das Vorstadium zu Plattenepithelkrebs sein. Gleichzeitig findet man bei älteren Menschen auch dunkle Pigmentierungen, »Altersflecken« und »Alterswarzen« (genauer seborrhoische Warzen, siehe S. 92).

▸ Örtliche Behandlung

Podophyllum ∅

Anwendung: 2mal täglich betupfen. *Voisin* empfiehlt tägliches Einreiben mit Sahne und danach Pinselung mit *Podophyllum* ∅ oder D 1.

▸ Innere Behandlung

Mit folgenden Arzneien:

Arsenicum album

Besonders bei trockener, pergamentartiger Haut. Krusten sehr dunkel.

Anwendung: C 30/C 200 dil.; LM VI–XVIII dil.

Corydalis

»Trockene, schuppige Krusten auf dem Gesicht alter Leute« (*Boericke*). *Voisin* empfiehlt C 4 dil., *Boericke* ∅ dil.

Cinnabaris

Sehr dicke Krusten. Blutungsneigung bei Einrissen und Kratzen. Haut verdickt, Neigung zu Ulzerationen.

Anwendung: C 6 (D 12)–C 30 tabl.

Thuja

Haut stellenweise verdickt, gequollen. Orangenhaut; Striae. Sykotische Gesamtsymptomatik.

Anwendung: C 6 (D 12)–C 30 dil.; LM VI–XXX dil.

Keloid (Wulstnarbe)

▸ Örtliche Salbenbehandlung

Rp. Bellis perennis ∅ 10.0
    Eucerini anhydr. ad 50.0
    M. f. Ungt.

▸ Innere Therapie

Badiaga

Erhabene und blasse Narben (*Hering*).

Anwendung: D 4/6 dil.

Causticum

Meist hart und empfindlich, wie wund. Besonders bei Narben nach Verbrennung. Vgl. S. 438.

Anwendung: C 6 (D 12) tabl.

Acidum fluoricum

Meist hart, rot, empfindlich, juckend.

Anwendung: C 6 (D 12)–C 30 dil.

Graphites

Sehr hart, evtl. schmerzhaft, brennend, manchmal rissig.

Anwendung: C 30 tabl.

Silicea

Sehr hart, schmerzhaft, stechend, wie wund.

Anwendung: C 6 (D 12)–C 30 tabl.

Zerstörende (destruktive) Hautprozesse

Nach *Hahnemanns* Einteilung der chronischen Krankheiten entwickeln sich diese Krankheitsprozesse auf luesinischem Terrain und verlangen oft Arzneien, die dieser Reaktionsweise entsprechen (vgl. Bd. I, S. 165 und 183).

Übersicht

Ulzerationen (Geschwüre)
EK 1315, KK II/155 ff.

Traumatische Ulzera s. Physisches Trauma
. . . . S. 99

Ulcus cruris s. Variköser Symptomenkomplex
. . . . S. 127

Dekubitus (Folge von Aufliegen) . . . . . S. 99   Lokal: Calendula
EK 1335, KK II/171   Arsenicum album
                                                        China
                                                        Lachesis
                                                        Silicea
                                                        Acidum nitricum
                                                        Acidum sulfuricum
                                                        Acidum fluoricum

Periphere Durchblutungsstörungen
(Folge von Arteriosklerose,
Gefäß-Spasmen) Raynaud-Syndrom . . . S. 100   Carbo vegetabilis
                                                        Kreosotum
                                                        Luesinum
                                                        Natrium muriaticum
                                                        Secale cornutum

Diabetische Ulzera, Gangrän . . . . S. 100   Arsenicum album
EK 1315, KK II/154 (Gangrän)   Anthracinum
EK 1318, KK II/160 (Geschwüre, gangränös)   Carbo vegetabilis
                                                        Kreosotum
                                                        Acidum muriaticum
                                                        Acidum phosphoricum
                                                        Secale cornutum

Maligne Ulzera . . . . S. 101   Arsenicum album
EK 1319 (krebsartig, Krebs), KK II/161 (Krebs)   Carbo animalis
                                                        Condurango
                                                        Galium aparine
                                                        Hydrastis
                                                        Kalium jodatum
                                                        Mercurius solubilis

---

Ulzerationen (Geschwüre)

Die Arzneiwahl richtet sich nach der *Form* und *Art des Geschwüres*. Die pathophysiologischen Bedingungen und die auslösende Ursache (*Modalitäten und Ätiologie*) sind hier besonders bedeutungsvoll, da die gewählte Arznei auf die Natur der Störung eingehen muß.
Die differentialdiagnostische Abklärung

der Geschwürsbildung ist das erste Gebot vor jeder arzneilichen Therapie. Selbstverständlich gehört zur Arzneitherapie entsprechende Krankenpflege und Diät – eine Binsenwahrheit, besonders beim Dekubitus und dem diabetischen Ulkus oder einer Gangrän.

Traumatische Ulzera

Folge von Verbrennung, Verletzung, Erfrierung (siehe Physisches Trauma, S. 425). Variköse Ulzera (Krampfadergeschwüre) siehe S. 127.

Dekubitus (Folge von Aufliegen)

▶ Örtliche Behandlung

Calendula

Je nach Beschaffenheit als Lösung, Puder oder Salbe.

▶ Innerliche Therapie

Arnica

Oft nicht sehr tiefe Exkoriationen, meist mit *rotem*, seltener blauschwarzem *Grund; blutet rasch*; geringe Sekretion, nicht übelriechend; sehr berührungsempfindlich. Das Bett erscheint zu hart, große Schwäche mit *Benommenheit*. Der Patient möchte den Arzt nicht sehen, »da er keine Hilfe braucht«.

Anwendung: C 6 (D 12) – C 30 dil.

Arsenicum album

Tiefe Zerstörung bis in die Faszie, *schwarzer Grund, wie verbrannt. Übelriechende,* blutige oder wäßrige *Sekretion. Brennende Schmerzen,* die durch heiße Anwendungen besser werden. Desolater Gesamtzustand, je nach Grundkrankheit schlechte Prognose.

Anwendung: C 30 – C 200 dil.; LM XIV/XVIII dil.

China

Oberflächliche Zerstörung der Haut und Unterhaut mit starker Sekretion; *übelriechend wie Eiter*; feuchte Gangrän. Sehr empfindlich bei leichter Berührung, etwas festerer Druck wird weniger schmerzhaft empfunden.
Allgemein *erschöpft*, Folgen von Säfteverlusten (Blutungen, chronische Darmerkrankungen mit Durchfall). *Apathisch, gleichgültig.*

Anwendung: C 6 (D 12) – C 30 dil.

Lachesis

Auffallend *bläulicher, purpurfarbener* Geschwürsgrund mit fast schwarzem Rand; stinkendes, blutiges Sekret. Brennende *nächtliche Schmerzen*, schlimmer durch Wärme. Feuchte Gangrän. *Septischer Allgemeinzustand.*

Anwendung: C 6 (D 12) – C 30 dil.; LM VI – XVIII dil.

Silicea

Geschwüre breiten sich aus und werden immer tiefer. Stechender, brennender Schmerz. *Geschwürsrand* ist *hart* und *erhaben*. Kälteempfindung im Geschwür.

Anwendung: Reihe von C 30 – C 1000 tabl.
(bei *M. Raynaud*).

Die folgenden *Säuren* verursachen durch toxische Ätzwirkung Geschwüre und erzeugen im Arzneiversuch ausgeprägte Schwäche – beide Phänomene sind charakteristisch bei Schwerkranken mit Dekubitus.

Acidum nitricum

Unregelmäßiger Rand; Geschwürsgrund sieht wie rohes Fleisch aus; eitriges, übelriechendes Sekret. *Splitterartiger Schmerz.*

Anwendung: C 6 (D 12) dil.; LM VI – XIV dil.

Acidum sulfuricum

Rand des Geschwürs: blaurot. Grund: Schwärzliches Blut. *Brennender Schmerz*. Schmerzen sind besser durch Wärme.
Anwendung: C 6 (D 12) – C 30 dil.

Acidum fluoricum

Geschwürsrand rot, ekzematös gereizt, evtl. sehr hart. *Schmerzen besser durch Kälte* und schlimmer durch Wärme.
Anwendung: C 6 (D 12) – C 30 dil.

Periphere Durchblutungsstörungen

Arteriosklerotische Veränderungen, angiospastische Zustände, Stoffwechselstörungen veranlassen hier die Ulkusbildung.

Carbo vegetabilis

Geringe Sauerstoff-Utilisation im Gewebe, Venosität mit Stagnation im Blutstrom sind hier der Anlaß zur Ulkusbildung. (Vgl. auch Ulcus cruris varicosum S. 127)
Ulzera haben *blauschwarzen Grund*, sie dehnen sich aus und werden immer größer (phagedänisch).
Brennende Schmerzen, schlimmer nachts, in Wärme, seltener auch schmerzlose Geschwüre.
Anwendung: C 6 (D 12) tabl.

Kreosotum

Altersbrand (Boericke). Diabetische Gangrän.
Scharfe, wundmachende Sekretion, gelblich, blutig, übelriechend. Schwammiger Grund des Geschwüres, blutet leicht. Brennende Schmerzen, schlimmer durch Wärme, besonders im Bett.
Anwendung: C 6 (D 12) – C 30 dil.; LM VI – XVIII dil.

Luesinum

Als Zwischenmittel bei luesinischen Allgemeinsymptomen: alles ist *schlimmer von Sonnenuntergang bis Sonnenaufgang*; in der Wärme, besonders bei feucht-warmem Wetter; am Meer. *Besserung am Tage, im Gebirge, im Winter.*
Hagere, ältere Menschen mit Gedächtnisstörungen; Schuldkomplexe; depressiv, verzweifelt oder auch läppisch.
Anwendung: C 30/C 200 tabl.; LM XIV – XVIII dil.

Natrium muriaticum

Oberflächliche Geschwüre mit entzündetem Rand, evtl. mit Bläschen in der Umgebung. Geschwürsgrund blaßrot oder schmutzig grün-gelblich. Meist keine Eiterung: *wäßriges, gelbliches Sekret*, wie Serum, *»Salzfluß«.*
Starkes Jucken nachts im Bett.
Anwendung: Reihe von C 30 – C 1000 tabl.

Secale cornutum

Geschwüre entstehen und heilen langsam, sehr träge Reaktion. *Schwarzer* Geschwürsgrund und schwarzer Rand. Trockene Gangrän oder auch scharfes, eitriges, blutiges Sekret. *Verträgt keine Wärme*; Schmerzen werden besser durch Kälte und Aufdecken.
Anwendung: C 30/C 200 dil.; LM XVIII dil.

Diabetische Ulzera, Gangrän

Erste Aufgabe: Exakte Einstellung des Blutzuckers. Schlechte Prognose. Gangrän ist Endzustand der schon lange bestehenden Kapillarschädigung. Klinische Behandlung meist erforderlich.
Wenn diese Voraussetzungen gegeben sind, läßt sich mit homöopathischer Therapie oft ein günstiger Endzustand errei-

chen, manchmal auch die schon geplante Amputation vermeiden.

▶ Örtliche Behandlung

Silicea-Puder

▶ Innere Behandlung

Arsenicum album
(siehe Dekubitus, S. 99)

Anthracinum

Fortschreitende Gangrän, Schwarzer Grund des Geschwüres, Rand verhärtet. Sehr starke, brennende Schmerzen (wie Arsen). Übelriechende, scharfe Sekretion, blutig, eitrig.

Anwendung: D 20 dil.

Carbo vegetabilis
(siehe Dekubitus, S. 99)

Kreosotum
(siehe oben, Durchblutungsstörung)

Acidum muriaticum

Die typische Schwäche bei Zuckerkrankheit findet im Arzneimittelbild der Säuren ihre Entsprechung, ebenso die pathognomonische Pollakisurie.
Der Grund des Geschwürs ist blauschwarz und zeigt Granulationen und/oder Schorfe. Tiefe, eitrige Geschwüre und brennender Schmerz.

Anwendung: C 6 (D 12) – C 30 dil.

Acidum phosphoricum

Schwach, erschöpft (wie *Acidum muriaticum*). –
Alte, flache Geschwüre mit schmutzig-übelriechendem Eiter oder mit gezackter Basis. Rand nicht hart, juckend, manchmal kupferfarben (nach *Hering*).

Anwendung: D 3 dil.

Secale
(siehe Periphere Durchblutungsstörung)

Maligne Ulzera

Diese Hinweise gelten nur für die Krankheitsfälle, wo »Stahl und Strahl« keinen weiteren Erfolg bringen oder der Patient von sich aus derartige Behandlungen verweigert und trotz eingehender Aufklärung seine Ablehnung schriftlich bestätigt.

▶ Örtliche Behandlung

Echinacea

Reinigung mit Lösung von *Echinacea* ∅.

Anwendung: 30 Tropfen auf 50 ml Wasser.

Hydrastis

Umschläge mit *Hydrastis* ∅

Anwendung: 30 Tropfen auf 50 ml Wasser.

▶ Innere Therapie

Arsenicum album
(siehe Dekubitus, s. S. 99)

Carbo animalis

Starke, *brennende Schmerzen*, übelriechende Absonderung; blaue, livide Verfärbung der Umgebung des Geschwüres. Im ganzen sehr frostig, verlangt Wärme, aber frische Luft.

Anwendung: C 6 (D 12) tabl.

Condurango

Brennende Schmerzen; typisch für Condurango ist die Fissur *am Übergang von Haut zur Schleimhaut* (Nase, Mund, Vagina, After).
Ulzeratives Stadium des Hautkrebses, wenn sich Fissuren bilden (*Boericke*).

Anwendung: C 6 (D 12) dil.

Galium aparine

»Hat die Macht, Weiterentwicklung eines Carzinoms zeitweise aufzuheben oder zu mäßigen. Klinische Bestätigung seiner Anwendung bei canzerösen Ulcera...« (*Boericke*)

Anwendung: ∅ dil.

Hydrastis

»Lindert die Schmerzen bei Krebs ... und bessert den Allgemeinzustand.« (*Hering*) »Geschwüre, die nach Entfernung von Tumoren entstehen, stechende Schmerzen bei Bewegung des erkrankten Teiles.« (*Hering*)

Anwendung: D 6/C 6 (D 12)/C 30 dil.

Kalium jodatum

Bösartige, mißfarbene tiefe Geschwüre; reichen evtl. bis zum Knochen; bluten leicht.
Schmerzen sind schlimmer nachts und durch Wärme, *besser* durch Bewegung, *in der Kühle, in frischer Luft.*

Anwendung: D 6/C 6 (D 12) tabl.

Mercurius solubilis

Große, blutende Geschwüre. Ränder unscharf und wund. Der Geschwürsgrund ist speckig oder mit käsiger Schicht überzogen. Stechende Schmerzen, schlimmer nachts, in Bettwärme, durch heiße und sehr kalte Anwendungen, durch Temperaturextreme.
Schwitzt nachts, hat immer feuchte Haut.

Anwendung: C 6 (D 12) tabl.

Haare

Haarausfall

Jeder gut beobachtende Tierhalter oder Veterinär erkennt am Fell, ob ein Tier gesund oder krank ist. Vielleicht sollte auch der Arzt daraus lernen und die Therapie von Haarerkrankungen nicht nur dem Kosmetiker mit äußerlicher Tünche überlassen.
Therapeutisch fast unbeeinflußbar sind die in mancher Familie gehäuft auftretenden typischen Glatzenbildungen bei Rundköpfen und die totale Alopezie.*
Dagegen ist ein Haarausfall erfolgreich zu behandeln, wenn eine deutliche Ätiologie (Folge von ...) zu ermitteln ist – damit läßt sich eine Arznei finden, die zur Natur dieser Störung paßt. Wenn auch in diesem Bereich viele Spontanheilungen auftreten, sollte man die Sorge des Patienten ernst nehmen. Es geht ja nicht nur um ein bißchen Kosmetik – wir behandeln mit der homöopathischen Arznei den Kranken, nicht ein einzelnes Symptom.
Die *Haarwäsche* wird meist zu oft und mit stark entfettenden Mitteln durchgeführt. Sehr gute Erfahrungen habe ich mit Waschungen mit frischem Brennesseltee. Die getrocknete Pflanze und der vielfach angepriesene alkoholische Extrakt sind sehr beschränkt wirksam.
Durchführung: 4–5 ganze Pflanzen (einige mit Wurzel) werden gewaschen, fein geschnitten und mit 2 l kochendem Wasser überbrüht. 20 Minuten im abgedeckten Topf ziehen lassen; abseihen durch Sieb oder Tuch. Mit diesem Brennesseltee das Haar ohne jeden sonstigen Zusatz, ohne Nachwäsche, ohne Nachspülen kräftig reibend waschen, trocknen, legen usw. wie gewohnt.

Übersicht

Vgl. EK 118/119/1322, KK I/185, 186, II/173

Alopecia diffusa (diffuser Haarausfall) am Kopf		
Folge von Allgemeinerkrankungen	S. 104	Arsenicum album
		Lycopodium
		Phosphorus
		Thallium
		Silicea
Bei vorzeitiger Alterung	S. 105	Alumina
		Barium carbonicum
		Selenium
		Lycopodium
		Phosphorus
Während der Schwangerschaft	S. 106	Lachesis
Nach Entbindung	S. 106	Calcium carbonicum
		Sepia
		Natrium muriaticum

---

* Vgl. die Beschreibung einer Heilung: *Barthel, H.*: Deutsches Journal für Homöopathie 3, 3 (1984) 236.

In der Klimax	S. 106	Natrium muriaticum Sepia
Hyperthyreose	S. 106	Badiaga Jodum
Hypothyreose	S. 107	Graphites
Psychisches Trauma	S. 107	Acidum phosphoricum Kalium phosphoricum Staphisagria
Nach Röntgenbestrahlung	S. 107	Radium bromatum
Folge von Arzneischäden	S. 107	Sulfur Thallium sulfuricum
Alopecia areata (kreisrunder Haarausfall) am Kopf *EK 119 (Fällt aus, stellenweise)* *EK 119 (Kahl, stellenweise)* *KK I/185/186 (fällt aus, fleckweise; kahl, stellenweise)*	S. 107	Arsenicum album Lycopodium Phosphorus Acidum fluoricum Luesinum Hepar sulfuris Vinca minor
Haarausfall an sonstigen Stellen		
Augenbrauen *EK 245, KK III/20 (Lider, Brauen)*	S. 108	Kalium carbonicum Thuja occidentalis
Wimpern *EK 245 (Augenbrauen, Wimpern)* *KK II/22 (Lider, Wimpern)*	S. 108	Euphrasia Staphisagria
Barthaare *EK 371 (Ausfallen), KK II/91*	S. 109	Graphites Natrium muriaticum Acidum phosphoricum
Schambehaarung *Mann: EK 705, KK III/741* *Frau: EK 722, KK III/753 (äußeres Genitale, Haarausfall)*	S. 109	Natrium muriaticum Selenium Sulfur

Alopecia diffusa
(Diffuser Haarausfall am Kopf)

▶ Folge von Allgemeinerkrankungen

Nach heftigen akuten oder schweren, langdauernden Krankheiten entwickelt sich verstärkter Haarausfall. Von der Gesamtsymptomatik und vom lokalen Geschehen her kommt man oft zu den folgenden Mitteln:

Arsenicum album

Ausgeprägte *Schwäche* mit ängstlicher Ruhelosigkeit, Erschöpfung nach geringster Anstrengung. Kopfhaut juckt, oft schuppig; *nächtliches Brennen*.
Sehr empfindliche Kopfhaut; verträgt das Kämmen und Bürsten nicht.
Haarausfall diffus, auch herdförmig.

Anwendung: LM VI–XVIII dil.; C 30–C 200 dil.

Lycopodium

»Tiefsitzende, fortschreitende, chronische Erkrankungen« (*Boericke*) führen dazu, daß diese Patienten *vorzeitig gealtert* aussehen. Sichtbarer Haarausfall, *frühzeitiges Ergrauen* der Haare und ausgeprägte Stirnfalten verstärken diesen Gesamteindruck.
Auch indiziert bei Haarausfall nach der Entbindung.

Anwendung: LM VI–XVIII dil.; C 6 (D 12)–C 200 tabl.

Phosphorus

Nach Krankheit *erschöpft*, müde, fertig – dabei Haarausfall in großen Büscheln, händevoll, auch fleckweiser Ausfall.
Paßt besonders bei Patienten mit *feinem, zartem Haar*, Haarausfall bei vorzeitig gealterten und erschöpften Menschen.

Anwendung: LM VI–XVIII; C 6 (D 12)–C 200 dil.

Thallium

Alopezie nach akuten, erschöpfenden Krankheiten.
Voisin empfiehlt: Thallium sulfuricum oder Thallium aceticum bei Haarausfall nach Gesichtsneuralgie.
Die Thalliumtherapie ist auch bei allopatisch verordnenden Kollegen öfter gebräuchlich – aber nur wirksam bei Haarausfall mit der klaren Ätiologie *Folge von Allgemeinerkrankung*. Die Thallium-Vergiftung affiziert Schilddrüse und Nebenniere – gerade diese Drüsen werden bei langdauernden Allgemeinkrankheiten überlastet und sind im Regelkreis der hormonalen Steuerung für das Haarwachstum mit bedeutungsvoll.

Anwendung: C 6 (D 12)–C 30 tabl.

Silicea

Sehr kälteempfindliche Patienten mit *Neigung zu kalten Schweißen* an Kopf und Füßen, aber trockenem Körper. Friert rasch am Kopf, will ihn warm halten, aber trägt nur ganz weiche Kopfbedeckungen. Neigung zu Hauteiterungen, weiße Tüpfel auf den Nägeln, Verformung der Nägel. Haarausfall bei jungen Menschen nach erschöpfenden Krankheiten.

Anwendung: Reihe von C 6 (D 12)– C 200 tabl.

▶ **Vorzeitige Alterung**

Hier sollte man prüfen, ob die Gesamtsymptomatik vielleicht

Lycopodium
Phosphor

oder eines der folgenden Mittel verlangt.

Alumina

Frostig, *trocken*, schwach, eher mager. Juckende Kopfhaut mit Taubheitsgefühl. Sehr *trockene Haut* und *Schleimhäute*. Schwache Muskeln bis zur Parese.

Anwendung: C 6 (D 12)/C 30/C 200 tabl.

Barium carbonicum

Besonders bei vorzeitig gealterten Männern mit arteriosklerotischen Gefäßveränderungen und zerebraler Durchblutungsstörung. Schwindel, Gedächtnisverlust, verwirrt.

Anwendung: Reihe von C 6 (D 12)– C 1000 tabl.

Selenium

Indiziert bei vorzeitig gealterten *Männern* mit *schwacher Potenz*, aber vermehrten sexuellen Gedanken bis zur Geilheit.
Haarausfall am Kopf, in der Genitalregion, Bart, Augenbrauen. Trockene, schuppige *Hautausschläge auf dem Kopf*, an den Handtellern. Seborrhoische, fettige Kopfhaut. Dunkle Komedonen im Gesicht.

Anwendung: C 6 (D 12)–C 30 tabl.

▶ **Während der Schwangerschaft**

Lachesis

Paßt bei Frauen, die sich in der Schwangerschaft verändert haben. Sie sind entweder melancholisch und verlangsamt, indolent oder heftig, cholerisch, redselig, eifersüchtig und sehr wärmeempfindlich geworden.

Anwendung: C 6 (D 12)–C 30 dil.

▶ **Nach der Entbindung**

Calcium carbonicum

Langsame Frauen mit *Neigung zur Korpulenz*. Hellhäutige, pastöse Haut. Jukkende Kopfhaut, muß oft kratzen. Frostigkeit mit Kopfschweiß im Schlaf, kalter Fußschweiß.

Anwendung: Reihe von C 6 (D 12)–C 30 tabl.

Sepia

Fahlgelbe Haut, dunkle Ringe um die Augen. Gelbliche Flecke. Chloasma uterinum.
Venöse Stase mit Senkungsgefühl des Uterus. Reichliche, übelriechende Schweiße. Weinerlich, traurig, gleichgültig, träge – bei Erschöpfung gereizt, leicht gekränkt. Diffuser Haarausfall auch in der Menopause, bei hormonalen Störungen.

Anwendung: C 6 (D 12)–C 20 dil.;
LM VI–XVIII dil.

Natrium muriaticum
(vgl. unten)

▶ **Klimax**

In der Klimax, aber auch in anderen Phasen hormonaler Dysfunktion kommt es zu Haarausfall. Die Ursache ist sicherlich eine Verschiebung der Harmonie zwischen Östrogen- und Androgenspiegel.

Natrium muriaticum

Hat vor allem das *virile* Muster des Haarausfalles – wie beim Manne entstehen »Geheimratsecken« und an der Stirn-Haar-Grenze wird es zuerst licht, die Stirn wird höher.
Fettiges, öliges Gesicht. Abmagerung von oben nach unten, faltiger Hals, dünn, bei noch erhaltenem Fettansatz an der Hüfte. Abmagerung trotz reichlicher Nahrung. Haarausfall nach der Entbindung, besonders bei und nach dem Stillen.

Anwendung: C 30–C 200 tabl.;
LM XIV–XXX dil.

Sepia
(vgl. oben)

Hat eine Menge klimakterischer Symptome. Dazu paßt auch der Haarausfall in dieser Zeit und die traurige Gleichgültigkeit.

Anwendung: C 6 (D 12)–C 30 dil.;
LM VI–XVIII dil.

▶ **Hyperthyreose**

Badiaga
(vgl. Kapitel »Struma« S. 329)

Trockener, schuppiger Ausschlag auf der Kopfhaut mit wunden Stellen.
Diffuser Haarausfall bei Hyperthyreose.

Anwendung: (C 6 (D 12)–C 30 dil. in seltenen Gaben.

Jodum (vgl. S. 327)

Rastlose *motorische* und *psychische* Unruhe mit Angst bei reizbarem, *impulsivem* Charakter.
Gewichtsabnahme bei Heißhunger.
Kopfschuppen, diffuser Haarausfall.

Anwendung: C 6 (D 12)–C 30 in *seltenen* Gaben, wenige Tropfen (1–5).

▸ Hypothyreose

Graphites

Starkes Jucken der Kopfhaut, nässender Grind mit üblem Geruch. Reichlich *Schuppen, besser durch Waschen.* Frostig, *verlangsamt*, verstopft. Neigung zu *Adipositas*

Anwendung: Reihe von C 30–C 1000 tabl.

▸ Psychisches Trauma

Acidum phosphoricum

Folge von Kummer, Sorge, Gram, Liebesverlust. Ausfall und/oder vorzeitiges Ergrauen der Haare. Alles, was ihn früher interessierte, verliert jede Bedeutung. *Teilnahmslos, erschöpft, zerstreut.*

Anwendung: D 3 dil. bei starker Erschöpfung, sonst LM VI–XIV dil.

Kalium phosphoricum

Folge von nervlicher Erschöpfung durch Sorgen, besonders aber durch *einseitige, übersteigerte, intellektuelle Anstrengungen*. Oft bewährt bei Studenten!
In diesem Arzneimittelbild verbindet sich die Apathie der Phosphorsäure mit der Reizbarkeit, der Kälteempfindlichkeit und Muskelschwäche bei Kalium. Diffuser, aber auch kreisrunder Haarausfall.

Anwendung: D 6–C 30 dil.

Staphisagria

Folge von Kränkung, Demütigung, Beleidigung.
Reagiert auf psychische Insulte entweder heftig, zornig, aufbrausend, wirft mit Gegenständen – oder kapselt sich ab und grübelt über das erlittene Unrecht.
Übersteigerte Sexualität, Neigung zur Onanie mit Schuldkomplex.

Kopfschuppen mit schnell fortschreitendem Haarausfall.

Anwendung: C 30–C 200 dil.; LM VI–XXX dil.

▸ Nach Röntgenbestrahlung

Radium bromatum

Kann bei dieser Ätiologie des Haarausfalles angewendet werden.
Indiziert auch bei Röntgenschäden an der Haut, evtl. Ulzerationen.

Anwendung: C 6 (D 12)–C 30 tabl.

▸ Folge von Arzneischäden

Besonders oft zu beobachten nach Hormonen, Zytostatika, Gerinnungshemmern, Thyreostatika.

Sulfur

Oft seborrhoische Haut. Indiziert bei Haarausfall mit Ausschlägen auf der Kopfhaut, Jucken und Brennen. Haare sind glanzlos, struppig, widerborstig – wie der Charakter.

Anwendung: Reihe von C 6 (D 12)–C 200 tabl.

Thallium sulfuricum
(vgl. *Thallium metallicum*, S. 105)

Besonders indiziert bei Arzneischäden mit *Neuralgien* im Kopfgebiet.

Anwendung: C 6 (D 12) dil.

Alopecia areata (Kreisrunder Haarausfall am Kopf)

Differentialdiagnostisch abgrenzen gegen ähnlich aussehenden Haarausfall bei der Lues: meist kleinfleckige, unscharf begrenzte haar*arme* Bezirke, als wenn Motten in einem Fell gefressen hätten.

▸ Örtliche Behandlung

Viscum

Intrakutane Quaddelung der haarlosen Stellen mit *Viscum*.

Anwendung: D 3 oder D 4, Amp.

▸ Innere Behandlung

Sie ist meist erfolgreich; gegen die häufigen Spontanheilungen bei dieser Krankheit läßt sich der Erfolg der homöopathischen Therapie an der Verlaufskontrolle bei schon länger bestehenden und bisher erfolglos therapierten Fällen ablesen.
Auch beim kreisrunden Haarausfall sind unsere schon besprochenen drei großen Mittel dabei:

Arsenicum album
Lycopodium
Phosphorus

Acidum fluoricum

Wirkt günstig bei Patienten, die vorzeitig gealtert aussehen (*Lycopodium, Argentum nitricum, Arsenicum album*.
Im haarlosen Areal ist die Kopfhaut dünn und trocken – Greisenhaut, wie *Arsenicum album*.
Wärme wird allgemein *schlecht vertragen*, vermehrter diffuser *Haarausfall im Sommer*.

Anwendung: C 6 (D 12) – C 30 dil.

Diese Arznei hat Beziehung zum luesinischen Formenkreis der chronischen Krankheiten (vgl. Bd. I, S. 183). Die phänomenologische Ähnlichkeit zwischen spezifischer und unspezifischer Alopezie ist »auffallend und sonderlich«. Deshalb ist

Luesinum

Ein wichtiges *Zwischenmittel*, besonders bei Fällen, die *Acidum fluoricum* oder *Arsenicum album* benötigen.

Anwendung: C 30/C 200 dil. oder glob.;
LM XVIII – XXX dil.

Hepar sulfuris

Frostige Patienten mit *Kälteempfindlichkeit am Kopf*, besonders unangenehm ist kalter Luftzug. »Kopfhaut empfindlich, feuchter Grind mit Jucken und Brennen.« (*Boericke*). Reizbare, schwierige Patienten. Neigung zu Eiterungen.

Anwendung: Reihe von C 6 (D 12) – C 200 tabl.

Vinca minor

Besonders indiziert, wenn auf Stellen mit kreisrundem Haarausfall neue Haare in *weißer Farbe* nachwachsen.

Anwendung: D 6 – C 6 (D 12) dil. – nicht zu tief verordnen – enthält das mitosehemmende Vincatoxin.

Haarausfall an sonstigen Stellen

▸ Augenbrauen

Kalium carbonicum

Allgemeine *Schwäche* mit *Schweißneigung* und ödematösen *Schwellungen am Oberlid*.
Kopfhaut sehr trocken.
Die Augenbrauen werden im ganzen dünn und licht. Evtl. Schwellung der Glabella zwischen den Brauen (*Boericke*).

Anwendung: C 6 (D 12) – C 30 tabl.

Thuja

Auffallend ist der *Ausfall* der Augenbrauen am *lateralen* Teil.
Kopfhaar trocken, brüchig (wie *Medorrhinum*).

Anwendung: C 6 (D 12) – C 30 dil.;
LM VI – XVIII dil.

▶ **Wimpern**

Alumina

Wimpern fallen aus bei rezidivierenden Lidrandentzündungen mit Ektropium der Lider.
Allgemeines: Haut sehr trocken, viele Falten im Gesicht, besonders um den Mund herum senkrechte Falten. Trockene Schleimhäute, verlangen warme Getränke und wasserreiche Speisen.

Anwendung: Reihe von C 6/C 7/C 9 tabl.

Euphrasia

Hat organotrope Wirkung zu Bindehaut und Lidrand. Ausfall der Wimpern nach katarrhalischen und skrofulösen Entzündungen der Lidränder.

Anwendung: D 4/D 6 dil.

Staphisagria

Bei *Hautausschlägen um die Augen*, bei *Chalazion* und *Hordeolum* immer wieder bewährt.
Im Gefolge solcher Entzündungen kommt es auch zum Ausfall der Wimpern.

Anwendung: C 6 (D 12)–C 30 dil.

▶ **Barthaare**

> **MEMO**
>
> *Kreisrunder* Haarausfall ist fast immer die Folge einer »Bartflechte« – genauer: Trichophytia barbae oder Folliculitis staphylogenes barbae, durch Pilze oder Eitererreger hervorgerufen.

Diffuser Ausfall der Barthaare *ohne entzündliche Haut* weist auf:

Graphites

Oft angezeigt bei kalten, trägen, *hypothyreoiden* Patienten mit *schuppiger Haut*.
(Vgl. Kapitel »Haarausfall bei Hypothyreose«, S. 107.)

Anwendung: C 30–C 1000 tabl.

Natrium muriaticum

Psychische Konflikte oder *dyshormonale Zustände* werden in der Anamnese oft eruiert.
(Vgl. Haarausfall in der Klimax, S. 106.)

Anwendung: C 30–C 200 tabl.;
LM XIV–XXX dil.

Acidum phosphoricum
(vgl. S. 107)

Anwendung: D 3 dil. bei *starker* Erschöpfung, sonst LM VI–XIV dil.

▶ **Schambehaarung**

Natrium muriaticum
(vgl. Haarausfall in der Klimax, S. 106)

Selenium
(vgl. Haarausfall bei vorzeitiger Alterung, S. 105)

Sulfur
(vgl. Haarausfall als Folge von Arzneischäden, S. 107)

Typisch ist dabei übelriechender Schweiß in der Genitalregion.

Nägel

Konstitutionelle und diagnostische Zeichen; Therapie

In der Physiognomie, Charakterkunde und Krankheitserkennung spielt die Beurteilung der Hände eine große Rolle. Denn die Hand ist Spiegelbild leiblicher Handlungsfähigkeit und seelischer Ausdruck der Handlungsmöglichkeiten eines Menschen. Handlung ist Gestalten mit der Hand.
In diesem Zusammenhang ist es im Lebenswerk *Hahnemanns* sicher bedeutungsvoll, daß er als 20jähriger Abiturient bei der Entlassungsfeier von St. Afra in Meißen 1775 eine lateinische Rede über die menschliche Hand gehalten hat, deren Hauptthese darin gipfelt, daß die Vollkommenheit und Güte des Schöpfers in der Vollkommenheit der menschlichen Hand erkennbar ist (*Preuss, 46*).
Innere Erkrankungen sind auch erkennbar an der Form, Farbe und Beschaffenheit der Nägel. Größen- und Formvarianten der Fingernägel korrespondieren mit der Handform, der gesamten Physiognomie und dem Körperbautypus. Feine Farbveränderungen, Furchen, Rillen und Kanten haben Bedeutung für Diagnostik und Arzneiwahl.
Veränderungen der Nägel entstehen
– bei ernsteren Infektionen,
– bei trophischen Störungen (z. B. Diabetes, Arteriosklerose, Nervenleiden),
– durch schwere Krankheiten (besonders mit Störung der Sauerstoffversorgung durch Herz- und Lungenschäden, bei der Geburt),
– durch Vergiftung,
– bei psychischen Traumen.
Die feineren Farb- und Formveränderungen sind an den Fingernägeln besser zu beurteilen, obschon die Reaktionsunterschiede zwischen Finger- und Zehennagel gering sind.
Da das *Nagelwachstum* von der Matrix bis zum Rand im Durchschnitt drei bis fünf Monate dauert, kann man an der Lage der querverlaufenden Änderungen (Beau-Reilsche Querfurchen, weiße Tüpfelungen, Mulden) in etwa abschätzen, wann die Schädigung begonnen hat. Bei Säuglingen sieht man gelegentlich in der vierten Woche am Nagelfalz eine feine Querfurche als Ausdruck der Umstellung von fetaler zu pulmonaler Atmung oder durch kurzdauernde hypoxämische Phase unter der Geburt.
Vergiftungen können Farbveränderungen verursachen, z. B. durch Arsen, Quecksilber, Thallium.
Hauterkrankungen (Ekzeme, Psoriasis, Mykosen), Verletzungen und Entzündungen zeigen oft typische Formen, die wir als objektivierbare Zeichen zur Mittelwahl heranziehen können.
Einige *Zeichen innerer Erkrankungen* sind schon von den alten Ärzten beobachtet und beschrieben worden: Bei Stauungen im Pulmonalkreislauf wird der Nagel bläu-

lich; hält die Stauung lange Zeit an, wird der Nagel rundlich und gewölbt (hippokratischer Nagel).

Bei *Tuberkulose* kann ein ähnlich geformter Nagel auftreten. Bei den schlanken, zarten, tuberkulinisch geprägten Menschen mit knochigen Fingern ist ein längsovaler Nagel mit starker Wölbung häufiger. Im Kentschen Repertorium wird diese gebogene Nagelform erwähnt und *Acidum nitricum* zugeordnet. Bei Tuberkulose werden *Medorrhinum* und *Tuberculinum* als passende Arzneien beschrieben.*

Hypothyreose erkennt man am *langsamen Wachstum* (*Antimonium crudum, Graphites*), an stumpfer Farbe und bei schon lange bestehender Erkrankung an brüchigen, kurzen Nägeln ohne Halbmonde.

Hyperthyreose beschleunigt das Wachstum der Nägel (*Acidum fluoricum, Jodum*); sie werden glänzend und zeigen große, aber trübe Halbmonde (*63*).

Die *Anzahl der Halbmonde* gibt Aufschluß über die Vitalität und Leistungsreserve eines Menschen. (Vgl. Literatur: Erfahrungsheilkunde H. 1 – Bd. 9 1960, *Ch. Bach*, Die Temperamentsdiagnostik nach Dr. Carton, Paris.)

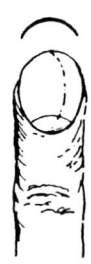

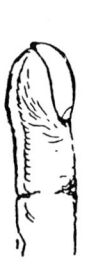

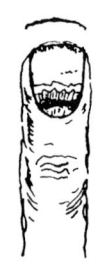

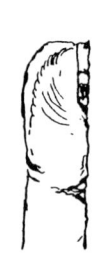

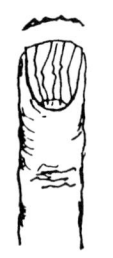

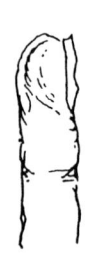

Abb. 1   Hippokrates-Nagel   Abb. 2   Beau-Reilsche Querfurchen   Abb. 3   Kantennagel

Sehr viele und sehr große Halbmonde zeigen an, daß der Mensch seine Energie zu sehr verschwendet. Gefahr: Plötzliche Herzerkrankung.

Sehr wenige und kaum angedeutete Halbmonde sind ein Zeichen, daß dieser Mensch Ruhe und Erholung braucht; er hat seine Reserven aufgebraucht. Dabei muß man allerdings berücksichtigen, daß eine sehr einfach strukturierte Hand mit kurzen, breiten Nägeln und fleischigen Fingern oft keine Halbmonde erkennen läßt. Fehlende Halbmonde sind – unabhängig von einer Hypothyreose – typisch für Patienten, die *Lycopodium, Pulsatilla* oder *Tuberculinum* benötigen (nach *Künzli*).

In der folgenden *Übersicht* gebe ich zuerst einige Arzneien an, die zu bestimmten *Grundformen* der Nägel, zu *Form-* und *Farb*veränderungen passen.

Im zweiten Teil stehen *klinische Krankheitsbilder* und ihre Therapie im Vordergrund. Die Übersicht habe ich bewußt etwas breit ausgearbeitet, da die Übersichtlichkeit im *Kent*schen Original und in beiden Übersetzungen nicht überzeugend ist.

---

* Im KK siehe *Hohl* II, 508. Im englischen Original steht auf S. 978: curved nails; entsprechend im EK »gebogene Fingernägel« S. 983.

Übersicht

Vgl. die Repertorien:
EK – keine eigene Rubrik Nägel. Alle Angaben sind im Kapitel Extremitäten bei den einzelnen Stichwörtern angegeben (ab S. 951ff.)
KK – in der Rubrik Nägel sind viele Symptome zusammengefaßt (KK II/507, 508). Eigene Rubriken haben: Farbe, Entzündungen (Panaritium), Schmerzen.

Grundformen

    Kurz und breit . . . . S. 114   Calcium carbonicum
                                                               Barium carbonicum
                                                               Antimonium crudum
                                                               Graphites

    Lang und schmal . . . . S. 115   Arsenicum album
                                                                Calcium phosphoricum
                                                                Silicea
                                                                Phosphorus

Eigenschaften

    Brüchig, spröde . . . . S. 116   Alumina
    EK 978, KK II/508   Acidum fluoricum
                                                                Psorinum
                                                                Calcium carbonicum
                                                                Graphites
                                                                Silicea

    Dünn, zart, durchscheinend . . . . . . S. 116   Arsenicum album
    EK 978, KK II/508   (bei alten Menschen mit
                                                               pergamentartiger Haut)
                                                               Ferrum phosphoricum
                                                               Calcium phosphoricum
                                                               Phosphorus

    Dick, hornig, hart . . . . S. 117   Alumina
    EK 978, KK II/507   Antimonium crudum
                                                                Arsenicum album
                                                               (bei Ekzematikern mit
                                                               Hyperkeratose)
                                                               Calcium carbonicum
                                                               Graphites
                                                               Silicea

Formabweichungen

    Abblätternde Nägel . . . . S. 117   Secale cornutum
    EK 951, KK II/507   Alumina
                                                               Antimonium crudum
                                                               Graphites
                                                               Silicea

    Dellen, kleine Mulden, Grübchen . . . S. 117   Thuja
                                                               Medorrhinum

    Längsfurchen und Rillen (gerieft und
    Längsfurchen) . . . . S. 117   Acidum fluoricum
    EK 1033 (runzelig), KK II/508   Silicea
                                                               Thuja

Querfurchen (*Beau-Reil*), Querrillen *EK 1033 (runzelig quer über)* *KK II/508 (gerieft quer)*	S. 118	Arsenicum album Thuja
Rippen, Kantennägel, Leisten *EK 1032 (streifig, Rauheit streifig)* *KK II/508 (gerippt)*	S. 118	Thuja Arsenicum album
Deformiert *EK 978, KK II/507* Verkrüppelt *EK 1210, KK II/508*	S. 118	Acidum fluoricum Graphites Silicea Thuja
Gespalten *EK 985, KK II/508*	S. 118	Antimonium crudum Silicea

▸ **Grundformen**

Die Nagelform ist weitgehend abhängig von der Form der Finger und dem Umriß der Hand – in jedem einzelnen Teil spiegelt sich der Gesamtbauplan des Leibes. Die leibliche Form ist gleichzeitig seelischer Ausdruck.

▸ **Kurze und breite Nägel, die zu einer entsprechenden Hand und einem gedrungenen Körper passen**

Hier finden wir als zugehörige Mittel:

Calcium carbonicum

In der *Kindheit*: lymphatische Entwicklung, Frostigkeit, Schweißneigung am Hinterkopf im Schlaf und bei geringen Anstrengungen. Kalte, schweißige Füße mit nächtlicher Hitze, streckt die Füße heraus. Entwicklungsstörungen an Knochen, Zähnen und Nägeln.
Im *Alter*: Frühzeitige Sklerose.
Die Nägel sind dick, evtl. deformiert, spröde, brüchig.
Anwendung: Reihe von C 6 (D 12) – C 200 tabl.

Barium carbonicum

In der *Kindheit:* zurückgebliebenes Wachstum, körperlich und/oder intellektuell. Gedrungener Zwergwuchs (zierlich: *Barium jodatum*. Psorische, lymphatische Symptome: Tonsillen oft entzündet, eitrig, vergrößert. Regionale Lymphknoten groß und hart. Wundmachender Fußschweiß. Frostig.
Im *Alter*: Frühzeitige Sklerose, Neigung zu apoplektischem Insult, Verhärtung der Drüsen (Testes, Prostata).

Anwendung: Reihe von C 6 (D 12) – C 200 tabl.

Antimonium crudum

Neigung zu Adipositas, besonders bei Jugendlichen. Durch die Neigung zu Schleimhautprozessen und Entzündungen im Bereich von Magen, Darm, Leber verschwindet die Fettsucht im Alter.
Mürrischer, verdrießlicher Charakter, besonders bei Kindern auffällig – wollen nicht untersucht, berührt oder angesehen werden.
Verdickung der Haut; Bildung sehr schmerzhafter *Hühneraugen, Hornschwielen, Dornwarzen* an den Fußsohlen.
Nägel: wachsen langsam; nach geringfügigen Verletzungen mißgestaltet; verdickt, hornig; hornige Verdickungen am freien Nagelrand: tiefe Längsspaltung; subunguale Hyperkeratosen mit teilweiser Abhebung der Nagelplatte – besonders bei Mykosen und Psoriasis, durch Kontaktallergene.

Anwendung: Reihe von C 6 (D 12) – C 200 tabl.

Graphites

Neigung zu Adipositas mit habitueller atonischer Obstipation.
Hypothyreose, langsam, phlegmatisch, frostig. Neigung zu träge verlaufenden chronischen Hautaffektionen: Rhagaden, rissige, trockene oder nässende Ekzeme; Neigung zu Narbenkeloiden, zur Verdickung der Haut.
Nägel: dick, hornig, spröde, brüchig, mißgestaltet. An der Nagelplatte abblätternde Schichten. Zehennägel oft seitlich eingewachsen.

Anwendung: C 30 – C 200 tabl.

▷ **Lange, schmale Hände mit schlanken Fingern**

Sie tragen auch fast immer entsprechende Nägel. Solche Hände gehören meist zu zarten, sensitiven Menschen oder zu hageren Leptosomen.

Arsenicum album

Unruhe und Angst sind die psychischen Merkmale dieser Arznei – wir finden dieses Verhaltensmuster auch oft bei sensitiven Menschen mit schlanken Fingern und konisch zulaufenden Fingerspitzen.
Nägel: Bei älteren Menschen mit pergamentartiger, trockener Haut (sichtbar besonders am Handrücken) sind die Nägel dünn, zart, durchscheinend.
Bei Ekzematikern finden wir dagegen die Hyperkeratose mit dicker, trockener, schuppiger, brennender Haut und verdickten Nägeln.
Trophische Störungen führen zur Behinderung des Nagelwachstums, die wir als Querfurchen (Beau-Reilsche Furchen) oder auch als längs verlaufende Streifen, Leisten, Rippen, Kanten oder auch als weiße Tüpfelungen sehen können.

Anwendung: C 6 (D 12) – C 30 dil., LM VI – XVIII dil.

Calcium phosphoricum

Zarte, schlanke, *lebhafte Kinder* mit lymphatischen Reaktionen an Drüsen und Schleimhäuten.
Mineralstoffwechsel-Störungen von Calcium und Phosphor führen zu offenen Fontanellen, Knochenschäden (Rachitis, Rückgratverkrümmung), frühzeitiger Karies.
Nägel: dünn, zart, durchscheinend, weiße Tüpfelung.

Anwendung: Reihe von C 6 (D 12) – C 200 tabl.

Silicea

Mangelhafte Assimilation bei guter Ernährung. *Sehr frostig*, wird auch bei körperlichen Anstrengungen oder im Bett nicht warm.
Neigung zu Eiterungen. Schreckhaft, ängstlich, sanft und nachgiebig, aber auch renitent und ärgerlich. Schwankende Stimmungen. – Silicea wird als chronische Pulsatilla bezeichnet.
Kieselsäure wirkt auf das Bindegewebe und wird zu dessen Aufbau benötigt. Daraus erklärt sich die organotrope Beziehung zu den Nägeln.
Nägel: dick, hornig, gespalten, deformiert, verkrüppelt. Längsfurchen, Rillen, mit weißen Flecken.
Oft indiziert bei Eiterungsprozessen mit Entzündungen an den Nägeln: eingewachsener Nagel, Nagelpilz, Panaritium.

Anwendung: Reihe von C 6 (D 12) – C 200 tabl.

Phosphorus

Bei Patienten mit langen, schmalen Fingern und Nägeln beobachten wir oft auch *durchsichtige, dünne* Nägel (vgl. S. 117). Diese Kombination ist typisch für *Phosphorus* (und die zugehörigen Salze: *Calcium phosphoricum, Ferrum phosphoricum*).
Im *tuberkulinischen* Formenkreis der Chronischen Krankheiten (vgl. Bd. I, S.

175 ff.) spielt Phosphor eine große Rolle. Die konstitutionelle Verwandtschaft zeigt sich auch daran, daß für die Nosode *Tuberkulinum Koch-Alt* die gleiche Form und Beschaffenheit der Nägel typisch ist.

Anwendung: LM VI–XVIII dil.

▶ Eigenschaften

Der normale Nagel ist biegsam, elastisch, aber fest; glatt an der Oberfläche und wohlgeformt.

▶ Brüchige und spröde Nägel

Alumina

Paßt bei Menschen mit sehr *trockener Haut* und Schleimhaut. Die brüchigen, spröden Nägel sind ein Teil dieser *allgemeinen Trockenheit*.
Dazu gehören auch mißgestaltete, deformierte, verkrüppelte dicke Nägel mit abblätternden Schichten und weißer Tüpfelung.
Indikation: Eingewachsener Nagel, Panaritium mit nagendem Schmerz. Nagelmykose beginnt unter dem Nagel. Wachstumsstörung des Nagels bei konsumierenden Erkrankungen (z. B. Malignom).
Anwendung: C 6 (D 12)/C 30/C 200 in seltenen Gaben. Aluminium-Töpfe meiden!

Acidum fluoricum

Die Flußsäure hat Beziehung zum Kalk und zur Kieselerde. Hierdurch erklärt sich die Neigung zu Eiterungen, zu Entzündungen.
Die *Nägel wachsen* ungewöhnlich *schnell*, sind mißgestaltet, deformiert, brüchig, spröde, gerieft und haben öfter Längsfurchen.
Indikation: Panaritium, evtl. auch Panaritium ossale. Mykose mit Verschlechterung im Sommer.
Anwendung: C 6 (D 12)–C 200 dil.

Psorinum

hat manche Ähnlichkeit mit *Silicea*: frostig, übelriechender Eiter und Schweiß, allgemeine Schwäche und sehr spröde, brüchige Nägel.
Psorinum neigt zu stark juckenden Hautausschlägen, oft auf allergischer Grundlage.
Indikation: Kontaktekzeme mit Pusteln um die Nägel, Nagelmykose.
Anwendung: LM VI–XVIII; C 6 (D 12)– C 200 dil.

Calcium carbonicum
Graphites
Silicea

gehören zu dieser Gruppe. Sie wurden schon im Abschnitt »Grundformen« besprochen (S. 115).

▷ Dünne, zarte, durchsichtige Nägel

Arsenicum album

Hat bei alten Menschen mit dünner, pergamentartiger Haut auch öfter dünne, durchsichtige Nägel (vgl. Formen, lang und schmal, S. 113).

Ferrum phosphoricum

zeigt seine Labilität in der Kreislauf-Peripherie auch an den Nägeln. Diese Patienten sind je nach Situation mal blaß, mal rot im Gesicht, erröten sehr rasch bei Verlegenheit oder Schreck. Haut und Nägel sind dünn, zart, durchsichtig, so daß man das Kapillarspiel und die Sauerstoffversorgung gut erkennen kann: auch schnell *blaue* Nägel (EK 1207, KK II/ 416–417).
Anwendung: C 6 (D 12)–C 12, C 30 tabl.

Calcium phosphoricum
(vgl. S. 115)

Phosphor

Bei der vollen konstitutionellen Übereinstimmung findet man schmale Finger mit dünnen, zarten Nägeln und feinem Haar.

Anwendung: LM VI–XVIII dil.

▷ **Dicke hornige Nägel**

Bei dicken, hornigen Nägeln treten meist auch Formabweichungen auf. Diese werden ausgelöst durch Verletzungen, Druck im Schuhwerk, Mykosen, Ekzeme.

Arsenicum album
(vgl. dünne, zarte Nägel, S. 115)

ist charakterisiert durch *Hyperkeratose* bei Ekzemen mit dicken, hornigen Nägeln.
Weitere Mittel dieser Gruppe wurden schon besprochen:

Alumina
Antimonium curdum
Calcium carbonicum
Graphites
Silicea

▶ Formabweichungen

Sie entstehen durch Störung des Wachstums und ungenügende Ernährung der Matrix.

▶ Abblätternde Nägel

Diese sind besonders typisch für unsere alten bekannten

Alumina
Antimonium crudum
Graphites
Silicea

und eine neue Arznei:

Secale cornutum

Die Symptomatologie der Mutterkorn-Vergiftung (Ergotismus) wird beherrscht von Krämpfen und Störungen der Durchblutung – am Ende steht die (trockene) Gangrän. Bevor es dazu kommt, wird man bei arteriosklerotischen oder diabetischen Gefäßschäden oft als *ersten Zustand abblätternde Fingernägel*, kalte Extremitäten, kribbelnde Mißempfindungen oder brennende Schmerzen an den Fingernägeln und Zehen mit purpurroter Verfärbung beobachten. Schmerzen sind meist *schlimmer durch Wärme.*
Indikation: Periphere Durchblutungsstörungen (*Raynaud, Bürger*, Arteriosklerose, Diabetes).

Anwendung: D 6–C 6 (D 12)–C 30 dil.

▷ **Dellen und Mulden**

Diese Veränderungen auf der Nageloberfläche beobachtet man öfter bei *sykotischer Gesamtsymptomatik.*

Thuja

Wirkt gut bei spröden, leicht einreißenden oder sehr weichen Nägeln mit auffallenden *Veränderungen* an der *Nageloberfläche:*
– Sieht schmutzig aus durch *abblätternde* Lamellen
– Zahlreiche muldenförmige Dellen, Grübchen, kleine Furchen und längsverlaufende Kanten
– Wellige Querrillen und Furchen (Beau-Reilsche Furchen)
Die Nägel sind oft deformiert und verkrüppelt, besonders bei Psoriasis mit Tüpfel-Nägeln, Niednägeln und Sykose.

Anwendung: C 6 (D 12)–C 200;
LM VI–XXX dil.

Medorrhinum

unterscheidet sich von *Thuja* durch die Gesamtsymptomatik – das örtliche Bild ist praktisch gleich, häufiger sind *gespaltene Nägel* (siehe S. 118).

▷ **Längsfurchen, Rillen**

Sie sind oft ein Zeichen für Dysbiose und Ptose des Darmes – bei starken Rauchern besonders deutlich am Daumen. In Verbindung mit anderen typischen Merkmalen kommen in Frage:

Acidum fluoricum
Silicea
Thuja

▷ Querrillen, Querfurchen (Beau-Reilsche Furchen)

Sie beobachtet man nach schweren Infektionen oder Schäden der Matrix (vgl. S. 111).

Arsenicum album
Thuja

▷ Längsrippen, Leisten, Kantennägel

Sie haben vielfältige Bedeutung, besonders häufig bei alten Menschen:

Arsenicum album

und bei Sykose

Thuja
Medorrhinum
Acidum fluoricum
Silicea

▷ Deformierte, verkrüppelte Nägel

Sie weisen auf uns schon bekannte Arzneien, die in der Therapie der Nagelerkrankungen besondere Bedeutung haben. Deshalb zur Erinnerung eine Kurzfassung der lokalen Symptomatik dieser Arzneimittel:

Acidum fluoricum

– Nägel wachsen ungewöhnlich schnell, sehr spröde, brüchig und deformiert;
– Längsfurchen, geriefte Nägel.

Anwendung: C 6 (D 12) – C 200 dil.

Graphites

– Dicke, hornige, mißgestaltete Nägel, abblätternde Schichten und spröde Nägel;
– Zehennägel oft seitlich eingewachsen.

Anwendung: Reihe von C 30 – C 200 tabl.

Silicea

– Dicke, geriefte, gespaltene, verkrüppelte, deformierte Nägel,
– Fingernägel haben weiße Tüpfel,
– Zehennägel oft eingewachsen,
– Neigung zu torpider Eiterung,
– Kalte, schweißige Füße.

Anwendung: Reihe von D 6 – C 200 tabl.

Thuja

– Weiche, abblätternde, längsgestreifte, geriefte Nägel,
– querverlaufende muldenartige Vertiefungen an den Fingernägeln,
– Nägel oft deformiert, verkrüppelt; besonders Zehennägel seitlich eingewachsen.

Anwendung: C 6 (D 12) – C 200 dil.; LM VI – XXX dil.

▷ Gespaltene Nägel

Bei dicken hornigen Nägeln und tiefen Längsfurchen kommt es auch oft vom freien Rand aus zu *Spaltungen* – ein Hinweis, daß dieser Patient *Antimonium crudum* oder

Silicea

braucht.
Zur Erinnerung:

Antimonium crudum

– Verdickte, langsam wachsende, *gespaltene* Nägel,
– Hyperkeratose sowohl an den Nägeln als an der Haut,
– Hornige Gewächse unter den Nägeln,
– Dicke Hornschwielen auf den Sohlen, Hühneraugen, Dornwarzen.

Anwendung: Reihe von C 6 (D 12) – C 200 tabl.

Klinische Syndrome

Übersicht

Klinische Syndrome

    Eingewachsener Nagel . . . . S. 120   Örtlich: Calendula
    EK 978, KK II/508 (Zehennägel, gilt   Innerlich: Causticum
    aber auch sinngemäß für Fingernägel)   Graphites
        Lachesis
        Acidum nitricum
        Silicea
        Teucrium
        Thuja

    Entzündungen am Nagel (Paronychie,
    Panaritium parunguale)
    EK 980 (Entzündung, Nägel rundherum,
    Wurzel, der), EK 983 (Nagelgeschwür),
    KK II/411/412

        Beginn . . . . S. 120   Belladonna
            Hepar sulfuris
            Silicea
            Apis

        Eiterung . . . . S. 121   Hepar sulfuris
            Silicea

        Lymphangitis . . . . S. 121   Lachesis
            Bufo rana

    Entzündung durch Verletzungen
    s. Physisches Trauma
    EK 1210, KK II/522

        Splitter . . . . S. 121   Ledum

        Quetschung . . . . S. 121   Arnica
            Hypericum

    Mykose . . . . S. 121   Sepia
        Silicea
        Sulfur
        Thuja

    Nägel kauen, abbeißen . . . . S. 122   Sulfur
    EK 11, KK I/15   Ammonium bromatum
    SR I/107, Rep. Boericke, S. 281, SR II/62   Arum triphyllum

    Niednägel . . . . S. 122   Sulfur
    EK 1029, KK II/508   Natrium muriaticum
        Calcium carbonicum
        Silicea

Eingewachsener Nagel (Unguis incarnatus)

▸ Lokale Behandlung (nach *Voisin*)

Hydrastis

Anwendung: Mullstreifen mit *Hydrastis* ∅ und Wasser im Verhältnis 1 : 30 tränken und seitlich unter den Nagelrand schieben.

Calendula

Anwendung: Bei Eiterung *Calendula* ∅ unverdünnt anwenden.

▸ Innere Behandlung

Causticum

Verkrüppelte Nägel bei Patienten mit gichtisch-rheumatischer Diathese. Neigung zum Einwachsen der Nägel, Warzen an Fingerspitzen dicht an den Nägeln. Kalte Hände und Füße; unsicher beim Gehen.
Anwendung: Reihe von C 6 (D 12) – C 30 tabl.

Graphites
(siehe deformierte Nägel, S. 115)

Lachesis

Eingewachsene Nägel mit Entzündungen und *bläulich mißfarbene, schmierige*, wulstige *Granulation* (»Wildes Fleisch«).
Anwendung: LM VI – XVIII dil.

Acidum nitricum

Verkrüppelte Zehennägel mit Neigung zu seitlichem Einwachsen, dabei Entzündung und Eiterung mit *splitterartigem Schmerz*, evtl. blutig-seröse Absonderung.
Anwendung: LM VI – XXX dil.

Silicea (siehe oben)

Teucrium marum

Sehr schmerzhafte eingewachsene Nägel mit Eiterungsneigung.
Anwendung: D 4/D 6 dil.

Thuja (siehe oben)

Entzündungen am Nagel (Onychie, Paronychie, Panaritium parunguale)

▸ Am Anfang

Bei jeder Entzündung ist das *erste* Mittel

Belladonna

Wenn die typische Symptomtrias vorhanden ist: heiß, rot, klopfend.
Anwendung: C 6 (D 12) dil.
nach Methode 1.

Hepar sulfuris

Stechende Schmerzen mit *Erleichterung* durch *warmes* Handbad.
Je nach Entzündungsstadium sollte man die Potenzierungsstufe variieren:
Zur Verhinderung einer eitrigen Entzündung kumulative Gaben von Hochpotenzen, z. B. morgens 1 Gabe C 30, mittags 1mal C 100, abends 1mal C 200, am folgenden Morgen C 1000, nach Methode 1.

▷ Entzündungen, die an der Nagelwurzel beginnen und Besserung durch kühle Umschläge zeigen

Hier denken wir an

Natrium sulfuricum

Anwendung: C 6 (D 12) tabl.

▷ Stechender Schmerz mit rosaroter Färbung und ödematöser Schwellung

Apis

Anwendung: C 6 (D 12) dil.

▸ **Eiterungsphase**

Hepar sulfuris

In mittlerer Potenzierung: 1mal 1 Tabl. pur, dann 3 Tabl. in ¼ Tasse Wasser auflösen (Methode 1).

Bei trägem Verlauf und evtl. Fortschreiten in die Tiefe operative Eröffnung oder, wenn nicht möglich, zusätzlich

Silicea

Anwendung: C 30/C 200 tabl.

▸ **Lymphangitis**

Indiziert sind zwei Tiergifte, besonders:

Lachesis

Bei livider Färbung mit *Abneigung* gegen *Wärme* und gegen alles Beengende (Verband, Kleidung, warme, enge, schlecht gelüftete Räume).
Anwendung: C 6 (D 12) – C 30 dil.

Bufo rana (Krötengift)

Kleine Verletzungen eitern, davon ausgehend Schmerzen und Entzündungen, die den Arm hochziehen, evtl. mit tauber Empfindung an dieser Stelle.
Anwendung: C 6 (D 12) – C 30 dil.

Entzündung nach Verletzungen

▸ **Durch Stiche, Splitter**

Ledum palustre
(siehe Kapitel »Wundbehandlung« S. 447)

Besonders wirksam, wenn die Schmerzen durch kalte Anwendungen besser werden.
Anwendung: C 6 (D 12) dil.

▸ **Durch Quetschung, Schlag**

Arnica (C 6 (D 12) dil.
Im Vordergrund steht das Hämatom, blau-schwarze Verfärbung, sehr berührungsempfindlich.

Hypericum C 6 (D 12) – C 30 dil.
Neuralgische Schmerzen strahlen vom Finger in die Arme aus.

Mykosen (Pilzerkrankungen)

Die Arzneiwahl richtet sich nach dem morphologischen Bild und nach der Art der Schmerzen und Empfindungen. Oft handelt es sich um deformierte, verdickte, hornige, spröde, abblätternde Nägel. (Vgl. die vorangehenden Rubriken und entsprechende Hinweise in den Repertorien.) Besonders oft bewähren sich
Sepia
Silicea
Sulfur
Thuja

Sepia

Bei dieser Arznei bestätigt sich der Hinweis (vgl. Bd. I, S. 22, 46), daß man sich kein verengtes Klischee eines Arzneimittelbildes einprägen soll. Gewiß ist *Sepia* ein Frauenmittel mit Schwerpunkt in hormonalen Übergangsphasen – aber seine Bedeutung bei Hautkrankheiten darf man nicht vergessen.
Die Morphe ist vielgestaltig: am feinen Rand blättern die Nägel ab, sind deformiert, mißgestaltet, dick, spröde; weiße Tüpfelung und Niednägel sind häufig.
Auffallend ist die *gelbliche Farbe* des Nagels (*Acidum nitricum, Silicea*).
Ausgesprochene Verschlechterung durch Wasser und im Winter. Übelriechender Schweiß in der Achsel- und Genitalregion, an den Füßen; sehr kalte Füße.

Anwendung: LM VI – XXX dil.

Nägel kauen, abbeißen

Tritt gehäuft auf bei Kindern mit Konflikten; ist oft ein Zeichen von unterdrückter Aggression.

Sulfur

Bei Kindern an diese Arznei denken! Bewährt sich bei hinreichender Übereinstimmung.
Anwendung: C 30/C 200 tabl.

Ammonium bromatum

»Reizgefühl unter den Fingernägeln, erleichtert nur durch Daraufbeißen.« (*Boericke*)
Anwendung: C 30/C 200 dil.

Arum triphyllum

Zupft an der Nase und an den Lippen, knabbert an den Fingern.
Anwendung: C 30/C 200 dil.

Niednägel

Bei trockener Haut um die Nägel und beim Nägelkauen, aber auch als eigenständige Formvariante, bilden sich rissige Nagelbetten. Dadurch kommt es zu Entzündungen und Eiterungen (Panaritien).

Sulfur

Oft das erste Mittel, an das man denken kann. Arzneiwahl allerdings nur über Inbegriff der Symptome möglich. Typisch ist: Nägelkauen *und* ungepflegter Habitus.
Anwendung: C 30/C 200;
LM VI–XVIII dil.

Natrium muriaticum

Trockene Haut mit Neigung zu feinen Rissen und aufgesprungenen Händen. Niednägel mit Trockenheit um die Nägel.
Anwendung. C 30/C 200 tabl.;
LM XIV–XVIII dil.

● **Weitere konstitutionelle Mittel**

Calcium carbonicum
Silicea

Variköser Symptomenkomplex

Die anlagebedingte Bindegewebsschwäche ist ein wesentlicher Faktor für die Entstehung von Krampfadern. Durch hormonale Einflüsse (betroffen sind vorwiegend Frauen!), statische Belastungen und Behinderungen des venösen Rückflusses kommt es zur Insuffizienz der Venenklappen, zur Stauung, Entzündung und schließlich Geschwürbildung. Bei ganzheitlicher Betrachtung fällt an diesen Kranken häufiger eine Symptomatik auf, die Hinweise auf gestörte Leber-, Nieren- und Darmfunktionen gibt. Wenn auch die *Hämorrhoiden* als eine Hyperplasie der Corpora cavernosa im Enddarm betrachtet werden, also keine pathologisch-anatomische Ähnlichkeit mit der Varikose haben, fasse ich diese beiden Formen in einem Kapitel zusammen.
Dieses wird begründet durch die Überschneidung der Arzneimittelbilder und der Begleittherapie für beide Zustände.

Übersicht

Erweiterung der Venen – Varikose
EK 1010/1357, KK I/424, II/552

Keine wesentlichen Komplikationen	S. 124	Aesculus hippocastanum
Mit Lebersymptomatik	S. 124	Carduus marianus Taraxacum Lycopodium
Mit Schmerzen	S. 125	Arnica Hamamelis Millefolium

Entzündung
(Krampfadern, entzündet)
EK 1010, 1357, KK I/424, II/552

Phlebitis	S. 126	Arnica Hamamelis
Thrombophlebitis	S. 126	Crotalus horridus Lachesis Vipera berus

Stauung

Eczema varicosum *EK 970 (Beine, Ekzem)* *KK II/448 (Unterschenkel, Ekzem)*	S. 127	Arsenicum album Graphites Lachesis Mercurius solubilis Sepia Sulfur

Ulcus cruris varicosum
EK 1317 (Beingeschwüre)
EK 983/984 (Geschwüre, Varicose)
KK II/161 (bei Krampfadern)
KK II/424/425 (Krampfadergeschwüre)

Venenmittel	S. 128	Aesculus hippocastanum Hamamelis Millefolium
Lebermittel	S. 128	Carduus marianus Taraxacum Lycopodium
Wundheilung	S. 128	Calendula
Konstitutionsmittel	S. 128	Arsenicum album Calcium fluoricum Acidum fluoricum Carbo vegetabilis Lachesis Mercurius corrosivus Pulsatilla

Erweiterung der Venen, Varikose

▶ Ohne Komplikationen

In dieser ersten Phase bewährt sich *Aesculus*, Extrakt der Roßkastanie. Diese Arznei ist inzwischen zum Standardmittel der allgemeinen Venentherapie geworden und ist in vielen phytotherapeutischen und komplexen Zubereitungen enthalten. Die tonisierende Wirkung auf die Venenwandung ist experimentell belegt. Das homöopathische Arzneimittelbild überschreitet die organotrope Fixierung auf ein Venenmittel.

Aesculus hippocastanum

Venen erweitert mit sichtbarer Schwellung der Extremitäten oder Schwellungsgefühl, Völlegefühl, Pfortaderstauung. Vermehrte Blutfülle in den Beckenvenen mit Rückenschmerzen; scharfer Schmerz im Ileosakralgelenk mit Ausstrahlung zu den Hüften. Brennende Hämorrhoiden mit trockenem, harten Stuhl und Hitzegefühl oder mit scharfem Schmerz im Rektum. Kreuzschmerz vor dem Stuhlgang. Follikuläre Pharyngitis. Venektasien an der Rachenhinterwand.

Anwendung: ∅–D 6 dil.

▶ Mit Leber-Galle-Symptomatik

Pfortaderstauung ist an der Varikose oft ursächlich beteiligt oder kommt zusammen vor.

Carduus marianus

Ärgerliche, gereizte Stimmung, cholerisch. Meist obstipiert. Neigung zu trockenem, hartem Stuhl, selten hellgelber Durchfall. Krampfadern. Ulcus cruris varicosum. Hämorrhoiden.

Anwendung: D 2–D 6 dil.

Taraxacum

Leber vergrößert, Druckschmerz. Gallige Durchfälle oder Verstopfung. Leib aufgebläht. Landkartenzunge mit bitterem Mundgeschmack. Nadelartige Stiche an der Schläfe; drückender Kopfschmerz. »Fast alle Beschwerden kommen bloß im Sitzen; beim Gehen verschwinden sie fast alle.« (*Hahnemann*, RAL Bd. V S. 185)
Stechende, brennende, ziehende, drückende Schmerzen am Unterschenkel, im Wadenbereich.

Anwendung: D 2–D 6 dil.

Lycopodium

»Venöse Stase durch Stauung von seiten der Leber und durch Erschlaffung der Venen.« (*Mezger*)
Stechende Schmerzen in Varizen, evtl. auch Geschwürsbildung.
Hämorrhoiden. Varizen an Labien.
»Ein Fuß heiß, der andere kalt.« (*Hering*)

Anwendung: C 6–C 200 tabl.

▶ Venen erweitert, schmerzhaft

Arnica

Varizen sehr berührungsempfindlich, wie geprellt, wie zerschlagen. Extremitäten sind rot, heiß; sichtbar erweiterte Hautkapillaren; bläulichrote Venektasien.

Anwendung: D 6–C 30 dil.

Hamamelis

Venenstränge sehr empfindlich, evtl. entzündet; wunder oder stechender Schmerz; Blutungsneigung. Varizen an Labien, an der Blasenschleimhaut, Hämorrhoiden.
Verschlimmerung bei feuchtwarmem Wetter und in der Schwangerschaft.

Anwendung: ∅–C 6 (D 12) dil.

Millefolium

Besonders bei *blutenden*, schmerzhaften Varizen, helles frisches Blut. Blutende Hämorrhoiden. Varikose in der Schwangerschaft. Bei verringerter Harnausscheidung verwende Urtinktur oder Tee (Rp. Herbae millefolii).

Anwendung: ∅–C 30 dil.

Entzündung

Phlebitis

Wenn man frühzeitig eine Venenentzündung mit

Arnica oder
Hamamelis

behandelt, kann man fast immer eine Heilung erreichen. Diese Mittel wurden gerade besprochen.

Thrombophlebitis

In der nächsten Phase der Entzündung kommt es rasch zu Stauungen und Blutgerinnungen in den Adern. Vorzügliche Helfer in dieser kritischen Situation sind die Schlangengifte.

Crotalus horridus

Venenstränge sind schwärzlich verfärbt mit Ekchymosen; Umgebung geschwollen.
Schmerzen schlimmer bei feuchtwarmem Wetter, morgens nach dem Erwachen.
Allgemeinzustand: stark gestört, fiebrig, evtl. septisch.

Anwendung: C 6 (D 12)–C 30 dil.

Lachesis

Venenstränge sehr berührungsempfindlich, blaurot bis violett, dunkelfarbig. Verträgt nichts Enges, mag keinen Verband. Kühle Anwendungen bessern, Wärme unangenehm.
Bewährte Indikation: Bei beginnender Thrombophlebitis *para*venöse Injektion oder intrakutane Quaddel am Rande des Entzündungsgebietes mit 1 Amp. D 12.

Orale Anwendung: C 6 (D 12)–C 30 dil.

Vipera berus

Starkes Spannungsgefühl oder sichtbare Schwellung mit tastbarer Verhärtung. Empfindung, »als ob es platzen würde«. Muß das Bein hochlagern, beim Hängenlassen vermehrter Schmerz.

Anwendung: D 6–C 6 (D 12) dil.

Stauung

Eczema varicosum

Infolge der Mangeldurchblutung kommt es zu *Stauungsdermatosen* an den Beinen mit starkem Jucken und gelegentlicher Ausbreitung über den ganzen Körper. Für die Arzneiwahl sollte man auch im Kapitel »Hautkrankheiten – Ekzemgruppe« S.69 nachschlagen, falls keines der folgenden Mittel paßt.

Arsenicum album

Haut ist rauh, vorwiegend trocken, kleinschuppig, kleieartig abschilfernd. Bei den selteneren, nässenden Formen zeigt sich helles, scharfes, ätzendes Sekret. Brennen, Jucken mit nächtlicher Verschlimmerung. Besserung durch sehr heiße Anwendungen.

Anwendung: LM VI–LM XVIII dil.

Graphites

Rauhe, derbe, krustige, rissige, lichenifizierte Haut mit brennender, stechender Empfindung und Jucken in der Bettwärme.

Anwendung: C 30/C 200 dil.

Lachesis

Vorwiegend trockene, erysipelartige bläulichrote Entzündung mit starker Berührungsempfindlichkeit. Neigung zu Geschwüren.

Anwendung: C 6 (D 12)–C 30 dil.

Mercurius solubilis

Meist pustulöser Ausschlag oder gelblichbraune Krusten mit Eiterungsneigung. Nächtliches Jucken, schlimmer in der Bettwärme. Anschwellung der Leisten-Lymphknoten. Nächtliche Schweiße, die erschöpfen; auch bei Tage fast immer leichte Transpiration. Menschen mit sehr trockener Haut brauchen fast nie Mercur.

Anwendung: C 6 (D 12)–C 30 tabl.

Sepia

Meist pustulöser Ausschlag, oft nässend. Jucken geht beim Kratzen in Brennen über (wie *Sulfur*). Schwere und Taubheit in den Beinen. Beine und Füße geschwollen, schlimmer beim Sitzen und Stehen; besser beim Laufen.

Anwendung: C 6 (D 12)–C 30 dil.; LM VI–XVIII dil.

Sulfur

Meist trockene, rauhe, schrundige Hautausschläge mit starkem Juckreiz in der Bettwärme, nach Waschen, durch warme Bekleidung (lange Unterhosen bei Herren, Strumpfhosen bei Damen).

Anwendung: Reihe von C 6 (D 12)–C 200 tabl.
Bei nässenden Formen LM VI–XIV dil.

Ulcus cruris varicosum

Neben der arzneilichen Therapie ist die entstauende Behandlung durch Stützverbände oft erforderlich. Vorher sollte man Nutzen und Schaden abwägen, denn nicht immer ist das *erzwungene* Schließen des Ulkus ein Gewinn. Unterdrückungsphänomene können folgen. Unterdrückung von Geschwüren kann luesinische Krankheitsbilder auslösen (vgl. Bd. I, S. 165, S. 187, Synopse). Die Gesamtheit der Symptome fordert, daß wir unsere Arzneiwahl nicht nur auf das vordergründige variköse Zustandsbild ausrichten dürfen. Interessant ist oft der Vergleich zwischen Verlauf der Akupunkturmeridiane und der Lokalisation der Ulzera. Hier ergeben sich Organbeziehungen zum Funktionszustand von Leber, Niere, Milz, Pankreas. Dasselbe ist auch erkennbar an der Gesamtsymptomatologie der homöopathischen Arzneien.

Aus didaktischen Gründen und mit Rücksicht auf die Arzneiwahl sind die Hauptmittel nach ihrer Organotropie geordnet. Dabei ist aber nicht zu vergessen, daß die organotrope Einteilung ein von Menschen gemachtes »Schubfachsystem« ist und das Finden der passenden Arznei erleichtern soll.

- **Venenmittel**

Aesculus (siehe oben, S. 124)

Geschwür hat blauen Hof (wie *Carbo vegetabilis, Lachesis, Pulsatilla*). Der Rand ist nicht hart.

Anwendung: ∅–D 6 dil.

Hamamelis (siehe S. 125)

Venen erweitert und sehr schmerzhaft.

Anwendung: ∅–C 6 (D 12) dil.

Millefolium (siehe S. 125)

Als Zwischenmittel nützlich, wenn die Harnausscheidung zu gering ist: Zeichen der Nierenbelastung. Verwende dann Millefolium als Tee oder in der Urtinktur. Geschwür blutet leicht.

Anwendung: ∅–D 2 dil.

- **Lebermittel**

Carduus marianus (siehe S. 124)

Taraxacum (siehe S. 125)

Lycopodium (siehe S. 125)

Umgebung des Geschwüres oft ekzematös gereizt, die Haut ist dort dick, verhärtet, lichenifiziert, evtl. rissig. Starkes Jucken und Brennen. Oft nässender Ausschlag mit schleimig-eitrigem Sekret. Jucken schlimmer in der Wärme. Geschwür ist sehr dunkel bis schwärzlich, besonders nachts sehr schmerzhaft. Vorwiegend rechte Innenseite des Unterschenkels.

Anwendung: D 6–C 200 tabl.

▸ Wundheilung

Calendula officinalis

Anwendung bei schlecht heilenden, alten Geschwüren – entsprechend der Erfahrung der Pflanzenheilkunde.

Innerlich in D 4 als Tropfen; äußerlich als feuchter Umschlag: 20 Tropfen Calendula-∅ auf 100 ml Wasser. Calendula-Puder oder Calendula-Salbe.

- **Konstitutionsmittel**

Arsenicum album

Brennende, stechende Schmerzen, besser durch heiße Anwendungen. Gangränöses, dunkles Geschwür mit scharfer, wundmachender, übelriechender, evtl. blutiger, dünner Sekretion. Salzfluß.

Anwendung: C 6 (D 12)–C 30 dil.

Calcium fluoratum

Auffallend geringe Schmerzen. Geschwürs*rand* erhaben, *sehr hart*. Umgebende Haut ist purpurrot und geschwollen. Absonderung von dickem, gelbem, eitrigem Sekret.

Anwendung: Reihe von C 6 (D 12)–C 200 tabl.

Acidum fluoricum

Große, weiche Varizen mit Geschwür. *Rand* des Geschwüres *sehr hart*. Schmerz meist nicht sehr stark, *in der Wärme* spannendes Gefühl und Jucken.

Anwendung: LM VI–XIV dil.

Carbo vegetabilis

Verringerung der Sauerstoffsättigung des Blutes und Verlangsamung der Blutzirkulation, besonders im Pfortadersystem. Passive Stase im Bereich der Pfortader und in den Extremitätenvenen. Dadurch starker *Meteorismus* im Oberbauch mit Zyanose und Kälte der Beine. Bläuliche Varizen mit Ulzeration. Unterschenkelgeschwür mit blauschwarzem Grund. Umgebung marmoriert; sondert übelriechendes Sekret ab. *Brennende* Schmerzen schlimmer durch Wärme, nachts; aber auch ab und zu auffallend schmerzlos.

Anwendung: C 6 (D 12) tabl.

Lachesis

Geschwür ist extrem berührungsempfindlich – verträgt keinen Verband und keine Wärme. Gangränöses Ulkus mit blauroter oder purpurfarbener marmorierter Umgebung. Geschwürsgrund ist schmutzig oder schwärzlich. Stinkende Sekretion. Geschwüre brechen im Frühjahr wieder auf.

Anwendung: C 6 (D 12) – C 30 dil.

Mercurius corrosivus

Hat sich auffallend oft bewährt. Wird zu selten verwendet! Charakteristisch erscheint mir: Geschwür dehnt sich allmählich weiter aus; phagedänisches Geschwür, unregelmäßig geformter Rand. Scharfes, ätzendes, oft blutiges Sekret. Brennender Schmerz, schlimmer nachts, in der Bettwärme und durch stärkere Kälte.

Anwendung: C 6 (D 12) – C 30 tabl.

Pulsatilla

Kalte, marmorierte Haut und verhärtetes Gewebe in der Umgebung des Geschwüres. Tiefe Geschwüre mit rotem Hof. *Auffallend* ist, daß das Geschwür selbst nicht so *schmerzhaft* ist wie besonders die *Umgebung*. Brennender Schmerz, schlimmer in der Bettwärme und besser in der kühlen Luft. Das gesamte Krampfaderleiden ist schlimmer in der Schwangerschaft.

Anwendung: C 6 (D 12) – C 30 dil.;
LM VI–XVIII dil.

In vielen Büchern (z. B. *Kent*) werden beim Ulcus varicosum *Natrium muriaticum, Secale und Luesinum* erwähnt. Alle drei Mittel haben mich bei dieser Indikation enttäuscht. Sie mußten enttäuschen, da die Symptomatologie beim Ulcus *varicosum* mit seiner eindeutigen *Ätiologie* Folge von venöser Stauung – dem Arzneimittelbild dieser Mittel nur partiell entspricht, aber nicht der Natur der Störung ähnlich ist. Deshalb habe ich diese Mittel im Kapitel »Ulzera an der Haut« besprochen (vgl. S. 100) – sie bewähren sich gut bei trophischen Ulzera (Diabetes, Arteriosklerose u. ä.).

Hämorrhoiden und Analfissuren

> **Übersicht**
>
> Hämorrhoiden
> *EK 620, KK III/628*
>
> | | | |
> |---|---|---|
> | Bei Patienten mit allgemeiner oder nur lokaler Varikose | S. 131 | Aesculus hippocastanum
Hamamelis
Acidum muriaticum
Paeonia
Pulsatilla
Sulfur |
> | Mit Leberbelastung | S. 132 | Carbo vegetabilis
Carduus marianus
Lycopodium |
> | Mit Obstipation | S. 132 | Causticum
Graphites
Nux vomica
Ratanhia |
> | Bei Entzündungen im Enddarm | S. 133 | Aloe
Capsicum
Podophyllum |
> | Während der Schwangerschaft | S. 133 | Aesculus hippocastanum
Collinsonia
Lycopodium
Sepia |
> | Während der Wechseljahre | S. 134 | Lachesis
Sepia |
> | Einklemmung | S. 134 | Aloe
Collinsonia
Lachesis
Paeonia |
> | Thrombosierung | S. 134 | Lachesis
Crotalus horridus
Hamamelis |
> | Geschwüre
EK 621, KK III/629 (geschwürig) | S. 134 | Lachesis
Mercurius corrosivus
Acidum nitricum
Silicea |
> | Analfissur
EK 619, KK III/627 | S. 135 | Graphites
Hydrastis
Acidum nitricum
Paeonia
Ratanhia |

Hämorrhoiden

▶ Bei Patienten mit allgemeiner oder lokaler Varikose

Aesculus hippocastanum

Große, dunkelrote bis bläuliche äußere oder innere Hämorrhoiden; *bluten selten.* Brennender oder stechender Schmerz im Rektum. »Empfindung, als seien kleine Fremdkörper im Rektum, als sei der After prolabiert.« (*Mezger*). Hämorrhoiden fallen vor, verhindern den Stuhlgang. Jucken in der Bettwärme. *Völlegefühl* und Schwere im Lumbosakralbereich. Schlimmer nachts (Jucken), durch Reinigen des Afters nach Stuhlgang, Wärme, Sitzen, Stehen, Gehen, während der Schwangerschaft; besser durch kalte Anwendungen.

Anwendung: ∅–D 6 dil.

Hamamelis

Große, äußere, dunkelrote bis bläuliche Hämorrhoiden. Empfindungen: wund, rauh, pulsierend, schwer, gefüllt, brennend; *als ob der Rücken durchbrechen wollte. Reichlich* dunkelrotes *Blut* mit nachfolgender Erschöpfung. Schlimmer nach der Entbindung.

Anwendung: ∅–C 6 (D 12) dil.

Acidum muriaticum

Blaurote, äußere, *große Hämorrhoiden* mit Entzündung und starkem Blutandrang, brennend, juckend, stechend. Oft dünner, wäßriger Stuhl mit Meteorismus. Beschwerden und Schmerzen schlimmer morgens, durch Abwischen, bei *Berührung, Bewegung,* bei der Entbindung, beim *Gehen;* besser durch warme Anwendungen.

Anwendung: C 6 (D 12)–C 30 dil.

Paeonia

Äußere Hämorrhoiden, oft entzündet, mit starkem Blutandrang und *nässender Absonderung* (Schleim-Hämorrhoide). Neigung zu Fissuren und Geschwüren. Sehr *intensiver Schmerz,* schlimmer während und nach dem Stuhlgang, bei Berührung, Reinigen des Afters, beim Gehen. Der Schmerz ist so stark, daß der Stuhlgang verhindert wird.

Anwendung: D 4–C 6 (D 12) dil.

Sehr bewährt ist folgende Salbe, die Sie rezeptieren können:
Rp. Paeonia ∅ dil. 10 ml
Eucerini anhydr. ad 50.0
M. f. Ungt.

Pulsatilla

Allgemeine Venosität mit Stauungen, die durch Bewegungen in der frischen Luft besser werden und durch äußere Wärme sich verschlechtern. Häufig innere, aber auch äußere Hämorrhoiden, die selten bluten. Wundheitsgefühl oder Stechen. Beschwerden verstärken sich nachts, vor und während der Periode, nach der Entbindung.

Anwendung: C 6 (D 12)–C 30 dil.

Sulfur

Venöse Stauungen fast im ganzen Organismus. Analregion rot – alle Körperöffnungen sind rot. Durchfall wechselt mit Verstopfung. Brennender Schmerz an großen, bläulichroten äußeren und inneren Hämorrhoiden. Starker Blutandrang, entzündet, evtl. eingeklemmt. Beschwerden und Entzündungen sind schlimmer nachts, im Bett, morgens, wecken den Patienten, bei Berührung, nach Biertrinken, nach langem Stehen, während Menses, durch Unterdrückung der Menses, während der Schwangerschaft, nach der Entbindung. Sulfur heilt auch Folgen nach Unterdrückung der Hämorrhoidalblutung (Verödung, Operation); z. B. können blutiger Auswurf,

Leibschmerzen nach Unterdrückung auftreten.

Anwendung: Reihe von C 6 (D 12) – C 200 tabl.

▶ **Mit Leberbelastung**

Carbo vegetabilis (vgl. Ulcus cruris, S. 128)

Stauung im Pfortaderkreislauf mit Verringerung der Sauerstoffsättigung und Verlangsamung der Blutzirkulation. Dadurch bedingt: Starker Meteorismus im Oberbauch.
Große äußere, vorfallende, *bläuliche* Hämorrhoiden mit *brennendem* Schmerz; entzündet mit Blutandrang, evtl. blutend beim Stuhlgang oder eiternd mit übelriechender Absonderung. Beschwerden schlimmer nachts, während Menses, beim Sitzen, oft bei Trinkern.

Anwendung: C 6 (D 12) tabl.

Carduus marianus

Ärgerliche, gereizte Stimmung, Choleriker. Leichtes Brennen, Stechen, Jucken am After. Hämorrhoiden bluten. Oft obstipiert.

Anwendung: D 2 – D 6 dil.

Lycopodium

Starker Meteorismus mit Blähsucht, verträgt nichts Enges um die Gürtellinie. Stuhl oft verstopft, seltener Durchfall. Krampfiger Schmerz im After, besonders nach dem Stuhlgang. Empfindung, als wenn der Darm sich nicht vollständig entleeren würde. Hämorrhoiden sehr schmerzhaft, stechend. Schmerz läßt nach durch warmes Sitzbad. Schleimige Absonderung, seltener blutend. Schlimmer durch Berührung und während der Schwangerschaft.

Anwendung: D 6 – C 200 tabl.

▶ **Mit Obstipation**

Causticum

Die Darmfunktion entspricht der für dieses Mittel eigenartigen Mischung von Krampf und Lähmung. Entleerung nur mit starkem Pressen oder nur im Stehen; auch weicher Stuhl ist auf Bandbreite zusammengepreßt. Erfolgloser Stuhldrang mit Schmerzen im After. Der After wird wie rauh, wund und brennend empfunden. Große, *harte* meist äußere, aber auch innere Hämorrhoiden; entzündet mit starker Blutfülle, verhindern mechanisch, aber auch durch den Schmerz bedingt, den Stuhlgang. *Auffallend* ist die Zunahme der Schmerzen beim Darandenken, bei geistiger Anstrengung. »Schlechter durch Überanstrengung der Stimme und langes Stehen – wie bei Predigern.« (Nach *Nash*).

Anwendung: Reihe von C 6 (D 12) – C 200 tabl.

Graphites

Atonische Obstipation – kein Drang. Stuhlgang besteht aus harten Knollen, mit Schleim bedeckt, widerlicher Geruch. Stechender Schmerz beim Stuhlgang. *After wund*, ekzematös, evtl. *Fissuren*. Brennende und blutende äußere, große Hämorrhoiden. Beschwerden schlimmer im Bett, nachts, beim Abwischen, durch Berührung, während Menses.

Anwendung: Reihe von C 6 (D 12) – C 200 tabl.

Nux vomica

Spastische Obstipation – erfolgloser Stuhldrang. Durchfälliger Stuhl mit Tenesmen, kleine schleimige oder auch blutige Stuhlportionen. Krampf im After mit Lumbalschmerz oder Völlegefühl am Damm. Meist innere, seltener äußere Hämorrhoiden, die stark jucken, aber seltener bluten. Entzündet mit starker

Blutstauung, fallen vor und *klemmen sich ein*. Hämorrhoiden während der Schwangerschaft, bei Trinkern, *Folge von Abführmittelabusus*, bei sitzenden Berufen. Beschwerden und Schmerzen sind schlimmer bei Berührung, Gehen, Bier, Erregung, nach dem Stuhl; besser durch kurze kalte Anwendungen.

Anwendung: C 30 dil.;
LM VI–XVIII dil.

Ratanhia

Sehr harter Stuhl, kann nur mit Schwierigkeiten und unter Schmerzen entleert werden. Dabei Vordrängen der Hämorrhoiden und Einrisse in der Schleimhaut. Fissuren. Brennen und Jucken am After; nässende Schleimabsonderungen. Beschwerden und Schmerzen schlimmer während und nach Stuhlgang, durch Berührung; besser durch warmes oder auch kurzes kaltes Sitzbad.

Anwendung. D 6 – C 6 (D 12) dil.
Sehr bewährt auch als Salbe.
Rp. Ratanhia ⌀ 5 ml
    Eucerini anhydr. ad 50.0
    M. f. Ungt.

▶ Entzündungen im Enddarm

Aloe

Venöse Stauung, Pfortaderstauung mit Entzündungen im Dickdarmbereich (Kolitis, Divertikulitis), Folge von Abführmittelabusus. Meteorismus. Gärungsdyspepsie. Durchfall mit kolikartigem Schmerz vor und beim Stuhlgang. Flatulenz. Gefühl der Unsicherheit im After, keine sichere Kontrolle, daß mit Winden oder beim Urinieren nicht auch noch Stuhl abgeht. Große, äußere, bläuliche Hämorrhoiden; »traubenartig vordrängend« (*Mezger*); oft eingeklemmt mit Entzündung und blutend; Brennen und Jucken; fallen vor beim Urinieren. Beschwerden schlimmer morgens, nachts, im Sitzen, während Menses, nach Bier, durch warme Anwendungen; besser durch kalte Anwendungen.

Anwendung: D 3 dil. bei Kolitis – nur einige Tage, sonst C 6 (D 12) – C 30 dil.

Capsicum

Sehr frostige Menschen; frieren am Rücken, besonders nach dem Trinken. Auffallend ist, daß diese frostigen Patienten rotwangig aussehen; heißes, rotes Gesicht noch bei Kälte. Krampfige Leibschmerzen; Durchfall mit Schleim und Blut. Zusammenschnürungsgefühl am After, mit brennenden, stechenden, juckenden, großen äußeren oder auch inneren Hämorrhoiden. Schlimmer in der Schwangerschaft und bei Durchfällen. Beschwerden besser durch warme Anwendungen.

Anwendung: C 6 (D 12) – C 30 dil.

Podophyllum

Veranlagung zu Gallenstörungen, Magen-Darm-Katarrhen, Kolitis. Verstopfung wechselt mit Durchfall; gußartiger Durchfall (Hydrantenstuhl). Beim Stuhlgang preßt es die großen inneren Hämorrhoiden nach außen, evtl. Analprolaps. Nur selten Hämorrhoidalblutung, dafür starke Schleimabsonderung.

Anwendung: C 6 (D 12) – C 30 dil.

▶ Während der Schwangerschaft

Aesculus hippocastanum (siehe S. 131)

Collinsonia

Hämorrhoiden und Verstopfung bei venösen Stauungen im Beckenbereich. »Hartnäckige Verstopfung mit austretenden Hämorrhoiden.« (*Boericke*). Diese Situation tritt besonders oft auf in der Schwangerschaft – hier ist *Collinsonia* ein sehr bewährtes Mittel. Die Hämorrhoiden können bluten, fallen oft vor und jucken. Beschwerden sind schlimmer nachts und besser durch warme Anwendungen. Nach *Stauffer* bewährt bei Hämorrhoidaleinklemmung (im Wechsel mit *Belladonna*).

Anwendung: ∅–D 6 dil.

Lycopodium (siehe S. 132)

Sepia

Wirkt auf die venöse Stase im Beckenraum und die hormonelle Umstellung in der Schwangerschaft. Schwere, Völlegefühl, Senkung im Beckenbereich. Wechsel von atonischer mit spastischer Obstipation; selbst weicher Stuhl geht nicht ab; tagelang kein Drang oder vergeblicher Drang. Runde, mit Schleim verklebte Bälle. Verstopfung mit *Knollengefühl* im Rektum, Empfindung: wie ein Ball. Beim Stuhl kommt es zum Bluten von Hämorrhoiden und Einrissen der Schleimhaut, Fissuren. Schmerzen strahlen aus vom After nach oben. Große äußere oder innere Hämorrhoiden, manchmal sehr hart. Beschwerden sind schlimmer durch Berührung; Gehen verursacht Blutung, schlimmer durch Milch, evtl. Durchfall nach Milch, und schlimmer bei der Entbindung.

Anwendung: C 6 (D 12)/C 30/C 200 dil.

▸ Während der Wechseljahre

Lachesis

Allgemeine klimakterische Beschwerden mit Wallungen, Schweiß, Herzklopfen. Durchfall oder Verstopfung. After wund bei wäßrigem Stuhlgang. *Klopfendes Gefühl* im Rektum oder Empfindung, als ob der After sich zusammenschnürt. Große äußere und innere *Hämorrhoiden, purpurfarben* bis bläulich; *hart*; verhindern den Stuhlgang; fallen vor und werden eingeklemmt. Oft Fissuren. Stechender Schmerz in den Hämorrhoiden, besonders beim Husten oder Niesen (*Boericke*). Besondere Indikation: Hämorrhoiden bei Alkoholikern. Schmerzen werden besser mit Eintritt einer *Hämorrhoidalblutung* und schlimmer durch Berührung, während der Menses, bei Ausfall der Menses, in der Schwangerschaft und durch warme Anwendungen.

Anwendung: C 6 (D 12)–C 30 dil.

Sepia (siehe S. gegenüber)

▸ Einklemmung

Aloe (siehe S. 133)

Collinsonia (siehe S. 133)

Lachesis (siehe S. 134)

Nux vomica (siehe S. 132)

Paeonia (siehe S. 131)

▸ Thrombosierung

Crotalus horridus (siehe S. 126)

Hamamelis (siehe S. 131)

Lachesis (siehe S. 134)

▸ Geschwüre

Lachesis (siehe S. 134)

Mercurius corrosivus

Die Stuhlsymptomatik entspricht Mercurius solubilis, die Bildung von Geschwüren ist bei Mercurius corrosivus ausgeprägter. Wiederholter *Krampf* im After mit *ständigem Drang* zur Stuhlentleerung. Stuhl enthält viel Schleimfetzen, membranöses Gewebe, evtl. Blut. Heftiges Brennen im After, Bildung von Geschwüren im Rektum und auf den Hämorrhoidalknoten.

Anwendung: C 6 (D 12)–C 30 tabl.

Acidum nitricum

Neigung zur Bildung von Geschwüren mit *splitterartigem* Schmerz am Übergang von Haut zur Schleimhaut. Häufiger ist Durchfall, selten sind Verstopfungen. Tenesmen, Stuhl schleimig, übelriechend. Reißende, schneidende Schmerzen, besonders aber Splitterschmerz im Rektum und am Anus. Schmerzen halten noch stundenlang an nach dem Stuhlgang. Analprolaps. Große äußere Hämorrhoiden, bluten, fallen vor beim Stuhlgang und beim Urinieren. Bildung von Geschwüren auf dem Hämorrhoidalknoten, *tiefe Fissuren* zwischen den Analfalten.

Anwendung: C 6 (D 12) – C 200 dil.; LM VI–XVIII dil.

Silicea

Frostige Patienten mit Neigung zu Eiterungen von Verletzungen und Wunden. Verstopfung mit vergeblichem Drang oder stinkende Durchfälle. Entleerung mühsam; unter großer Anstrengung tritt ein Teil des *Stuhles* heraus und *schlüpft wieder zurück.*
Äußere Hämorrhoiden fallen vor beim Stuhlgang; Entzündung; Einklemmung; werden eitrig mit Bildung von Geschwüren.

Anwendung: Reihe von C 6 (D 12) – C 200 tabl.

Analfissuren

Analfissuren treten häufiger auf bei Patienten mit Hämorrhoiden. Sie entstehen durch trophische Störungen an der Schleimhaut und mechanisch bedingte Einrisse durch voluminösen, harten Stuhl oder Reizung der Schleimhaut bei Durchfällen. Viele Hämorrhoidenmittel bewähren sich auch bei Fissuren – deshalb Besprechung an dieser Stelle.

Graphites
(vgl. Eczema varicosum, S. 127 und Hämorrhoiden bei Obstipation, S. 132)

Neigung zu *schrundiger, rissiger* Haut *am Übergang* zur *Schleimhaut.* Harter, klumpiger Stuhl. Diese beiden Phänomene führen auch zu Fissuren. Stechende, brennende Hämorrhoiden; After wund, ekzematös.

Anwendung: C 30/C 200 tabl.

Hydrastis

Verstopfung mit Senkungsgefühl im Abdomen mit Kopfschmerz oder saure, grünliche Durchfälle. Scharfer, schneidender Schmerz beim Stuhlgang und noch lange danach (wie bei *Acidum nitricum*). Rissiger, schrundiger Analbezirk, evtl. Analprolaps.

Anwendung: D 4 – C 6 (D 12) dil.

Acidum nitricum

Splitterschmerz während und noch lange nach dem Stuhlgang. Besser durch warme Anwendungen.

Anwendung: C 6 (D 12) – C 200 dil.; LM VI–XVIII dil.

Paeonia
(vgl. Varikose, Hämorrhoideneinklemmung, S. 131)

Beißen und Jucken zwingt zum Kratzen.

Anwendung: D 6 – C 6 (D 12) dil.

Ratanhia
(vgl. Hämorrhoiden, S. 133)

Brennende Schmerzen beim Stuhlgang und noch sehr lange danach. Besser durch warmes Sitzbad oder kurze kalte Anwendungen.

Anwendung: D 6 – C 6 (D 12) dil.;
auch als Salbe:
Rp. Ratanhia ∅ 5 ml
    Eucerini anhydr. ad 50.0
    M. f. Ungt.

Atemorgane

Husten

Die Überschrift »Husten« ist bewußt sehr allgemein gewählt. Eine Differenzierung nach klinischen Gesichtspunkten gibt für die homöopathische Mittelwahl keine Entscheidungshilfe, da die meisten der folgenden Mittel eine übergreifende Wirkung auf alle Schleimhäute der Atemwege haben. Deshalb ist eine Einordnung in Laryngitis, Tracheitis, Bronchitis nicht sinnvoll.

Es ist selbstverständlich, daß wir vor jeder Therapie eine diagnostische Klärung der Art der Erkrankung durchführen, denn das gemeinsame Leitsymptom »Husten« reicht vom psychosomatischen Verlegenheitshusten über akute Entzündungen, allergische Zustände bis zur Tuberkulose und zum Karzinom.

Die homöopathische Anamnese muß folgende Fragen klären:

1. Warum und weshalb hustet der Patient?	– Ätiologie
2. Wann (Uhrzeit, Jahreszeit) und unter welchen Bedingungen (z. B. mehr im warmen Raum oder in kalter Luft) tritt der Husten auf; was bessert oder verschlimmert (z. B. heißes Getränk)?	– Modalität
3. Welche Begleitumstände sind damit verbunden (z. B. Brechreiz, Nasenbluten, unfreiwilliger Harnabgang beim Hustenstoß)?	– Begleitsymptome

Bei chronischen Erkrankungen berücksichtigen wir die gesamte leibliche und seelische Verfassung des Kranken, d. h. seine Konstitution.

Übersicht

Vgl. in den Repertorien:
Husten
   Zeit   *EK 781–784, KK III/353–360*
   Modalitäten   *EK 784–814, KK III/361–375*
   Art, Empfindungen *EK 784–814, KK III/377–401*
   Auswurf   *EK 815–824, KK III/403–416*
Entzündung
   Bronchien   *EK 832, KK II/213*
   Kehlkopf, Trachea *EK 750–765, KK III/315–318*
   Atmung   *EK 766–780, KK III/331–351*

Trockener Husten

  Akut

     Bei fieberhaftem, katarrhalischen Infekt   S. 138   Aconitum
                                                                             Belladonna
                                                                   Bryonia

Entzündung geht vom Nasen-Rachen-Raum zu den Bronchien . . . . später auch feuchter Husten	S. 139	Sticta pulmonaria Corallium rubrum Rumex crispus Justicia
Krampf- und Reizhusten	S. 140	Drosera Ipecacuanha Hyoscyamus
Kruppöser Husten	S. 141	Spongia Bromum
Feuchter Husten		
Akut		
Auswurf leicht	S. 141	Pulsatilla
Auswurf schwierig	S. 141	Sticta pulmonaria Corallium rubrum Rumex crispus Justicia Antimonium tartaricum (Tartarus stibiatus) Kalium jodatum Senega Dulcamara
Auswurf zäh	S. 142	Hydrastis canadensis Antimonium sulfuratum aurantiacum
Chronische Formen		
Auswurf leicht	S. 143	Phellandrium Stannum
Auswurf schwierig	S. 143	Grindelia Hepar sulfuris Ammonium carbonicum Hydrastis
Auswurf fötid	S. 144	Phellandrium Carbo animalis + veget. Kreosotum Sulfur jodatum Bacillinum

Trockener Husten

▶ **Akute Erkrankungen**

Hier gibt uns die Art des Verlaufes oft schon Hinweise auf das homöopathische Arzneimittel. Sehr *rascher Beginn* bei *katarrhalischen*, grippalen Infekten oder bei *Pseudokrupp* spricht für *Aconitum* oder *Belladonna*.

▷ Bei fieberhaftem, katarrhalischem Infekt

Aconitum

Stürmischer Beginn nach Einwirkung von kaltem Wind (Ostwind). Kurzer, trockener Husten. Pfeifende Inspiration. Haut heiß, aber trocken; Frostschauer im Beginn der Krankheit. Gesicht im Liegen rot – aber blaß beim Aufsetzen.
Schlimmer 23 Uhr bis Mitternacht und durch Kälte.
Anwendung: C 6 (D 12) dil.
nach Methode 1.

Belladonna

Plötzlicher rascher Beginn eines Allgemeininfektes. Haut rot, heiß, schweißig; dampft unter der Bettdecke, will zugedeckt bleiben, friert beim Aufdecken. Gesicht hochrot, glänzend; große Pupillen; Augenweiß ist rot. Klopfende Karotiden. Starker Durst auf kaltes Wasser (Atropin macht Trockenheit der Schleimhäute). Hustenreiz geht vom Larynx aus; Rachenwand hochrot. Husten trocken, krampfig; die Erschütterung des Körpers beim Husten wird in Kopf oder Bauch gespürt. (*Belladonna* hat starke Empfindlichkeit gegen Erschütterungen.)
Schlimmer durch Kälte, nachts, durch Sprechen.
Anwendung: C 6 (D 12) dil.
nach Methode 1.

Bryonia

Bei weniger dramatischem Verlauf und *stechenden Schmerzen* in der Brust ist *Bryonia* ein oft bewährtes Mittel.
Jede Bewegung verschlimmert die stechenden Schmerzen. Durst auf große Mengen, trinkt bei Fieber selten, aber viel auf einmal (*Arsenicum* wenig, aber oft). Schleimhaut trocken. Husten trocken mit stechenden Schmerzen in der Brust.
Schlimmer durch Bewegung, durch tiefes Atmen, durch Sprechen. Besser durch Ruhe, durch Festhalten des Brustkorbes beim Husten (wie *Drosera*). Obwohl Husten durch Einwirkung von trockener Kälte entsteht, wird der Hustenreiz schlimmer bei Eintritt ins warme Zimmer.
Anwendung: D 6 – C 6 (D 12)
nach Methode 1.

▷ Entzündung geht vom Nasenrachenraum zu den Bronchien, später auch feuchter Husten

Für manche Patienten ist sehr charakteristisch, daß ihre katarrhalischen Infekte zuerst im Nasenrachenraum beginnen und sich dann abwärts über Trachea zu den Bronchien ausdehnen. Bei dieser Situation denken wir an *Sticta, Corallium, Rumex* und *Justicia*. Die Schleimmenge ist bei diesen Mitteln meist gering; das Abhusten des Schleimes fällt den Patienten schwer.

Sticta pulmonaria (Sticta)

Beginn mit schmerzhaftem Gefühl der Völle oder Verstopfung an der Nasenwurzel und Trockenheitsgefühl der Nasenschleimhäute, bis die Nase zu laufen beginnt. Dauerndes vergebliches Bedürfnis, sich zu schneuzen. Trockener, hackender Husten; kann nicht aufhören, wenn er einmal angefangen hat. »Grippiges« zerschlagenes Gefühl.
Schlimmer abends, nachts, im Liegen, durch tiefes Einatmen. Sehr wirksam auch bei Laryngotracheitis, bei Grippe und Masern.
Anwendung: D 6 – C 6 (D 12) dil.

Corallium rubrum

Retronasaler Reflexhusten. Ununterbrochene kleine Hustenstöße, ausgehend von einem Reiz im hinteren Nasenrachenraum durch Schleimeiterstraße. Nase verstopft, Sekret läuft nach rück-

wärts. Sehr empfindlich gegen kalte Luft; verkriecht sich deshalb unter die Bettdecke oder hält sich Tuch vor den Mund; eingeatmete Luft erscheint kalt.
Schlimmer nachts, durch kalte Luft. Besser im warmen Raum. Auch oft sehr wirksam bei Pansinusitis mit Schleimeiterstraße und bei Keuchhusten.

Anwendung: C 6 (D 12) tabl.

Rumex crispus (Rumex)

Sehr empfindlich gegen kalte Luft. Anhaltender, trockener und erschöpfender Kitzelhusten; Reiz vom Rachen bis zur Bifurkation. Beim Husten stechender Schmerz (wie *Bryonia*) hinter Schlüsselbeinen und Brustbein; zieht zur linken Brust, evtl. bis zur Brustwarze; wegen des Schmerzes versucht der Kranke, den Husten zu unterdrücken.
Schlimmer nachts gegen 23 Uhr und in den frühen Morgenstunden zwischen 2 und 5 Uhr, durch kalte Luft, bei Übergang vom Warmen ins Kalte (*Bryonia* schlimmer vom Kalten ins Warme), bei Berühren des Kehlkopfes.
Besser, wenn Hals bedeckt ist (z. B. durch Schal), bei geschlossenem Mund, im warmen Raum. Husten macht oft unfreiwilligen Harnabgang (wie *Causticum, Coccus, Pulsatilla, Scilla*). Auch oft sehr wirkungsvoll bei Patienten mit chronischem Husten, bei denen man keinen wesentlichen Befund erheben kann, der aber durch kalte Luft entsteht und immer wieder neu dadurch ausgelöst wird.

Anwendung: D 6–C 6 (D 12) dil.

Justicia

Akute Entzündung der Atemwege mit erstickenden Hustenanfällen. Das Mittel hat eine breite Wirkung auf die Schleimhäute: Tränen, Niesen, Husten mit Schleimrasseln; kaum oder nur wenig Auswurf; der Schleim ist sehr zäh.
Die Hustenanfälle steigern sich bis zum Erstickungsgefühl mit Würgen und Erbrechen; nachts ist alles schlimmer. – *Justicia* und *Ipecacuanha* haben viele Ähnlichkeiten: *Ipecacuanha* hat aber Blutungsneigung und saubere Zunge mit Übelkeit; *Justicia* neigt zu starker Obstipation.

Anwendung: D 6–C 6 (D 12) dil.

▷ **Krampf- und Reizhusten**

Bei trockenem *Krampf- und Reizhusten* sind oft indiziert:

Drosera

Trockener, erstickender Husten, mit kurz aufeinanderfolgenden Hustenanfällen, so daß Atemholen fast nicht möglich ist; dabei roter Kopf, eventuell zyanotische Rötung, oft verbunden mit Nasenbluten und Brechreiz. Stechender Schmerz; hält sich den Brustkorb fest vor Schmerzen wie *Bryonia* und *Rumex*.
Husten *schlimmer* nachts, vor allem nach Mitternacht, durch Sprechen im warmen Zimmer und *besser* im Freien.

Anwendung: Wirkt oft besser in Tabletten, deshalb C 6 (D 12) tabl.

Ipecacuanha

Krampfhusten mit Atemnot; Erstickungsgefühl mit grobem Rasseln, als wenn die Bronchien voll Schleim wären; es kann jedoch kaum ausgehustet werden, da der Schleim sehr zäh ist. – Starke Übelkeit bei sauberer Zunge. Beim Husten leicht Erbrechen und Nasenbluten, Neigung zu Streckkrämpfen nach einem Hustenanfall. – Allgemein sehr abgeschlagen und erschöpft; Gesicht blaß mit blauen Augenringen. Heiser bis zur Stimmlosigkeit.
Husten und Kurzatmigkeit *schlimmer* durch Bewegung und besser durch Kalttrinken.

Anwendung: D 6–C 6 (D 12) dil.

Hyoscyamus

Nächtlicher, nervender Husten, »homöopathisches Codein«. Trockener, spastischer Husten. Empfindung, als ob das Zäpfchen zu lang wäre. Paßt besonders bei nervösen, hypersensiblen Menschen mit Neigung zu Schlaflosigkeit; Husten beginnt meist sofort nach dem Niederlegen. – Hustenanfälle *schlimmer* nachts, durch Trinken und Essen, durch Liegen, und *bessern* sich beim Aufsitzen und am Tage.

Anwendung: C 6 (D 12) – C 30 dil.

▷ Kruppöser Husten

Bei kruppösem Husten und Pseudokrupp bewähren sich oft *Spongia* und *Bromum*. Beim Pseudokrupp beginnt man die Behandlung wegen der auffallenden existentiellen Angst dieser Kinder mit *Aconitum*. *Aconitum* ist auch indiziert, weil Pseudokrupp besonders nach Erkältungen durch kalten Wind auftritt.

Spongia

Erstickender Husten, kruppartig; trokkener, rauher Husten, »sägend«; trockenes Gefühl in der Kehle und Trachea; Kehlkopf sehr berührungsempfindlich; heisere, rauhe Stimme; Auswurf sehr spärlich und hell.
Spongia ist jodhaltig, daher hungrig und durstig; Husten wird *besser* durch Essen oder Trinken, besonders durch warme Getränke.

Anwendung: C 6 (D 12) – C 30 dil.

Bromum

Patient schwitzt leicht, wenn er sich bei Anstrengungen erhitzt; ist dann empfindlich gegen Zugluft und Abkühlung. Diese Situation tritt besonders auf an warmen Tagen mit abendlicher Kühle, dadurch Husten, Asthma oder Durchfall. Husten krampfhaft, pfeifend, trokken, kruppös; *schlimmer* im warmen Raum, aber auch durch Einatmen von kalter Luft. Die eingeatmete Luft wird kalt empfunden. Der Husten *bessert* sich durch kaltes Getränk, auch am Meer (wie *Medorrhinum*).

Anwendung: C 6 (D 12) – C 30 tabl.

Feuchter Husten (mit Auswurf)

▶ Akute Formen

▷ Auswurf leicht

Bei akutem Erkältungshusten mit wechselnder Schleimbeschaffenheit paßt öfter

Pulsatilla

Der Husten ist am Morgen locker und der *Auswurf kommt leicht heraus*, besonders in frischer Luft im Freien. Abends und nachts wird er aber krampfig und trocken, schlimmer im warmen Zimmer. Sputum schmeckt »wie alter Schnupfen« (*Kent*), beim Husten gehen unwillkürlich einige Tropfen Urin ab (wie *Coccus cacti, Causticum, Kalium carbonicum*). – Im allgemeinen fällt bei diesen Patienten auf, daß sie frostig sind, aber keine Wärme vertragen (geheizte Räume, warmes, dämpfiges Wetter, warme Anwendungen).

Anwendung: C 6 (D 12) – C 30 dil.

▷ Auswurf schwierig

Bei *schwieriger Entleerung des Auswurfes* kommen auch Mittel in Frage, die ich schon oben bei Entzündungen, die vom Nasenrachenraum ausgehen, erwähnt habe:

Sticta
Corallium rubrum
Rumex
Justicia

Für die nächste Arzneimittelgruppe können wir uns entscheiden bei Schleimansammlungen in den tieferen Atemwegen – gekennzeichnet durch reichliche feuchte Rasselgeräusche bei der Auskultation der Lungen.

Antimonium tartaricum (Tartarus emeticus, Tartarus stibiatus)

Der schwache Patient (oft Kind oder Greis) kann reichlichen zähen Schleim nicht abhusten und wird dadurch kurzatmig und hinfällig. Erstickender Husten mit grobem Schleimrasseln; Schleim weißlich, zäh; Expektoration erleichtert vorübergehend den Hustenreiz.
Husten mit Atemnot, evtl. Nasenflügelatmung; verfallenes, blasses Aussehen, oft Übelkeit. Husten entsteht bei feuchter Kälte, im Winter. Er wird *schlimmer* im warmen Zimmer, besonders in dämpfiger Luft; im Liegen; muß sich aufsetzen, um besser abzuhusten. *Verschlimmerung* nachts 3 Uhr. Dienlich auch bei beginnendem Lungenödem und bei chronisch-rezidivierender Bronchitis.

Anwendung: D 6 – C 6 (D 12) – C 30 tabl.

Kalium jodatum

Bei hartnäckigem Husten und chronischen Entzündungen kann es als Resorptionsmittel eingesetzt werden. Husten trocken (laryngeal) oder feucht mit reichlichem, oft eitrig-grünlichem Auswurf, der sich aber nur schwierig entleeren läßt. Hustenreiz und Allgemeinbefinden *besser im Freien*! Stechende Schmerzen zwischen den Schulterblättern. Husten ist *schlimmer* nachts zwischen 2 und 5 Uhr, durch Wärme (Raum, Kleidung, Wetter); bei feuchter, wechselhafter Witterung und *besser* in frischer Luft. Oft sehr dienlich bei schwer lösender Pneumonie im Stadium der Hepatisation.

Anwendung: D 4, D 6, C 6 (D 12) tabl.

Senega

Der Husten klingt oft rauh und hackend. Bei der Auskultation hört man allerdings großblasige Rasselgeräusche, denn der Schleim kann nur sehr mühsam ausgehustet werden. Husten ist schlechter im Liegen, besser in Bewegung. Der Schleim ist oft sehr zäh, weißlich wie Eiweiß, seltener gelblich. Wundheitsgefühl, Stiche und Druck auf der Brust.
Sonderliches Symptom: Am Ende eines Hustenanfalles tritt öfter Niesen auf.

Anwendung: D 3 – C 6 (D 12) dil.

Dulcamara

»Husten nach Einwirkung von feuchtkaltem Wetter oder durch Naßwerden; muß lange husten, bevor sich der Schleim löst.« (Hering) Hustenreiz nach einem tiefen Atemzug; Husten klingt bellend, manchmal ähnlich wie bei einem Keuchhusten. Bewährt bei langdauerndem Husten nach Masern.

Anwendung: D 3 – C 6 (D 12) dil.

▷ Auswurf zäh

Hydrastis canadensis (Hydrastis)

Zäher, *fadenziehender* Schleim oder dikker gelblicher Auswurf. Rauher, harter Husten mit Hustenreiz, der vom Kehlkopf ausgeht; muß sich viel räuspern. Besonders indiziert bei geschwächten Kindern oder erschöpften älteren Menschen, bei langdauernder Laryngotracheitis oder Bronchitis, ist also anwendbar sowohl bei akuten als auch bei chronischen Hustenfällen.

Anwendung: C 6 – C 30 dil.

Antimonium sulfuratum aurantiacum

Sehr zäher Schleim. Schleimrasseln in den Atemwegen hörbar, kann aber sehr schlecht abhusten. Dieses Mittel hat große Ähnlichkeit mit *Antimonium tartaricum* – aber ohne Schwäche und Hinfälligkeit. Hat sich oft bei Emphysembronchitis bewährt.

Anwendung: C 6 (D 12) – C 30 tabl.

Chronische Formen

Bei solchen Kranken benötigen wir (nach sauberer Diagnostik) oft *Konstitutionsmittel*, die nur durch umfassende Fallaufnahme ermittelt werden können. Die folgende Zusammenstellung gibt einige orientierende Hinweise.

▶ Auswurf leicht

Phellandrium aquaticum

Chronische Bronchitis, evtl. Emphysem, mit reichlichem, oft übelriechendem Auswurf; *Verschlechterung* in der kalten Jahreszeit und *besser* im Sommer. Atembeklemmung durch Schleim, muß aufrecht sitzen. Stechende Schmerzen im rechten Thoraxbereich mit Ausstrahlung zum Rücken, zwischen die Schulterblätter und zur rechten Sakralregion. Starke Erschöpfung.

Anwendung: D 4–D 6 dil.

Stannum (Stannum metallicum)

Schwächegefühl in der Brust; fühlt sich so schwach, daß er kaum sprechen kann. Sprechen, Lachen, Hinlegen auf die Seite und warmes Getränk lösen Hustenattacken aus, die sich allmählich steigern, einen Höhepunkt erreichen und allmählich abflauen. Reichlicher Auswurf von weißlichem, gelblichem, gelbgrünlichem oder gräulichem Schleim, der widerwärtig süßlich oder salzig schmeckt. Stechende Schmerzen im linken Brustbereich. Beengungsgefühl in der Brust, muß die Kleidung öffnen und tief Luft holen. Nachtschweiß. Von den alten homöopathischen Ärzten oft bei Lungentuberkulose verwendet; bei eitriger Bronchitis und Bronchiektasen bewährt.

Anwendung: C 6 (D 12)–C 30 tabl.

▶ Auswurf schwierig

Grindelia robusta

In den Atemwegen hört man viele Rasselgeräusche. Durch den zähen, schwer abhustbaren Schleim starke Atembeklemmung bis zum Asthma. Kann im Liegen nicht atmen; erwacht aus dem Schlaf mit Erstickungsgefühl oder hört auf zu atmen beim Einschlafen und schreckt hoch mit keuchender Atmung. Besonders indiziert bei Asthma- und Emphysembronchitis mit reichlichem zähen Schleim.

Anwendung: D 6–C 6 (D 12) dil.

Hepar sulfuris

Bronchialerkrankungen treten nach Unterdrückung von Hauterkrankungen auf. Der Husten kann trocken oder feucht sein – die Reichweite dieses Mittels umfaßt sowohl den Pseudokrupp, trockenen, krampfigen Larynxhusten, feuchte Bronchitis mit zähem Schleim als auch pneumonische Infiltrationen. Für alle Formen gilt die gleiche Ätiologie: Folge von Kälte; Einwirkung von kalter, trokkener Luft; ebenso die gleiche Modalitäten: Husten ist *schlimmer* nachts, durch Kaltwerden, durch kaltes Getränk, durch Sprechen, im Liegen, am Morgen. *Besserung* bei feuchtem Klima, bei Regenwetter, durch Luftbefeuchtung im Raum.

Anwendung: C 30–C 200 tabl.

Ammonium carbonicum

Eine Arznei für erschöpfte alte Menschen oder schlaffe dicke Kinder. Atemnot und Herzklopfen bei geringer Anstrengung, schon Sprechen fällt schwer. In der Kehle trockenes, wundes Gefühl; Rasselgeräusche über der Lunge; trockener Husten; *schlimmer* nachts, besonders 3–4 Uhr. Am Morgen und tagsüber kommt etwas schleimiges Sputum, manchmal mit Blutstreifen; schmeckt salzig oder süßlich. – Husten ist *schlim-*

mer im warmen Raum, bei naßkaltem Wetter, *besser* bei trockener Witterung. Besonders geeignet bei Bronchitis mit Herzmuskelschwäche, besonders bei Rechtsinsuffizienz und Altersemphysem.
Anwendung: C 6 (D 12) – C 30 tabl.

Hydrastis canadensis (Hydrastis)
(vgl. oben, S. 142)

▷ Auswurf fötid

Bei fötider Bronchitis kann man an die folgenden Mittel denken, sie haben sich vielfach bewährt:

Phellandrium (Phellandrium aquaricum)
(s. S. 143)

Carbo vegetabilis und
Carbo animalis

Die Mittelbilder dieser beiden Arzneien haben im Bereich des bronchitischen Syndromes geringe Unterschiede. Wenn der Geruch des Auswurfes besonders widerlich ist, wird *Carbo animalis* bevorzugt, besonders wenn der Allgemeinzustand extrem schlecht ist. Frostige, erschöpfte Patienten mit kalten Extremitäten, die sich aber trotz der Frostigkeit im warmen Zimmer schlechter fühlen; ausgeprägtes Verlangen nach frischer Luft, will bei Atembeklemmung frische Luft zugefächelt bekommen. Wundes, rauhes Gefühl vom Larynx bis in die Brust mit brennenden Schmerzen beim Husten. Erstickender Husten mit Zyanose der Lippen, evtl. auch der Extremitäten. Husten ist *schlimmer* am Abend, vor Mitternacht, beim Gähnen, beim Sprechen und Essen, durch kaltes Getränk, in warmen, schlecht gelüfteten Räumen, im Liegen; muß aufsitzen oder mit erhöhtem Kopf ruhen.
Auswurf ist entweder gering oder zäh. Auffallend ist der zähe, weißliche oder grüngelblich-eitrige Schleim mit widerwärtigem Geruch.
Anwendung: C 30 – C 200 tabl.

Kreosotum

Bei diesem Mittel sind *alle Absonderungen übelriechend* und scharf – entsprechend ist das gelbliche, eitrige oder blutig tingierte Sputum von widerlichem Geruch. Beim Abhusten kommt es öfter zum Erbrechen und zu stechenden oder brennenden Schmerzen im Brustbereich; Druckgefühl hinter dem Sternum.
Der Husten ist *schlechter* in der kalten Jahreszeit, am Morgen und Abend, beim Erwachen, beim Liegen auf der Seite oder beim Umdrehen im Bett, durch Musik, beim *Ausatmen*. – Nach den Hustenattacken starke Erschöpfung mit ängstlichem Gefühl der Schwere und Beklemmung in der Brust; kurzatmig mit Nasenflügelatmung.
Anwendung: D 4, D 6, C 6 (D 12) – C 30 dil.

Sulfur jodatum

Die Symptomatik ist sehr ähnlich wie bei *Sulfur:* Trockener Husten, vom Larynx ausgehend, mit brennender Wundheit und heiserer Stimme; später bronchialer Husten mit reichlichen Rasselgeräuschen; Schleim dick, reichlich, übelriechend. Atemnot durch Schleimansammlungen, besonders nachts, *besser* nach Abhusten des Schleimes.
Anwendung: D 3, D 6, C 6 (D 12) – C 30 tabl.

Bacillinum
(Tuberkulin-Nosode aus Kaverneneiter)

Bei fötider Bronchitis, besonders auch bei Bronchiektasen oder Mukoviszidose ist gelegentlich eine Zwischengabe dieser Nosode wichtig. Entweder laryngealer Kitzelhusten, der zu ermüdenden Attakken führt, oder tiefer, bronchialer Husten mit reichlichem, schleimig-eitrigem Auswurf. Husten nachts im Schlaf, ohne daß der Kranke davon wach wird.
Anwendung: Einzelgaben C 30, C 200 tabl.

Asthma

In der Benennung von Krankheiten spiegelt sich die verschiedene Einstellung der Ärzte: Sprach man früher vom Asthma *nervosum*, so spricht man heute von *Bronchial*-Asthma. Wenn man die homöopathische Fallaufnahme durchführt (vgl. Bd. I, S. 62 ff.), so erkennt man rasch, daß die Lunge das Reflexorgan eines viel tieferen Geschehens ist. Dies Geschehen ist mit drei Begriffen zu beschreiben: *Angst – Krampf – überschießende Reaktion* (Allergie, Hyperergie).

Unsere Arzneiwahl muß im *Anfall* besonders auf die Angstsymptome achten, *nach dem Anfall* die auslösenden Faktoren berücksichtigen und sich *schließlich* der *chronischen Grundstörung* widmen. Diese letzte Aufgabe setzt Kenntnis der *Hahnemann*schen Anweisung für die Behandlung chronischer Krankheiten voraus (vgl. Bd. I, S. 153 ff.).

Übersicht

Asthma:	EK 766–768		KK III/331–334
Atmung			
Behindert:	EK 768		KK III/342
Erschwert:	EK 769	Unterbrochen	KK III/350
Schwierig:	EK 773–779	Atemnot:	KK III/334–342
Keuchen bis Stöhnen:	EK 770–779	Geräusche:	KK III/343–346
Schnappen nach Luft:	EK 772		KK III/347–348

Anfall . . . . S. 147   Aconitum
                                                                 Belladonna
                                                                  Acidum hydrocyanicum
                                                                  Stramonium
                                                                  Arsenicum album
                                                                  Cuprum metallicum
                                                                  Lachesis
                                                                  Ipecacuanha
                                                                  Jodum
                                                                  Spongia
                                                                  Ammi visnaga

Anfallsfreie Zeit

  Wodurch entsteht der Anfall?

    Emotionale Auslösung
      Folge von Ärger . . . . S. 150   Bryonia
                                                                      Chamomilla
                                                                      Nux vomica

      Folge von Zorn, Verzweiflung . . . S. 150   Arsenicum album

      Folge von Aufregung, Erregung . . S. 150   Bryonia
                                                                      Nux vomica
                                                                      Aconitum
                                                                      Ambra grisea (Ambra)
                                                                      Ignatia
                                                                      Gelsemium

Folge von niedriger Reizschwelle	S. 151	Moschus Nux moschata Pulsatilla
Folge von Infekten		
Bei jeder Erkältung, bei banalen Infekten, bei Schnupfen	S. 152	Sticta pulmonaria (Sticta) Dulcamara
Nach (seit?) einer epidemischen Infektionskrankheit	S. 152	Entsprechende Nosoden, besonders oft: Morbillinum Pertussinum Scarlatinum
Nach einer Impfung	S. 152	Thuja Silicea Variolinum Polio-Nosode Diphtherinum
Folge von atmosphärischen Faktoren		
Durch trockene Kälte	S. 153	Aconitum Aralia racemosa Causticum (Causticum Hahnemanni) Hepar sulfuris Nux vomica
Durch feuchtkaltes Wetter	S. 154	Dulcamara China
Durch feuchtwarmes Wetter	S. 155	Carbo vegetabilis Lachesis
Durch warme Zimmerluft	S. 155	Carbo vegetabilis Ammonium carbonicum Bromum Kalium sulfuricum
Folge von Unterdrückungen		
Von Hautausschlägen, Schweiß, Exanthemen	S. 156	Cuprum (Cuprum metallicum) Pulsatilla Silicea Apis (Apis mellifica) Sulfur
Der Menses	S. 156	Pulsatilla Lachesis Spongia
Wie verläuft der Anfall?		
Trockenes spastisches Asthma, wenig Schleim (meist Kaltfront-Typen)	S. 157	Arsenicum album Cuprum (Cuprum metallicum) Spongia

		Acidum hydrocyanicum
		Bromum
		Lobelia (Lobelia inflata)
Feuchtes Asthma, Asthmabronchitis	S. 157	Antimonium tartaricum (Tartarus stibiatus)
		Ammonium carbonicum
		Blatta orientalis
		Ipecacuanha
		Kalium jodatum
Wann treten die Anfälle auf?		
Siehe Abb. 4 und 5	S. 158	
Konstitutionsbehandlung		
Sykotische Arzneimittel	S. 159	Natrium sulfuricum
		Thuja
		Medorrhinum
Psorische Arzneimittel	S. 160	Calcium carbonicum
		Psorinum
		Sulfur
		Kalium carbonicum
		Phosphorus
Tuberkulinische Arzneimittel	S. 162	Tuberkulin-Nosoden:
		Tuberculinum Koch
		(Tuberculinum GT)
		Tuberculinum Marmorek
		Tuberculinum bovinum
Luesinische Arzneimittel	S. 162	Kalium jodatum
		Kalium nitricum
		Kalium arsenicosum
		Luesinum
Zusatzbehandlung	S. 163	
Neuraltherapie		
Akupunktur		
Symbioselenkung		
Atemgymnastik		
Klimakuren (Modalitäten des Kranken beachten)		
Trockenbürsten		
Meersalzbäder		

Behandlung im Anfall

Die Behandlung im Anfall setzt gute Arzneimittelkenntnisse voraus, da die Notfallsituation eine rasche Entscheidung verlangt. Mit den folgenden Mitteln sollten wir uns gut vertraut machen, da sie auch in anderen dringlichen Krankheitsfällen benötigt werden. In ihrem Arzneimittelbild und im Asthma-Anfall begegnen wir in gleicher Weise der existentiellen Angst.

Aconitum

Plötzlicher Beginn, oft in der Nacht. Folge von kaltem Wind (Ostwind!), Ärger, Schreck. Kurzer trockener Husten; pfeifende Inspiration und bedrohliche Angst mit Todesgedanken; sagt seine Todesstunde voraus.

Anwendung: C 30 dil. oder glob., Methode 1 (alle 5 Minuten 1 Eierlöffel voll bis zur Besserung).

Belladonna

Plötzlicher Beginn, oft in der Nacht. Folge von Schreck, Ärger, Abkühlung, durch Wechsel von warmem zu kaltem und bei feuchtwarmem Wetter, nach Überhitzung. Gesicht heiß, schweißig, rot; angstvoll erweiterte Pupillen. Klopfender, harter, schneller Puls. – Trockener, bellender Husten; trockenes, geschwollenes Gefühl im Rachen. Meist kräftige Patienten; lebhaft, interessiert an allem, oft auch exaltiert.

Anwendung: C 30 dil. oder glob., Methode 1 (alle 5 Minuten 1 Eierlöffel voll).

Acidum hydrocyanicum

Eine der giftigsten Arzneien – deshalb auch für sehr kritische Situationen: *Kollaps durch die Atemnot.* Puls schwach, unregelmäßig, kalte Extremitäten. – Kiefer verkrampft, blasse livide Lippen, Zyanose. Krampfiger erstickender Husten; Gefühl, als wenn der Rachen fast verschnürt wäre; lautes, erregtes Atmen.

Anwendung: C 30 dil. oder glob., Methode 1.

Stramonium

War früher in vielen Asthma-Räuchermitteln enthalten. Heftiger, erregter Gesichtsausdruck; rotes, kongestioniertes Gesicht. Will nicht allein sein; Angst in der Dunkelheit; *verlangt Licht,* aber nicht zu grelles. – Krampfiger, trockener Husten; heisere, krächzende Stimme; Nase verstopft und trocken.

Anwendung: C 30 dil. oder glob., Methode 1.

Arsenicum album

Ruhelose Angst, besonders nachts, will nicht allein sein. Erschöpft und kalt, eingefallenes, blasses Gesicht. Asthma-Anfälle besonders kurz nach Mitternacht, 1 Uhr, bei feuchtem Wetter. Kann bei einem Anfall nicht liegenbleiben, muß sich aufsetzen; möchte vor Unruhe und Angst herumgehen, aber muß sich vor Schwäche nach ein paar Schritten wieder setzen. Furcht vor dem Ersticken; Empfindung, als ob die Atemorgane zugeschnürt wären. Trockener Husten mit Brennen im Brustkorb; stechender Schmerz im rechten oberen Lungenbereich.

Anwendung: C 30 dil. oder glob., Methode 1.

Cuprum metallicum

Bei vielen Krampfzuständen ist Kupfer indiziert – auch bei Asthma-Patienten, wenn diese zu Muskelkrämpfen und Zuckungen neigen. Anfälle treten auf nach unterdrückender Behandlung von exanthematischen Kinderkrankheiten oder Hautausschlägen. Nächtliche Anfälle (3 Uhr) mit Empfindung, als wenn die Brust zusammengeschnürt wäre. Atemnot und Husten können sich steigern bis zur Zyanose der Lippen und zur Verkrampfung im Magen mit Erbrechen – mit dem Erbrechen weicht die Atemnot.

Anwendung: C 30 glob., Meth. 1.

Lachesis

Alles Beengende löst Beklemmungen aus: enge Kleidung oder Druck am Hals, an der Taille; enge Räume – reagiert mit Erstickungsgefühl und Angst. Äußert seine Beschwerden mit extravertierter

Redelust und Gestik. Hat das Verlangen, tief einzuatmen. Asthma-Anfälle treten oft nachts auf, aus dem Schlaf heraus oder nach dem Schlaf; nach warmen Bädern; im Frühling; nach Unterdrückung der Menses; in der Klimax.

Anwendung: C 30 dil. oder glob., Methode 1.

Ipecacuanha

Erstickender Husten mit lauten Rasselgeräuschen, kann aber den Schleim kaum abhusten; Sputum enthält oft kleine Blutbeimengungen. Bei der Atemnot oft sehr heiser mit Schnupfen und Niesen. Beständige Übelkeit, dabei aber völlig reine Zunge. Asthma-Anfälle treten periodisch auf, besonders bei feuchtwarmem Wetter und Wind.

Anwendung: C 30 dil. oder glob., Methode 1.

Jodum

Hauptmittel bei Asthma durch Pollenallergie. – Rauhe Stimme und rauhes Gefühl mit zusammenschnürender Enge im Kehlkopfgebiet. Kruppartiger Husten mit asthmatischer Beklemmung und Angst; möchte Schleim herausbringen, löst sich nicht, ist sehr zäh. Atemnot und Husten sind *schlimmer* im warmen Raum, bei warmem, feuchtem Wetter, im Liegen, in der Ruhe; verlangt frische Luft, möchte herumgehen.

Anwendung: C 30 dil. oder glob., Methode 1.

Spongia

Trockener, kruppartiger Husten, bessert sich durch Essen oder Trinken. Kurze, keuchende Atmung; er bekommt keine Luft im warmen Zimmer und im Liegen. Atembeklemmung geht mehr vom Hals aus: »Als ob ein Stöpsel in der Kehle steckte.« (*Hahnemann*, RAL Bd. VI.)

Anwendung: C 30 dil. oder glob., Methode 1.

Ammi visnaga

Da noch keine Arzneimittelprüfung an Gesunden durchgeführt wurde, sind bisher keine individuellen Symptome bekannt. Breite Wirkung als krampflösendes Mittel.

Anwendung: ∅–D 4 dil. 5–10 Tr. in kurzen Abständen (15–20 Min.), etwa 3mal wiederholen.

Behandlung in der anfallsfreien Zeit

Die Anamnese muß sich um vollständige Symptome bemühen (vgl. Bd. I, S. 41 und S. 64 f.). Es sollten die folgenden Fragen beantwortet werden:

1. Warum/wodurch entsteht der Anfall?	– Ätiologie	– Cur?
2. Wie verläuft der Anfall? Was geschieht im Anfall? (z. B. trocken, feucht, mit Furcht/Angst)	– Sensation	– Quod?
3. Wodurch und wann wird es besser oder schlechter?	– Modalitäten	– Quomodo?

Wodurch entsteht der Anfall?

▸ Emotionelle Auslösung

Sie kann durch gute Beobachtung oder vorsichtiges, indirektes Fragen ermittelt werden. Die folgenden drei *Ärger-Mittel* können oft die psychische Reizschwelle senken.

▷ Folge von Ärger

Bryonia

Folge von *Ärger, Kränkung* und *Kälte*. Findet überall Anlaß, sich zu ärgern, wird dabei *wütend*; besonders bei Dingen des täglichen Geschäftes und Berufes. Hustet bei trockener, kalter Witterung, aber auch, wenn er aus der Kälte in einen warmen Raum kommt; stechende Schmerzen beim Husten. Atemnot durch Bewegung, Sprechen, tiefes Atmen – dabei Verlangen, die Brust auszudehnen.

Anwendung: C 6 (D 12) dil.

Chamomilla

Exaltierte Reaktion auf *Ärger*, auf trockene *Hitze*. Kinder sind nur zu beruhigen, wenn man sie auf den Armen herumträgt. Hörbares Schleimrasseln mit schweißigem Gesicht im Anfall.

Anwendung: C 30/C 200 dil.
in Einzelgaben.

Nux vomica

Reizbarer, ärgerlicher, zorniger Patient, evtl. auch »heimtückisch und boshaft« (*Hahnemann*, RAL). Krampfige Physiognomie. Bei Atemnot ist immer *starke Völle* im Leib dabei oder ursächlich beteiligt. Asthma *schlimmer* bei trockener Kälte (Hochdruck-Wetterlage!) und *besser* bei feuchtem Wetter.

Anwendung: LM VI dil. mit wenigen Tropfen beginnen und langsam steigern; später bis LM XVIII oder LM XXX.

▷ Folge von Zorn, Verzweiflung

Bei starker Angst und motorischer Unruhe sollte man die Symptomatik von

Arsenicum album (siehe S. 148)

nachschauen und mit dem Patienten vergleichen.

▷ Folge von Aufregung, Erregung

Überschießende Reaktionen bis zur spastischen Atemnot als *Folge von Aufregungen* im Beruf wurden schon bei

Bryonia

erwähnt; sie sind auch typisch für die Lebenseinstellung von Menschen, die

Nux vomica

benötigen.

Aconitum

mit seiner plötzlichen heftigen Reaktion auf Ärger, Schreck, Aufregung gehört in die gleiche Gruppe. Gegen diese drei eher *heftigen* Mittel heben sich die folgenden Arzneien deutlich ab durch ihre »sanftere«, verdeckte Symptomatik.

Ambra grisea (Ambra)

Auffallende *Überempfindlichkeit durch Aufregung*, durch alles Ungewohnte, durch Musik. Kann nicht schlafen wegen Sorgen; ängstliche Träume. Sprechen und Unterhalten strengt schon an, will lieber allein sein; besonders fremde oder ungewohnte Gesellschaft belastet. Diese emotionellen Einflüsse lösen krampfigen Husten aus, der in asthmatische Atmung übergeht; dabei viel Luftaufstoßen; Empfindung, als wenn die Brust verstopft wäre; schon das Herausräuspern von Schleim macht Erstickungsgefühl.

Anwendung: D 6–C 6 (D 12) dil.

Ignatia

Folge von *Aufregungen, Sorge, Kummer, Gram, enttäuschter Liebe.* Schneller Wechsel der Stimmungslage; seelische Einflüsse setzen sich rasch in funktionelle Störungen um. Was sich bei *Bryonia* und *Nux vomica* mehr nach außen entlädt, wird bei *Ignatia* zu *stillem* Kummer, zur Verschlossenheit, zur Ablehnung von Trost und als Funktionsstörung zum Krampf, zum Globusgefühl im Hals. Trockener Husten; der Hustenreiz wird immer stärker, je länger man hustet, und damit die Atemnot beim Einatmen.

Anwendung: LM XIV/XVIII dil.

Gelsemium

Folge von *Gefühlserregung, Furcht, Schreck, unerwarteten Nachrichten.* Diese emotionalen Einflüsse führen zu einer Störung der vegetativen Koordination: Zittern, Empfindung, als ob das Herz stehen bliebe; beginnen tiefer und schneller zu atmen (Hyperventilationssyndrom); Krampf im Kehlkopf, Stimmritzenkrampf, Aphonie; spastisches Asthma mit Störung der Bauchatmung durch Spastik im Zwerchfellbereich.

Anwendung: LM VI–XVIII dil.

▷ Folge von niedriger Reizschwelle

Bei Patienten, die sofort in Panik geraten, bei »Neurotikern« und »hysterisch« agierenden Menschen löst die geringste Beeinträchtigung der Atmung schon einen Asthma-Anfall aus. (Vgl. Asthma, hysterisch, EK 767, KK III/333). Hier können wir eine »arzneiliche Psychotherapie« durchführen mit

Moschus

»Man wird große Heilkräfte von ihm erfahren in dem gespannten tonisch krampfhaften Zustande der meisten hypochondrischen Personen...« (*Hahnemann*, RAL BD. I, S. 314) – »Plötzliches Verkrampfen in der Kehle, als wenn er Schwefeldampf eingeatmet hätte, mit krampfigem Zucken und Bewegen der Arme und Beine...« – »Hysterische Brustkrämpfe; nervige, erstickende Beengung, besonders nach kaltwerden.« (*Hering*) – Asthma mit sehr großer Angst, »Erstickungsgefühl durch Schleimansammlung in den Bronchien, Schleim kann nicht abgehustet werden.«

Anwendung: C 30 (D 30) dil. oder glob.

▷ Neurotische Reaktion

Nux moschata

Neigt zu raschem Wechsel seiner Stimmungslage von läppischer Heiterkeit zu unmotivierter Traurigkeit (wie *Ignatia, Pulsatilla*); oft schläfrig, matt, erschöpft oder verkrampft. Trockene Haut und Schleimhaut; trockener Mund mit dickem, klebrigem Speichel, so daß die Zunge am Gaumen kleben bleibt; trotz der Trockenheit kein Durst. Trockene, verstopfte Nase; Lastgefühl auf der Brust; muß angestrengt tief atmen und die Lunge erweitern; Atembeklemmung bis zum spastischen Asthma.

Anwendung: LM XVIII dil.; C 30/C 200 dil.

Pulsatilla

Rascher Wechsel der Stimmungslage. Milder, dicker, gelber Schnupfen *am Morgen* und Verstopfung *abends.* Entsprechend ist der Husten: morgens locker mit Schleimauswurf, besonders in frischer Luft, im Freien; abends (18–21 Uhr) und nachts wird er krampfig und trocken, schlimmer im warmen Zimmer. Abends Erstickungsgefühl beim Hinlegen; Angst und Atemnot bei Linksseitenlage. Asthma nach Unterdrückung von Hautausschlägen, Exanthemen, nach Ausfall oder Unterdrückung der Menses.

Anwendung: D 6 dil. – C 30 glob.

▸ **Folge von Infekten**

Akute oder auch lange zurückliegende Infekte sind oft Schrittmacher für das asthmatische Geschehen. Die Patienten klagen dann, daß jede sogenannte Erkältung in einen Infekt mit Schnupfen und Husten und dann in die spastische Atemnot übergeht. In der Vorphase akuter Infekte können wir schon mit den folgenden Mitteln helfen.

▷ **Bei jeder Erkältung, banalen Infekten, Schnupfen**

Sticta pulmonaria (Sticta)

Jeder Schnupfen steigt abwärts zu den Bronchien. Beginn mit *Druck an der Nasenwurzel*, Völlegefühl in der Nase – dann etwas Fließschnupfen mit viel Niesen; meist rascher Übergang zu trockener Rhinitis: Obschon kein Schnupfen läuft, besteht dauernder Drang, die Nase zu schneuzen; Nase verstopft, Krusten und Borken. Entzündungen steigen rasch abwärts, Kehle wie wund, trockener, abgehackter Husten. Schlimmer durch Einatmen, am Abend, bei Ermüdung, bei Temperaturänderung.

Anwendung: D 4 – C 6 (D 12) dil.

Dulcamara

Folgen von *feuchter Kälte*, besonders bei Wechsel *nach* warmen Tagen. Asthma im Herbst. »Husten nach Einwirkung von feuchtem Wetter oder auch Naßwerden. Muß lange husten, bevor sich der Schleim löst.« (*Hering*) Husten klingt rauh, bellend; wird schlimmer nach tiefem Atmen und besser durch Wärme. Nase verstopft, besonders bei kaltem Regenwetter; »will die Nase warmhalten, damit kalte Luft nicht die Nase verstopft.« (*Boericke*)

Anwendung: C 6 (D 12) dil. – C 30 glob.

▷ **Nach einer epidemischen Infektionskrankheit**

Länger zurückliegende Infekte und Kinderkrankheiten, besonders nach unterdrückender Behandlung, können in der biographischen Anamnese manchmal als wahrscheinlicher Auslöser ermittelt werden. Über die anamnestische Erkundigung: Seit wann besteht das Asthma? Was war damals? kommt man ohne suggestives Hineinfragen zu wertvollen ätiologischen Symptomen. Geben Sie bei (fast) sicherem Zusammenhang oder großer Wahrscheinlichkeit die *entsprechende Nosode* als einmalige Gabe in C 30 und wiederholen diese Arznei nach Stillstand der Besserung (etwa nach vier Wochen) in der C 200 in mäßiger Dosis (2–3 Tropfen oder 1 Tablette oder 2–3 Globuli).

Besonders oft mußte ich meinen Patienten verabreichen:

Pertussinum (Keuchhusten-Nosode)

oder

Morbillinum (Masern-Nosode),

Seltener erforderlich ist

Scarlatinum (Scharlach-Nosode)

Beginnen Sie die Asthma-Kur aber nicht mit einer Nosode – behandeln Sie zuerst mit einem pflanzlichen Mittel, das zur *gegenwärtigen akuten Symptomatik* paßt.

▸ **Folgen nach Impfungen**

Entsprechendes gilt auch für die Behandlung bei Folgen nach Impfungen:

Variolinum

bei Störungen nach einer Pockenimpfung:

Polio-Nosode
Diphtherinum

nach den gleichnamigen Impfungen. Nach Pockenimpfungen kann man die Kur mit *Thuja* oder *Silicea* einleiten, bevor die Nosode angewendet wird.

Thuja

Diese Patienten reagieren bei feuchtkaltem Wetter, bei Aufenthalt in feuchtem Kleinklima (z. B. im Talgrund, an Binnenseen, in feuchter Wohnung) mit katarrhalischen Absonderungen aus der Nase, mit Heiserkeit. Trockener, hackender Husten und Asthma.

Anwendung: C 30 – C 200 in Einzelgaben dil. oder glob.

Silicea

Nach Pocken- oder anderen Impfungen reagieren diese Patienten mit Erkältungsneigung; Schnupfen geht in Verstopfung der Nase über, es bilden sich Krusten, die beim Ablösen bluten; Husten mit eitrigem, *übelriechendem* Auswurf. Asthma nach Unterdrückung von Hautausschlägen, von Exanthemen, Fußschweiß – für die Arzneiwahl sind hier die Allgemeinsymptome besonders charakteristisch: Mangel an Lebenswärme, immer frostig; friert an Füßen, Händen, am Kopf; paradox zu dieser Frostigkeit besteht übelriechender Kopf- und Fußschweiß.
Schnell verzagt, wenig Selbstvertrauen; gewissenhaft, fast pedantisch. Furcht vor Mißerfolg, dadurch ängstlich bei Auftritten in der Öffentlichkeit, vor Prüfungen, vor neuen Unternehmungen – aber leistet alles gut, wenn er einmal begonnen hat. Sanfter, nachgiebiger Charakter – aber auch eigensinnig widerspenstig; Abneigung gegen Trost.

Anwendung: Reihe von C 6 (D 12) – C 1000 tabl.

▶ Atmosphärische Faktoren

Sie haben für die Auslösung eines Asthma-Anfalles große Bedeutung. Die homöopathische Arzneiwahl richtet sich konsequent nach diesen individuellen Modalitäten der Wetterabhängigkeit. *Curry* (12) und *Lampert* (39) haben die unterschiedlichen Reaktionen auf bestimmte Wetterlagen zur Typeneinteilung benutzt.* Gerade bei Asthmatikern kann man die unterschiedliche Reaktionsweise auf Kalt- oder Warmluftfronten beobachten und für die homöopathische Mittelwahl verwenden. Auch daran sieht man, wie modern die Homöopathie ist. – Die Ergebnisse der phänomenologischen Beobachtung sind und bleiben richtig, sie werden durch spätere Forschungsergebnisse nur besser erklärbar.

▷ Trockene Kälte

Sie verstärkt die Krampfbereitschaft bei vagotonen Menschen mit Empfindlichkeit gegen Kaltfronten im Wetterablauf. Kaltfronten sind in unserer Klimazone oft mit Barometeranstieg und Schönwetterlage gekoppelt. Die Modalitäten »schönes Wetter verschlechtert« (KK I/528), »trockenes Wetter verschlechtert« (EK 1411; KK I/528), »trockenes, kaltes Wetter verschlechtert« (EK 1356; KK I/505) weisen auf Mittel hin, die auch bei Asthmatikern eine wichtige Rolle spielen, besonders wenn es sich um ein spastisches, trockenes Asthma handelt.

Aconitum (siehe S. 147)

Ist uns hinreichend bekannt. Es hat die deutliche Wettermodalität: Folge von kaltem Ostwind, d. h., eine trockene Hochdrucklage baut sich bei dieser Windströmung auf. Spastisches Asthma; kein Schleim. Existentielle Angst beim Anfall, erwartet seine Todesstunde.

Anwendung: C 30 – C 200 dil. in einzelnen Gaben; während des Anfalles nach Methode 1 anwenden.

Aralia racemosa

Sehr empfindlich gegen kalte *Zugluft.* Trockener Husten, beginnt schon beim Hinlegen am Abend oder aus dem ersten Schlaf heraus. Scharfer, wundmachender

---
* Gute Übersicht bei (6).

Schnupfen, ausgelöst durch Zugluft. Asthma mit pfeifender Atmung und Fremdkörpergefühl im Kehlkopf, beginnt bald nach dem Hinlegen; nach kurzem Schlaf; gegen 23 Uhr; muß sich aufsetzen.

Anwendung: D 4 – C 6 (D 12) dil.

Causticum (Causticum Hahnemanni)

Charakteristische Symptomatik: Allgemeine Trockenheit der Haut und Schleimhäute mit Verschlimmerung durch trockene Luft, auch durch trockenes Sommerwetter; besser bei feuchter Luft, bei Regen, durch Trinken. – Trokkener, hohler, krampfiger Husten mit rauher Wundheit in der Brust. Atemnot mit der Empfindung, also ob die Luftröhre zugeschnürt wäre.

Anwendung: Reihe von C 6 (D 12) – C 1000 tabl.

Hepar sulfuris

Erkältet sich bei geringstem kaltem Luftzug, empfindlich gegen *trocken-kaltes* Wetter. Die Nase verstopft sich in kalter Luft. Niesen in trocken-kaltem Wind. *Pseudokrupp* bei kaltem, trockenem Wetter (Folgemittel nach *Aconitum, Spongia*). Trockener, krampfiger Husten, schlimmer nachts, nach Kaltwerden, durch kaltes Getränk. Rasselnde Atmung; Asthma mit Erstickungsanfall, muß aufstehen und den Kopf nach hinten überstrecken; Astma *besser durch Luftbefeuchtung* (Wasser im Raum verdunsten lassen!), bei Regenwetter. Asthma schlechter in trocken-kalter Luft. Heftiger, ungeduldiger, streitsüchtiger Patient.

Anwendung: Reihe von C 30 – C 1000 tabl.

Nux vomica

Überempfindlich gegen den kleinsten kalten Luftzug, besonders bei Querbelüftung im Raum; frostig, fehlende Anpassung an Warm-Kalt-Unterschiede; besonders empfindlich gegen *trockenkaltes* Wetter, aber auch gegen *schönes* Wetter. Schleimig-dünnflüssiger Schnupfen am Tage: Nase ist nachts verstopft – Verstopfung im warmen Raum, im Freien läuft die Nase; viel Niesen in kalter Luft. – Trockener, hackender Husten mit Gefühl der Zusammenschnürung in der Luftröhre. Asthma-Anfall oft *am Morgen* (ist typische Verschlimmerungszeit von *Nux!*); schlimmer bei trockenkaltem Wetter, bei Hochdruckwetterlage; nach dem Essen. Bei einem Anfall *Völlegefühl im Magen.* – Heftige, reizbare, hastige Patienten (vgl. S. 150).

Anwendung: LM VI – XVIII dil.

▷ **Feucht-kaltes Wetter**

Die Auslösung von Asthmaanfällen durch feucht-kaltes Wetter weist auf eine Mittelgruppe, die zur Sykose von *Hahnemann* gehört (vgl. Bd. I, Sachwortverzeichnis, S. 235). Die sykotischen Mittel im engeren Sinne bespreche ich später im Zusammenhang im Kapitel »Konstitutionsbehandlung«. Deshalb möchte ich hier nur zwei pflanzliche Mittel nennen, die bei der Modalität Asthma bei feuchtkaltem Wetter angezeigt sind.

Dulcamara (vgl. S. 152)

ist eine Arznei, die für Folgen von Nässe besonders zuständig ist, wenn die Abkühlung im Anschluß an eine vorherige Erwärmung erfolgt. Deshalb wirkt *Dulcamara* auch besonders gut bei Asthma-Anfällen, die im Herbst auftreten. In dieser Jahreszeit ist der Tag- und Abend-Unterschied in der Temperatur oft recht groß.

Anwendung: C 6 (D 12) dil. – C 30 glob.

China

Auch dieses Mittel ist besonders indiziert, wenn Asthma im Herbst auftritt oder in dieser Jahreszeit immer wieder schlechter ist. – Trockener, krampfiger und erschöpfender Husten in der Nacht, als wenn er übelriechende Dämpfe eingeatmet hätte. (In der alten Arzneimittellehre steht: »als ob er Schwefeldämpfe eingeatmet hätte«, Hering). *Asthmatischer* Husten nachts 3 Uhr mit Erstickungsgefühl; *verlangt frische Luft*, will angefächelt werden (wie *Carbo vegetabilis*). Husten und Atemnot schlimmer bei feuchter Kälte. Atemnot beim Bücken, beim *Senken des Kopfes*.

Anwendung: C 6 (D 12) – C 30 dil.

▷ Feucht-warmes Wetter

Bei feucht-warmem Wetter verschlechtern sich die Patienten, die auf sinkenden Ozongehalt reagieren, wie er besonders bei Warmluftfronten auftritt. Im Arzneimittelbild von *Carbo* und *Lachesis* ist das Verlangen nach frischer Luft besonders deutlich.

Carbo vegetabilis

Mangelnde Sauerstoffversorgung und schlechte Blutzirkulation zeigen sich an der bläulichen Farbe der Lippen und Ohren mit Kälte der Extremitäten; Puls weich. Atmung beklemmend und schnell keuchend. – Verlangen nach frischer, kühler Luft, möchte noch zusätzlich Luft zugefächelt bekommen (wie *China*). Die asthmatische Beklemmung wird zusätzlich verstärkt durch Zwerchfellhochstand, starken Meteorismus mit Aufblähung des Oberbauches und fehlender Bauchatmung.

Anwendung: C 6 (D 12) tabl.

Lachesis (vgl. S. 148)

Livides, purpurrotes Gesicht, gedunsen – sieht aus wie ein chronischer Alkoholiker. Erstickungsgefühl mit Angst, verstärkt sich in engen Räumen, bei feucht-warmem Wetter – verlangt frische, kühle Luft. Asthma *schlimmer im Frühling*.

Anwendung: C 30 dil. oder glob.; wenn im Intervall zwischen den Anfällen längere Einnahme nötig ist, dann besser LM VI–XVIII dil.

▷ Warme Zimmerluft

In warmer Zimmerluft fühlen sich Asthma-Patienten oft schlechter; besonders deutlich finden wir diese Modalität bei der eben besprochenen

Carbo vegetabilis

und den folgenden Mitteln.

Ammonium carbonicum

Hat eine *Verschlimmerung im warmen Raum*, die deshalb auffallend ist, da diese Patienten auch sehr empfindlich gegen *feuchte Kälte* sind. – Trockener, nächtlicher Husten mit Erstickungsgefühl, besonders zwischen 3 und 5 Uhr; Husten schlimmer in der Wärme, Atemnot bei geringer Anstrengung; pfeifendes und rasselndes Atemgeräusch. Asthma-Anfall in warmer Zimmerluft mit Besserung, wenn die Patienten an die kühle, frische Luft gehen.

Anwendung: C 6 (D 12)/C 30 tabl.

Bromum

Die Halogene (Chlor/Brom/Jod) haben eine ausgesprochene Reizwirkung auf die Schleimhäute. – Erstickender, spastischer Husten mit Heiserkeit; Husten schlimmer beim Einatmen, Luft wird beim Einatmen als kalt empfunden; Empfindung, als ob die eingeatmete Luft vermischt ist mit Rauch oder Schwefeldämpfen. Beim Asthma-Anfall Empfindung, als ob keine Luft in die Lunge *hineingeht*; Asthma schlimmer im warmen Raum; bei warmem, feuchtem Wetter, bei staubiger Luft; abends bis Mitternacht; besser bei einer Seefahrt oder direkt an der Meeresküste bei auflandigem

Wind – im Hinterland oder bei Wind vom Lande her bald wieder schlechter.
Anwendung: C 6 (D 12) – C 30 dil.

Kalium sulfuricum

zeichnet sich aus durch milde, reichliche, schleimig-eitrige Absonderungen der Schleimhäute. Es wird wegen der Ähnlichkeit der Symptome als »biochemische« *Pulsatilla* bezeichnet; es folgt auch gut nach Pulsatilla. – Starke Rasselgeräusche beim Atmen; Atemnot mit asthmatischer Beklemmung im warmen Raum, bei heißem Wetter; Besserung im Freien in frischer, kühler Luft.
Anwendung: D 6 – C 30 tabl.

▸ Folge von Unterdrückungen

▷ Unterdrückung von Hautausschlägen, Exanthemen und Schweißabsonderungen

Hierdurch erfolgt bei disponierten Patienten eine Verschiebung der Krankheitsäußerungen vom Ektoderm zum Entoderm. Die alten Ärzte wußten noch um die Gefahr, wenn eine Krankheit »nach innen schlägt«.
Hahnemann beobachtete oft bei seinen chronischen Kranken, daß am Anfang einer chronischen Erkrankung ein Zurückdrängen der äußeren Erscheinung stattfand. (Vgl. Bd. I, S. 144 u. S. 162 f.). Entsprechend dem *Hering*schen Gesetz (vgl. Bd. I, S. 139 müssen wir diese Unterdrückungen auflösen mit Arzneien, die »von innen nach außen« wirken und die Ausscheidung über die Haut wiederherstellen:

Cuprum (s. S. 148)
Pulsatilla (s. S. 151)
Silicea (s. S. 153)

haben diese Fähigkeit – sie werden aber noch übertroffen von *Apis* und besonders von *Sulfur*.

Apis (Apis mellifica)

Paßt besonders, wenn das Exanthem von Kinderkrankheiten, wie Masern oder Scharlach, nicht richtig herauskommen konnte, oder auch nach Unterdrückung von kleinblasigen, urtikariellen oder erysipelartigen Hautausschlägen.
Das Asthma tritt besonders im warmen Zimmer oder nach Überhitzung auf. Starkes Verlangen nach Kühle, nach frischer Luft, will die Fenster und Türen offen haben; muß aufrecht sitzen, kann bei Kopftieflage nicht atmen.
Anwendung: C 30 dil.; LM VI–XVIII dil.

Sulfur

wurde schon von *Hahnemann* als das große Ausscheidungsmittel erkannt. Es provoziert zurückgeschlagene Hautausschläge und verstärkt die Ausscheidung von Schweiß und Stuhl.
Asthma tritt auch im Wechsel mit Hautausschlägen oder mit Gichtanfällen auf – im periodischen Rhythmus ist mal das eine, mal das andere schlimmer; abendliche und nächtliche Anfälle, verstärkt im warmen Raum, dabei großes Verlangen nach frischer Luft, reißt das Fenster auf.
Anwendung: Reihe von C 6 (D 12) – C 1000 tabl.; bei reizbaren Hautausschlägen besser LM VI–XVIII, mit wenigen Tropfen beginnen.

▷ Unterdrückung der Menses

Dies kann bei latentem Asthma neue Anfälle auslösen. Wir erinnern uns an drei Mittel, die in ihrer Symptomatik viele Bezüge zur hormonalen Steuerung haben;

Pulsatilla (s. S. 151) und
Lachesis (s. S. 148)

für den hypophysär-ovariellen Regelkreis und

Spongia

für den Regelkreis der Schilddrüse (s. S. 149).

Damit beenden wir das Studium der Mittel mit Hinweisen auf die *Ätiologie* des Asthma-Anfalles. Die Frage *Cur?, Weshalb?* ist gestellt. Damit können wir uns bei der Differenzierung der Arzneimittel der nächsten Frage zuwenden:

Wie verläuft der Anfall?

Zwei gut unterscheidbare Verlaufsformen (mit wenigen Übergängen) weisen auf entsprechende Mittel:
Das *trockene, spastische Asthma* und das *feuchte Asthma, die Asthmabronchitis*.

▸ Trockenes, spastisches Asthma

Es produziert wenig Schleim und befällt vorwiegend *Kaltfront-Typen (6, 12)*.
Dazu gehören vorwiegend schlankwüchsige, parasympathikotone, zu Krampfzuständen neigende Menschen, die auf meteorologische Kaltluftfronten ungünstig reagieren (vgl. S. 153).
Dieser Gruppe entsprechen die im Kapitel »Behandlung im Anfall« (vgl. S. 147–149) schon genannten Mittel:

Arsenicum album
Cuprum
Spongia
Acidum hydrocyanicum

außerdem:

Bromum

Trockener, krampfiger, erstickender Husten mit Empfindung, als sei die Brust wie zusammengeschnürt. Husten wird *schlimmer* beim Einatmen; bekommt keine Luft in die Lunge; beim Einatmen wird die Luft als kalt empfunden. Erstickungsgefühl im warmen Raum, *bessert* sich durch kaltes Getränk. Asthma *bessert* sich an der Meeresküste und auf der See, kehrt aber rasch im Land zurück; Asthma bei Seeleuten im Binnenland.

Anwendung: C 6 (D 12) – C 30 (D 30) glob. oder dil.

Lobelia inflata

Spastischer Husten mit Empfindung, als ob die Brust zusammengeschnürt würde; dabei Magenschmerzen und Schwächegefühl in der Magengrube; evtl. vagotone Solarkrise mit Übelkeit. Kurze Einatmung mit verlängerter, mühsamer Ausatmung. Atemnot bei Anstrengung, im akuten Anfall, später evtl. sogar Besserung durch rasches Gehen; im Anfall sehr blasses Gesicht, kalter Schweiß, Todesangst. Extreme Abneigung gegen Tabakrauch – die Alkaloide Lobelin und Nikotin haben ähnliche pharmakologische Wirkung auf den Vagus.

Anwendung: C 6 (D 12) dil.

▸ Asthmabronchitis

Gegen diese ausgesprochen spastische trockene Asthmaform imponiert die Asthmabronchitis durch reichlichen Schleim, der meist zäh ist. Die Atemnot entsteht hier durch die verstärkte Schleimbildung; die Spastik tritt auch in der subjektiven Symptomatik etwas zurück. In dieser Weise reagieren besonders *Warmfront-Typen*, d. h. Menschen von vorwiegend fülligem Körperbau und sympathikotoner-hyperergischer Reaktion mit Unverträglichkeit gegen dämpfige Wärme. Einige typische Arzneimittel möchte ich benennen:

Antimonium tartaricum
(Tartarus stibiatus)

Paßt besonders für alte erschöpfte Menschen oder schwache Kleinkinder. – Erstickender Husten mit zähem, reichlichem Schleim; laute, feuchte, großblasige Rasselgeräusche; der Patient kann wegen seiner Schwäche kaum abhusten.

158 Atemorgane

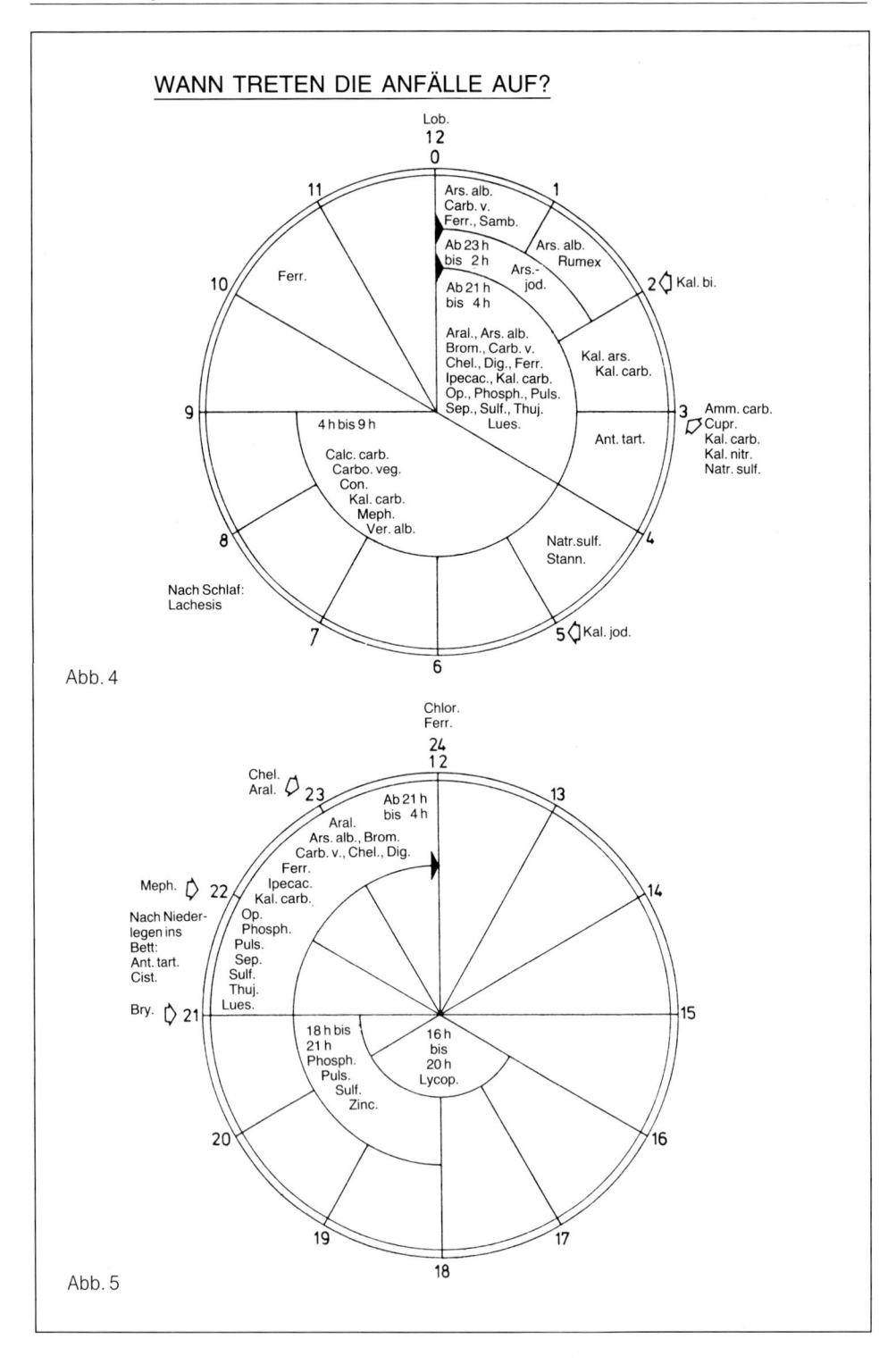

WANN TRETEN DIE ANFÄLLE AUF?

Abb. 4 (Uhr-Diagramm, 12 oben – 24h):

- 12 (0): Lob.
- 1: Ars. alb., Carb. v., Ferr., Samb.
- Ab 23 h bis 2 h: Ars. alb., Rumex
- Ab 21 h bis 4 h: Ars.-jod.
- Aral., Ars. alb., Brom., Carb. v., Chel., Dig., Ferr., Ipecac., Kal. carb., Op., Phosph., Puls., Sep., Sulf., Thuj., Lues.
- 2: Kal. bi.
- Kal. ars., Kal. carb.
- 3: Amm. carb., Cupr., Kal. carb., Kal. nitr., Natr. sulf.
- Ant. tart.
- 4: Natr. sulf., Stann.
- 5: Kal. jod.
- 6
- 7
- Nach Schlaf: Lachesis
- 8
- 4 h bis 9 h: Calc. carb., Carbo. veg., Con., Kal. carb., Meph., Ver. alb.
- 9
- 10: Ferr.
- 11

Abb. 5 (Uhr-Diagramm, 24/12 oben):

- 24 (12): Chlor., Ferr.
- 13
- Ab 21 h bis 4 h: Aral., Ars. alb., Brom., Carb. v., Chel., Dig., Ferr., Ipecac., Kal. carb., Op., Phosph., Puls., Sep., Sulf., Thuj., Lues.
- 23: Chel., Aral.
- 22: Meph.
- Nach Niederlegen ins Bett: Ant. tart., Cist.
- 21: Bry.
- 20
- 19
- 18
- 18 h bis 21 h: Phosph., Puls., Sulf., Zinc.
- 16 h bis 20 h: Lycop.
- 17
- 16
- 15
- 14

Die Bronchien sind überladen mit Schleim; der Kranke muß aufsitzen, Furcht vorm Ersticken im Liegen; Erleichterung durch Auswurf, Aufstoßen, Erbrechen. Asthma tritt auf in warmer Zimmerluft, aber auch bei *feuchter* Kälte im Winter.

Anwendung: C 6 (D 12) – C 30 tabl.

Ammonium carbonicum (vgl. S. 155)

Pfeifendes, rasselndes Atemgeräusch bei fettleibigen, müden, matten Patienten, die fast nur noch sitzen. Kollapsneigung, Emphysem, Rechtsherzbelastung komplizieren den Fall. – Asthma-Anfall zwischen 3 und 5 Uhr, durch Anstrengung, in der Wärme, besonders in warmer Zimmerluft; *besser* durch kühle, frische Luft.

Anwendung: C 6 (D 12)/C 30 tabl.

Blatta orientalis

Asthmabronchitis mit eitrigem Schleim. Auswurf erleichtert, »wirkt am besten bei korpulenten und stämmigen Patienten« (*Boericke*). – *Verschlimmerung* bei dämpfigem Wetter, in feuchter Umgebung, hydrogenoide Veranlagung.

Anwendung: C 6 (D 12)/C 30 dil.

Ipecacuanha

Großblasige Rasselgeräusche durch reichlichen Schleim; kann den Schleim trotz großer Anstrengung nur ungenügend abhusten. Würgender Husten macht Atemnot und Übelkeit bis zum Erbrechen. Starkes Verlangen nach frischer Luft, nach Sauerstoff; will an das offene Fenster und schnappt nach Luft. Die Atemnot ist so groß, daß der Patient blau und blaß wird; kalter Schweiß im Gesicht, evtl. tonische Krämpfe in den Extremitäten. – Anfälle werden *schlimmer* durch Bewegung, durch feuchte Wärme, aber auch bei naßkaltem Wetter; ein Schluck kaltes Wasser löst manchmal die Verkrampfung.

Anwendung: C 6 (D 12)/C 30 dil.; im Anfall nach Methode 1.

Kalium jodatum

Sowohl trockener Kehlkopfhusten als auch feuchte Bronchitis mit großblasigem Rasselgeräusch und reichlichem Auswurf, manchmal grünlich oder weißlich, wie Seifenlauge. Atemnot nachts, zwischen 2 und 5 Uhr, gegen Morgen, im Raum, bei warmem, dämpfigem, aber auch bei feuchtem, wechselhaftem Wetter. – Alles *besser im Freien*. »Asthma bei jungen Leuten, die ihre Entwicklung noch nicht abgeschlossen haben, mit vielen rheumatischen Beschwerden im Brustbereich und Schlaflosigkeit.« (*Hering*).

Anwendung: D 6/C 6 (D 12)/C 30 tabl.

Konstitutionsbehandlung

Nachdem die Asthma-Anfälle durch die Vorbehandlung seltener und schwächer geworden sind, ist es erforderlich, eine längere konstitutionelle Kur anzuschließen. Für die Mittelwahl ist dann nicht mehr allein das Anfallsgeschehen, sondern die Gesamtheit der Symptome hinweisend. Die Fallaufnahme muß dann auch die biographische Anamnese erfassen (vgl. Bd. I, S. 69, 71, 97 f., 155 f.). Die *Hahnemann*sche Einteilung der chronischen Krankheiten in drei Grundformen und Zuordnung der entsprechenden Arzneimittel bewährt sich auch bei der Konstitutionsbehandlung des Asthma bronchiale.

• **Sykotische Arzneimittel**

Die vorwiegend sykotischen Arzneimittel sind auffallend oft indiziert. Die *panikartige* Angst mit *hyperergischer* Schleimhautreaktion charakterisieren das asthmatische Geschehen und die Grundtendenz der Sykose. Von *Kent* ist mir eine Aussage in Erinnerung, die ich sinngemäß zitiere: »Seit ich weiß, daß Asthma eine sykotische Krankheit ist, habe ich viel bessere Erfolge.«

Beim kindlichen Asthma und bei Asthmatikern mit ausgeprägter hydrogenoider Diathese ist das wichtigste Mittel:

Natrium sulfuricum

Druckgefühl in der Lunge, als ob eine Last auf der Brust liegen würde. Hat oft ein Verlangen, tief durchzuatmen. Kurzatmig bei feuchtem, dämpfigem Wetter. »Anfälle von Heu-Asthma, die der Patient sehr fürchtet, da sie große Erschöpfung verursachen und ihn zwingen, im Bett zu bleiben; Niesen mit Kurzatmigkeit.« (*Hering*). – Feuchtes Asthma mit reichlichem, gelbem bis grünlichem Schleim; Anfälle treten auf bei feuchtem Wetter, nach Anstrengungen, morgens 4–5 Uhr.

Anwendung: Reihe von C 6 (D 12)– C 1000 tabl.

Thuja

Die Verordnung dieser Arznei muß sich auf die gesamte personale Symptomatik beziehen. Im psychischen Bereich fällt auf: hastig, immer in Eile, vergeßlich; ängstliche, sorgenvolle Gedanken über die Zukunft; eigenartige Mißempfindungen (Beine sind zerbrechlich, wie aus Glas, wie aus Holz; im Leib ist etwas Lebendiges u. s.); illusionäre Vorstellungen (wird verfolgt, jemand steht neben ihm). Diese Patienten vertragen – entsprechend der sykotischen Reaktion – sehr schlecht feuchtkaltes Wetter, Aufenthalt in feuchten Klimazonen, (im Talgrund, an Binnenseen, in feuchten Wohnungen). Gesicht: blasse, faltige, fettige, verdickte Haut (Orangenhaut), Warzen, Epitheliome, rote Nävi; seitliche Enden der Augenbrauen sehr spärlich; Schwellungen um die Augen. –

Trockener Nachthusten oder Husten mit grünlichem Auswurf, schmeckt wie alter Käse. Kurzatmig mit viel Schleim in den oberen Atemwegen; mit Völle und Verkrampfung im Oberbauch; als ob die Lunge angewachsen wäre; als ob in die untere Lunge Tropfen fallen würden.

Asthma besonders nachts, aber auch tags; *nach Impfungen* mit der Empfindung, als ob an den unteren Rippen etwas angewachsen wäre. Nach dem Anfall starker, öliger Schweiß.

Anwendung: Reihe von C 6 (D 12)–C 1000 tabl.; LM VI–XXX dil.

Medorrhinum (vgl. Bd. I, S. 172)

Schlechtes Gedächtnis; verliert den Faden im Gespräch; verspricht und verschreibt sich. Hastig, unruhig; traurig mit Wechsel der Stimmungslage, abends besser.

Trockener, schmerzhafter Husten, *besser* durch Liegen auf dem Bauch – Verlangen nach tiefem Atmen; empfindet die Brust wie verstopft und ringt nach Luft; kann nicht ausatmen. Asthma-Anfälle *schlimmer* im warmen Raum, am Tage; *besser* in *Knie-Ellenbogen-Lage*, an der Meeresküste (aber nicht bei trokken-kaltem Landwind).

Anwendung: C 30 dil.; LM VI–XXX dil.

• **Psorische Arzneimittel**

Bei lymphatischen Patienten mit psorischer Symptomatik bedingt die Infektanfälligkeit auch Entzündungen im Nasen-Rachen-Raum und in den Bronchien. Besonders die Wechselwirkung zwischen verstopfter Nase, Nasennebenhöhlen-Entzündungen und Bronchialsystem (Sinubronchiales Syndrom) ist öfter Veranlassung für Asthmabronchitis.

Hier können *Calcium carbonicum, Psorinum, Sulfur, Kalium carbonicum* endgültige Heilung bringen.

Calcium carbonicum (Calcium carbonicum Hahnemanni)

Pastöse, schlaffe, blasse Menschen mit Neigung zu Fettleibigkeit, besonders dikker Bauch. Abneigung gegen Kälte und Nässe, Neigung zu partiellem Schweiß. Körperlich und nervlich wenig belastbar; mattherzig im seelischen und leiblichen Bereich; rasch entmutigt, schnell erschöpft. Kurzatmig bei Anstrengungen, besonders beim Steigen. – Adenoide Wucherungen, Nasenpolypen und Schwellungen der Schleimhäute führen zu chronischer Verstopfung der Nase und zur Mundatmung. Gelblicher, stinkender Schnupfen, Nasenöffnung wund. Schnupfen mit Beklemmung der Atmung; beengtes Atmen, wie durch eine Blutwallung zur Brust; Erleichterung durch Hochziehen der Schultern. – Nächtliche Asthmaanfälle mit Hitzegefühl, Angst und Unruhe; Asthma in früher Morgenstunde mit Gefühl, als wäre Staub in der Kehle und Lunge.

Anwendung: Reihe von C 6 (D 12)– C 1000 tabl.

Psorinum

Extrem *frostige* Patienten mit unreiner Haut und unangenehmem Körpergeruch, werden trotz Waschens nicht richtig sauber und trotz warmer Kleidung nicht warm.
Chronischer Schnupfen mit verstopfter Nase; Schleim läuft nach rückwärts in den Rachen, wird nachts davon wach, muß große Schleimmengen ausräuspern. Atemnot im Sitzen, besonders beim Anlehnen; *besser im Liegen*, muß aber die Arme weit vom Körper weghalten. – Schwerer Asthma-Anfall, als ob der Patient sterben würde.

Anwendung: C 30 dil.; LM XVIII–XXX dil.

Sulfur (vgl. S. 156)

wurde schon beschrieben als Hauptmittel, wenn Asthma nach *Unterdrückung* von Hautausschlägen oder von natürlichen Absonderungen auftritt, z. B. Schweiß, Schnupfen, Eiter. Auch indiziert bei *Wechselzuständen* zwischen Asthma und Gicht; mit Durchfällen oder Hautkrankheiten.

Anwendung: Reihe von C 6 (D 12)– C 1000 tabl.; bei reizbaren Hautleiden LM VI–XIV dil. mit 1–2 Tropfen beginnen und vorsichtig steigern.

Kalium carbonicum

Schwäche schon nach geringer Anstrengung. *Schweiße* sowohl am Tage als auch nachts. *Stechende Schmerzen* in der Brust, im Rücken, an den Extremitäten. Abneigung gegen kaltes Wetter und Zunahme der bronchialen Symptome bei kaltem Wetter; *besser* durch Wärme und in warmer Witterung, auch nach feuchter Wärme. – Asthmaanfälle treten nachts zwischen 2 und 3 Uhr und morgens auf, besonders nach Husten. Muß sich aufsetzen und nach vorn beugen, Hände auf die Oberschenkel stützen (Kutschersitz). Sonderliches Symptom: Hin- und Herschaukeln bessert die Atembeklemmung.

Anwendung: Reihe von C 6 (D 12)– C 1000 tabl.

Phosphorus

Meist handelt es sich um lebhafte, empfindsame, sanguinische Menschen mit großer Empfänglichkeit für äußere Einflüsse. Tuberkulinische Symptome. Übererregbar gegen Lärm, Licht, Gerüche, reizbare, heftige, ärgerliche Reaktion schon bei unbedeutenden Erlebnissen – aber leidet dadurch, bekommt Hitzegefühl im ganzen Körper und ist danach auffallend erschöpft. Charakteristisch ist insgesamt das rasche Nacheinander von Erregung und Erschöpfung;

rasch begeistert, aber hält nicht durch; Frohsinn wechselt mit Traurigkeit; nach lebhafter Teilnahme am Gespräch tritt apathische Gleichgültigkeit auf; erregte erotische, bildhafte Vorstellungen, aber geringe Potenz; im toxischen Bereich zuerst Entzündung, dann Degeneration.
Angst wird in der Brust empfunden (EK 825, KK II/201). Verlangen, tief zu atmen. Empfindung einer Last, eines Gewichtes auf der Brust, besonders am Abend, morgens, vor Gewitter. Erstickungsgefühl abends beim Einschlafen, beim Liegen auf dem Rücken. Asthma-Anfall mit Angst vorm Ersticken, beginnt mit zusammenschnürendem Gefühl in der Kehle; starkes Verlangen nach frischer Luft.

Anwendung: C 30/C 200 glob.; LM XIV–XVIII dil. Vorsicht bei noch aktiver Tuberkulose, nur höhere Potenzen in geringer Dosis.

• **Tuberkulinische Arzneimittel**

Die zuletzt besprochene Arznei, *Phosphorus*, weist schon auf die Bedeutung der tuberkulinischen Arzneien hin für die Behandlung des Asthma. Als *Zwischenmittel* bewähren sich die *Tuberkulin-Nosoden*. *Tuberculinum* ist keine einheitliche Nosode. Je nach Ausgangsmaterial und Zubereitung tragen sie verschiedene Namen mit unterscheidbaren Arzneisymptomen und Indikationen. Der Prototyp dieser Nosoden-Familie ist *Tuberculinum Koch* und spiegelt den *Grundcharakter der Tuberkuline* (vgl. Bd. I, S. 175 f.).
Dieser *Grundcharakter* wiederholt sich in allen Tuberkulin-Nosoden: Wechselt oft seine Interessen, den Beruf, den Partner, die Freunde, den Ort, reist gern. Anfällig gegen Erkältungen; verträgt keine Anstrengungen; empfindlich gegen Musik, Wetterwechsel, gegen feucht-warmes Wetter, aber auch gegen kühle Zugluft; fühlt sich nicht wohl am Morgen, nach Schlaf. Hat Angst vor großen Tieren (Hunde, Pferde, Kühe). Verlangen nach geräuchertem Fleisch.

Tuberculinum Koch (Tuberculinum GT)

Paßt oft nach *Phosphor, Jod* oder *Arsenicum album*.
Magere Patienten mit gutem Appetit; lebhaft, sprunghaft, schnell erschöpft. Bei Kindern oft morgendlicher Durchfall; auffällige Gewichtsabnahme im mittleren Lebensalter. Asthma-Anfälle oft in Verbindung mit einem Infekt, bei Fieber.

Anwendung: D 30 dil. in seltenen Gaben; LM VI–XVIII dil.

Tuberculinum Marmorek

Paßt gut nach *Sulfur, Sulfur jodatum, Natrium muriaticum* oder *Pulsatilla*.
Magere Patienten *ohne* Appetit (im Unterschied zu *Tuberculinum Koch*). Sehr nervös, frostig, *trockene Haut* und Neigung zu Obstipation; trockene Lippen, trockene Zunge, trockener Mund. – Schmerzen über dem Thorax, zwischen den Rippen – schon die Perkussion ist unangenehm. Neigung zu Schwellungen der Achsellymphknoten.

Anwendung: D 30 dil.; LM VI–XVIII dil.

Tuberculinum bovinum

Symptomatik (fast) identisch mit *Tuberculinum Koch* – wirkt aber wesentlich milder; ist langsamer und weniger erregt. Neigt stärker zu Kopfschmerzen und Obstipation; depressiv; Abneigung gegen geistige Arbeit; Lymphdrüsen in den Leisten vergrößert. Schwache Potenz.

Anwendung: D 30 dil.; LM VI–XVIII dil.

• **Luesinische Arzneimittel**

Die luesinischen Mittel spielen zahlenmäßig keine große Rolle. Auffallend ist die Dominanz der Kalisalze.

Kalium jodatum (s. S. 159)

Hier haben wir einen Vertreter dieser Gruppe und kennen seine große Bedeutung bei der *Asthma-Bronchitis* mit der kennzeichnenden Modalität »alles besser im Freien«.

Anwendung: D 6/C 6 (D 12)/C 30 tabl.

Kalium nitricum

Stechende und schneidende Schmerzen in der Brust, beim Atmen und Husten; meist trockener Husten, ohne Auswurf. Die stechenden Schmerzen behindern die Atmung und verursachen Kurzatmigkeit. Asthma mit beängstigender Atemnot, so daß auch bei großem Durst keine Zeit bleibt, nur einen Schluck zu trinken; wünscht, daß man ihm Luft zufächelt; asthmatische Anfälle sind *schlimmer* nachts, 3 Uhr, bei Kälte. Auffallende Mitbeteiligung des Herz-Kreislauf-Systems; sehr kleiner, fadenförmiger Puls und stechende Herzschmerzen; nächtliches Herzklopfen, muß sich aufsetzen; starke Ödeme.

Anwendung: D 6/C 6 (D 12)/C 30 tabl.

Kalium arsenicosum

Besonders wirksam bei schwachen, mageren und blutarmen Patienten mit trockener und rauher Haut; Neigung zu Ekzemen mit starkem Jucken, besonders verstärkt in der Wärme und beim Ausziehen. Asthma-Anfälle 3 Uhr. Dyskrasische Diathese. Hautkrebs.

Anwendung: D 6–C 30 tabl.

Luesinum

Nächtlche Schmerzen mit Unruhe; Schlaflosigkeit die ganze Nacht; Angst vor der Nacht; zwanghafte Gedanken, Furcht vor Geisteskrankheiten.
Fühlt sich am wohlsten im Hochgebirge, schlecht im Tiefland, an der See. – Nächtlicher trockener Husten, besonders 1–4 Uhr. Asthma-Anfälle fast nur *im Sommer*, im warmen und feuchten Klima, bei Gewitter, nachts von Sonnenuntergang bis Sonnenaufgang.

Anwendung: D 20 dil.,
1 Gabe alle 3 Wochen;
LM XVIII dil. 2mal in der Woche.

Zusatzbehandlung

▸ Neuraltherapie

Sie kann über Ausschaltung von Störherden – besonders Nasennebenhöhlen, Tonsillen, Zähnen, Narben – manche Blockade aufheben.

▸ Akupunktur

Sie ist im Anfall oft wirksam. Wer diese Methode nicht beherrscht, kann sich helfen durch intrakutane Quaddelung an bestimmte Akupunkturpunkte (Abb. 6 und 7). Dafür kann man

Formica rufa oder
Acidum formicicum D 12 Amp.

bei deutlicher allergischer Symptomatik verwenden oder

Cuprum metallicum D 12 Amp.

bei spastischer Veranlagung. Bei dieser Methode verbinden wir den therapeutischen Nutzen der Arznei mit der Steuerung über spezifische Wirkung im nervalen Segment der Lunge. Diese Methode hat besondere Bedeutung, wenn im Verlauf der späteren heilenden konstitutionellen Kur zwischenzeitlich nochmals ein Anfall auftritt, oder bei starker Arzneimittelabhängigkeit, wie sie bei chronischen Astmatikern die Regel ist.

▶ Symbioselenkung

Mitsanierung der Bakterienflora im Nasen-Rachen-Raum und Darm ist bei Sinubronchialem Syndrom oft unerläßlich für einen Dauererfolg.

▶ Atemgymnastik

In Verbindung mit meditativer Entspannung gibt sie in der Hand von Könnern zusätzliche Hilfe und Sicherheit. Die noch manchmal geübte drillhafte Atemtherapie ist schlechter als gar keine.

▶ Klimakuren

Sie können eine vegetative Umschaltung für einige Zeit erreichen. Bei der Wahl des Kur- und auch Ferienortes die Modalitäten des Asthmaanfalles berücksichtigen (vgl. Bd. I, S. 201 f.).

▶ Trockenbürsten und Meersalzbäder

Sie sind beim kindlichen Asthma eine gute Hilfe bei Infektanfälligkeiten und machen auch der Mutter wieder Mut, daß ihr Kind von dem »Pümple« frei wird – und Mut steckt an.

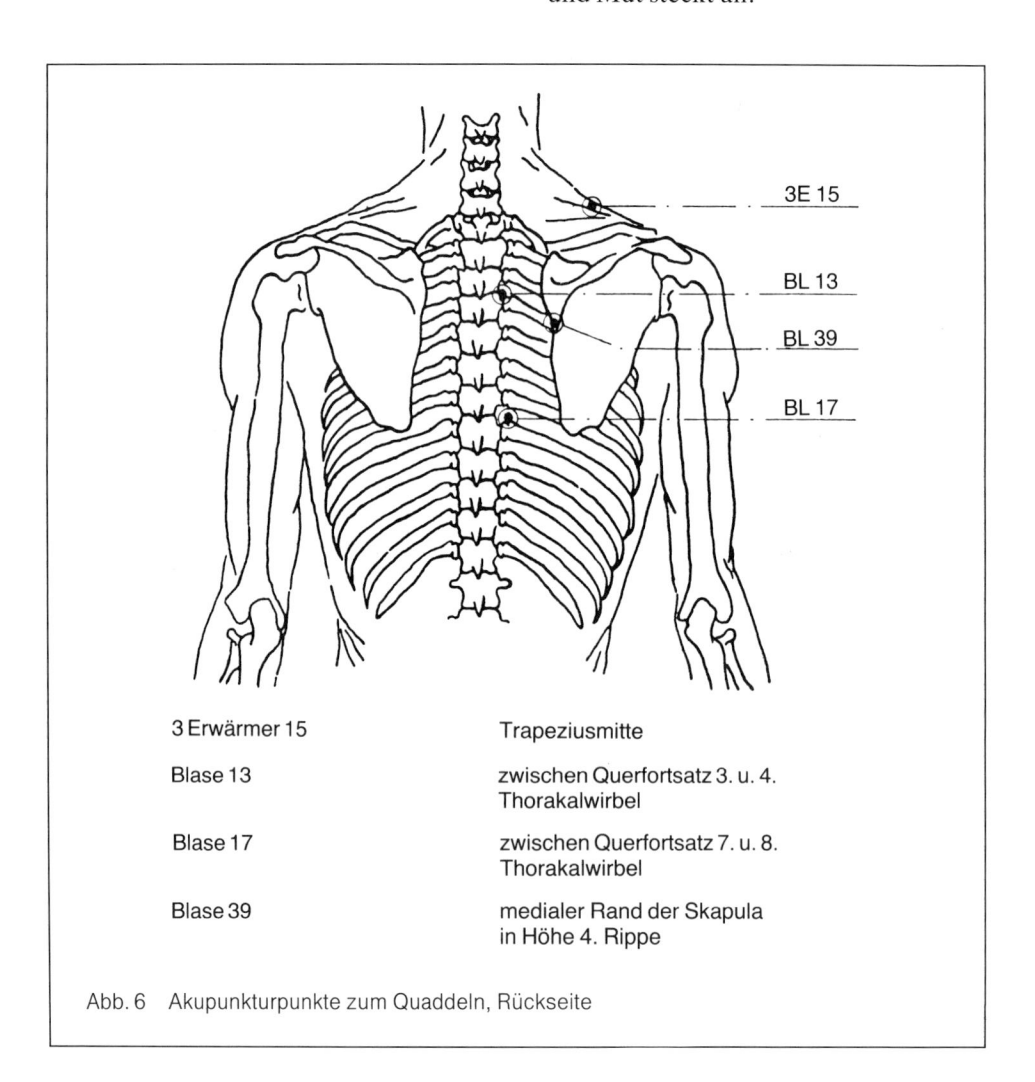

3 Erwärmer 15	Trapeziusmitte
Blase 13	zwischen Querfortsatz 3. u. 4. Thorakalwirbel
Blase 17	zwischen Querfortsatz 7. u. 8. Thorakalwirbel
Blase 39	medialer Rand der Skapula in Höhe 4. Rippe

Abb. 6   Akupunkturpunkte zum Quaddeln, Rückseite

Asthma 165

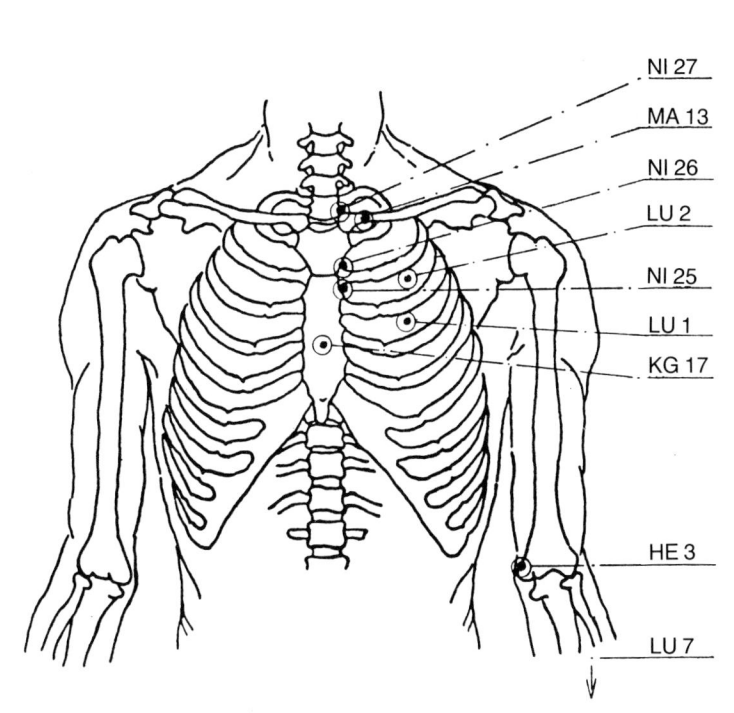

Konzeptionsgefäß 17	Sternum Mitte in Höhe 4. ICR
Lunge 1 und 2	3. u. 2. ICR in Mammillarlinie
Niere 27	auf dem Sternoklavikulargelenk
Niere 26	Parasternal 1. ICR
Niere 25	2. ICR
Magen 13	auf der Klavikula 2 Querfinger seitlich Klavikulaköpfchen
Herz 3	Ellenbeuge am ulnaren Ende der Beugefalte
Lunge 7	1 Querfinger oberhalb Radiusköpfchen in der Radialrinne

Abb. 7   Akupunkturpunkte zum Quaddeln, Vorderseite

Pleuritis

Übersicht		
Entzündung Rippenfell:	*EK 833, KK II/214*	
Brustschmerzen, Orte, Seiten:	*EK 852–854, KK II/256–259*	
Brustschmerzen, Empfindungen:	*EK 854–876, KK II/261–291*	
Akuter Beginn	S. 166	Aconitum Belladonna Apis (Apis mellifica) Bryonia
Pleuritis sicca	S. 167	Bryonia Dulcamara Guajacum (Guaiacum) Senega
Pleuritis exsudativa	S. 167	Apis (Apis mellifica) Bryonia Senega Abrotanum Cantharis
Restzustand = Adhäsionen, Verschwartung	S. 168	Sulfur Sulfur jodatum Kalium jodatum Abrotanum Carbo animalis

Akuter Beginn

Schmerzen im Thoraxbereich weisen oft auf die erste Lokalisation der Entzündung bei einem akuten fieberhaften Infekt. In dieser frühen Phase ist eine exakte diagnostische Klärung meist nicht möglich: Fieber, Schmerzen beim Atmen ohne auskultatorische oder röntgenologische Veränderungen lassen viele Entwicklungsmöglichkeiten offen.

In dieser ersten Phase ist aber homöopathische Therapie schon durchführbar, denn auf Grund ihrer Allgemeinsymptome können wir in dieser Zeit

Aconitum oder
Belladonna

auswählen. (Vgl. auch Kapitel »Fieberhafter Infekt« S. 17). Bei deutlicher Lokalsymptomatik lassen sich *Apis* oder *Bryonia* gut unterscheiden.

Apis

Trockener, harter Husten; Hustenreiz geht vom Halsgrübchen aus (Suprasternalgrube). Heiserkeit und Kurzatmigkeit. *Stechender, brennender Schmerz beim Atmen; wundes, zerschlagenes Gefühl im Thoraxbereich.* – Fieber, zuerst Frost, dann Hitze mit Schweiß; sonderliches Symptom: Kein Durst bei Schweiß; Durst nur in der Frostphase; im allgemeinen wenig Durst. – Verlangen nach frischer Luft, nach Abkühlung.

Anwendung: C 6 (D 12) dil.
bei akuten Fällen Methode 1.

Bryonia

Trockener Husten mit *stechenden Schmerzen beim Atmen.* Hält sich still, atmet nur oberflächlich und legt sich zur Ruhigstellung auf die kranke Seite oder hält sich beim Husten den Brustkorb fest. Oft Folge von Erkältung – dabei ist sonderlich, daß er kühlen Raum verlangt und warme Anwendungen meist ablehnt.

Anwendung: C 6 (D 12) dil.
bei akuten Fällen Methode 1.

Pleuritis sicca

Bryonia

Bewährt sich nicht nur als Mittel im Anfang, sondern auch bei der deutlichen Entzündung des Rippenfelles mit knarrendem Reibegeräusch bei der Auskultation. Bevorzugte Lokalisation: rechts unten.

Anwendung: C 6 (D 12) – C 30 dil.

Dulcamara

Folge von kaltem Bad, von Einwirkung feuchter Kälte, besonders nach warmen Tagen. Rheumatische Veranlagung. – Meist trockener, heiserer, bellender Husten.

Anwendung: C 6 (D 12) dil.

Guajacum (Guaiacum)

Trockener Husten; der Hustenreiz hört erst auf, wenn sich etwas Schleim löst. Stechende, reißende Schmerzen im Thoraxbereich, schlimmer beim Atmen und besser in Ruhe. Verträgt örtliche Wärme schlecht. – Diese Symptomatik ist sehr ähnlich wie *Bryonia*. Die Unterschiede: *Übler* Körpergeruch, *übelriechender* Schweiß, meist schon vor Ausbruch der akuten Krankheit; Tonsillitis, rheumatische Schmerzen; auffallendes Verlangen nach Obst, besonders nach Äpfeln.

Anwendung: D 4 – C 6 (D 12) dil.

Senega

Hackender, trockener Husten; *berstende* Schmerzen im Rücken beim Husten. Gefühl, als ob eine Last auf der Brust liegen würde, »als ob die Lunge nach hinten gegen die Wirbelsäule gedrückt würde« (*Boericke*). – Wirksam bei der trockenen Pleuritis und bei einem Erguß, besonders bei sehr geringer Harnausscheidung.

Anwendung: D 2 – C 6 (D 12) dil.

Pleuritis exsudativa

Die exsudative Pleuritis verlangt meist die gleiche arzneiliche Behandlung, wie sie bei der Pleuritis sicca schon angegeben wurde:

Apis
Bryonia
Senega.

Zu diesen drei Mitteln kommen bei sehr großen Ergüssen noch *Abrotanum* oder *Cantharis* in Frage.

Abrotanum

Besonders bei tuberkulöser Pleuritis geeignet. – *Starke Abmagerung* bei gutem Appetit, aber auch appetitlos; dicker Bauch und magere Beine. – Rauhes, wundes Gefühl in den Atemwegen bei kalter Luft (*Hering*).

Anwendung: C 6 (D 12) – C 30 dil.

Cantharis

Die individuelle Symptomatik ist im lokalen Bereich dieses Syndromes nicht sehr differenziert. – Der typische Brennschmerz von *Cantharis* kann im Brustbereich auftreten, dazu schießende oder stechende Schmerzen. Trockener, hackender Husten mit Kurzatmigkeit. Beim Atmen und bei Schmerzen tritt auffallendes Schwächegefühl in den Atmungsorganen auf, deshalb ist die Sprache auch schwach und zaghaft.

Anwendung: C 6 (D 12) – C 30 dil.;
folgt oft gut nach *Bryonia*.

Neben dieser inneren Behandlung kann man bei Stauungstranssudaten (Eiweiß-

gehalt unter 3%) und bei sehr schnell nachlaufenden Exsudaten die Häufigkeit der entlastenden Punktionen reduzieren und dadurch den Eiweißverlust vermindern, wenn man örtliche Anwendung von *Cantharis* durchführt.
Methode: Cantharidenpflaster, etwa 5 × 5 cm, auf die Haut des Brustkorbes im Bereiche der stärksten Dämpfung (meist Axillarlinie) auflegen; 6–8 Stunden liegen lassen, bis sich eine Blase bildet, Pflaster vorsichtig lösen, entfernen und die Blase mit einem *Calendula*-Salbenverband abdecken. Evtl. zusätzlich bei eosinophiler und rheumatischer Pleuritis etwas Blaseninhalt abpunktieren und davon 0,2 ml auf zwei bis drei Stellen verteilen oder auf den *Weihe-Punkt Cantharis* quaddeln (letzte Rippe, am Rücken, etwa 4 Querfinger neben der Wirbelsäule; entspricht Akupunktur-Punkt Blase 45).

Restzustand

Bei Restzuständen nach Entzündungen (Adhäsionen, Verklebungen, Verschwartungen) sind die Ausscheidungs- und Resorptionsmittel *Sulfur, Sulfur jodatum, Kalium jodatum* indiziert, dazu je nach Symptomatik *Abrotanum* oder *Carbo animalis*.

Sulfur

»Beklemmung und Brenngefühl in der Brust« (*Boericke*). Neigung zu Kurzatmigkeit mit Verlangen nach frischer Luft, besonders nachts, stellt sich an das offene Fenster. – *Sulfur* ist nach solchen schweren und langdauernden Krankheiten besonders indiziert, wenn anderwärts viele allopathische Arzneien angewendet werden mußten.

Anwendung: Vorsichtig an die Reizschwelle herantasten, mit LM VI dil. 1 Tropfen beginnen und langsam die Potenzierungsstufe steigern.

Sulfur jodatum

Im Vergleich zu *Sulfur* ist bei *Sulfur jodatum* der üble Geruch der Ausscheidungen noch verstärkt (Bronchialschleim, Stuhl, Urin), und die Haut neigt mehr zu Eiterungen. Überschießende Erstreaktionen sind seltener als bei Sulfur.

Anwendung: C 6 (D 12) tabl. etwa 14 Tage lang, 1 Woche Pause, nochmals 14 Tage anwenden.

Kalium jodatum

Hartnäckiger Husten, trocken oder feucht mit reichlichem Auswurf. Stechende Schmerzen zwischen den Schulterblättern. Fühlt sich schlechter bei feuchtem, wechselhaftem oder sehr warmen Wetter; mag keine warme Kleidung oder warmen Raum; Beschwerden sind in *frischer Luft* und *im Freien besser*.

Anwendung: C 6 (D 12)–C 30 tabl.

Abrotanum (siehe S. 167)

ist in der Phase der Exsudation und in der Nachbehandlung der Pleuritis bewährt, wenn Patienten sich nicht erholen und trotz guten Appetites abmagern (wie *Jod, Tuberkulin*).

Anwendung: C 6 (D 12) dil.

Carbo animalis

Frostige, erschöpfte Patienten mit kalten Extremitäten und lividen Lippen. Verlangen nach frischer Luft; fühlen sich im warmen Raum nicht wohl. – Husten oft schlimmer am Abend, beim Essen und Sprechen, durch kaltes Getränk; Atemnot und Husten beim flachen Liegen, müssen sich aufsetzen oder mit erhöhtem Kopf ruhen.

Anwendung: C 6 (D 12) tabl.

Sarkoidose (Manifestation in der Lunge, M. Boeck)

Bei »einseitigen Krankheiten« (vgl. Organon, § 173 ff.) sind öfter keine individuellen Zeichen und Symptome zu ermitteln, die unsere Arzneiwahl sicher lenken können. Die Arzneifindung muß sich bei diesen Krankheitsfällen auf die Ähnlichkeit zwischen Arzneiwirkung und der Natur der Störung einstellen, d. h. auf die Toxikologie einer Arznei und die pathologischen Fakten.

Die *Ätiologie* der Sarkoidose ist noch nicht sicher geklärt. Es wird ein Zusammenhang mit der Tuberkulose angenommen (verminderte Tuberkulin-Empfindlichkeit, negativ bis 1 : 100). Das histologische Bild zeigt Granulome in der Lunge aus Epitheloidzellen und Riesenzellen. Die pathologischen Zeichen dieser Krankheit finden ihre ähnliche Symptomatologie im Arzneimittelbild von *Tuberculinum Rest* und in der chronischen Vergiftung mit *Beryllium* (Berylliose) (*41, 59*).

Um die Patienten mit einer solchen belastenden Krankheit durch eine eventuelle Erstreaktion nicht zu überfordern, ist es oft angebracht, mit einem pflanzlichen Mittel zu beginnen, was zur Natur dieser Störung sehr gut paßt.

Abrotanum (siehe S. 167)

Bewährt sich bei Patienten, die bei gutem Appetit mager werden. Abmagerung vor allem an den Beinen bei evtl. dickem Leib.

Anwendung: C 6 (D 12) – C 30 dil.

Beryllium (Beryllium metallicum)

Fibrotische Veränderungen des retikuloendothelialen Gewebes; »im Röntgenbild ausgedehnte streifig-knotige Verdichtungen« (*Voisin*). Hartnäckiger Husten.

Anwendung: C 200 tabl.*

Tuberculinum Rest

Fibröse Verdichtungen im Lungengewebe, fibröse Entzündungen an den Gelenken mit Bildung von *Heberden*schen Knötchen.

Anwendung: LM VI–XVIII; D 20 dil. (Von *Julian* (*25*) empfohlen).

---

* Diesen Hinweis bekam ich von einem mir namentlich unbekannten Kollegen.

Herz und Kreislauf

Hypertonie

Die meisten Hypertoniker nehmen ihre Blutdruckerhöhungen nicht wahr, solange keine sekundären Krankheitserscheinungen aufgetreten sind. Die allgemeine Aufklärung und sogenannte Vorsorgeprogramme haben gegenüber der früheren Indolenz manches Gute bewirkt. Manchmal wird allerdings eine übersteigerte Sensibilisierung erzeugt. Es soll ärztlich gezüchtete Hypochonder geben, die mit ihrem (von der Kasse bezogenen) Meßgerät fast sakrale Riten ausführen und jedes Gespräch mit der missionarischen Verkündigung einleiten: »Mein Blutdruck . . .«

Die differentialdiagnostische Abklärung ist vor jeder Therapie für die Homöopathie schon deswegen erforderlich, um eine saubere Trennung von pathognomonischen und individuellen Symptomen und damit eine Wertung für die Arzneiwahl zu erreichen (vgl. Bd. I, S. 37).

In der folgenden Übersicht verwende ich die international gültige Einteilung in *sekundäre Hypertonien* mit bekannter Pathogenese und *primäre (essentielle) Hypertonien* mit noch nicht sicher festgelegter Entstehung.

Eine gute Anamnese gibt bei den sekundären Hypertonien oft schon Hinweise auf die Natur der Grundstörungen (Hyperthyreose, Klimax, Arteriosklerose) und damit auf eine Gruppe von organotropen und funktionell zugeordneten Mitteln. Bei den *renal* bedingten Formen ist die Anamnese oft stumm, wenn nicht deutliche Abflußbehinderungen oder Entzündungen vorliegen. Die urologische Diagnostik und Therapie steht bei diesen Formen im Vordergrund, so daß ich keine Arzneihinweise bringe.

In die Gruppe der »essentiellen« Hypertonien ist alles das hineingepackt, was nach Ausschlußdiagnostik von den sekundären Formen übrig bleibt. Das sind nach vielen übereinstimmenden Statistiken fast 80 % aller Hypertonien.

Die endgültige Heilungsquote ist bei den familiär gehäuft auftretenden Formen sowohl mit homöopathischer und allopathischer Therapie nicht sehr groß, so daß man in beiden Fällen gelegentlich zusätzlich symptomatisch mit blutdrucksenkenden Arzneien arbeiten muß. Auf alle Fälle lohnt die Suche nach der *personal* passenden Arznei. Diese Basismittel werden in mittleren oder höheren Potenzstufen als Einzelgabe in entsprechenden Abständen gegeben.

Bei interkurrenten wechselnden Situationen kann man sich mit pflanzlichen Arzneien anpassen. Diese *Zwischenmittel* werden nach Bedarf im Intervall in niedrigen oder mittleren Potenzen gegeben.

> **Übersicht**
>
> *In Kents Repertorien gibt es keine Allgemeinrubrik Hypertonie; vgl. aber Barthel-Klunker Bd. II, S. 294. Ersatzweise kann man die folgenden Rubriken im Kent nachschauen: EK 1376 ff., KK I/432 ff. (Pulsqualitäten: drahtig, gespannt, groß, hart, krampfhaft, voll).*
>
> Primäre (essentielle) Hypertonie
>
> | | | |
> |---|---|---|
> | | Basistherapie . . . . S. 172 | Argentum nitricum
Arsenicum album
Lycopodium
Nux vomica (Männer)
Gratiola (Frauen)
Phosphor
Sulfur
Thuja
Viscum |
> | | Zwischenmittel . . . . S. 175 | Adrenalin
Gelsemium
Coffea
Glonoinum
Sumbulus |
>
> Sekundäre Hypertonien
>
>   Endokrine Formen
>
> | | | |
> |---|---|---|
> | | Hyperthyreose . . . . | siehe Kapitel S. 331 |
> | | Klimax . . . . S. 176 | Lachesis
Sanguinaria
Sepia |
>
>   Kardiovaskuläre Formen
>
> | | | |
> |---|---|---|
> | | Arteriosklerose . . . . | siehe Kapitel S. 188 |
> | | Renale Formen . . . . | siehe Vorspann, S. 171 |
> | Hochdruckkrisen . . . . S. 177 | | Aconitum
Crotalus horridus
Glonoinum
Naja |

Primäre (essentielle) Hypertonie

▶ Basistherapie

Wie modern die Homöopathie von *Samuel Hahnemann* ist, erlebt man in unserer Zeit, wenn von psychosomatischer Verflechtung bei vielen Krankheiten die Rede ist – besonders auch bei den essentiellen Hypertonien. Wenn wir für diese Kranken eine Arznei suchen, müssen wir an deren personale Schicht herankommen und die Arzneiwahl danach ausrichten; aber nicht »in Psychologie machen«, sondern uns davon leiten lassen, daß das Wesen des Menschen so formuliert werden kann: geistbegabter, beseelter Leib. Von dieser Formulierung leiten wir die praktische Folgerung ab, daß die heilende Arznei dem geistigen, seelischen und leiblichen Bereich des kranken Menschen entsprechen soll.

Argentum nitricum

Meist mageres, graues, eingefallenes Gesicht. Hastige, ungeduldige Menschen mit phobischen Ängsten und Befürchtungen; Schwindel mit unsicherem Gang im Dunkeln. Furcht vor einem *Schlaganfall*, vor einer Prüfung, vor dem Alleinsein, in einem engen Raum, an hochgelegenen Orten, daß er zu spät kommt, vor dem Tode – sagt seine Todesstunde voraus (wie *Aconitum*), vor Selbstmord, daß er seine Selbstbeherrschung verliert.

In Träumen wiederholen sich ähnliche Motive: schreckliche Träume von Toten, von lange verstorbenen Freunden, vom Wasser. Vergeßlich, Wortfindungsstörungen.

Kopfschmerzen: Entweder im linken Stirnbereich bohrender Schmerz oder im Nacken nach vorn ziehender Schmerz mit der Empfindung, als würde der Kopf zu groß; besser durch Gegendruck, durch Reiben, Massieren, durch Binden. Besserung durch Gegendruck finden wir auch bei Magenschmerzen (legt sich auf den Bauch und drückt mit den Händen dagegen) und bei Herzbeschwerden (Herzklopfen besser bei Lage auf der linken Seite).

Anwendung: Reihe von C 30 – C 1000 tabl.

Arsenicum album

Meist hageres, blasses, ängstliches Gesicht, zarter Körperbau, dünnes, vorzeitig ergrautes Haar.

Ängstliche, unruhige Menschen; oft verzweifelt, geben sich selbst auf; es lohnt sich nicht mehr, die Arznei zu nehmen. Furcht vor dem Alleinsein, vor Räubern, vor dem nächtlichen Ersticken. Pedantisch in Kleinigkeiten; sparsam bis zum Geiz; tadelt gern andere; kann keine Unordnung ertragen; in der Kleidung extrem ordentlich und sauber. Brennende Kopfschmerzen, besser durch Kälte (sonderlich bei diesen frostigen Patienten). Alle anderen Schmerzen sind schlimmer in der Kälte und werden besser durch Wärme. Kopfhaut außerordentlich empfindlich, oft Schuppen. Herzklopfen nachts, besonders 3 Uhr, dabei starke Angst und Unruhe.

Anwendung: LM VI–XVIII dil.; C 30/C 200/C 1000 tabl.

Lycopodium

Vorzeitige Senilität, wirkt älter, als es seinem Lebensalter entspricht. Blaßgraues, gelbliches, gefurchtes Gesicht. In der biographischen Anamnese werden Leber-Galle-Erkrankungen, Nierensteine, gichtisch-rheumatische Beschwerden berichtet.

Ungeduldiger, fast pedantischer Mensch mit wechselnder Stimmung; verdeckt seine innere Zaghaftigkeit und sein mangelndes Selbstvertrauen durch autoritäres Verhalten; verträgt keinen Widerspruch, reagiert cholerisch. Furcht vor öffentlichen Auftritten, vor engen Räumen, beim Alleinsein, vor allen neuen Unternehmungen.

Frühzeitig nachlassende geistige Konzentration, vergeßlich; macht Fehler im Schreiben und Sprechen.

Klopfende *Kopfschmerzen* auf dem Scheitel, schlimmer in der Wärme, besser in frischer Luft. Krampfige *Herzschmerzen*, Herzklopfen bei Ärger, nachmittags (typische Verschlimmerungszeit 16–20 Uhr), nach dem Essen, besonders durch Meteorismus. *Puls* hart, voll, schnell.

Anwendung: Reihe von C 6 (D 12) – C 200 tabl.

Nux vomica

Gehetzte, unruhige Menschen, »welche sehr sorgfältigen, eifrigen, feurigen, hitzigen Temperamentes sind oder tückischen, boshaften, zornigen Gemütes« (*Hahnemann*, RAL, Band 1, S. 193). Überbeschäftigte Großstadtmenschen; erschöpft von intellektueller Einseitig-

keit und Mißachtung des biologischen Rhythmus; sitzende Lebensweise. Müssen sich abends »entspannen« durch zu reichliches Essen, Alkohol, Nikotin – und schlafen am Fernseher ein. Häufiger indiziert bei Männern oder virilen Frauen.
Nux enthält als wesentliches Alkaloid Strychnin. Dieses bewirkt in toxischer Dosis erhebliche *Blutdrucksteigerung* durch *Gefäßspasmen* und Einfluß auf die zerebralen Vasomotorenzentren.
Anwendung: C 6 (D 12) – C 200 dil.; LM VI – XVIII dil.

Gratiola officinalis

Diese Arznei ist das weibliche Pendant zur meist männlichen *Nux vomica*. »Nux-Symptome bei Frauen sind oft durch *Gratiola* zu behandeln« (*Boericke*). Gemütsstörungen durch anmaßenden Stolz. – Schwindel mit Hitzegefühl im Kopf; Blutandrang zum Kopf, *Kopfschmerzen* mit Gefühl, als ob sich das Gehirn zusammenziehen würde, als ob es kleiner würde (*Hering*). Heftiges *Herzklopfen* mit Druck auf der Brust, besonders nach Stuhlgang.
Anwendung: D 6 – C 6 (D 12) dil.

Phosphorus

Körperlich und geistig lebhaft – aber erschöpft von geringen Belastungen. Gesteigerte Phantasie, ekstatisch; Vorausahnungen, extrem sensitiv. Tuberkulinische Symptomatik (siehe Bd. I, S. 200). Leicht beeinflußbar durch atmosphärische Schwankungen, z. B. durch Gewitter; durch Licht, Lärm, Gerüche.
Furcht beim Alleinsein, in der Dämmerung, vor Dunkelheit, bei Gewitter, vor Räubern, vor Schlaganfall. Pulsierender oder brennender Kopfschmerz. *Schwindel* mit Ohnmacht, Drehschwindel. *Herzklopfen* mit Angst, schlimmer *durch Linksliegen*. Neigung zu Rechtsinsuffizienz. Ausstrahlende Schmerzen in den rechten Arm (*Künzli*).
Anwendung: C 30/C 200 tabl.; LM VI – XVIII dil.

Sulfur

Bei Hypertonikern findet man oft den hitzigen, *wohlgenährten, vollblütigen* Sulfur-Typ, der sich im Gesamteindruck deutlich abhebt von dem *schlanken* Sulfuriker mit hängenden Schultern, allgemeiner Muskelschwäche mit krummem Rücken.
Diese vollblütigen Menschen haben ein rotes Gesicht, auffallend rote Ohren und Lippen. Die Haut ist rauh, leicht schuppend, etwas pickelig; empfindliche Haut mit Unverträglichkeit von Wasser. Oft unangenehmer Körpergeruch mit widerlich riechendem Schweiß und Kot. Hitzeempfindungen, Blutandrang zum Kopf, (besonders auf dem Scheitel), nachts im Bett heiße Füße, streckt die Füße hinaus.
Anwendung: Reihe von C 6 (D 12) – C 200 tabl.
Steigern Sie langsam in entsprechend großen Abständen. Rechnen Sie mit vorübergehenden Ausscheidungskrisen und Erstreaktionen: verstärkter Schweiß und Geruch des Körpers, Wiederauftreten alter, vor allem unterdrückter Hautausschläge. Machen Sie den Patienten auf diese Möglichkeiten aufmerksam, damit er aktiv mitarbeitet durch zeitweise Reduktion von tierischem Eiweiß, Fett, Zucker, Salz, Alkohol, Nikotin.

Thuja

Einige sichtbare Zeichen im Gesicht verraten die sykotische Belastung: (vgl. Bd. I, S. 187). Fettig-glänzende, etwas verschwollene, verdickte Haut mit tiefliegenden Hautporen (Orangenhaut). Augenbrauen spärlich oder sie fehlen vollständig am lateralen Augenbrauenbogen. Temporalarterien verdickt und deutlich sichtbar, ebenso die Venen auf dem Handrücken; an den Beinen Varizen. Braune Altersflecken (Keratoma senile), rote Nävi, besonders am linken Jochbogen. Lippen sind oft livid und das eigentliche Lippenrot wird gegen die Haut durch einen feinen, weißen Saum abgegrenzt (Milchsaum).

Hastige, ungeduldige Menschen mit fixen Ideen; leicht reizbar, reagieren übertrieben.

Anwendung: C 6 (D 12) – C 30 dil.; LM VI – XVIII dil. (bei fixen Ideen)

Viscum album

Rotes Gesicht mit Blutandrang zum Kopf, pulsierende Kopfschmerzen mit Schweregefühl im ganzen Kopf oder nur Stirnkopfschmerzen – schlimmer im warmen Zimmer und besser durch langsame Bewegung, im Freien, durch Gegendruck oder einen kalten Lappen. Schwindelanfälle, wird taumelig und muß sich festhalten. Herzklopfen mit Empfindung, als ob das Herz zusammengedrückt würde (ähnlich wie *Cactus grandifloris*). Puls schnell und weich oder langsam und hart; Extrasystolen, stolpernder Rhythmus.

Anwendung: Von *Voisin* ist die unterschiedliche Wirkungsrichtung tiefer oder mittlerer Potenzstufen erforscht worden:
D 1 – D 6 dil. bei Hypertonie;
C 6 (D 12) – C 9 dil. bei Hypotonie.

- **Zwischenmittel**

Bei besonderen leiblich-seelischen Belastungen kommt es auch bei gut eingestellten Hypertonikern zu gelegentlichen Steigerungen des Blutdruckes. Für diese Fälle kann man dem Patienten einige Mittel vorsorglich in seine Hausapotheke geben.

Adrenalin

Zorn und *Wut* bewirken starke Adrenalinausschüttungen und durch Sympathikusreizung auch Erhöhung des Blutdruckes.

Stenokardische Beschwerden mit dem Gefühl, als ob sich im Brustkorb alles zusammenschnüren würde oder als ob ein Balken quer über der Brust läge. Paßt gut zu Patienten, die *Nux* oder *Sulfur* benötigen: Angriffslustige stellen sich rasch auf Kampf ein – dies bedeutet überschießende Adrenalin-Ausschüttung.

Anwendung: C 6 (D 12) dil., alle 10 Minuten 5 Tropfen oder aufgelöst nach Methode 1.

Gelsemium sempervirens

Folgen von Gefühlserregungen, besonders beim Warten auf ein Ereignis (Prüfung, Reise, öffentliches Auftreten, Lampenfieber); durch schlechte Nachricht (evtl. plumpe Mitteilung eines ungünstigen Untersuchungsbefundes in der ärztlichen Praxis); plötzlicher *Schreck*, aber auch *Vorfreude*. Reagiert mit Blutandrang zum Kopf, mit Zittern, mit Durchfall, mit Angstgefühl in der Herzgegend, mit Herzklopfen. Empfindung, als bliebe das Herz stehen, muß tief atmen oder sich bewegen, damit das Herz weiterschlägt. Paßt gut zu Patienten, die *Argentum nitricum* oder auch *Phosphor* benötigen.

Anwendung: C 6 (D 12) dil. nach Methode 1.

Coffea

Folge von unerwarteter großer *Freude*, von Gefühlserregung oder Begeisterung, aber auch nach Ärger, Schreck, Zorn, nach zuviel Kaffee, Alkohol, Nikotin. Meist sehr lebendige Menschen mit niedriger Reizschwelle gegen Schmerzen, Geräusche, Gerüche; exaltiert; erleben alles sehr stark, abends überwach durch Gedankenzudrang und hochfliegende Pläne. *Herzklopfen*, rascher Puls. Blutandrang zum Kopf und Hitzegefühl mit warmem Schweiß.

Anwendung: C 6 (D 12)/C 30 dil.

Glonoinum

Sehr reizbare Menschen mit Erregung durch geringsten *Widerspruch* – dadurch plötzliche Blutdrucksteigerung und Blutwallungen zum Kopf und zum Herzen. Pulsierender, hämmernder Kopfschmerz, schlimmer durch Wärme, Sonne, Vergrößerungsgefühl des Kopfes, »als ob der Schädel zu klein für das Gehirn wäre« (*Boericke*).

Anwendung: C 6 (D 12)/C 30 dil.

Sumbulus moschatus

Leicht *erregbare Menschen*, die man so obenhin als »hysterisch« bezeichnet; wechseln zwischen Lachen und Tränen; leicht erregt; reizbar, zappelig, zuerst geistig angeregt, dann niedergeschlagen, manchmal auch fröhliche Stimmung mit leerem »Keep-smiling«-Lächeln.
Hartes Herzklopfen, besonders nach Anstrengung, Erregung oder beim Essen; unregelmäßiger Herzrhythmus, mal schnell – mal langsam. Scharfe Schmerzen im Brustkorb, wie von einem Messer, ausstrahlend in die Finger der linken Hand. Hitzewallungen.

Anwendung: ∅ bis D 6 dil.

Sekundäre Hypertonie

In der Anamnese erfährt man oft Symptome, die in dem vielfachen Bündel von möglichen »Ursachen« der Blutdruckerhöhung auf einzelne besonders gestörte Funktionsabläufe und Grundkrankheiten hinweisen. Die Symptomatik gibt in Verbindung mit der klinischen Untersuchung die Möglichkeit, *endokrine, kardiovaskuläre* oder *renale* Hypertonien zu unterscheiden und die passenden Arzneien zu finden, die heilen können oder einen Stillstand der Grundkrankheit erreichen. Bei einem Endzustand ist zumindest Erleichterung möglich.

▶ Endokrine Formen

▷ Hyperthyreose

Die Behandlung der Grundkrankheit ist auf S. 331 ff. beschrieben, so daß hier auf weitere Hinweise verzichtet werden kann.

▷ Klimax

In der Umstellungsphase werden häufiger Blutdruckerhöhungen festgestellt. Die Gesamtheit der Symptome weist dann auf eines der folgenden Mittel hin:

Lachesis

Wechsel zwischen Depression und Erregung – traurig, mutlos, phlegmatisch am Morgen, nach dem Schlaf – erregt, gereizt, cholerisch und sogar heiter am Abend. Die Erregung zeigt sich in Lust zum Arbeiten am Abend, arbeitet gern auch in der Nacht; gesteigertes Mitteilungsbedürfnis bis zur Geschwätzigkeit, springt von einem Thema zum anderen, geringe Konzentration. Blutandrang zum *Kopf*; Gesicht purpurrot, gedunsen – wie ein Alkoholiker, aber auch blaß und kalt, Kopf heiß bei kalten Extremitäten; klopfender, hämmernder Kopfschmerz mit Besserung durch Nasenbluten. *Hitzewallungen* mit Schweißausbruch, Besserung des Allgemeinzustandes nach Schwitzen. Erwacht aus dem Schlaf mit Angst, Herzbeklemmungen und Erstickungsgefühl.
Wesentliche Leitsymptome: Besserung durch Ausscheidungen (Menses, Nasenbluten, Schweiß, Schnupfen, Fluor); schlechter nach Schlaf, schläft in seine Beschwerden hinein; schlechter durch Wärme und alles Beengende – verträgt keine enge Kleidung, besonders nicht am Hals; keine engen Räume.

Anwendung: C 30 dil.;
LM VI–XVIII dil.

Sanguinaria

Heiße brennende Hände und Füße. Heiße Wallungen mit *Blutandrang zum Kopf*, dabei oft Schwindel. Schwindel schlimmer bei jeder Bewegung, besonders beim Hinlegen. Berstender Kopfschmerz. Schmerz hinter den Augen, als ob die Augen hinausgedrückt würden. Schläfenarterien prall gefüllt, *Gesicht rot*, oft umschriebene Wangenröte. Herzklopfen wird im Kopf gefühlt. Puls voll und kräftig.

Anwendung: C 6 (D 12) – C 30 dil.

Sepia

Patienten wirken müde, schlaff, *erschöpft*. Traurig ohne Veranlassung, gleichgültig gegen die gewohnte Arbeit, gegen Kinder und Mann. Bei besonders starker Erschöpfung schlägt diese in sich gekehrte Phase um in eine reizbare Erregung mit dauernder Nörgelei und Streitsucht.
Berstender Kopfschmerz. Blutwallungen zum Kopf mit Schwindel. Venöse Stauung; Pfortaderkongestion; Leberfunktionsstörungen mit spastischer Obstipation.

Anwendung: C 6 (D 12) – C 30/C 200 dil.

▶ Kardiovaskuläre Formen

▷ Arteriosklerose

Arteriosklerotische Formen werden im Kapitel über diese Grundkrankheit (siehe Kapitel »Arteriosklerose« S. 188) beschrieben.

▷ Renale Formen

Siehe S. 171.

Hochdruckkrisen

Treten auch bei sonst gut eingestellten Hypertonikern sehr plötzlich auf. Das bedeutet, daß heftige, rasch wirkende Mittel besonders indiziert sind.

Aconitum

Rascher, heftiger *Beginn mit Angst* und Ruhelosigkeit. Existentielle Angst, prophezeit seine Todesstunde. Folge von Schreck, Angst, kaltem, trockenem Wetter, eisigem Ostwind – aber auch Unterdrückung von Absonderungen (Schweiß, Menses, Schnupfen).
Heftiges Herzklopfen und harter, voller, paukender Pulsschlag. Blutandrang zum Kopf, trockene Hitze im Gesicht. Berstender Kopfschmerz mit Schwindel.

Anwendung: C 30 (D 30) dil.
nach Methode 1.

Crotalus horridus

Plötzlich auftretende Blutungen – besonders Nasenbluten, subkonjunktivales Hämatom. Blutandrang zum Kopf wechselt mit Blässe, gedunsenes Gesicht. *Dumpfer Hinterkopfschmerz* mit starker *Empfindlichkeit gegen Erschütterungen* (wie *Belladonna*). Herzklopfen mit Empfindung, als ob das Herz zittern würde. Puls hart, schnell – später im Kollaps klein und spitz.
Wahnhaftes Delir: Ist von Feinden oder wilden Tieren umstellt, will fliehen.

Anwendung: C 6 (D 12) – C 30 dil.

Glonoinum (vgl. S. 176)

Naja tripudians

Druck auf der Brust mit Angst und ausstrahlenden Schmerzen vom Herzen in den linken Arm – gelegentlich auch in den rechten Arm (wiederholt beobachtet von *Römer*). Herzklopfen mit sichtbarer Pulsation an Karotis und Temporalis. Puls erst schnell und hart, dann wechselnd schwach und unregelmäßig.

Anwendung: C 6 (D 12) – C 30 dil.

Hypotonie

Die apparativ gemessene Feststellung eines niedrigen Blutdruckes ist weder für eine allopathische Therapie noch für die homöopathische Arzneifindung ausreichend. Damit haben wir nur ein pathognomonisches Zeichen von geringem Wert für die Arzneiwahl. Erst die eingehende Anamnese und Gesamtuntersuchung können dieses Zeichen in das gesamte Krankheitsbild einordnen und uns helfen, die passende Arznei für den einzelnen Kranken zu finden.

In der Anamnese wird der Patient sowohl seine individuellen als auch die pathognomonischen Symptome berichten: Er ist rasch ermüdet und schnell erschöpft, das Schlafbedürfnis ist oft vermehrt. Bei längerem Stehen, besonders in schlecht belüfteten Räumen, in Verbindung mit psychischen Konflikten kommt es zu Schwindel, Benommenheit des Kopfes, abdominellen Mißempfindungen, Schweißausbruch, Flimmern vor den Augen, vermehrtem Gähnen, schnellerer Atmung, Herzklopfen, Pulsunregelmäßigkeiten, stenokardischen Empfindungen, evtl. gesteigert bis zum Kollaps und zur Ohnmacht.

Über die anamnestische Frage, Wann tritt dies auf und seit wann bestehen diese Beschwerden?, können wir entscheiden, ob es sich um eine *dauernde*, evtl. schon lange bestehende oder *nur gelegentliche Störung* handelt. In Verbindung mit Untersuchungsergebnissen lassen sich oft die entsprechenden *Grundkrankheiten* erkennen, die eine *symptomatische* hypotone Regulationsstörung bedingen, oder es liegt eine *konstitutionelle Anlage* vor.

Diesen verschiedenen *konstitutionellen* Merkmalen, Lebenssituationen und Bedingungen lassen sich einzelne Arzneimittel zuordnen, die auf den individuellen Einzelfall abgestimmt werden können.

In den Repertorien kommt die Diagnose »Hypotonie« nicht vor, da es dieses Meßverfahren noch nicht gab. Die alten Ärzte hatten aber dafür ein feines Gespür und sicheres Wissen über die verschiedenen Pulsqualitäten. Sie erhielten damit oft besseren Einblick in das Krankheitsgeschehen als wir Heutigen mit der Blutdruckmessung.

Übersicht

Vgl. in den Repertorien:
Pulsqualitäten
  Fadenförmig: EK 1376, KK I/432
  Kaum fühlbar (erkennbar):   EK 1378, KK I/433
  Klein: EK 1378, KK I/433
  Klein, leer: EK 1378, KK I/434
  Schwach: EK 1378, KK I/435
  Unfühlbar (unwahrnehmbar):   EK 1379, KK I/435
  Weich: EK 1379, KK I/436
Ohnmacht
  Beim Stehen: EK 1374, KK I/432
  Im überfüllten Zimmer: EK 1374, KK I/432
  Im warmen Zimmer: EK 1374, KK I/432
Schwäche
  Morgens beim Aufstehen: EK 1397, KK I/440
  Bei der geringsten Anstrengung: EK 1398, KK I/441
  »Nervös«:   EK 1401, KK I/445
  Kollaps: EK 1357, KK I/417

Hypotonie

Andauernde Hypotonie
- Konstitutionell
  - Hager; leptosomer Körperbau .... S. 180 — Acidum phosphoricum, Ferrum phosphoricum, Kalium phosphoricum, Phosphorus, Silicea, Tuberculinum Koch, Sulfur
  - Pastös; pyknischer Körperbau .... S. 182 — Ammonium carbonicum, Kalium carbonicum
- Symptomatisch
  - Fokale Belastung .... S. 182 — Sulfur, Phytolacca, Mercurius solubilis
  - Herzleiden .... S. 183 — Lachesis, Naja tripudians, Cactus grandiflorus, Crataegus, Viscum, Laurocerasus
  - Endokrine Fehlsteuerung ...... S. 184 — Calcium fluoratum, Natrium muriaticum
    - Ovar — Sepia, Lachesis, Pulsatilla
    - Schilddrüse — Spongia

Gelegentliche Hypotonie
- Akute Infekte .... S. 185 — Camphora, Veratrum, Aconitum, Ferrum phosphoricum, Gelsemium
- Erschöpfende Krankheiten; Schwangerschaft, Stillen .... S. 184 — Acidum phosphoricum, China
- Orthostase .... S. 186 — Phosphorus, Sulfur, Veratrum album
- Kollaps .... S. 187 — Camphora, Veratrum album, Tabacum, Carbo vegetabilis, Cuprum, Arsenicum album

siehe Kapitel Dringliche Herz-Kreislauf-Störungen S. 198

Andauernde Hypotonie

▸ Konstitutionelle Form

▷ Hagere Patienten mit asthenischem Habitus

Bei meist blassem Gesicht, schlaffer Körperhaltung und schmalem langen Thorax ist die Hypotonie ein Teil ihrer gesamten konstitutionellen Anlage. In diesen Fällen bekommt der niedrige Blutdruck erst Krankheitswert, wenn die an sich Gesunden in der Zivilisation der Großstadt nicht mehr körperlich gefordert werden und der Fülle der Reizbelastung erliegen. Licht, Luft, Sonne, körperliche Arbeit im Freien (ersatzweise »Trimm dich«), innere und äußere Lebensordnung ist die beste Behandlung. Ergänzt werden kann dieses Programm mit den folgenden Arzneien:

Acidum phosphoricum

Zuerst geistige, dann auch körperliche Schwäche. Fühlt sich erschöpft und müde; müde am Tag, schlaflos nachts. Besonders indiziert bei rasch gewachsenen Jugendlichen mit asthenischem Habitus. Blasses Gesicht, Ringe um die Augen. *Folgen von psychischer* (Schule, Studium, Kummer, besonders Liebeskummer) *oder körperlicher Überlastung* (erschöpfende Krankheiten, exzessive Onanie, Blutverlust, Stillen).
Geistige Erschöpfung: Langsam und träge, nachlassendes Gedächtnis, Abneigung gegen jede geistige Arbeit, gegen Gesellschaft und vieles Reden.
Körperliche Erschöpfung: Rücken und Beine schwer, kann nicht lange stehen; Schwächegefühl in der Brust beim Sprechen; Libido anfangs noch gesteigert, später erloschen; schwache Potenz; erschöpft nach Koitus; nächtliche Ejakulationen mit lasziven Träumen; Spermatorrhö bei Stuhlgang. Schwächende Nachtschweiße.
Nahrungsverlangen: Kalte Milch, kühle, saftige Speisen, Bier.
Nahrungsabneigungen: Brot und Kaffee.
Modalitäten: Schlimmer nach Anstrengungen, durch Kälte, nach Samenabgang, beim Stehen: besser durch Wärme, in der Ruhe, nach Schlaf.

Anwendung: D 3 – C 30 dil.

Ferrum phosphoricum

Weicher, leicht unterdrückbarer Puls bei Menschen, die rasch ihre Gesichtsfarbe wechseln. Neigung zum Nasenbluten, zu Anämie. Trotz der Blutarmut auch hektische Röte des Gesichts bei Erregung, besonders bei Verlegenheit (Plethora falsa). Schnell erschöpft und schwach; überempfindlich und reizbar. Paßt oft bei tuberkulinischen Kindern.

Anwendung: Reihe von C 6 (D 12) – C 30 (D 30) dil.

Kalium phosphoricum

In diesem Arzneimittelbild verbindet sich die psychische Schwäche und Erschöpfung von *Acidum phosphoricum* mit der Reizbarkeit, der muskulären Schwäche und Frostigkeit von *Kalium*. Bei nervlicher Erschöpfung durch Sorgen, besonders aber durch einseitige intellektuelle Anstrengungen, denen der Patient nicht gewachsen ist, kommt es zu mutloser, schüchterner, depressiver Verstimmung. Die begleitende Hypotonie bewirkt mangelnde Hirndurchblutung, dadurch Schwindel, Sehstörungen, Ohrgeräusche und Kopfschmerzen. – Durch leichte Bewegungen werden diese Erscheinungen besser.
Hängende Oberlider (wie *Causticum*, *Gelsemium*) als Zeichen der Erschöpfung und Schwäche sind manchmal ein physiognomischer Hinweis auf diese Arznei.

Anwendung: C 6 (D 12) – C 30 (D 30) tabl.

Phosphorus

Astheniker mit dünner Haut, zartem Haar, lebhaften Augen; oft sanguinisches Temperament; verbraucht seine Energie zu rasch, reizbare Schwäche. Körperlich und geistig lebhaft mit enthusiastischem Schwung, aber rasch ermüdet. Kreislauf schnell erregt mit Pulsbeschleunigung und Herzklopfen bei emotionaler oder körperlicher Belastung. Puls schnell und weich. Im ganzen eher frostig, aber verträgt am Kopf keine Wärme und Sonnenbestrahlung.
Gefühlsbetont, oft leidenschaftlich und herrschsüchtig mit Überzeugung der eigenen Bedeutung. Ängstlich in der Dämmerung, beim Alleinsein, bei Gewitter. Sexuell rasch ansprechbar, aber schwache Potenz. Gesteigerter Appetit, Leere und Hinfälligkeit mit Blutdruckabfall vor dem Essen. Fühlt sich nach Essen und Schlaf besser, erholt sich rasch auch nach kurzem Schlaf. Sinnesorgane leicht erregbar, sehr kitzelig, überempfindlich gegen Gerüche, gegen Musik, grelles Licht, Berührung, meteorologische Einflüsse (Kaltfront). Plötzliche Erschöpfung mit Ohnmachten und Schweißausbrüchen.
Modalitäten: Schlimmer durch körperliche oder psychische Belastung, in der Dämmerung, bei Gewitter und Wetterwechsel von warm zu kalt, durch Sonne und Wärme am Kopf, beim Liegen auf der linken Seite; besser durch Schlaf, kalte Getränke, im Freien, durch Essen.

Anwendung: LM VI–XVIII dil.; C 30 (D 30)–C 200 (D 200) tabl./glob.

Silicea

Meist hagere, seltener rundliche Menschen, die durch ihre ausgeprägte Frostigkeit und Neigung zu Erkältungen auffallen. Paradox zur Frostigkeit ist die Schweißneigung, besonders am Kopf; an den Füßen übelriechender, wundmachender Schweiß. Schwindel mit dem Gefühl, als ob man nach vorn fallen würde – schlimmer bei Bewegung und beim Aufwärtsschauen. – Fühlt sich müde und erschöpft, besonders am Morgen. Kleiner schneller Puls, öfter unregelmäßig.

Anwendung: Reihe von C 6 (D 12)–C 1000 tabl.

Tuberculinum Koch

Magere, hungrige, frostige Patienten mit häufigen Erkältungen. Ständiger Wechsel der Symptome – wechselt auch gern die Arbeitsstelle, den Ort, die Freunde, den Partner. Fühlt sich zerschlagen und müde. Abneigung gegen Arbeit. Kopfschmerzen nach geistiger Anstrengung, kann sich nicht konzentrieren beim Lernen.
Puls ist oft schwach und schnell. Physiognomische Zeichen: Lippen kräftig rot; Skleren schimmern bläulich wie Porzellan.

Anmerkung: Diese Nosode als Zwischenmittel anwenden, nicht als erstes Mittel und nicht bei noch aktiver Tuberkulose oder kurz zurückliegender Erkrankung.

Anwendung: LM VI–XIV dil.; C 6 (D 12)–C 30 (D 30) dil.

Sulfur

Schlaffe, gebeugte Körperhaltung und hängende Schultern; kann nicht lange frei stehen, muß sich anlehnen (orthostatische Hypotonie). Empfindlich gegen Kälte, besonders gegen kaltes Wasser; Stuhl, Schweiß und Haut riechen oft unangenehm, unreine rauhe Haut. Extremitäten am Tage kalt, nachts im Bett heiß, Füße werden hinausgestreckt. Vormittags 11 Uhr Gefühl der Leere und Hinfälligkeit mit Verlangen, etwas zu essen. Entweder starker Durst mit geringem Appetit oder flaues Gefühl im Magen, das durch Essen besser wird.

Psyche: Reizbar, schnell ärgerlich oder verdrossen; Abneigung gegen reguläre Arbeit, oft ohne Interesse für die alltäglichen Dinge. Legt auf sein Äußeres wenig Wert und kann sich in ideologischen Spinnereien verlieren. »Zerlumpter Philosoph« oder heftig reagierender Revolutionär.

Modalitäten: schlechter beim Stehen, in der Bettwärme, durch Waschen, Baden, 11 Uhr und nachts; besser bei trockenem, warmem Wetter, durch Bewegung.

Anwendung: Reihe von C 6 (D 12) – C 1000 tabl.

▷ **Pastös, pyknischer Körperbau**

Auch bei pastösen Fettleibigen findet man noch im mittleren Lebensalter konstitutionelle hypotone Dysregulationen. Bei diesen Patienten erinnern wir uns an:

Ammonium carbonicum

Korpulente Patienten mit schlaffem Gewebe und Neigung zu Herzschwäche mit Vasomotorenkollaps.

Traurig und ängstlich; besonders verstimmt bei trübem Wetter. Empfindlich gegen kalte Luft und Wasser. Rasch erschöpft mit Schwere in den Beinen und Atembeklemmungen, besonders beim Steigen und Betreten eines warmen Raumes.

Puls schnell und schwach. Anfälle von Kollaps mit Todesangst, kaltem Schweiß, besonders in feuchtwarmen Räumen oder aus dem Schlafe heraus, morgens 3–4 Uhr.

Allgemein besser bei trockenem Wetter und im Liegen.

Anwendung: D 6 – C 6 (D 12) dil.

Kalium carbonicum

Neigung zu Störungen des Wasserhaushalts, retiniert Flüssigkeiten – erkennbar an Oberlidödem, Schwellung der Glabella.

Allgemeine Schwäche; Schwächegefühl im Kreuz, in den Beinen. Frostige Patienten mit reichlichem Schweiß bei der geringsten Anstrengung; nächtliche Schweiße, nach Mitternacht, besonders gegen 3 Uhr. Angstgefühl mit Beklemmung in der Herzgegend; Empfindung, als ob das Herz an einem Faden hinge – oder als ob das Herz am linken Rippenfell aufgehängt sei. *Stechende Herzschmerzen,* verstärkt bei Anstrengungen.

Puls klein, weich, zittrig, langsam oder seltener auch schnell.

Anwendung: Reihe von C 6 (D 12) – C 30 (D 30) tabl.

Nicht zu rasch wiederholen, bei Fieber aussetzen.

▸ **Symptomatische Form**

▷ **Fokale Belastung**

Neben der konstitutionellen Anlage sind *chronische Infekte,* besonders *Herdinfekte* und *neurale Störfelder* oft die Veranlassung zu hypotonen Fehlregulationen. Wahrscheinlich schädigen die davon ausgehenden Toxine die Nebenniere und das hormonale System. Bedeutungsvoll sind vor allem Kopfherde (Zähne, Tonsillen, Nasennebenhöhlen), chronische Phlebitiden, Prostata- und Adnex-Erkrankungen und die neuralen Wirkungen von Narben. Unter der Behandlung mit

Sulfur (s. S. 181)

als Zwischenmittel können sich verborgene Herde melden, indem verstärkte Schmerzen oder Entzündungen an diesen Stellen auftreten. Mit

Phytolacca oder
Mercur

kann man häufiger auch Tonsillen- oder Zahnherde ausheilen (vgl. Kapitel »Tonsillitis«, S. 312).

▷ Herzerkrankungen

Funktionelle Erkrankungen des Herzens, aber auch koronare Durchblutungsstörungen sind oft verbunden mit einer hypotonen Fehlregulation. Prüfen Sie, ob ein Schlangengift – besonders *Lachesis* und *Naja* – oder *Cactus grandiflorus* paßt. Die Schlangengifte regulieren je nach Ausgangslage des Patienten den Blutdruck; entsprechend finden Sie diese Mittel auch bei der Hypertonie (vgl. *Lachesis*, S. 176, *Naja*, S. 177).

Lachesis

Indiziert bei organischen Herzerkrankungen (Myo- oder Endokarditis) nach Infekten mit kleinem, schwachem, weichem, unregelmäßigem Puls und Abfall des Blutdrucks im Stehen, besonders in warmen Räumen. Starkes Verlangen nach frischer, kühler Luft. Empfindung, als ob das Herz aufhöre zu schlagen; als ob es gepackt würde (ähnlich wie *Cactus*). Auffallend sind die Allgemeinsymptome: Gesicht oft gedunsen, rot, heiß oder blaß mit kalten Extremitäten, livide Verfärbung der Lippen, Ohren, Wangen. – Kann nichts Enges am Leibe haben, besonders nicht am Hals und im Brustbereich. Wechselnde Stimmungslage, traurig am Morgen, erregt und exaltiert am Abend. Mißtrauisch, eifersüchtig, sprunghaft, redet schnell und wirkt theatralisch.
Anwendung: LM XIV–XVIII dil.; C 6 (D 12) dil. Wirkt als Injektion oft schneller, C 30 (D 30) Amp.

Naja tripudians

Indiziert bei stenokardischen Beschwerden mit Blutdruckabfall, aber auch bei essentieller Hypertonie mit sehr wechselnden RR-Befunden, mal hoch, mal tief. Entsprechend ist der Puls: fadenförmig, schwach, weich – oder gespannt. Empfindung, als ob eine schwere Last auf der Brust liegen würde; oft Ausstrahlung der Herzschmerzen zum linken Arm, seltener auch nach rechts. Allgemein *schlechter* durch Kälte, durch und nach Anstrengungen.
Anwendung: C 6 (D 12) dil.; C 30 (D 30) dil. oder glob.

Cactus grandiflorus

Bewährt sich oft bei stenokardischen Syndromen mit hypotoner Fehlregulation. Zwei typische Empfindungen leiten zur Wahl von *Cactus:* einmal das Gefühl, »als ob das Herz von einer eisernen Faust umklammert würde«, »als ob das Herz mit einem festen Band zusammengeschnürt würde«; oder »als ob das Herz sich herumdrehe«. Dabei oft Taubheit des linken Armes mit eiskalten Händen.
Anwendung: D 4/C 6 (D 12) dil.

Als sehr breit wirkende Mittel bewähren sich *Crataegus oxyacantha* (Weißdorn) und *Viscum album* (Mistel). Diese beiden Pflanzenextrakte liegen an der Grenze zwischen Homöo- und Phytotherapie. Beide sind ambivalent in ihrer Wirkung, ähnlich wie die Schlangengifte. Sie können niedrigen Druck zur Norm führen oder eine bestehende Hypertonie senken.

Crataegus oxyacantha

Weicher, schneller und oft unregelmäßiger Puls. Herzklopfen mit Blutandrang zum Kopf, dabei verwirrtes Gefühl; Empfindung, als sei das Herz zu groß; uncharakteristische Herzschmerzen an der Herzbasis mit Ausstrahlung zur linken vorderen Halsseite und zum linken Arm. Diese Herzsensationen bedingen oft auch eine Schlaflosigkeit.
Begleitsymptome: Drückender Schmerz im lumboiliakalen Bereich, beim Aufstehen stärker und durch Gegendruck besser (nach *Voisin*).
Anwendung: Biphasische Wirkung je nach Zubereitung.
D 6 dil. bei Hypotonie;
∅–D 1 dil. bei Hypertonien.

Viscum album

Schwacher, unregelmäßiger, langsamer oder schneller Puls.
Apathisch, traurig, will allein sein, zu nichts Lust. »Schwindel. Ohnmachtsneigung mit kalten Schweißen.« (nach *Voisin*).
Anwendung: Biphasische Wirkung je nach Zubereitung.
C 6 (D 12) – C 9 dil. bei Hypotonie;
D 1 – D 6 dil. bei Hypertonien.
(Vgl. S. 175)

Laurocerasus (Kirschlorbeer)

Bei Rechtsherzinsuffizienz mit pulmonaler Stauung kommt es bei manchen Patienten zu allgemeiner Schwäche und Blutdruckabfall bis zum Kollaps. Hier bewährt sich *Acidum hydrocyanicum*, die Blausäure (vgl. S. 148). Milder und *nachhaltiger* wirkt der Kirschlorbeer, der reich an Blausäure ist.
Kleiner, schwacher, langsamer oder auch schneller Puls. Auffallendes Kältegefühl, evtl. blasses Gesicht mit Zyanose. Ängstliche Unruhe. Reflektorischer Kitzelhusten bei Herzkrankheiten (vgl. EK 792 und KK III/366).
Anwendung: ∅ – D 3 dil. bei pulmonaler Stauung.
C 6 (D 12) dil. bei symptomatischer Hypotonie.

▸ Endokrine Fehlsteuerung

Bei *Nebenniereninsuffizienz* ist die Hypotonie ein wesentliches Symptom. Hier können *Calcium fluoratum* oder *Natrium muriaticum* oft entscheidend helfen.

Calcium fluoratum

Starke körperliche Mattigkeit; fühlt sich schlechter bei Kälte, ohne direkt zu frieren. Schlaffes Bindegewebe mit lockeren, überstreckbaren Gelenken, Eingeweidesenkung, Venektasien. Magerkeit oder Abmagerung trotz guten Appetites, Verlust von Libido und Potenz.
Anwendung: Reihe von C 6 (D 12) – C 30 (D 30) tabl.

Natrium muriaticum

Deutliche Austrocknung des Gewebes; Anämie mit starker Schwäche. Abmagerung trotz erhaltenen Appetits; Abmagerung von oben nach unten, zuerst am Hals, dann auf den Rumpf übergehend. Trotz Frostigkeit werden warme Witterung und Sonne schlecht vertragen. Die traurige Verstimmung und Mutlosigkeit sind meist recht deutlich, Neigung zum Weinen; aber Trösten oder Versuch, den Kranken aufzumuntern, verschlimmert oder macht sogar zornig. Kann sich von seinen Sorgen, seinem Kummer nicht lösen, kommt immer wieder darauf zurück.
Anwendung: Reihe von C 30 (D 30) – C 1000 tabl.; LM XIV – XXX dil.

▷ Ovarielle Störungen

Hier kommen in der Klimax besonders *Sepia* oder *Lachesis* in Frage; in der Adoleszenz häufiger *Pulsatilla*.

Sepia

Verschlossen, indolent, unzufrieden, evtl. streitsüchtig; Trost und Zuspruch verschlimmern. Gefühl von Senkung der Gebärmutter und der Eingeweide; schlimmer im Stehen, im Gehen; besser beim Kreuzen der Beine, im Sitzen und Liegen.
Anwendung: LM VI – XVIII dil.; C 6 (D 12) – C 1000 dil. oder tabl.

Lachesis

Exaltiert, psychisch erregt; Rededrang. Stimmungslabil: Traurig am Morgen, oder aufgedreht am Abend. Überempfindlich gegen alles Enge am Hals, an der Brust, am Rumpf. Alles *schlimmer* in der

Wärme, besonders in warmen, engen Räumen, bei verspäteter oder aussetzender Regel, beim Erwachen. *Besser* beim Einsetzen der Regel, bei Schweißen. Hitzewallungen zum Kopf; ausgeprägtes Verlangen nach frischer Luft.

Anwendung: LM XIV–XVIII dil.; C 6 (D 12)– C 30 (D 30) dil.

Pulsatilla

Langsame venöse Zirkulation mit rötlicher oder blauroter Verfärbung an den Unterschenkeln, besonders bei kalter Witterung. Sanfter, liebenswürdiger Charakter; gefühlsbetont, schüchtern mit ausgeprägtem Verlangen nach Sympathie, nach Zuspruch und Trost. Rascher Wechsel der Stimmungslage, eben noch Tränen, bald wieder freundlich. Frostig, aber Abneigung gegen Wärme mit Verlangen nach frischer Luft. Abneigung gegen warme, schlecht belüftete Räume, beengende Kleidung, gegen fette Speisen. Periode oft zu spät, zu schwach. Stimmungslage vor der Regel besonders weinerlich.

Anwendung: LM VI–XVIII dil.; C 30 (D 30)–C 200 dil. oder tabl.

▷ Hypothyreose

Bei Hypothyreose mit begleitender Hypotonie läßt sich der Allgemeinzustand und auch der Blutdruck deutlich anheben mit

Spongia

Weiche, diffuse Struma, Kolloidkropf oder euthyreote Knoten. Allgemeine Verlangsamung mit Angst vor der Zukunft. »Träge und ohne Schwung; möchte lieber ruhen und nicht sprechen.« (*Hering*). Schwach und erschöpft nach geringen körperlichen Anstrengungen.

Anwendung entsprechend der hormonalen Ausgangslage:

– Bei Hypothyreose D 1/D 2 dil.
– Bei Euthyreose D 6 dil.
– Bei Hyperthyreose (dabei fast immer im Anfang auch Hypertonie) C 6 (D 12)– C 30 (D 30 dil.
(Vgl. auch Kapitel »Struma«, S. 330).

Gelegentliche Hypotonie

▶ Akute Infekte

Im Verlauf von akuten Infekten treten oft hypotone Krisen auf, deren Symptomatik mit dem Arzneimittelbild einiger homöopathischer Arzneien übereinstimmt, die sowohl das Infektgeschehen als auch die Hypotonie heilen können. *Hahnemann* hat bei der Arzneiwahl für seine Cholerapatienten sehr deutlich dieses Zusammenspiel von Infekt mit hypotoner Krise gesehen und mit *Camphora* behandelt.

Camphora

Gesicht eingefallen; verzerrter, ängstlicher Ausdruck; kalter Schweiß. Trotz eisiger Kälte des Körpers deckt sich der Patient auf. Blasse, kalte Haut, evtl. sogar bläulich-livid.
Puls klein, schwach, oft langsam; erheblicher Blutdruckabfall. Im Verlauf der Infektion kommt es *rasch* zur Erschöpfung und zum völligen Versagen aller Kräfte. Starker Durst durch profuse wäßrige, evtl. schwärzliche Durchfälle; verlangt kleine Schlucke von kaltem Wasser, aber erbricht es bald wieder.

Anwendung: D 1/D 3 dil. in kurzen Abständen wiederholen. Wirkt rasch, aber nicht lange anhaltend.

Veratrum album

Bei diesem Mittel sind – ähnlich wie bei *Camphora* – besonders Darminfekte die Auslöser der kollapsigen Schwäche; dazu kommen aber auch pneumonische Prozesse oder Entzündungen im Wochenbett. In einigen Bereichen sind diese sonst ähnlichen Mittel unterscheidbar: *Veratrum* hat deutlichen kalten Stirnschweiß und ausgesprochenes Verlangen nach Wärme und Flachliegen; läßt sich gern warm zudecken und verlangt Wärmflasche; ist mehr verzweifelt, traurig, ängstlich beim Alleinsein oder auch motorisch und psychisch unruhig, redet, flucht. *Camphora* ist eher verkrampft bis zu Konvulsionen.

Anwendung: C 4–C 30 (D 30) dil.
In akuten Fällen aufgelöst nach Methode 1.

Aconitum

Der stürmische Beginn mancher Infekte, die dieses Mittel verlangen, die trockene heiße Haut und der Pulsbefund im Liegen (hart, drahtig, schnell, voll) täuschen über die labile Kreislauffunktion hinweg. Wenn Sie den Patienten aufsitzen lassen zur Untersuchung, wird er blaß und der Puls wird klein und schnell.

Anwendung: C 6 (D 12) dil.
nach Methode 1.
(Vgl. auch Kapitel »Fieberhafter Infekt«, S. 17)

Ferrum phosphoricum

Dieses oft verwendete »Fiebermittel« bewährt sich bei Menschen mit geringer Abwehrkraft und vasomotorischer Labilität. Dies zeigt sich daran, daß der Patient schnell die Gesichtsfarbe wechselt zwischen hektischer, oft umschriebener Röte der Wangen und fahler Blässe.

Anwendung: C 6 (D 12) tabl.
nach Methode 1.
(Vgl. Kapitel »Fieberhafter Infekt«, S. 17)

Gelsemium

Fieberhafter Infekt mit Frösteln, Zittern und Benommenheit, dabei allgemeine Schwäche. Der Puls ist weich, mäßig beschleunigt und leicht unterdrückbar; manchmal aber auch im Liegen langsam und bei geringer Bewegung stark beschleunigt.

Anwendung: C 6 (D 12) dil.
nach Methode 1.
(Vgl. Kapitel »Fieberhafter Infekt«, S. 17)

▸ **nach erschöpfenden Krankheiten, Schwangerschaft und Stillen**

Hier kommt es oft zu hypotonen Krisen. Denken Sie in solchen Krankheitsfällen an

Acidum phosphoricum (siehe S. 180)

besonders aber an

China

Allgemeine Schwäche und Frostigkeit. Hohläugig mit blauen Ringen; gelbliche Gesichtsfarbe mit fleckiger Röte. Herzklopfen mit Erschöpfung und Schweiß bei geringer Anstrengung mit Atemnot und Blutandrang zum Kopf. Extremitäten dabei kalt. – Puls schwach, schnell, oft unregelmäßig, wechselt auch die Stärke. Schwindel, der den Patienten nach rückwärts zieht. Entsprechend der Erschöpfung fühlt sich der Patient im Gesamten *besser* in der Wärme und bei Ruhe.

Anwendung: D 6–C 6 (D 12) dil.

▸ **Orthostase**

Wenn junge Menschen zu Ihnen in das Sprechzimmer kommen, die durch ihre schlaffe Haltung mit hängenden Schultern und erschöpftem Gesicht auffallen, können Sie mit aller Vorsicht eine Blickdiagnose wagen:

Phosphorus (s. S. 181)

Paßt oft für schlanke, hellhäutige Menschen, die trotz der erschöpften Gesichtszüge eine freundliche Offenheit zeigen.

Sulfur

Wirkt durch sein rauhes, pickeliges, verdrossenes Gesicht nicht gerade attraktiv. Dieser Eindruck wird oft durch die nachlässige Kleidung noch verstärkt.
Beide neigen zur Erschöpfung, zu niedrigem Blutdruck, vor allen Dingen zum *Abfall* der RR-Werte *im Stehen*.
Diese beiden Mittel wurden oben beschrieben (S. 181).
Bei weniger typologischer Prägung bewährt sich beim Orthostasesyndrom das ebenfalls schon besprochene

Veratrum album

in der D 4 dil. (S. 199). Dieses Mittel gebe ich gern bei Patienten, die sagen: »Ohne zwei Tassen Kaffee am Morgen komme ich nicht zu mir, und wenn ich dann in der vollen Straßenbahn (Bus u. a.) stehen muß, so kippe ich um; dazu brauche ich regelmäßig morgens noch 1 Tablette X (Sympathikotonikum).«

▸ Hypotoner Kollaps

Entsprechend dem Hinweis in der Übersicht werden diese Mittel hier nicht besprochen. (Vgl. Kapitel »Dringliche Herz-Kreislauf-Störungen, S. 199)

Arteriosklerose

Die *individuelle* Symptomatik wird durch die *Kollektiv*symptome der Grundkrankheit meist stark überlagert. Deshalb muß sich die Arzneiwahl oft auf die Mittel beschränken, die deutliche organotrope Beziehungen zur Sklerose im Gefäßsystem haben. Wenn Sie aber über das klinische Syndrom keine passende Arznei finden, dann rate ich zu umfassender Fallaufnahme mit nachgehender Wertung und Ordnung der wesentlichen Symptome (vgl. Bd. I, Repertorisation, S. 103 ff.).
An sich ist es fast eine Beleidigung der gesamten ärztlichen Tradition, wenn auf die Regelung der Lebensführung und Ernährung (Diät im weitesten Sinne) hingewiesen werden muß – aber der in unserer Zeit fast allein seligmachende Glaube an die Wirkung der allerneuesten pharmazeutischen Produkte muß etwas zurechtgerückt werden.

> **Übersicht**
>
> *Vgl. Repertorien:*
> Im Kent gibt es keine Allgemeinrubrik Arteriosklerose, sie existiert allerdings im Synthetischen Repertorium (SR) Barthel-Klunker, II, S. 37. Stattdessen können wir im Kent in folgenden Rubriken die entsprechenden Mittel finden:
> Alte Leute: EK 1339, KK I/408
> Altern, vorzeitig: EK 1339, KK I/408
> Gangrän, des Alters: EK 1315, KK II/155
> Kopfschmerz, bei alten Leuten: EK 133, KK I/240
> Schwindel, bei alten Leuten: EK 101, KK I/155
> Trägheit, des Geistes: EK 72, KK I/106
> Vergeßlichkeit, alte Leute: EK 76, KK I/113
>
> Zerebrale Sklerose
>
>   Rotes Gesicht . . . . S. 189   Aurum metallicum
>   Aurum jodatum
>   Strontium carbonicum
>   Strontium jodatum
>
>   Blasses Gesicht . . . . S. 189   Argentum nitricum
>   Barium carbonicum
>   Barium jodatum
>   Plumbum metallicum
>   Plumbum jodatum
>
>   Mit Demenz . . . . S. 190   Hyoscyamus
>   Veratrum album
>
>   Allgemeine Sklerose . . . . . . S. 191   Barium carbonicum
>   Calcium carbonicum
>   Arsenum jodatum
>   Jodum
>   Secale cornutum
>   Vanadium
>   Viscum album
>   Cholesterinum

Zerebralsklerose

Entsprechend der destruktiven Tendenz dieser Krankheit stehen gleich im Anfang Mittel, die in den destruktiven luesinischen Formenkreis gehören.

▸ Rotes Gesicht

Aurum metallicum

Der Aurum-Patient ist ein ausgesprochener Leistungsmensch, tüchtig und erfolgreich. Er führt ein Leben voller körperlicher und seelischer Aktivität – bis er nicht mehr kann. Dieser früheren Aktivität entspricht noch das vollblütige, rote Gesicht; Blutwallungen zum Kopf mit Blutdruckerhöhungen und nächtlichen, nach außen pressenden Kopfschmerzen. Mit der Erkrankung ist die Aktivität aber umgeschlagen in eine verzweifelte, grüblerische Schwermut mit Selbstanklage und Selbstmordgedanken (Erschießen, Hinabstürzen, Ertränken). Starke Gedächtnisschwäche, sehr kälteempfindlich.

Anwendung: Reihe von C 6 (D 12) – C 200 tabl.

Aurum jodatum

Wird bevorzugt bei anamnestisch ermittelter früherer Lues oder Tuberkulose; bei Perikarditis; bei Paresen.
Gegenüber *Aurum metallicum geringere Depressionen, nicht kälteempfindlich*, generalisierte Arteriosklerose.

Anwendung: C 6 (D 12) – C 30 tabl.

Strontium carbonicum

Heißes, rotes Gesicht mit Blutandrang zum Kopf; Erregung und/oder Gehen verstärken die Kongestion des Kopfes. Brennende oder stechende Empfindung im Vorderhaupt; von innen nach außen pressender Schläfenschmerz.

Paradoxes Symptom: Trotz der Blutfülle des Kopfes verträgt er keinen Luftzug und fühlt sich besser, wenn er den *Kopf warm einhüllt*, durch warmes Bad, durch heiße Handbäder. Schwindel mit Übelkeit morgens, mittags mit drückendem Kopfschmerz linke Seite. Hypertonie mit pulsierenden Adern, drohende Apoplexie.
Sehr vergeßlich; schweigsam; besorgt und ängstlich, als hätte er ein schlechtes Gewissen; mißgelaunt, ärgerlich, heftig – möchte alles schlagen, was ihm in den Weg kommt. Abneigung gegen Fleisch.

Anwendung: C 6 (D 12) – C 30 tabl.

Strontium jodatum

Ähnlich wie *Strontium carbonicum* – aber *ohne* die auffallende Verschlechterung durch Kälte und Besserung durch Wärme. Bei *Strontium jodatum* setzt sich der Jodanteil durch und erzeugt Abneigung gegen Wärme.

Anwendung: C 6 (D 12) tabl.

▸ Blasses Gesicht

Argentum nitricum

Erschöpfter Gesichtsausdruck, abgemagert, tiefliegende Augen und eingesunkene Schläfen. Die Haut wirkt welk, trocken, grau.
Kopfschmerz mit Bohren oder Klopfen im linken Stirnhöcker oder vom Nacken zum Vorderhaupt ziehender Schmerz mit Vergrößerungsgefühl. Schmerz wird besser durch Gegendruck, festes Massieren im Nacken, durch Einbinden.
Dreh*schwindel* mit Zittern und Taumeln. *Hastige*, unkoordinierte Bewegung, kann im Dunkeln oder mit geschlossenen Augen nur unsicher gehen.
Sehr vergeßlich, findet beim Sprechen nicht die richtigen Wörter oder Begriffe. Immer in Eile; phobische Angst, besonders bei Blick in die Tiefe, vor allen neuen Aufgaben. Furcht, daß er seinen

Verstand verliert, daß er aus dem Fenster springt.
Anwendung: Reihe von C 30–C 1000 tabl.;
LM XVIII–XXX dil.

Barium carbonicum

Bei diesem Mittel und bei *Calcium carbonicum* findet man bei der Erhebung der biographischen Anamnese (Bd. I, S. 69), daß in der Kindheit Lymphatismus bestand, der im Alter in die Sklerose übergeht. Bevorzugter Habitus: kurz, breit, gedrungen. Körperlich und geistig *verlangsamt*, Gedächtnisverlust, kann nichts Neues aufnehmen. Schwindel mit Kopfschmerz, sehr frostig.
Anwendung: C 6 (D 12) tabl. Man muß die Arznei lange Zeit geben. Patient und seine Arznei reagieren *langsam*.

Barium jodatum

Arzneimittelbild fast identisch mit *Barium carbonicum*. Unterschied: Der Jodanteil beschleunigt und reizt; zierlicher im Körperbau, schneller und *nicht frostig*.
Anwendung: C 6 (D 12)–C 30 dil.

Plumbum metallicum

Blaßgraue Gesichtsfarbe – bedingt durch Gefäßspasmen. Bei der Bleivergiftung kommt es *zuerst* zu spastischen Veränderungen, dann zur Schädigung der Gefäßintima und *am Ende* zur Atheromatose.
Vom Spasmus her verstehen wir eine Reihe von typischen Symptomen: Gespannter, kleiner und harter Puls; blasser Hochdruck, Hautblässe, Kälteempfindlichkeit; spastische Obstipation. Als Folgezustand des Gefäßspasmus kommt es zu trophischen Störungen des Nervensystems, der Nieren, der Drüsenorgane, der Muskeln und zu Paresen.
Trockene, faltige Haut. Gleichgültig, ohne Hoffnung; langsame Auffassung, Wortfindungsstörungen.
Anwendung: C 6 (D 12)–C 30 tabl.

Plumbum jodatum

Entspricht im wesentlichen dem Arzneimittelbild von *Plumbum metallicum*.
Unterschied: Auffallend mager, psychische und motorische Unruhe, *nicht frostig* – eher Unverträglichkeit von Wärme.
Anwendung: C 6 (D 12)–C 30 tabl.

▶ **Mit Demenz**

Für die Angehörigen ist es ein erschütterndes Schicksal, wenn sie die Auflösung der Persönlichkeit eines lieben Menschen erleben müssen. Die schon besprochenen Mittel bei Zerebralsklerose kann man im Einzelfall ergänzen mit Arzneien, die bei bestimmten illusionären Vorstellungen oder wahnhaften Ideen indiziert sind.

Hyoscyamus

Bei alten Menschen ist *motorische Unruhe*, Schlaflosigkeit, ängstliches *Mißtrauen* und *Eifersucht* öfter ein Anlaß, weshalb die Angehörigen ärztliche Hilfe suchen. Mit sedativen Arzneien kann man zwar einen Teil bessern, aber auch die letzten Reste der intellektuellen Aktivität dämpfen. In solchen Fällen ist *Hyoscyamus*, das alte Bilsenkraut, besonders indiziert, wenn dabei noch läppisches, *obszönes Schwätzen* mit *Neigung* zum *Entblößen* beobachtet wird.
Anwendung: LM XVIII dil.;
C 30 dil. in seltenen Gaben.

Veratrum album

Blasses, eingefallenes Gesicht, »mattes Ansehen der Augen mit blauen Ringen darum« (*Hahnemann*, RAL*).

---

* Die Reine Arzneimittellehre von *Hahnemann* bleibt eine lebendige Quelle der Arzneikenntnis. Gehen Sie ad fontes!

Erschöpft, kollapsig, möchte liegen; frostig mit kaltem Schweiß. –
Im psychischen Verhalten wechseln öfter zwei Zustände: entweder schweigsam, depressives Grübeln mit Verzweiflung über sein Seelenheil; »sitzt sinnend in einem Winkel, jammernd und untröstlich weinend« (*Hahnemann*, RAL) – oder heftige Unruhe mit Herumlaufen, Geschwätzigkeit, Heulen, Fluchen, obszöner Rede, schamlosem Benehmen. Die Unruhe tritt häufiger nachts auf (nach 2 Uhr).

Anwendung: C 12 – C 30 dil.

Allgemeine Sklerose

Die schon oben beschriebenen Mittel (vgl. Zerebralsklerose, S. 189) können bei entsprechender Symptomatologie auch bei *generalisierter Arteriosklerose* verwendet werden. Besonders hinweisen möchte ich auf

Barium carbonicum und
Barium jodatum

die nach meiner Beobachtung zu selten verwendet werden. Das Gleiche gilt für *Calcium carbonicum* – wir denken beim lymphatischen Kleinkind vielleicht sogar zu oft an diese Arznei und vergessen seine Qualitäten bei älteren Menschen.

Calcium carbonicum

Blasses, schlaffes Gesicht, oft pastös, gedunsen. Vorzeitige Alterserscheinungen: am Skelettsystem (Arthrosen), am Herzen, mit Atemnot bei geringer Anstrengung, besonders beim Steigen; am Drüsensystem mit präklimakterischer Metrorrhagie und vorzeitiger Impotenz; sehr frühe Weitsichtigkeit mit grauem Star.
Der Gesamteindruck eines vorzeitig gealterten Menschen entsteht auch durch die langsame Gestik und Sprechweise bei oft depressiver Grundstimmung mit Gedächtnisschwäche, Abneigung gegen geistige Arbeit.

Anwendung: Reihe von C 6 (D 12) – C 30; höhere Potenzen bei älteren Menschen nur selten, die gleiche Potenz nicht wiederholen. (Vgl. H, CK, Band 2, S. 312)

Arsenum jodatum

Besonders indiziert bei Koronarsklerose mit schnellem unregelmäßigen Puls, kurzatmig bei Bewegung. In der biographischen Anamnese wird öfter tuberkulinische Belastung ermittelt.
Abmagerung, allgemeine körperliche Schwäche, dabei guter Appetit und Besserung des Allgemeinbefindens durch Essen. Verlangen nach frischer Luft; Schwindel mit dem Gefühl des Zitterns; Kopfschmerzen mit Vergrößerungsgefühl des Kopfes (wie *Argentum nitricum*).

Anwendung: C 6 (D 12) – C 30 dil.

Jodum

Die Arzneimittelbilder von *Arsenicum jodatum* und *Jodum* sind sehr ähnlich. Rastlose motorische und psychische Unruhe mit Angst bei reizbarem impulsiven Charakter; Schwindel mit Kopfschmerz; Blutandrang zum Kopf beim Bücken; Abmagerung oder Magerkeit bei gutem Appetit und guter Ernährung.
Puls stark, hart, schnell – aber auch weich und unregelmäßig. Schwächegefühl am Herzen mit Angst und Ruhelosigkeit. Empfindung, als ob das Herz zusammengedrückt würde (wie *Cactus*). Lautes Herzklopfen bei geringer Anstrengung – aber auch in der Ruhe. Aortensklerose; Myokardschwäche.

Anwendung: C 6 (D 12) – C 30 tabl.

Secale cornutum

Atheromatöse Veränderungen und Spasmen der Arterien und Arteriolen bewirken arteriellen Hochdruck und trophische Störungen im entsprechenden Versorgungsgebiet: Kopfschmerzen, Schwindel, Ohrensausen, Innenohr-Schwerhörigkeit, Sehstörungen; anfangs eisige Kälte der Extremitäten, besonders der Beine, mit brennenden Schmerzen; als Endzustand die *Gangrän*.

Anwendung: D 3 (bei Gangrän)/D 6 (bei Hypertonie)/C 30 (bei zerebraler Lokalisierung).

Vanadium

gehört in die Gruppe der destruktiv wirkenden Metalle. – Degenerative Veränderungen am Gehirn, am Herzen, an der Leber und Niere.
Starke Schwäche, Abmagerung, Schwindel mit Zittern, Schwermut, Enzephalomalazie. Durchblutungsstörungen am Auge bis zur Erblindung.
In der Herzgegend eine Empfindung, als ob das Herz zusammengedrückt würde oder als ob es zu groß wäre. Druckgefühl auf dem Thorax mit existentieller Angst.

Anwendung: C 6 (D 12) – C 30 tabl.

Viscum album

Bei dieser Arznei müssen wir – wie bei vielen – auch eine besonders deutliche biphasische Wirkungsmöglichkeit kennen: die aktive hypertone, hitzige Phase mit Unternehmungslust und nervöser Reizbarkeit und die hypotone, frostige Phase mit Apathie, Arbeitsunlust und Schwäche.
Bei arteriosklerotischen Patienten handelt es sich im *Anfang* meist um die *hypertone Phase*: Blutandrang von unten nach oben, kongestiver, pulsierender Kopfschmerz, schlimmer durch Wärme und besser durch Bewegung in frischer Luft und kalte Anwendungen. *Schwindelanfälle*; Drehschwindel, muß sich festhalten.
Herzklopfen, langsam mit vollem Puls, Extrasystolie. Empfinden, als ob das Herz zusammengedrückt würde (wie *Cactus*).
Die *hypotone Phase* kann im Einzelfall auch bei einem Arteriosklerotiker vorkommen – meist handelt es sich aber um spastische Syndrome, wie Asthma, Chorea minor, Epilepsie, Ischialgie, Neuralgie, Myalgie.
Die homöopathische Wirkung verschiedener Potenzstufen ist durch *Voisin* herausgearbeitet worden und hat sich nach meiner Erfahrung bewährt (57).

Anwendung: In der aktiven hypertonen Phase: D 1 – D 6 dil.
Für die hypotonen Syndrome: C 6 (D 12) – C 9 dil.

Cholesterinum

Nach der jetzigen wissenschaftlichen Erkenntnis ist Erhöhung des Cholesterinspiegels im Blut einer der wichtigsten Risikofaktoren für die Atheromatose und ihre Folgekrankheiten.
Entsprechend der ätiologischen Verbindung verwendet die neuere Homöopathie (von Frankreich ausgehend) diesen Stoff als isopathische Arznei in potenzierter Form.

Anwendung: Nach meiner Erfahrung als Zwischenmittel, z. B. 1 × in der Woche C 30 oder ab und zu 1 Woche lang täglich C 6 (D 12) dil.

Zerebraler Insult

Der *drohende* Insult, das *akute* Geschehen und die *Nachbehandlung* verlangen eine phasengerechte Therapie mit Arzneien, die diesen drei Situationen entsprechen.
Die ersten beiden Notfallsituationen fordern eine rasche Entscheidung und zielgerichtete Arzneiwahl.
Bei schon eingetretenem Insult mit Bewußtlosigkeit, Kollaps, vollständigen Paresen,

---

Übersicht

Schlaganfall: EK 1382, KK I/438
Gehirnblutung: EK 117, KK I/183
Gehirnerweichung: EK 118, KK I/184

Drohender Insult

    Bei rotem Gesicht . . . . S. 194   Asterias rubens
    Belladonna
    Glonoinum

    Bei blassem Gesicht . . . . S. 194   Cocculus
    Cuprum metallicum
    Secale cornutum

Akuter Insult

    Intrazerebrale Blutung . . . . S. 195   Arnica
    Belladonna
    Lachesis
    Opium

    Enzephalomalazie . . . . S. 195   Causticum
    Ginkgo biloba
    Phosphorus

Nachbehandlung (vgl. auch Kapitel Arteriosklerose)

    Lähmung Gesicht . . . . S. 196   Barium carbonicum
    EK 370, KK II/110
    Causticum
    Cocculus

    Halbseitenlähmung nach Apoplexie . . S. 196   Alumina
    EK 1374 (Paralyse)
    KK I/425 (Lähmung)
    EK 1024, KK II/502
    Barium carbonicum
    Conium
    Phosphorus
    Zincum

    Lähmung Extremitäten
      Arme: *EK 1025, KK II/503* . . . . . . S. 196   Barium carbonicum
      (obere Glieder)
      Phosphorus
      Beine: *EK 1027, KK II/504* . . . . . . S. 197   Nux vomica
      (untere Glieder)
      Phosphorus

    Sprachlähmung . . . . S. 197   Barium carbonicum
    EK 431 (Sprache fehlt nach Schlaganfall)
    KK II/207 (Sprache, Verlust nach Apoplexie)
    Crotalus horridus
    Nux vomica

ist Behandlung auf der Intensivstation zu empfehlen. Aneurysma, Massenblutung oder Hirnembolie haben – wenn überhaupt – vielleicht dort noch eine Chance.
Nach Möglichkeit sollte man die *intrazerebrale Blutung* von der *Enzephalomalazie* unterscheiden: Patienten mit heißem, rotem Gesicht und Hypertonie neigen mehr zur Blutung – blasse, kalte, hypotone Patienten leiden häufiger an Ischämie. Meist sind schon früher transitorische Durchblutungsstörungen aufgetreten, die man im Dialekt so treffend als »Schlägle« bezeichnet.

▸ Drohender Insult

Gute Arzneimittelkenntnisse sind nicht nur eine Hilfe zur schnellen und sicheren Verordnung, sie geben uns auch diagnostische Hinweise in der wenig differenzierten Frühphase von Krankheiten.
Es ist selten, daß ein Insult plötzlich und unerwartet eintritt. Die ersten Zeichen und Hinweise einer kritischen Krankheitsentwicklung lernen wir aus der Symptomatik der Arzneimittelbilder. Schauen Sie sich unter diesem Blickwinkel die nächsten drei Arzneimittelbilder an.

▷ Bei rotem Gesicht

Asterias rubens

Wird ungeduldig, plötzlicher Schwindelanfall, Hitzegefühl im Kopf mit Brennen der Kopfhaut. Blutandrang zum Kopf, Völlegefühl, als ob der Kopf zerspringen wolle (*Hering*).
Anwendung: C 6 (D 12) dil.

Belladonna

Klopfender Schmerz mit Blutandrang zum Kopf und Kälte der Extremitäten. Schmerz kommt plötzlich und geht plötzlich. Pupillen weit, unruhiges Pupillenspiel.
Anwendung: C 6 (D 12) dil.

Glonoinum

Ängstliche Unruhe mit Erregung, möchte herumlaufen. Gesicht rot, Blutwallungen mit Schwindel. Pulsierender Kopfschmerz, besser durch Nasenbluten, schlimmer im warmen Raum.
Anwendung: C 6 (D 12) dil.

Bei Patienten mit dieser Blutüberfüllung und meist hypertonen Kreislaufverhältnissen empfiehlt es sich, außer der arzneilichen Therapie evtl. einen Aderlaß durchzuführen oder im Nacken 2 Blutegel anzusetzen.

▷ Bei blassem Gesicht

Cocculus

Schwindel mit Taubheitsgefühl im Gesicht. Einschlafende Extremitäten mit Kältegefühl – evtl. Seitenwechsel von rechts nach links oder umgekehrt. Nervlich übererregt durch Schlafmangel. Erschöpft und schwermütig.
Anwendung: C 6 (D 12) – C 30 dil.

Cuprum metallicum

Plötzlicher Kopfschmerz. Blasses, eingefallenes Gesicht, Ringe um die Augen; Lippen livid, bläulich.
Anwendung: C 6 (D 12) – C 30 tabl.

Secale cornutum

Plötzliche Kopfschmerzen mit Ohrensausen und Schwindel. Hinfälliger Gesamteindruck mit erdiger Farbe des Gesichtes; tief eingesunkene Augen und eingefallene Schläfe. Schon längere Zeit Symptome der zerebralen Mangeldurchblutung: vergeßlich, nimmt nichts Neues mehr auf.
Anwendung: D 3 – C 6 (D 12) dil.

▶ **Akuter Insult**

▷ **Intrazerebrale Blutung**

Arnica

Erstes Mittel der Wahl bei Verdacht auf intrazerebrale Blutung *bei rotem Gesicht.* Plethorische Patienten. Kopf heiß, Körper kalt, evtl. benommen bis bewußtlos; antwortet, wenn man ihn anspricht, fällt aber sofort wieder in seine Bewußtlosigkeit zurück. Oder: Ist noch bei Bewußtsein, aber verwirrt; will keinen Arzt, schickt den Pfleger weg.

Anwendung: C 30 dil. oder glob.

Belladonna

Heißes, rotes Gesicht, angstvoll große Pupillen, klopfende Karotiden, kalte Extremitäten.

Anwendung: C 6 (D 12) dil., C 30 glob.

Lachesis

Livides, purpurrotes, gedunsenes *Gesicht* wie ein Alkoholiker. Verlangt frische Luft, öffnet die Kleidung, will nichts Enges am Körper.

Anwendung: C 6 (D 12) – C 30 dil./glob.

Opium

Dunkles, mahagonifarbenes Gesicht, gedunsen. – Enge, träge Pupillen, Augen halb geschlossen, benommen, bewußtlos, gelähmt. – Voller, verlangsamter Puls. – Folge von Schreck.

Anwendung: C 30/C 200 glob.

▷ **Enzephalomalazie**

Causticum (vgl. S. 196)

Plötzlich auftretende, halbseitige Lähmung, besonders rechtsseitig, zentrale Fazialisparese, Sprachlähmung. *Meist blasses Gesicht.*

Anwendung: C 30/C 200 glob.

Ginkgo biloba

Hom. Einzelmittel oder phytotherapeutische Fertigarznei: Tebonin.

Anwendung: Sofort 2 Ampullen langsam i.v. injizieren. Oft bewährt.
Oral auch D 3/D 4 dil.

Phosphorus

Plötzlich auftretende Paresen. – Erregt oder auffallend gleichgültig, will nicht allein sein. –
Paßt besonders bei zarten, schlankwüchsigen Patienten. Schneller, weicher Puls.

Anwendung: C 30/C 200 tabl./glob.

▶ **Nachbehandlung**

Das Ergebnis der Nachbehandlung hängt ab von der Beeinflußbarkeit der Grundkrankheit: Die Entwicklung der Arteriosklerose kann durch sinnvolle Lebensführung und Arznei zum Stillstand kommen oder sich zumindest verlangsamen. – Auf die Risikofaktoren Hypertonie, Diabetes, Hypercholesterinämie, Hyperlipidämie muß geachtet werden. –
Im Kapitel »Arteriosklerose« (S. 188) finden Sie entsprechende Hinweise, die durch die folgenden Angaben ergänzt werden.
Für das Schicksal der Insult-Patienten ist entscheidend, ob es gelingt, die Paresen durch physiotherapeutische und übende Verfahren zu mildern und durch arzneiliche Behandlung zu bessern. –
In Abweichung von der üblichen Anwendungsweise hat es sich bewährt, bei Lähmungen *mittelhohe Potenzen* in *kürzeren Abständen* zu geben, z. B. C 30 je 1 Gabe an drei aufeinanderfolgenden Tagen, dann weiter jeden dritten Tag. –
Sehr hohe Potenzen (C 200 und höher) sollte man bei geschwächten Patienten vermeiden.

▷ Lähmungen im Gesicht

Barium carbonicum

ist dienlich bei Kindern *und* alten Menschen (ähnlich wie *Calcium carbonicum*). Bevorzugter Körperbau-Typ: Kurz, breit, gedrungen. Neigung zu Hypertonie und Sklerose: Blutgefäße, Drüsen, Prostata, Testes, Ovar, Lymphknoten. Körperlich und geistig verlangsamt. Gedächtnisverlust. Schwindel und Kopfschmerz. – Postapoplektische Lähmung: Hemiplegie, Gesichtslähmung, Verlust der Sprache.

Anwendung: Zuerst C 30 tabl. in kürzeren Abständen, bis eine Reaktion erfolgt, längstens aber drei Wochen. Danach weiter C 6 (D 12) tabl. längere Zeit weitergeben.
Barium carbonicum paßt bei langsamen Menschen und wirkt langsam.

Causticum

Schlaffe, erschöpfte Menschen mit trockener Haut und Schleimhaut. – Besonders indiziert bei (rechtsseitiger) *Fazialisparese* als Folge einer Enzephalomalazie, dabei oft Schwindel mit trauriger Verstimmung. Starkes Verlangen nach Sympathie und Anteilnahme – aber auch mitleidig, weint über das Schicksal anderer.

Anwendung: C 30 tabl. in kürzeren Abständen.

Cocculus

Bei drohendem Insult (siehe S. 194) wurde schon beobachtet, daß als Frühsymptom Taubheit im Gesicht auftritt – ein Hinweis auf die mögliche Lähmung. Bei postapoplektischen Paresen, besonders bei Gesichtslähmung, ist Cocculus indiziert, wenn Schwindel mit Schwäche verbunden ist; Schwindel wird schlimmer bei Bewegungen, beim Fahren, durch Schlafmangel. Er bessert sich beim ruhigen Liegen oder Sitzen.

Anwendung: C 30 dil. in kurzen Abständen.

▷ Halbseitenlähmungen

Reagieren auf

Barium carbonicum

oder bei entsprechender Symptomatik auf eines der folgenden Mittel:

Alumina

paßt zu Menschen mit *trockener Haut* und Schleimhaut (wie *Causticum*). Meist sind es *magere*, frostige, erschöpfte Menschen mit schüchterner Ängstlichkeit. Schwindel und Übelkeit morgens nüchtern, Besserung nach dem Frühstück. Schwindel mit Unsicherheit beim Gehen, kann nur mit offenen Augen und bei Tage gehen; fängt *bei Augenschluß* an zu *schwanken* oder zu fallen.

Anwendung: C 30 tabl. in kurzen Abständen.

Conium

Die toxische Wirkung kennen wir vom Giftbecher mit Schierlingssaft, den Sokrates leeren mußte: Von den Beinen nach oben aufsteigende Lähmung. Extremitäten schwer, gelähmt, zittrig. Schwindel beim Umdrehen im Bett, bei Seitwärtsschauen, bei jeder Lageveränderung.

Anwendung: C 30 dil. in kurzen Abständen.

Phosphorus

Schlaffe Lähmung der Arme und/oder Beine mit Taubheit, Kälte, Zittern und evtl. brennenden, reißenden Schmerzen. Im ganzen schwach und erschöpft mit Schwindel beim Aufrichten. –

Die Arzneiwahl ist nur mit den personalen Allgemeinsymptomen zu treffen: Bei diesen körperlich geschwächten Patienten, die in ihrer Krankheit niedergeschlagen und traurig sind, treten immer wieder kurze Phasen auf, in denen das sanguinische Grundnaturell zumindest in einem Aufleuchten der Augen erkennbar wird.

Anwendung: LM XIV dil. 3mal täglich 3 Tropfen.

Zincum

Zuerst Übererregung mit motorischer Unruhe, besonders in den Beinen – muß sie dauernd bewegen; dann Lähmung mit Taubheit, die geringste Erregung verursacht Zittern; inneres Zittergefühl ohne sichtbares Zittern. – Verträgt keinen Alkohol.

Anwendung: C 30 tabl. in kurzen Abständen.

▷ Lähmung einer Extremität

Verlangt die schon eben besprochenen Mittel (vgl. Halbseitenlähmung) oder reagiert gut auf

Nux vomica

Lähmung von Arm oder Bein mit Anästhesie. Im Arm ein Gefühl, als ob das Blut in den Adern schlagen würde; Beine sind kalt, blau, Muskeln verkrampft.

▷ Sprachlähmung

Bei Sprachlähmung nach Apoplexie sollte man an *Nux* denken, wenn es sich um frostige, früher aktive, beruflich überlastete Menschen mit Leber-Galle-Stauungen handelt.

Anwendung: LM XIV–XVIII dil., im Anfang mehrmals täglich.

Crotalus horridus

Ausgeprägte Senilität mit weinerlicher, depressiver Grundstimmung, Gedächtnisverlust, evtl. Wahnideen als Folge der zerebralen Sklerose. Blutungsneigung.

Anwendung: LM XIV–XVIII dil., mehrmals täglich im Anfang, dann seltener.

Dringliche Herz- und Kreislaufstörungen

In dringlichen Situationen muß auch der homöopathische Arzt in der Lage sein, rasch zu handeln. Das erlernte Wissen und Können aus seiner klinischen Ausbildung und Erfahrung in der Notfallmedizin gibt ihm in Verbindung mit der homöopathischen Arzneikenntnis die nötige Sicherheit zu sinnvollen Entscheidungen. Diese Entscheidungen sind selbstverständlich davon abhängig, ob die dringliche Situation bewältigt werden muß in der beschützenden Atmosphäre des Krankenhauses und der Praxis oder etwa im Urlaub – sozusagen in der Badehose und nur mit der Notfall-Apotheke. Die homöopathische Arzneiwahl stützt sich in diesen Fällen auf:

1. Genaue Beobachtung des Patienten   blaß / rot / blau
   (Gesichtsfarbe, Haut)   heiß / kalt / feucht / trocken

2. Bewertung der psychischen Situation   ruhig / erregt / beherrscht / exaltiert
   (Sprache, Mimik, Gestik)   Folge von Furcht, Angst, Sorge

3. Kurze Anamnese, soweit möglich,   cur? ubi? quod? quomodo?
   vollständiges Symptom anstreben

   Pulskontrolle, Untersuchung je   RR, Auskultation, EKG u. a.
   nach Voraussetzung

Übersicht

Kollaps . . . . S. 199   Camphora
Vgl. Repertorien: Veratrum album
EK 1357, KK I/417   Tabacum
EK 1371, KK I/428 (Ohnmacht)   Carbo vegetabilis
EK 1376 ff., KK I/432 ff. (Puls kaum fühlbar, leer Arsenicum album
klein, schwach, unfühlbar)   Ammonium carbonicum

Stenokardie . . . . S. 200   Aconitum
EK 831 (Brustbräune*)   Naja tripudians
KK II/220 (stenokardische Beschwerden)   Latrodectus mactans
EK 825, KK II/220 (Angina pectoris)   Cactus grandiflorus
EK 826, KK II/202 (Angst in der Herzgegend)   Spigelia
EK 850 ff., KK II/252 ff. (Brustschmerzen, Herz)   Myrtillocactus
(Brustschmerzen, Empfindungen)

Herzklopfen . . . . S. 202   Aconitum
EK 835 ff., KK II/220 ff.   Gelsemium
EK 836, KK II/222 (mit Angst)   Coffea
EK 836 (Aufregung)
KK II/223 (Erregung)

Herzjagen . . . . S. 202   Aconitum
EK 1376 (Puls frequent)   Gelsemium
KK I/434 (Puls schnell)   Veratrum album
                                                     Coffea
                                                     Arsenicum album
                                                     Ignatia

---

* Alter Ausdruck für beengende Zustände.

Kollaps

Die *Ätiologie* läßt sich oft nicht sofort ermitteln, so daß wir uns an die beobachtbaren Phänomene halten müssen: Der Patient ist kalt, blaß, hinfällig bis zur Ohnmacht und hat oft kalten Stirnschweiß und ein eingefallenes, ängstliches Gesicht.

In dieser Situation denken wir zuerst an

Camphora oder
Veratrum album

Bei starker Übelkeit und Schwindel an

Tabacum

Auffallende Zyanose erinnert an

Carbo vegetabilis

Extreme Angst, Erschöpfung mit Unruhe weisen auf

Arsenicum album

Für kollapsige, korpulente Patienten paßt oft

Ammonium carbonicum

Camphora

Gesicht blaß, kalt, kalter Schweiß; will trotz der Kälte nicht zugedeckt werden und deckt sich auf (wie *Tabacum*). Verzerrter Gesichtsausdruck mit erweiterten Pupillen; Augen starr oder nach oben gedreht, krampfige Mimik, evtl. klonische Krämpfe der Extremitäten. Sehr erregt bis zu »hysterischen« Konvulsionen; Neigung zum Schreien. Puls klein und schwach, Blutdruckabfall.

Diese Symptome treten auf bei Kollaps nach operativen Eingriffen, nach erschöpfenden Krankheiten – z. B. war *Camphora* das Hauptmittel *Hahnemanns* bei der Cholera und bewährt sich jetzt noch bei der Cholera nostras, bei Gastroenteritis und Kolitis, bei Schockzuständen nach Epilepsie und Krämpfen.

Anwendung: D 1/D 3, in kurzen Abständen wiederholen, anfangs alle 10 Minuten. Wirkt rasch, aber nicht lange!

Veratrum album

Periphere Kreislaufschwäche mit kaltem Schweiß. Gesicht blaß, eingefallen, kalt, kalter Schweiß. Kältegefühl von Gesicht und Körper oder auch inneres Brennen. Starkes Verlangen nach frischer Luft. Will flach liegen mit tiefgelagertem Kopf. Ohnmacht beim Aufsitzen. Angstvoller Gesichtsausdruck. Heftiges Herzklopfen, Tachykardie, Puls rasch, schwach, klein, manchmal auch verlangsamter Puls. Übelkeit, evtl. Erbrechen. Verlangen nach kaltem Getränk.

Klinische Indikationen: Kollaps bei peripherer Kreislaufschwäche, bei akuten Infekten und Herzerkrankungen, bei paroxysmaler Tachykardie; bei Brechdurchfall, Nahrungsmittel-Vergiftungen, Dysmenorrhö; auch bei religiöser Manie.

Anwendung: D 4–C 30 dil. oder glob.

Tabacum

Sterbenselend mit Schwindel und Kälte. Gesicht leichenblaß, eingefallen, kalter Schweiß; eiskalt am ganzen Körper, aber will den Leib nicht zugedeckt haben (wie *Camphora*). Starkes Verlangen nach frischer Luft. Erbrechen schlimmer bei geringer Bewegung. Durchfall mit krampfigen Leibschmerzen. Stechende Herzschmerzen; Puls weich, unregelmäßig, intermittierend, mal schnell, mal langsam; Puls setzt aus.

Diese Symptomatik findet man bei Kollaps nach sportlicher Anstrengung und Nikotinabusus, bei Koronarinsuffizienz, Ménièreschem Schwindel, bei der Kinetose.

Anwendung: C 6 (D 12)–C 30 dil. oder glob.

Carbo vegetabilis

Kollaps durch mangelnde Blutzirkulation und Überladung mit Kohlensäure. Blasses, gedunsenes Gesicht mit Zyanose und kaltem Schweiß. Lippen livid bis blau. Kalte Hände und Füße; friert

auch am ganzen Körper. Venen erweitert. Starkes Verlangen nach frischer Luft; will kühle Luft zugefächelt haben. Puls weich, schwach, fast nicht spürbar; Atmung beklemmt und schnell. Brennende Schmerzen in der Brust, Leib aufgetrieben; Zwerchfellhochstand. Alles schlechter bei feuchtwarmem Wetter, im engen Raum.
Indikationen: Kreislaufkollaps als Folge mangelnder Sauerstoffversorgung, z. B. bei Asthma cardiale, Intoxikation, Cor pulmonale.
Anwendung: C 6 (D 12) tabl.

Arsenicum album

Ruhelose Angst und Erschöpfung. Facies hippocratica – kalter Schweiß im Gesicht und am ganzen Körper; Lippen livid, angstvoller Gesichtsausdruck. Motorische Unruhe, verändert oft seine Lage. Sehr frostig, deckt sich bis zum Hals zu, will am Kopf aber Kühle. Puls schnell, klein, oft unregelmäßig. Herzklopfen mit starker Erschöpfung; brennende Schmerzen in der Herzgegend. Starker Durst, trinkt oft, aber in kleinen Schlucken.
Bewährt bei Kollaps mit starker Angst, in der Agonie, bei Angina pectoris mit Todesfurcht.
Anwendung: C 30 glob. oder dil.

Ammonium carbonicum

Korpulente Patienten mit Herzmuskelschwäche und Atembeklemmung. Blasses, gedunsenes Gesicht mit Zyanose. Kollapsneigung beim Betreten eines feuchtwarmen Raumes und bei feuchtkaltem Wetter – alles *besser* bei trockenem Wetter. Traurige, weinerliche Gemütsart. Viel Ähnlichkeit mit *Lachesis*, aber nicht redselig. Puls beschleunigt, hörbares Herzklopfen. Kollaps mit Todesangst. Bewährtes Analeptikum bei fetten, trägen Patienten mit Herzschwäche bei Asthma bronchiale und Lungenemphysem, bei Rechtsherz-Insuffizienz.
Anwendung: D 4/D 6/C 30 dil.

Stenokardie
▶ Plötzlicher und dramatischer Herzschmerz

Er spricht fast immer für ein ernstes Ereignis. Der ätiologische Bereich geht vom akuten Infarkt über die Angina pectoris bis zum psychosomatischen Äquivalent einer existentiellen Bedrohung; nur selten führen »hysterische Schauspieler« eine derartige Tragödie so glaubhaft vor, daß man die Motive nicht durchschaut.
In einer früheren Studie (*36a*) habe ich auf den gleichen Wortstamm und Sinngehalt von Angst und Enge hingewiesen. In der Stenokardie begegnen wir bei der mechanischen Enge der Koronargefäße auch der existentiellen Angst als psychischem Äquivalent.
Die für solche Zustände passenden Mittel umfassen beides, die Enge und die Angst: *Aconitum, Naja, Latrodectus*.

Aconitum

Plötzlicher dramatischer Beginn mit ausgeprägter Angst und Ruhelosigkeit, mit Furcht vor dem Tode, prophezeit seine Sterbestunde. Folge von Ärger, Zorn, durch scharfen kalten Wind. Gesicht rot und heiß im Liegen, beim Aufrichten blaß. Entsprechend ist auch der Puls; voll und gespannt im Liegen, beim Aufrichten klein und schwach. Stechende Schmerzen in der Herzgegend mit Ausstrahlung zur linken Schulter und zum Arm, oft mit Atembeklemmung.
Auch bei drohendem Infarkt und bei der akuten Endokarditis ist dies oft das erste Mittel zur Dämpfung der Angst und Ruhelosigkeit.
Anwendung: C 6 (D 12) dil., C 30 glob. nach Methode 1, alle 10 Minuten einen Eierlöffel voll.

Naja tripudians

Bei einer ernsten, plötzlich auftretenden Stenokardie mit Verdacht auf einen Infarkt, soll man zuerst an *Aconitum* und *Naja* denken. Die Todesangst zeigt sich bei diesen schweren Anfällen deutlich im Gesicht; Angst beim Alleinsein. Gefühl einer schweren Last in der Herzgegend mit Ausstrahlung der Schmerzen zum Kopf, Nacken und über die linke Schulter zum linken Arm mit Zusammenschnüren im Hals. Wie *Römer* zeigen konnte, erfolgt manchmal auch die Ausstrahlung zum rechten Arm. Der Puls wechselt dauernd seine Stärke, mal weich, mal hart. Kollaps mit kalten Extremitäten und Zittern. Allgemein *schlechter* durch Kälte, durch Bewegung; *besser* in frischer Luft. Bewährt bei ernsten Stenokardien, bei Verdacht auf Herzinfarkt, Mikroembolien, Blutdruckkrisen, Myokarditis und reflektorischen Herzstörungen, die vom Ovar ausgehen.

Anwendung: C 6 (D 12) dil./C 30 glob.
Im akuten Fall Methode 1, alle 5–10 Minuten 1 Eierlöffel voll.

Latrodectus mactans

Extreme Angst mit Atemnot, *schreit* vor Schmerzen. Schmerzen strahlen von der Brust zur Achsel, den Arm hinunter bis in die Fingerspitzen – der Arm ist wie gelähmt. Oft Ausstrahlung in beide Arme oder in den Bauch mit krampfigen Leibschmerzen und Gefühl drohender Ohnmacht. Eiskalte Haut. Puls schnell und leer, fast nicht zu zählen. *Schlechter* durch jede Bewegung.
Diese Symptome finden wir bei Angina pectoris, bei drohendem Herzinfarkt und Solarkrisen.

Anwendung: D 6/C 6 (D 12) dil. C 30 glob.
In akuten Fällen Methode 1, alle 10 Minuten 1 Eierlöffel voll.

▶ **Weniger dramatisch auftretende stenokardische Zustände**

Cactus grandiflorus

Die Schmerzsensation bei diesem Mittel ist besonders typisch: Gefühl, als ob das Herz von einer Faust umfaßt würde; wie im Schraubstock; wie von einem Band geschnürt; wie eine Last auf der Brust. Seltener treten ziehende, stechende, bohrende Schmerzen auf oder das sonderliche Symptom, *als ob das Herz herumgedreht würde* (EK 879, KK II/211). Der Schmerz wird *schlimmer* beim Linksliegen, beim Gehen und *bessert* sich in Ruhe, in frischer Luft. Puls schnell, weich, unregelmäßig oder voll und gespannt. Herzklopfen mit Schwindel; hebender Herzspitzenstoß. – Betroffen sind meist plethorische Menschen mit rotem Gesicht, die bei einem stenokardischen Anfall blaß werden.
Diese Symptome finden wir bei Angina pectoris; bei Stenokardien, die durch Klappenfehler, besonders bei Mitralinsuffizienz, Dilatation und Hypertrophie des Herzens auftreten; bei nervösen Herzbeschwerden und nervösem Herzklopfen bei plethorischen Patienten; beim Basedow-Herzen.

Anwendung: ∅, D 4/C 6 (D 12) dil.

Spigelia

Der Gesichtsausdruck zeigt starke Erregung und Angst. *Spitze, stechende* Schmerzen mit Herzklopfen strahlen zur linken Schulter und zum linken Arm aus. Puls weich, oft unregelmäßig und schnell. *Schlimmer* durch Linkslage, bei Berührung, durch Kälte und Bewegung, *besser* beim Liegen auf der rechten Seite mit erhöhtem Kopf. Besonders indiziert bei rheumatischer Genese der Herzstörungen, bei fokaler Belastung; im Beginn von Endokarditis, Myokarditis, Perikarditis.

Anwendung: D 4/C 6 (D 12) dil./C 30 glob. (bei starker Erregung).

Myrtillocactus

Krampfige, stechende Schmerzen. – Obschon keine exakte Arzneiprüfung an Gesunden durchgeführt wurde, ist es gut eingeführt bei Durchblutungsstörungen des Herzmuskels, bei Koronar-Insuffizienz mit anginösen Beschwerden und bei der Nachbehandlung des Infarktes.

Anwendung: D 3/D 4 dil.

Herzklopfen

Aconitum (s. S. 200)

Gelsemium

Ein wichtiges Mittel für vegetativ stigmatisierte Patienten, die in einer Ausnahmesituation mit starkem Herzklopfen reagieren. Bei Erregung und Angst, z. B. bei einem öffentlichen Auftritt (Lampenfieber), beim Zahnarzt, vor ambulanten Eingriffen werden sie zittrig; dabei haben sie das Gefühl, als würde das Herz aufhören zu schlagen, wenn sie es nicht durch schnelles und tiefes Atmen in Bewegung halten würden. Der Puls ist weich, schnell und unregelmäßig. Indiziert auch bei *Herzjagen* als Folge von Angst und Erregung.

Anwendung: C 6 (D 12) dil. – C 30 glob., evtl. nach Methode 1 in kurzen Abständen 1 Eierlöffel voll.

Glonoinum

Anfälle von Herzklopfen mit Unruhegefühl in der Herzgegend; Blutandrang zum Herz und Pulsationen durch den ganzen Körper mit Herzschmerzen und Beklemmungen. Pulsfrequenz und Blutdruck sind wechselhaft. Verschlechterung durch Wärme, direkte Sonnenbestrahlung, Alkohol.

Anwendung: C 6 (D 12) – C 9, C 12 dil. oder C 30 glob.

Coffea

Große Empfindlichkeit gegen emotionale Einflüsse und gesteigerte Schmerzunverträglichkeit bewirken Herzklopfen, Tachykardie, Extrasystolen. Meist sanguinische oder cholerische Patienten, die besonders stark auf unerwartete *freudige Ereignisse* reagieren.

Anwendung: C 6 (D 12) dil. – C 30 glob.

Herzjagen

Hat sowohl deutliche organische als auch emotionale Ursachen. Die organisch fixierten Störungen der Reizbildung benötigen subtile diagnostische Abklärung der Grunderkrankung und eine sehr ausführliche Fallaufnahme, um die passende Arznei zu finden.

Im akuten Fall mit deutlicher emotionaler Auslösung können wir mit

Aconitum
Gelsemium
Veratrum album
Coffea
Arsenicum album (S. 200)

oft eine rasche Beruhigung erreichen. Diese Arzneien wurden oben schon besprochen; weiter möchte ich aber noch hinweisen auf

Ignatia

Angst, Sorge, Kummer lösen plötzliche und *widerspruchsvolle* Störung der vegetativen Funktion aus. Nervenschwache Menschen mit übersteigerter Sensibilität reagieren in Ausnahmesituationen mit Kopfschmerzen, Globusgefühl, Magen-Darm-Beschwerden, Herzklopfen und Herzjagen. Mit *Ignatia* gewinnen Sie kooperative Patienten, die ihre Affekte bei diagnostischen oder therapeutischen Maßnahmen besser unter Kontrolle haben.

Anwendung: C 6 (D 12) dil. – C 30 glob.

Bewegungsorgane

Rheumatischer Formenkreis

Die Hochschulmedizin hat einen großen Vorteil – sie hat Patentrezepte. Diese Patentrezepte wechseln allerdings von Zeit zu Zeit und passen sich dem gerade herrschenden Wissenschaftsverständnis und Erkenntnisstand an. Die Betrachtungsweise ist für den Humoralpathologen wesentlich anders als für den Zellularpathologen.
Der Endokrinologe sieht das Krankheitsgeschehen anders als der Allergologe oder Bakteriologe. Entsprechend dieser verschiedenen Betrachtungsweisen wird das Krankheitsbild des rheumatischen Formenkreises schillernd und mehrdeutig, da keine einseitige Betrachtung die wirkliche Causa dieser Krankheit angeben und therapeutisch erfassen kann.
Die Benennungen und Deutungen der Untergruppen des rheumatischen Formenkreises sind zur Zeit wieder recht unterschiedlich. Übereinstimmende Meinung der Rheumatologen ist nur, daß das »Rheuma« keine einheitliche Krankheit ist – weder von der Seite der Veranlassung noch im Verlauf. Selbst eine sichere Abgrenzung zwischen entzündlichen und degenerativen Formen ist nicht immer möglich. Deshalb können wir erst recht mit gutem Grund die Arzneiwahl nach den individuellen Zeichen und Symptomen auswählen.
Die zeitlichen Abläufe modifizieren die Arzneiwahl: Bei akutem Beginn werden wir die auslösenden Faktoren, Folgen und Unterdrückungen und die aktuelle organotrope Symptomatik für die Arzneiwahl besonders berücksichtigen. Bei Übergang in einen chronischen Zustand oder bei schleichendem Verlauf treten die personotropen, konstitutionellen Symptome in den Vordergrund.
Akute Infekte lösen bei entsprechender Disposition oder durch unterdrückende (fiebersenkende) Behandlung öfter Gelenkentzündungen oder Streuungen aus. Bei bekanntem Infektionserreger kann die zugehörige *Nosode* (z. B. *Scarlatina*) als *Zwischenmittel* angewendet werden, wenn ausnahmsweise die Arzneiwahl nach exakter Symptomenähnlichkeit nicht möglich ist oder das Ergebnis unbefriedigend bleibt. Wurde der akute Infekt durch Unterdrückung des Fiebers zur »Metastasierung« auf die Gelenke oder innere Organe gezwungen, so erinnern wir uns an *Sulfur, Phosphor* oder an eine Mittelgruppe, die im *Kent* unter »Folgen von Chinin-Mißbrauch, nach zu vielem Chinin« registriert ist (EK 1345; KK I/495). Dieses eigenartige Stichwort findet seine Erklärung darin, daß früher besonders Chinin als fiebersenkende Droge mißbraucht wurde. Wir finden eine zweite Mittelgruppe unter dem Stichwort »Metastasen« (*Kent* EK 1368; KK I/427), die wir beim Übergang von einer Krankheit auf ein anderes Organ berücksichtigen können.
Eine gewisse Sonderrolle spielt das *Rheumatische Fieber* wegen der bekannten Auslösung durch β-Streptokokken vom Typ A und seiner Komplikationen durch Ausbreitung auf Herz, Leber, Niere. Deshalb muß auch aus juristischen Gründen eine zusätzliche Antibiotika-Behandlung empfohlen werden. Bei gewissenhafter homöopathischer Behandlung der Tonsillitis schon im Anfangsstadium lassen sich Komplikationen vermeiden (5, *Bauhof*).

Bewegungsorgane

Dasselbe gilt sicher auch für andere Infekte, die durch hyperergische Mesenchymreaktionen rheumatische Prozesse auslösen bzw. durch fokale Streuungen unterhalten.

Übersicht

Vgl. in den Repertorien:
Gliederschmerzen, rheumatisch: EK 1036/1038, KK II/562/576

Akute Arthritis

    Nach Tonsillitis . . . . S. 205   vgl. Kapitel Tonsillitis (S. 312)
                                                                                                                                    Phytolacca

    Noch lokalisiert . . . . S. 205   Bryonia
                                                                                                                        Rhus toxicodendron
                                                                                                                        Acidum salicylicum
                                                                                                                        Spiraea ulmaria

    Viszerale Mitbeteiligung

        Leber und Niere . . . . S. 205   Acidum benzoicum
                                                                                                Berberis vulgaris

        Herz . . . . S. 206   Veratrum viride
                                                                                               Pyrogenium
                                                                                               Lachesis
                                                                                               Spigelia
                                                                                               Kalmia

Progredient-chronische Polyarthritis

  Mittel des Anfanges

    Bei allopathischer Vorbehandlung . . S. 208   Nux vomica
                                                                                               Sulfur

    Hormonale Dysfunktion . . . . S. 208   Pulsatilla
                                                                                               Cimicifuga
                                                                                               Hedera Helix

    Deutliche Wetterabhängigkeit . . . . S. 209   Dulcamara
                                                                                               Rhododendron

    Auffallende Kältebesserung . . . . . S. 209   Apis
                                                                                               Ledum
                                                                                               Guajacum

  Konstitutionelle Mittel

    Wärmebesserung . . . . S. 210   Kalium phosphoricum
                                                                                               Kalium carbonicum

    Kältebesserung . . . . S. 211   Kalium sulfuricum
                                                                                               Kalium jodatum

    Feuchtes Wetter bessert . . . . S. 211   Causticum

    Trockenes Wetter bessert . . . . S. 211   Lycopodium
                                                                                               Sulfur

---

Handschriftliche Notizen:

- Angelica archangelica D3
- Belladonna D10
- Cardiospermum D6
- Clematis D4
- Daphne mezereum D6
- Ferrum metallicum D12
- Prunus spinosa D6
- Calc. phosph. D6
- Sabina D6
- Sambucus nigra D6
- Sarsaparilla D6
- Nat. phos. D6
- " sulf. D6
- Taraxacum D6

Akute Arthritis

▶ Nach Tonsillitis

Vgl. hierzu das Kapitel »Tonsillitis« (S. 312). Aus dieser Gruppe möchte ich ein Mittel hier besonders herausstellen, da es relativ früh neben dem Halsbefund auch Gelenkbeschwerden produziert.

Phytolacca

Die Phytolacca-Angina zeigt dunkelrote, bis ins Bläulichrote gehende Farbe. Der Schmerz strahlt bis in die Ohren aus, besonders beim Kauen; kann nichts Heißes schlucken (wie *Lachesis*). Die *rheumatischen Beschwerden* sind schlimmer nachts (wie *Rhux tox.*), in der Bettwärme, durch örtliche warme Anwendungen (wie *Bryonia*), bei feuchtem Wetter. Sie sind besser durch Bewegungen und wechseln den Ort, oft Zerschlagenheitsgefühl (wie bei *Arnica* und *Eupatorium*). Schmerzen sitzen tief an den knöchernen Teilen des Gelenkes und an den Sehnen; häufig sind der Ischias und das Kniegelenk befallen.

Anwendung: D 6 – C 6 (D 12) dil.

▶ Noch lokalisiert

Bryonia

Akute Gelenkentzündungen als Folge von Unterkühlung mit *stechenden Schmerzen*, die in der *Ruhe* und durch festen Gegendruck *besser* werden und bei Bewegung und lokaler Wärme sich verstärken. Oft *Schwellungen der Gelenke*. Reizbare, ärgerliche Patienten mit trokkenen Schleimhäuten und Durst auf große Mengen kalter Flüssigkeit.

Anwendung: D 4 – C 30 dil.

Rhus toxicodendron

Akut auftretende Gelenkschmerzen als Folge von Abkühlung, Durchnässung. Schmerzen verstärken sich in der Ruhe und durch Kälte; nachts besonders allgemeine Unruhe mit Bewegungsdrang. *Bewegung* und örtliche *Wärme bessern*.

Anwendung: D 4 – C 30 dil.

Acidum salicylicum

Charakteristisch sind *wandernde Schmerzen* in verschiedenen Gelenken, die oft als brennend empfunden werden. Schmerzen sind schlimmer bei Bewegung, bei Berührung der Gelenke und nachts, dabei allgemeine Unruhe bis zur Erregung. Blutandrang zum Kopf mit Hitzewallungen. *Starke Schweiße*, Fußschweiß. Besonders wirkungsvoll ist die Salicylsäure, wenn neben dem rheumatischen Geschehen *Neigung zu Schwindel* besteht. Dröhnen und Klingeln in den Ohren, evtl. Ménièrescher Schwindel. Augensymptome in Form von Flimmern, Farbillusionen beim Sehen, auch Entzündungen der Retina.

Anwendung: D 3 – D 6 dil.

Spiraea ulmaria

Ziehende, *reißende Schmerzen* in den Gelenken mit häufigem Wechsel des Ortes. *Verschlimmerung* durch *Bewegung*, durch Feuchtigkeit. Muskelkrämpfe. Starke Schweiße; Erregung der Blutzirkulation mit Blutandrang zum Kopf. Ohrensausen, Schwindel. Nachts sehr unruhig. Vermehrter Harndrang, Urinausscheidung vermehrt, lehmfarbener Harn, roter Grieß. Die Harnsymptome treten bei *Spiraea* deutlich in Erscheinung und geben uns den Hinweis, daß die Heilung über Anregung der Nierenleistung mit vermehrter Ausscheidung gehen muß.

Anwendung: D 3 – D 4 dil.

▶ Viszerale Mitbeteiligung

▷ Leber und Niere

Acidum benzoicum

Befall der kleinen Gelenke, Schmerzen wandern von rechts nach links, von oben nach unten. Nächtliche Schweiße mit nächtlicher Verschlimmerung, erwacht nachts mit innerer Hitze. *Harn* sehr dunkel, *übelriechend wie Pferdeharn*, alkalische Reaktion. Traurige, ernste Gemütsverfassung. Schlaf sehr unruhig. Angstgefühl beim Schwitzen. Ohrgeräusche.

Anwendung: D 3–C 6 (D 12) dil.

Berberis

Vorwiegend Rückenschmerzen und Schmerzen in der Lendengegend. *Schmerzen* vom Nierenlager *ausstrahlend*, in der Lebergegend stechende Schmerzen, Gefühl wie lahm und steif, ausgesprochene Mattigkeit. Schmerzen wechseln oft ihren Charakter. Verschlimmerung bei Bewegung, beim Hängenlassen der Gliedmaßen. Harn oft dunkel mit dunklem Satz, wechselnd in der Beschaffenheit.

Anwendung: D 3–D 6 dil.

▷ Herz

An diese Komplikation muß immer wieder gedacht werden – aber nicht erst bei hörbarem Klappengeräusch oder deutlichen klinischen Zeichen. Das ist zu spät! Prüfen Sie neben Ihren sonstigen Untersuchungen die *Druckschmerzhaftigkeit* bestimmter *reflektorischer* neuraler *Punkte* und machen Sie einen Seitenvergleich zwischen rechts und links. Als *frühestes* Zeichen wird der Patient einen Spontanschmerz oder vermehrte Druckempfindlichkeit im linken zweiten Interkostalraum am linken Sternalrand äußern. Dieser Punkt entspricht einem Akupunkturpunkt (Niere 25) und einem Weiheschen Druckpunkt.*

Diesem oben angegebenen Punkt im linken Interkostalraum (zwischen 2. und 3.

---

* August *Weihe*, ein homöopathischer Arzt, hat zuerst 1886 durch Beobachtung und Abtastung seiner Patienten hyperalgetische Zonen und Punkte entdeckt, die mit bestimmten Krankheitszuständen und dazu passenden homöopathischen Arzneimitteln übereinstimmen. (vgl. *51*).

Rippe parasternal) ordnet *Weihe* eine Arznei zu, deren Symptomatik genau mit der kritischen Situation einer viszeralen Ausbreitung beim rheumatischen Fieber übereinstimmt.

Veratrum viride

Fieberhafter Zustand mit heißem, *roten* Gesicht – aber sofort *Blässe* beim Aufsitzen (wie *Aconitum*). Puls zuerst voll, schnell, dann leicht unterdrückbar, weich und unregelmäßig; zuletzt langsam mit Absinken des systolischen und diastolischen Druckes. Brennender Schmerz im Herzgebiet, Empfindung einer schweren Last auf der Brust, Hitze des Körpers mit kaltem Stirnschweiß. Übelkeit mit leerem Erbrechen. Zunge belegt, weißgelblich mit rotem Mittelstreifen. *Boericke* notiert als klinische Indikation: Vorhofflimmern, Herzrheumatismus (*9*).

Anwendung: D 3/dil.

(nach Methode 1) in kurzen Abständen bei schnellem Puls und noch normalem Druck. Bei Druckabfall sofort aufhören. D 6–C 6 (D 12) bei kleinem und *langsamen* Puls, Methode 1 im stündlichen Abstand.

▶ **Weitere typische reflektorische Schmerzzonen**

Lassen sich nachweisen um die Austrittsstelle des N. supraorbitalis links; im Bereich der linken A. temporalis; an der ulnaren Seite der Ellenbeuge, einen Querfinger oberhalb der Beugefalte; in der Gegend des Processus styloideus ulnae und über der volaren Fläche des Erbsenbeines; an der medialen Seite des Schulterblattrandes in Höhe der vierten Rippe. Oft finden wir auch eine Schmerzprojektion in den linken oder den mittleren Oberbauch.

In diesem Stadium des rheumatischen Fiebers kommen bei der Arzneimittelwahl in Frage: *Lachesis, Pyrogenium, Spigelia* und *Kalmia*. Für *Lachesis* und

Pyrogenium spricht der septische Allgemeinzustand: Hohes Fieber, livide Lippen, starke Unruhe, Redefluß – dies sind gemeinsame Symptome.
Worin liegt der wesentliche Unterschied? *Lachesis* hat *Besserung* durch *Kälte, Pyrogenium Wärmebesserung*.

Pyrogenium

Starkes Zerschlagenheitsgefühl (ähnlich *Arnica*). Frost besonders gegen 19 Uhr, trotz Hitze und Schweißausbruch. Starke Gliederschmerzen und Ruhelosigkeit, *gebessert durch Wärme*. Diskrepanz zwischen Temperatur und Puls – hohes Fieber, relativ langsamer, weicher, leicht unterdrückbarer Puls. Unangenehmer Geruch des Körpers, des Schweißes, aller Exkrete. Zunge oft bräunlich belegt, brauner Strich in Zungenmitte. Durst auf kaltes Wasser, das erbrochen wird, sobald es im Magen warm geworden ist. Jeder Herzschlag wird im ganzen Körper gefühlt. Angst und Vernichtungsgefühl in der Herzgegend. »Gefühl, als ob das Herz kaltes Wasser durch die Adern pumpe«, Empfindung von Schnurren in der Herzgegend. Der Kranke schreit im Schlafe auf infolge der Brustbeklemmung.

Anwendung: C 6 (D 12) – C 30 dil.

Lachesis

Angst gegen alles Beengende: enge Kleidung am Hals, an der Taille, an der Brust; enge warme Räume. Engegefühl am Herzen, erwacht aus dem Schlaf mit Erstickungsgefühl. Heiße Wallungen mit Schweißausbruch, Frost im Wechsel mit Hitzegefühl. Rheumatische Schmerzen in den Gelenken mit Spannungsgefühl. Sehr schmerzhaft bei Berührung, *schlimmer durch Wärme*.

Anwendung: C 6 (D 12) – C 30 dil.; auch als i.v.-Injektion, evtl. als Mischinjektion je 1 Amp. *Lachesis* D 12, *Pyrogenium* D 30, *Echinacea* D 4 (nach *Schlüren, 50*).

Spigelia

Reißende neuralgische *Schmerzen*, Verschlimmerung durch Bewegung, kaltes, feuchtes Wetter, durch Erschütterungen; Besserung durch Ruhe, Wärme und leichten Druck. Die *Herzaktion* ist oft so *heftig*, daß sie *sichtbar* und auf Abstand *hörbar* ist. Ausstrahlende, stechende Herzschmerzen in den linken Arm, zur Schulter, zum linken Auge, in die Temporalgegend. Psyche: Ruhelose Ängstlichkeit, ist um die Zukunft besorgt; Angst vor spitzen Gegenständen, leicht gereizt und beleidigt.

Anwendung: D 6 – C 6 (D 12)

Kalmia

Die Gelenkschmerzen wandern meist vom Rumpf zu den Extremitäten, von oben nach unten. *Blitzartige Schmerzen*; dumpf, reißend. Schlimmer durch Wärme und Bewegung. Herzklopfen schlimmer bei Linkslage, Kurzatmigkeit. Geringste Anstrengung beschleunigt den Puls. Große Schwäche.

Anwendung: D 4/D 6 dil.

Progredient-chronische Polyarthritis

Von den chronischen Krankheitsfällen des rheumatischen Formenkreises ist die progredient-chronische Polyarthritis (früher primär chronische benannt) besonders charakterisiert durch ihre *fortschreitende Entwicklung* von der Entzündungsphase des artikulären und periartikulären Gewebes bis zur Knochendestruktion.

Die homöopathische Therapie ist aussichtsreich bei frühzeitigem Beginn. Gleichzeitig ist Herdsanierung, Symbioselenkung und für längere Zeit eine vegetarische Ernährung mit Übergang zu laktovegetabiler Kost erforderlich. Günstig sind zwischenzeitliche Fastenkuren.

Hahnemann weist in den §§ 259–263 des Organon auf die Bedeutung der Diätetik im umfassenden hippokratischen Verständnis.

• **Mittel des Anfangs**

Bei diesen chronischen, wahrscheinlich auch genetisch geprägten Krankheiten ist es oft zweckmäßig, mit *pflanzlichen Mitteln* zu beginnen und danach Schritt für Schritt mit tiefwirkenden antipsorischen und antisykotischen Arzneien weiterzuarbeiten.

▸ Bei allopathischer Vorbehandlung

Lange allopathische Vorbehandlung – besonders mit Cortison, immunsuppressiven Arzneien oder Gold – erschwert die Arzneifindung und -wirkung. Evtl. beginnen mit

Nux vomica (D 12)

Anwendung: D 4, 2mal 5–8 Tropfen täglich, etwa 10 Tage lang.

oder

Sulfur

Anwendung: C 30, 3mal wiederholen im Abstand von je 1 Woche.

Der *Übergang von allopathischer zu homöopathischer Behandlung* ist oft schwierig. Die Meinungen gehen auseinander – einige fordern radikales Absetzen, ich entscheide mich meist für die pragmatische Lösung: Schritt für Schritt absetzen, so schnell, wie es die Situation und vor allem die Schmerzen zulassen.
Die Arzneiwahl muß sich auf eine umfassende Fallaufnahme stützen. Ich kann hier nur an ein paar Mittel erinnern, die vor allem *am Anfang* dienlich sind, bis die personale Symptomatik deutlich wird.

▸ Hormonale Dysfunktion

Die Statistik zeigt, daß viermal mehr Frauen als Männer befallen werden und daß diese Störungen oft in *Krisenzeiten der hormonalvegetativen Steuerung* beginnen: Menarche, Schwangerschaft, Klimax. Folgende Mittel bewähren sich.

Pulsatilla

Ziehende, spannende, einschießende Schmerzen in und um die Gelenke; beginnen in der Ruhe, werden schlimmer durch Wärme, durch Hängenlassen der Gliedmaßen, beim Liegen auf der schmerzhaften Seite. Besserung tritt ein durch Bewegung, häufigen Lagewechsel, im Freien, durch kühle Anwendungen. *Charakteristisches Zeichen:* Neigung zu Anschwellungen der Beine und zu venösen Stauungen. Daraus erklärt sich die *Besserung* der Schmerzen durch alles, was die Blutzirkulation fördert: *Bewegung, Kühle.* Alles, was die Durchblutung verlangsamt, verstärkt auch die Schmerzen: Ruhe, Wärme, Daraufliegen.
Auffallendes Symptom: Die Schmerzen wechseln oft und rasch den Ort; hören plötzlich auf.

Anwendung: C 6 (D 12)–C 200 dil.

Cimicifuga (Actaea racemosa)

Krampfartige oder wie elektrische Stromstöße einschließende Schmerzen. Auffallende Ruhelosigkeit der Gliedmaßen, Gliederzuckungen; muß sich bewegen und gehen. Schmerzen werden besser durch Bewegung, schlimmer bei naßkaltem Wetter.
Sehr breite Wirkung auf Muskeln, Sehnen, Nerven und auf Uterus, Ovar, Hypophyse. Mit Eintritt der Periode bessern sich die rheumatischen Schmerzen, und dazu spiegelbildlich kommt es in der Klimax zu verstärkten Beschwerden; arthralgisch-myalgisch-neuralgischer Symptomenkomplex der Wechseljahre.

Depressive Stimmungen, »wie in einer dunklen Wolke« – oder auch erregt, schwatzhaft.
Sonderliches Symptom: Bei leiblichen Beschwerden bessert sich die traurige Verstimmung; physische und psychische Symptome wechseln sich fortwährend ab.
Anwendung: C 6 (D 12) – C 30 dil.; LM VI – XVIII dil.

Hedera Helix

1932 von *Mezger* geprüft: »Heftige Schmerzen in Armen und Beinen, im Rücken und Kreuz wechselnd, teils besser durch Bewegung, teils schlechter, sowohl in den kleinen wie großen Gelenken, in den Nervenbahnen und Muskeln. Ameisenlaufen und Kribbeln. Steifigkeit der Glieder. Verschlimmerung nachts und morgens.« *(40)*
Die Periode ist verzögert, schwach und abgekürzt. Fühlt sich aber während der Periode weniger müde, während sonst große Müdigkeit und Abgespanntheit auffällt. Die Schilddrüse ist oft vergrößert, Beengungsgefühl am Hals. *Hedera* ist jodhaltig, von daher versteht sich die Besserung des Allgemeinzustandes durch Essen, in der frischen Luft; Besserung der Gelenkschmerzen durch Bewegung.
»Der primär-chronische Gelenkrheumatismus scheint sich besonders dieser Behandlung mit Hedera zugänglich zu zeigen.« *(Mezger)*
Anwendung: D 6 – C 6 (D 12) dil.

▶ **Bei deutlicher Wetterabhängigkeit**

Hier bewähren sich *Dulcamara* und *Rhododendron*.

Dulcamara

Rheumatische Beschwerden treten als Folge von Durchnässung auf, bei naßkalter Witterung, bei Abkühlung am Abend nach heißen Tagen, durch Sitzen auf kaltem Boden. Schmerzen wie zerschlagen mit Lähmigkeit und Kältegefühl; Reißen und Zucken. Besserung der Schmerzen durch Wärme, Bewegungen, kräftiges Massieren und Reiben.
Anwendung: D 4 – C 30 dil.

Rhododendron

Ausgesprochene Wetterfühligkeit, »*Barometer-Rheumatismus*«. Schmerzen werden ausgelöst und verschlechtern sich *vor* Wetterwechsel, von schön zu schlecht, *vor* Sturm und Gewitter. Schmerzen besonders am Unterarm, in den Händen, an Beinen und Zehen, am Periost. Schwellungen der Gelenke, schlechter in der Ruhe, nachts, gegen Morgen, besser durch Bewegung und Wärme.
Anwendung: D 3 – C 6 dil.

▶ **Auffallende Besserung der Beschwerden und der Schmerzen durch Kälte**

Dies ist bei Rheumatikern ein paradoxes Symptom und widerspricht der gängigen Auffassung, daß Rheumatiker sich warm halten müssen, daß Wärme auf alle Fälle gut tut. Diese Modalität haben – neben *Pulsatilla* (S. 219) – besonders ausgeprägt *Apis*, *Ledum* und *Guajacum*.

Apis

Typisch ist rascher Beginn der Gelenkentzündungen mit Ödem und Gelenkerguß; wirkt auf die Gelenkserosa. Stechende Schmerzen mit Gefühl einer brennenden Hitze und starker Berührungsempfindlichkeit – wie bei Bienenstich. Trotz des inneren Hitzegefühls auch beim Schwitzen *wenig* oder *kein Durst*. Schmerzen werden *besser* durch *kalte Anwendungen*, schlechter in der Wärme, durch Bewegung und Berührung.
Anwendung: D 3 – C 6 (D 12) dil.

Ledum

Rheumatische Erkrankungen mit heißen, blassen Schwellungen um die Gelenke, beginnen oft an den Füßen und entwickeln sich nach aufwärts (*Kalmia* von oben nach unten). Auffallend ist, daß diese Patienten im ganzen sehr frostig sind und *Mangel an Lebenswärme* haben, dennoch Wärme, besonders Bettwärme, schlecht vertragen. Sie decken sich auf und strecken die Füße hinaus; sie finden Linderung ihrer Gelenkschmerzen durch *kalte Anwendungen*, durch Übergießen mit *kaltem Wasser*.

Anwendung: D 4–C 6 (D 12) dil.

Guajacum

Geschwollene, steife Gelenke mit Spannungsgefühl und Hitzeempfindungen. Schrumpfung der Sehnen, Bänder und Kapseln; Deformierung. *Schmerzen* sind auffallend *stärker* durch *Wärme* und bei feuchtkaltem Wetter. Bewegung und Druck sind unangenehm und schmerzhaft. *Kalte Anwendungen bessern* – diese Patienten sind die geborenen Anhänger der zur Zeit hochgejubelten Eisbehandlung bei Gelenkschmerzen. Häufige Symptome: Schlechter Körpergeruch, übelriechender, reichlicher Harn, auffallendes Verlangen nach Äpfeln.

Anwendung: D 6/C 6 (D 12)–C 30 dil.

• **Konstitutionelle Mittel**

Nach der Therapie des Anfangs mit pflanzlichen Mitteln muß man sich um die Arzneifindung im konstitutionellen Bereich bemühen. Hier bestimmt allein der Symptom-Inbegriff des Einzelfalles die Arzneiwahl. Auffallend oft habe ich bei chronischen Rheumatikern die *Kalisalze* und

Causticum, Lycopodium Sulfur

als erforderlich befunden.

▸ Besserung durch Wärme und Bewegung

Kalium phosphoricum

»Hypersensible, nervöse, zarte Menschen, die sich durch lange Leiden, durch Sorgen und Ärger und durch geistige Tätigkeit verausgabt haben« (*34*). Sehr frostige Patienten.
Ziehende, reißende Schmerzen in den Gelenken mit *lähmender* Empfindung. Lähmige Steifigkeit nach Bettruhe. *Verschlimmerung* der Schmerzen durch Kälte, im Winter, morgens 5 Uhr, im Beginn der Bewegung; *Besserung* durch langsame Bewegung und Wärme. Unruhe in den Füßen, lähmige Schmerzen der Fußsohlen, Zittern der Hände, Zukken und Schwäche der Gliedmaßen.

Anwendung: Reihe von C 6 (D 12)– C 200 tabl.

Kalium carbonicum

Schwäche, Schweiße und stechende Schmerzen charakterisieren dieses Mittel. Reißende, stechende Schmerzen von der Schulter zum Handgelenk, besonders im Handgelenk sehr starke Schmerzen; Schmerzen im Rücken, in der Lumbalgegend, in den Hüftgelenken. Die Gliedmaßen versagen ihren Dienst schon nach geringer Anstrengung wegen Muskelschwäche. *Schmerzen* werden deutlich *besser* durch *Wärme* und in den meisten Fällen *durch Bewegung*; sie *verschlimmern* sich *durch Kälte*, nachts zwischen 3 und 5 Uhr, beim Liegen auf der linken Seite.

Anwendung: Reihe von C 6 (D 12)– C 200 tabl.

▶ Besserung der Schmerzen durch Kälte

Kalium sulfuricum

Verlangen nach frischer Luft. Die Beschwerden entwickeln sich in der Ruhe und werden durch leichte Bewegung gebessert. Auffallende *Verschlimmerung* durch *Wärme*, möchte sich wegen Schwäche niederlegen, aber die Bettruhe verschlimmert, er muß umhergehen, um seine Schmerzen zu lindern. Umherziehende, wandernde Schmerzen. *Kalium sulfuricum* hat viel Ähnlichkeit mit *Pulsatilla*, es ist ein Folgemittel; im psychischen Bild hebt es sich aber von *Pulsatilla* deutlich ab. Der Patient ist leicht reizbar, eigensinnig, schnell aufgebracht, unzufrieden, hastig, immer in Eile.

Anwendung: Reihe von C 6 (D 12)– C 200 tabl.

Kalium jodatum

Diese Arznei gehört in den luesinischen Formenkreis (vgl. Bd. I, S. 183) mit destruktiver Tendenz der Krankheitsabläufe: Versteifung der Gelenke mit Kontraktur, Knochenveränderungen mit Exostosen. Heftige *nächtliche* Schmerzen mit Unruhe, muß sich bewegen, kann nicht im Bett bleiben. Schmerzen sind ziehend, reißend, *schlimmer in der Wärme*, in der Ruhe, nachts; *besser* durch Bewegung, im Freien, *im Kühlen*.

Anwendung: Reihe von C 6 (D 12)– C 200 tabl.

▶ Feuchtes Wetter bessert

Causticum

Fahlgelbes Gesicht, gesenkte Augenlider, allgemeine große Schwäche. Traurige Hoffnungslosigkeit, ängstlich, schweigsam. Der Kranke ist wie ausgetrocknet. Zunehmende Versteifung der Gelenke führt zu lähmungsartigen Zuständen mit Gelenkkontrakturen: dadurch Gefühl, als ob die Glieder verrenkt wären, als wenn die Sehnen zu kurz würden. Hat das Bedürfnis, sich zu strecken, zu recken, muß sich ständig bewegen, um der empfundenen Versteifung entgegenzuarbeiten. »Kann die Beine nicht ruhig halten, weiß nicht, wie er sie legen soll« (*Mezger*). Wundes Empfinden der Gelenke mit brennendem Schmerz, *Verschlimmerung* durch *Kälte*, besonders durch *trockene* Kälte, insgesamt auch sehr frostig. Die Trockenheit ist bei diesen Patienten so groß, daß *trockenes, schönes Wetter verschlechtert* und *feuchtes* Wetter *bessert*. Verschlimmerungszeit 3–5 Uhr morgens und nach dem Aufstehen.

Anwendung: Reihe von C 6 (D 12)– C 200 tabl.

▶ Trockenes Wetter bessert

Lycopodium

Reißende, brennende, ziehende Schmerzen, *schlimmer* nachts, *in der Ruhe*, bei *feuchtem Wetter* und *besser* in der *Wärme*, bei *Bewegung*. Taubheit in den Gliedmaßen, als wenn die Durchblutung aufhörte. Schmerzhafte Steifheit der Muskeln und Gelenke, knackende Gelenkgeräusche beim Ausstrecken der Extremitäten. Bandgefühl um die Gelenke. Schmerzen beginnen oft auf der rechten Seite und dehnen sich nach links aus. Rheumaknötchen an den Gelenken, vor allem der Finger; ein Fuß heiß, der andere kalt. Keine Kraft, die Arme zu heben oder die Hände zu bewegen.

Anwendung: Reihe von C 6 (D 12)– C 200 tabl.

Sulfur

Reißende *Schmerzen* in den Muskeln und Gelenken der Gliedmaßen, *ziehen von oben nach unten*. Schwäche, Knarren und heiße Anschwellungen der Gelenke. Brennende Schmerzen in den Fußgelenken mit nächtlicher Hitze; streckt die Füße hinaus. *Schmerzen* sind *schlimmer nachts*, im Federbett, bei *feuchtem Wetter*. Im Anfang der Bewegung sind die Gelenke noch steif und schmerzhaft; *fortgesetzte Bewegung bessert* – besonders typisch bei Rückenschmerzen: beim Aufstehen aus dem Bett oder vom Sitzen, steif und gebeugt. Erst nach einer Zeit wird er im Gehen freier und kann sich allmählich aufrichten; zuviel Bewegung verschlimmert aber wieder. Fühlt sich wohl bei trockenem, mildem Wetter und gemächlicher Bewegung.

Anwendung: Reihe von C 6 (D 12)– C 200 tabl.

Arthrosen

Der Umbau der Knorpel-Knochen-Struktur ist der Endprozeß eines sehr vielfältigen Geschehens. Hormonale Einflüsse, Stoffwechselbelastungen durch ungenügende Funktionen des Darm-, Leber-, Galle-Nierensystems und konstitutionelle Bedingungen der gichtisch-rheumatischen Diathese spielen ihre besondere Rolle. Diese Schrittmacher der Krankheitsentwicklung müssen wir in unserem therapeutischen Konzept erfassen.

Der deutsche Ausdruck »Gelenkverschleiß« ist ein Monstrum, der sich auf den technischen Vergleich mit einer ausgeschlagenen Radachse bezieht und zu wenig therapeutische Hoffnungen läßt. Außerdem steht im krassen Widerspruch zum »Verschleiß« die Beobachtung, daß Bewegung in vielen Fällen lindert, daß gezielte krankengymnastische Übungen, arzneiliche Behandlung und Neuraltherapie vieles aufhalten oder rückgängig machen können.

Die folgende Übersicht stellt einen Versuch dar, die Beziehungen der vielfältigen individuellen Symptome zu besonders charakteristischen, pathophysiologischen Bedingungen aufzuzeigen. Damit soll dem Therapeuten eine Hilfe gegeben werden, das passende Arzneimittel für den konkreten Einzelfall rascher zu finden.

Übersicht		
Koxarthrose		
Folge von Überanstrengung, Zerrung	S. 214	Calcium carbonicum Rhus toxicodendron
Beziehungen zum Leber-Galle-System	S. 214	Carduus marianus Chelidonium Lycopodium
Hormonale Beziehungen	S. 215	Pulsatilla Lachesis Sepia
Beziehungen zum Knochenstoffwechsel	S. 216	Calcium carbonicum Calcium phosphoricum Acidum fluoricum Phosphorus Silicea
Beziehungen zur gichtisch-rheumatischen Diathese	S. 217	Causticum Colchicum Colocynthis Ledum Lycopodium Medorrhinum Thuja Rhus toxicodendron
Auffallende Symptome		
Schmerzen treten anfallsweise auf	S. 218	Causticum Colocynthis Pulsatilla

Deutliche Besserung durch Gehen	S. 218	Lycopodium Pulsatilla Rhus toxicodendron
Deutliche Besserung durch kalte Anwendungen	S. 218	Ledum Pulsatilla

Gonarthrose
Die bei der Behandlung der Koxarthrose aufgeführten Mittel können auch bei der Gonarthrose angewendet werden. Darüber hinaus haben die folgenden Arzneimittel besondere Beziehungen zum Kniegelenk.

Beziehung zum Knochenstoffwechsel	S. 218	Aurum Calcium carbonicum Kalium carbonicum
Beziehung zur gichtisch-rheumatischen Diathese	S. 219	Acidum benzoicum Causticum Guajacum
Begleittherapie	S. 219	

Koxarthrose

▸ Folge von Überanstrengung, Zerrung

Calcium carbonicum

Meist pastöse, schlaffe, blasse Menschen mit Neigung zur Fettleibigkeit, besonders im Abdominalbereich. Abneigung gegen Kälte und Nässe. Körperlich und nervlich wenig belastbar, mattherzig, schnell erschöpft, kurzatmig bei Anstrengungen, besonders beim Steigen. Rasch entmutigt. Frostig mit örtlichen Schweißen, besonders behaarter Kopf, Hände, Füße. Verlangen nach Eiern und Abneigung gegen Milch.
Verschiedenartige Schmerzen im Hüftbereich: reißend, stechend, schießend, schlechter im Sitzen, nach Anstrengungen, durch Bewegung. Die Beziehungen zum Knochenstoffwechsel werden deutlich durch die Biographie: Frühkindliche Rachitis, spät laufen gelernt, starke lymphatische Reaktionen im Kindesalter, im Alter Neigung zur Osteoporose.

Anwendung: Reihe von C 6 (D 12)– C 200 tabl.

Rhus toxicodendron

Charakteristisch ist die *Ruhelosigkeit* mit dauerndem *Drang zum Bewegen*. Die Schmerzen werden im Beginn der Bewegung erst etwas schlimmer, *fortgesetzte Bewegung bessert*. Schmerzempfindung: wie verrenkt, verzerrt, wie zu kurz. Folgen von Überanstrengungen, Distorsionen, von Kälteeinwirkung. Hüftgelenkschmerzen werden schlimmer beim Liegen auf der kranken Seite, bei Nacht, durch kalte Anwendungen.

Anwendung: C 30 dil. – tiefere Potenz oft nicht wirksam.

▸ Beziehungen zum Leber-Galle-System

Carduus marianus

In der Gesamtsymptomatik spielt die zugrunde liegende Störung des Leber-Galle-Systems mit *Pfortaderstauung* eine wichtige Rolle: Völlegefühl im Leib mit Aufstoßen, Schmerzen in der Lebergegend, evtl. kolikartige Schmerzen, die quer von rechts zur Mitte ziehen, besser durch Zusammenkrümmen; Wechsel

von Durchfall mit Verstopfung; Hämorrhoiden, Krampfadern, Ulcera cruris.
Die Hüftschmerzen ziehen vom Gesäß zum Oberschenkel und werden schlechter beim Bücken und beim Aufstehen vom Sitzen. Schwäche in den Füßen nach Sitzen.
Die Leber-Beziehung erklärt die betonte Wirkung bei *rechtsseitigen Krankheitsprozessen*, Linksseitigkeit schließt das Mittel aber nicht aus.
Anwendung: ∅–D 2/D 4 dil.

Chelidonium

Organotrope Beziehungen zum Leber-Galle-System mit Schmerzausstrahlung zum rechten Schulterblatt. Ärgerliche, gereizte, »gallige« Stimmungslage. In Muskeln und Gelenken stechende Schmerzen oder wie zerschlagen. Schmerzen von der Hüfte zum Oberschenkel; Fersenschmerzen, wie eingeschnürt durch zu enges Schuhwerk.
Anwendung: D 4–C 30 dil.

Lycopodium

Organotrope Beziehung zum Leber-Galle-System mit mangelhafter Assimilation und verzögertem Abbau der Nahrungsbestandteile. Gichtisch-rheumatische Diathese mit vermehrter Harnsäureausscheidung. Schwäche mit Zerschlagenheitsschmerz in den Extremitäten; brennende Schmerzen zwischen den Schulterblättern. *Gelenkschmerzen sind schlimmer in der Ruhe und nachts, besser durch Bewegung.* Meist stärker rechts. Oft Krämpfe in Waden und Zehen. Füße unterschiedlich warm, rechts meist wärmer als links oder umgekehrt.
Anwendung: Reihe von D 6–C 200 tabl.

▸ Hormonale Beziehungen

Obschon die folgenden drei Arzneien keine unmittelbaren toxikologischen Beziehungen zum Knorpel- und Knochenprozeß haben, ist ihre Anwendung bei Arthralgien in den Wechseljahren mit oder ohne röntgenologisch nachweisbare Veränderungen oft sehr erfolgreich.

Pulsatilla

Charakteristisch ist die *Menstruationsstörung* im Sinne der *verspäteten* oder *ausbleibenden* Periodenblutung; Neigung zu venösen Stauungen; allgemeine Frostigkeit mit *Unverträglichkeit von Wärme* und Verlangen nach frischer Luft, nach Bewegung; häufiger Wechsel der Beschwerden, wandernde Schmerzen. Milde, nachgiebige Naturen, gelegentlich auch ärgerlich und gereizt, schnell traurig und verzagt, aber leicht zu trösten. Reißende, stechende, wandernde Schmerzen von der Hüfte zum Knie. Hüftschmerzen wie verrenkt. Steifheit mit Knarren in den Kniegelenken. Schmerzen in den Gliedmaßen verstärken sich beim Herabhängen (Venosität!), in der Ruhe, durch Wärme, gegen Abend, beim Ausbleiben der Regel. Die Schmerzen werden besser durch fortgesetzte Bewegung, Entblößen, kühle Anwendungen. Schwere, müde, oft gestaute Beine.
Anwendung: D 6–C 200 dil.

Lachesis

Charakteristisch ist: *Ausbleiben der Regel löst neuralgische und rheumatoide Schmerzen aus.* Wiedereintritt der Periodenblutung und Schweißabsonderung bessert. Wärme in jeder Form (warme Anwendungen, Sommerwärme, enge Räume) *verschlechtert* allgemein und örtlich. Starker Wechsel der Gemütslage; oft am Morgen (nach Schlaf) traurig und mutlos, am Abend lebhaft und aufgedreht mit Redelust. Vertragen nichts Enges am Körper, besonders der Hals muß freibleiben, tragen gern tiefes Dekolleté. Viele Beschwerden sind *links stärker* oder beginnen links und wandern dann nach rechts. Die Beine sind oft gestaut, bläulich, marmoriert. Neigung zur Varikose. Schmerzhafte Steifigkeit von den Lenden zum Kreuz und in den Oberschenkeln. Hüftschmerzen nach Schlaf und 15 Uhr. Stechende Schmerzen in den Kniegelenken, quetschende oder brennende Schmerzen in der Tibia.

Anwendung: C 30 dil.

Sepia

Häufig bei Wechseljahrsbeschwerden gebrauchtes Mittel bei erschöpften Frauen mit Wechsel von Gleichgültigkeit gegen Familienpflichten und reizbarer Ungeduld. Venöse Stase und Deszensusbeschwerden. Obstipation mit Knollengefühl im Enddarm. Frostige, kalte Extremitäten mit Wechsel von Hitzewallungen und übelriechenden Schweißen (besonders Füße, Genitalien, Achsel). Starke Schwäche und Lähmigkeit in den Beinen.

Anwendung: D6–C 200 dil.

▶ Beziehungen zum Knochenstoffwechsel

Calcium carbonicum (siehe S. 214)

Calcium phosphoricum

Unruhige Menschen mit rascher körperlicher und psychischer Erschöpfbarkeit. Gelenkschmerzen mit Steifheit und kaltem, taubem Gefühl. Gesäß wie eingeschlafen. Schmerzen schlechter bei jeder Wetteränderung, besonders bei feuchtkaltem Wetter.

Anwendung: Reihe von C 6 (D 12)–C 200 tabl.

Acidum fluoricum

Diese Arznei produziert in toxischen Dosen eine deutliche Entkalkung des Knochens und vermehrte Kalkausscheidung über Niere und Darm. Durch vielfältige Erfahrung wurde die günstige Wirkung bei Arthrosen bestätigt. *Charakteristisch* ist ausgeprägte Klopfempfindlichkeit der Knochen. Plötzlich auftretende Stiche im Hüftknochen mit Lahmheit der Hüfte; Varikose an Unterschenkeln, heiße brennende Füße und Wundheit zwischen den Zehen, besonders in der warmen Jahreszeit.

Anwendung: C 6 (D 12)–C 30 dil.

Phosphorus

Lebhafte, agile Menschen, die sich rasch erschöpfen und nach kurzem Schlaf schnell wieder erholt sind. Sanguinisches Temperament, aber auch furchtsam beim Alleinsein, am Abend, bei Gewitter. Überempfindlich gegen alle Sinneseindrücke, gegen Dauerbelastungen, schnell ermüdet. Stechende Schmerzen im Hüftgelenk mit Empfindung, als ob es plötzlich nachgeben würde. *Brennende Schmerzen* im Rücken, besonders zwischen den Schulterblättern.

Anwendung: C 6 (D 12)–C 200 dil.

Silicea

Ausgesprochen *frostige Menschen*. Mangel an innerer Wärmeproduktion *mit Neigung zu* örtlichen *Schweißen* an den Füßen, am Kopf, evtl. sauer riechender Nachtschweiß. Bei Hüft- und Knieschmerzen ist charakteristisch die ausgesprochene Schwächeempfindung der Beine bei geringer Anstrengung und Besserung der Schmerzen durch örtliche Wärme. Schwäche und Schweregefühl in den Beinen mit Lähmigkeit. Quetschende, schießende oder stechende Schmerzen vom Kreuz über die Hüfte bis zum Fuß. Müdigkeit bei kleinem Spaziergang. Schmerzen im Kniegelenk, als ob es zu fest gebunden wäre. Schwächegefühl und Zittern des Kniegelenks, besonders beim Treppabgehen. Wadenkrampf beim Sitzen. Beim Gehen tritt eine Empfindung auf, als wären die Waden zu kurz.

Anwendung: Reihe von C 6 (D 12)–C 200 tabl.

▶ **Beziehungen zur gichtisch-rheumatischen Diathese**

Causticum

Allgemeine körperliche und psychische Schwäche mit Neigung zu örtlichen Paresen. Brennende, rauhe, wunde Empfindungen an den Schleimhäuten. Starkes Verlangen nach Sympathie, sehr mitleidig mit dem Unglück anderer Menschen. Kann nichts Grausames hören oder sehen. Bei kaltem, trockenem Wetter verstärken sich die *Schmerzen* und werden *besser, wenn es regnet*. Brennende, reißende Schmerzen in Muskeln und Gelenken, besser bei Beginn der Bewegung. Anfallsweise auftretende Schmerzen. Empfindung, als ob die Sehnen zu kurz wären, als ob die Gelenke verrenkt wären. Geht sehr unsicher. Abnahme der Muskelkraft. Berstende Schmerzen im Hüftgebiet beim Husten. Gicht. Schmerzen besser durch Wärme. Knarrende Geräusche in den Kniegelenken beim Gehen, besonders beim Abwärtsgehen. Schmerzen mit Steifheit im Kniegelenk beim Gehen, Empfindung, als wären die Sehnen zu kurz. Ausstrahlende Schmerzen vom Knie in die Unterschenkelknochen.

Anwendung: Reihe von C 6 (D 12) – C 200 tabl.

Colchicum

In der Phytotherapie hat sich *Colchicum* bei der Behandlung der Gicht oft bewährt. Durch die Arzneimittelprüfung an Gesunden wurde der Wirkungsbereich erweitert auf dyspeptische Zustände, akute Enteritis und akute Entzündung an Peri- und Endokard bei Gichtpatienten. Günstige Wirkungen lassen sich auch erzielen bei akuten Schmerzzuständen, bei Arthrosen im Hüft- und Kniegelenk. *Charakteristisch* ist *allgemeine Schwäche mit innerer Kälte* und starker *Berührungsempfindlichkeit* der erkrankten Region mit reißenden Schmerzen, die schlimmer abends und nachts sind. Verschlimmerung durch Kälte und Bewegung, Besserung durch Wärme und Ruhe. *Sonderliches Schlüsselsymptom:* Küchengerüche erregen eine starke Übelkeit bis zum Brechreiz.

Anwendung: ∅ – D 6 dil.

Colocynthis

Reizbare, ungeduldige, ärgerliche Patienten mit blitzartig einschießenden heftigen Schmerzen. Unruhe und Taubheitsgefühl. Die Schmerzen sind krampfig; sie werden durch Kälte und Ausstrecken des Beines ausgelöst; sie werden besser durch Wärme, Anziehen des Beines an den Leib und Liegen auf der kranken Seite (= fester Gegendruck). Schmerzen im Hüftgelenk, wie in einen Schraubstock gespannt, wie mit eisernen Ketten gefesselt.

Anwendung: D 4 – C 30 dil.

Ledum

Auffallend ist, daß diese frostigen Patienten *verstärkte Schmerzen in der Wärme* bekommen und sich *besser* fühlen durch *kalte Anwendungen*. Außerdem sind die Schmerzen nachts und durch Bewegung schlimmer, sie bessern sich in der Ruhe. Schmerzen beginnen in den Füßen, steigen von unten nach oben und treten öfter über Kreuz auf: rechte Hüfte, linke Schulter.

Anwendung: D 3 – C 30 dil.

Lycopodium (siehe S. 215)

Medorrhinum

Diese Arznei ist angezeigt bei Nachwirkungen von schlecht behandelter Gonorrhö und Folgen einer Unterdrückung von Ausscheidungen im Urogenitalbereich (Fluor, Urethritis). Als Zwischenmittel zu empfehlen, wenn die individuell ausgewählte Therapie nicht anspricht oder nur vorübergehende Wirkung hat.

Charakteristisch ist hastige, wirre, planlose Wesensart; die Zeit geht zu langsam; schlechtes Kurzzeitgedächtnis, verliert beim Sprechen den roten Faden. Schmerzhafte Steifigkeit aller Gelenke mit Schwere und Schwäche der Gliedmaßen. Scharfer Schmerz von der Hüfte zum Knie, schlechter beim Gehen, bei dämpfigem Wetter, bei Gewitter, besser am Meer. Unruhe, Taubheit, Kältegefühl, Krampf im Unterschenkel bis zum Knie.

Anwendung: C 6 (D 12)–C 30 dil.; LM VI–XVIII dil.

Thuja occidentalis

Konstitutionsmittel – d. h. die Verordnung kann nur unter Berücksichtigung der personalen Einheit des kranken Menschen erfolgen. Charakteristisch ist die *Neigung zu Wucherungen* (Warzen, Fibrome, Zysten), zu Stoffwechselerkrankungen, z. B. Gicht, Rheuma mit Steinbildung in Nieren und Gallenblase. Belastend wirken chronische Infekte (besonders Gonorrhö), Impfungen, Überernährung mit tierischem Eiweiß, Bluttransfusionen, Seruminjektionen. Diese Patienten *vertragen sehr schlecht feuchtkaltes Wetter*, Aufenthalt in feuchten Klimazonen (im Talgrund, an Binnenseen, in feuchten Wohnungen). Viel Ähnlichkeit mit *Medorrhinum*: hastig, immer in Eile, vergeßlich; ängstliche, sorgenvolle Gedanken über die Zukunft; eigenartige *Mißempfindungen in der Körperfühlsphäre*: Beine sind zerbrechlich, wie aus Glas, wie aus Holz, im Leib ist etwas Lebendiges. Ziehende, reißende, brennende Schmerzen in Muskeln und Gelenken, die plötzlich kommen und plötzlich gehen, dabei Lähmigkeit mit Zittern und Zucken. Schmerzen in der Hüfte mit Gefühl, als ob das Bein zu lang wäre, oder auch Schmerzen von der Hüfte zum Knie mit Gefühl, als ob das Bein zu kurz wäre. Die *Schmerzen* sind *schlimmer nachts*, 3 Uhr und 15 Uhr, *bei naßkaltem Wetter*, in Bettwärme; Bewegung und frische Luft bessern.

Anwendung: C 6 (D 12)–C 30 dil.

Rhus toxicodendron (siehe S. 214)

▸ Auffallende Symptome

In der organotropen Ordnung der Arzneimittel wird für den Lernenden die Besonderheit der homöopathischen Arzneiwahl etwas überdeckt. Deshalb weise ich zum Schluß auf drei paradoxe Symptome hin, die der gängigen Vorstellung des Gelenkverschleißes nicht entsprechen: Was »verschlissen« ist, tut *immer* weh, zur Linderung braucht es *Ruhe* und *Wärme*.

▷ Schmerzen, die nicht ständig, sondern nur anfallsweise auftreten

Diese reagieren auf

Causticum (S. 217)
Colocynthis (S. 217)
Pulsatilla (S. 215)

▷ Deutliche Besserung beim Gehen

Dies beobachtet man bei

Lycopodium (S. 215)
Pulsatilla (S. 215)
Rhus toxicodendron (S. 214)

▷ Linderung der Schmerzen durch kalte Anwendungen

Dies weist hin auf

Ledum (S. 217) oder
Pulsatilla (S. 215)

Gonarthrose

▸ Beziehungen zum Knochenstoffwechsel

Aurum

Besonders geeignet für Menschen, die in jungen Jahren tatkräftig ihre wirtschaftlichen Ziele verfolgt haben, beim Älterwerden sind sie physisch und psychisch erschöpft, werden depressiv. Sie empfinden das Leben als eine Last und sehnen sich nach dem Tode, Selbstmordgedanken. Degenerative Organerkrankungen, besonders Arteriosklerose. Kälteempfindlich, kalte Extremitäten bei warmem Gesicht. *Nächtliche Knochenschmerzen*, nächtliche Schmerzen in Hüfte und besonders Kniegelenk. Zittern der Knie mit Steifheit und Schwächegefühl, wie gelähmt, als wenn ein Band um das Knie gezogen würde.

Anwendung: Reihe von C 6 (D 12)–C 200 tabl.

Calcium carbonicum (siehe S. 214)

Kalium carbonicum

Schwäche, Schweiße, *stechende Gelenkschmerzen*, Frostigkeit kennzeichnen stichwortartig dieses Mittel. Stechende, krampfige Schmerzen vom Kreuz über Hüfte zum Knie. Taubes Empfinden im ganzen Bein, wie eingeschlafen. Schmerzen im Knie beim Treppensteigen, besonders beim Abwärtsgehen. Zerrende Schmerzen in der Tibia beim Gehen, sehr berührungsempfindliche Knochen.

Anwendung: Reihe von C 6 (D 12)–C 200 tabl.

▸ Beziehungen zur gichtisch-rheumatischen Diathese

Acidum benzoicum

Die Beziehung zum Harnsäurestoffwechsel wird gekennzeichnet durch ein auffallendes Urinsymptom: Der Harn ist dunkel, meist alkalisch und hat einen *widerlich scharfen Geruch*, ammoniakalisch, wie Pferdeharn. Rheumaartige, wandernde Schmerzen von links nach rechts, von oben nach unten; Kniegelenk, Achillessehne, große Zehe sind besonders befallen. Knarrende Geräusche in den Kniegelenken, als wenn sie zu trocken wären. Schwellung der Kniegelenke. Geschwüriger Schmerz im ganzen Bein mit Nierenschmerzen. Sonderliches Symptom: Ziehende Schmerzen in den Kniegelenken nach Wein.

Anwendung: D 6–D 30 dil.

Guajacum

Chronisch-rheumatische Erkrankungen mit *Schrumpfungsprozessen* der Sehnen. Gicht, übelriechende Schweiße. Krampfige Schmerzen im Oberschenkel bis zum Knie oder vom Fuß zum Knie. Schlechter durch *Wärme* und Bewegung. Hitzegefühl in den schmerzhaften Partien. Schrumpfung der Gelenkkapsel und der Sehnen; Bedürfnis, die Glieder zu strecken. Sonderliches Symptom: Verlangen nach Äpfeln.

Anwendung: ∅–C 6 (D 12) dil.

Begleittherapie

▸ Neuraltherapie

Örtliche, streng *intrakutane Quaddelung* mit homöopathischen Arzneien in Ampullen an besonders druckempfindlichen Punkten oder an segmentbezogenen Akupunkturpunkten.

▷ Bei Wärmeverschlechterung

Brennende Schmerzen mit starker Berührungsempfindlichkeit

Apis D 12 oder
Acidum formicicum D 12 Amp.

▷ Bei Wärmebesserung

Viscum D 3/D 4/D 12 je nach Reaktion oder
Acidum sulfuricum D 12 Amp.

Viscum

Blutandrang zum Kopf, Schwindel abends und nachts, unruhige Beine, All-

gemeinbefinden bessert sich durch Schweiße.
Bei Hypertonikern D 3/D 4;
bei Hypotonikern C 6 (D 12).

Acidum sulfuricum

Hastig, immer in Eile, Sodbrennen. Verlangen nach alkoholischen Getränken, meist Hypertoniker.

▸ Diät

Gewichtsreduktion. Eiweißbeschränkung, besonders tierisches Eiweiß reduzieren (Schweinefleisch, Eier). Vegetabile Kost.

▸ Krankengymnastik und Massage

Krankengymnastische Übungen, Radfahren, Bindegewebsmassage, Lymphdrainagemassage, Fußreflexzonenmassage.

Ischialgie

Dieser Oberbegriff umfaßt viele schmerzhafte Phänomene im Bereich des Nervus ischiadicus mit recht unterschiedlicher Pathogenese.
Die *eingehende Anamnese* ist auch hier eine hervorragende Methode, um die vorwiegend *mechanischen* oder *traumatischen Ursachen* (Diskusprolaps, Wirbelblockade) und Störungen der *Wirbelsäulenstatik* abzugrenzen gegen Krankheitsfälle, bei denen das *rheumatisch-gichtische* Geschehen mit ausgeprägten Modalitäten (warm/kalt, Ruhe/Bewegung, Tag/Nacht) im Vordergrund steht.
Nachbarschaftliche Einflüsse vom Beckenraum (Uterus, Ovar, Prostata, Darm, Eingeweide-Ptose, Venostase) oder auch *neurotoxische Fernwirkungen* (u. a. Diabetes, Lebererkrankungen, Schwermetalle, Herdbelastung) sollten durch entsprechende Untersuchungen abgeklärt werden.

Übersicht

Vgl. EK 1054, KK II/590

Rheumatische Entzündungen, Neuralgie

Plötzlicher Beginn, akuter Verlauf	S. 222	Aconitum
		Belladonna
		Colocynthis
		Magnesium phosph.
		Chamomilla
		Kalium bichromicum
		Rhus toxicodendron
Allmählicher Beginn, rezidivierend, subakuter Verlauf oder lange anhaltende Beschwerden	S. 224	Ammonium muriaticum
		Berberis vulgaris
		Bryonia
		Causticum
		Gaultheria
		Kalium jodatum
		Lycopodium
		Menyanthes
		Medorrhinum
		Natrium sulfuricum
		Phosphorus
		Sulfur
		Tellur
Fokale Fernwirkung (Herdinfekte)	S. 226	Sulfur
		Kalium bichromicum
		Phytolacca
Nachbarschaftliche Einflüsse Vom Beckenraum aus	S. 226	Cimicifuga
		Pulsatilla
		Sepia
Folge von Wirbelsäulenveränderungen		
Folge von Verletzungen	S. 227	Arnica
		Hypericum
		Ruta graveolens

Verdacht auf Bandscheiben-Vorfall Repertorium der Symptome, die auf Drucksteigerung im Lumbalkanal hinweisen:		
Taubheitsgefühl	S. 222	Colocynthis
EK 1055, KK II/592		Gnaphalium
	S. 228	Nux vomica
	S. 226	Phytolacca
	S. 223	Rhus toxicodendron
Husten, und/oder Niesen verschlechtert . .	S. 228	Capsicum
EK 1053, KK II/591	S. 224	Causticum
	S. 227	Sepia
	S. 226	Tellur
	S. 228	Verbascum
Pressen beim Stuhlgang verschlechtert . .	S. 228	Nux vomica
EK 1055, KK II/592	S. 223	Rhus toxicodendron
	S. 227	Sepia
	S. 226	Tellur

Rheumatische Entzündung, Neuralgie

▶ Plötzlicher Beginn mit akutem Verlauf

Wir erinnern uns bei dieser lokalisierten Entzündung an die beiden *Anfangsmittel Aconitum* und *Belladonna*.

Aconitum

Heftiger *plötzlicher Beginn* als Folge von Abkühlung im rauhen Ostwind. Unerträgliche, schießende, reißende, seltener stechende Schmerzen mit Taubheit und Prickeln. Empfindung, als ob das Bein abgebunden wäre oder als ob Tropfen von eiskaltem Wasser am Oberschenkel hinunterlaufen würden; als ob Ameisen laufen würden. Sehr berührungsempfindlich. Die Schmerzen sind schlimmer nachts, im warmen Zimmer, beim Aufstehen aus dem Bett, abends, beim Liegen auf der kranken Seite. – Besserung tritt ein, sobald der Patient anfängt zu schwitzen; in der frischen Luft.

Anwendung: C 30 (D 30) dil. nach Methode 1.

Belladonna

Klopfende oder brennende *Schmerzen* längs des Nervs mit krampfiger Empfindung der Muskulatur. Heiße, trockene oder feuchte, oft aber rote Haut. Schmerzen beginnen plötzlich und können auch plötzlich aufhören; sie werden *schlimmer* durch *Erschütterung* des Beines; durch Berührung; vor allem durch Kälte, möchte zugedeckt bleiben.

Anwendung: C 30 (D 30) dil. nach Methode 1.

Die folgenden zwei Mittel haben gemeinsame Ätiologie, Modalität und Schmerzart: *Auslösung* und *Verschlimmerung* der Schmerzen *durch Kälte*; die *Schmerzen* sind vorwiegend *krampfig*.

Colocynthis

Heftiger, *krampfiger*, zusammenziehender, blitzartig schießender, stechender, brennender Schmerz; zieht von der Sakralregion bis in die Kniekehle oder zum Fuß. *Taubes* Gefühl in der schmerzhaften Partie; Empfindung, als wären die Sehnen zu kurz. Mit den Schmerzen tritt allgemeine körperliche Unruhe auf mit zorniger, ärgerlicher, heftiger Gereiztheit. Die *Schmerzen* kommem plötzlich; sie werden *ausgelöst durch Kälte*, aber auch *durch Zorn*, Entrüstung, Verdruß; sie werden besser *durch Wärme*, durch Anziehen des Beines und Beugen im Knie, durch leichte Bewegung; nach Stuhlgang mit Abgang von Blähungen; manchmal durch festen Gegendruck, liegt deshalb bei Tage oft auf der schmerzhaften Seite. Nachts macht sich die körperliche Unruhe bemerkbar; voller ängstlicher Ungeduld findet er keine erträgliche Lage, Bewegung ist schlecht und ruhig liegen ist auch schlecht.

Anwendung: C 6 (D 12)–C 30 (D 30) dil.; in akuten Fällen nach Methode 1.

Magnesium phosphoricum

Neuralgische, *krampfartige*, aber auch stechende, schießende, bohrende Schmerzen mit Krampf und Schwäche in der Muskulatur. Die Schmerzen wechseln rasch die Stellen und wandern vom Kreuz über den Oberschenkel bis zur Wade. *Kälte* löst den Schmerz aus und *verschlimmert* ihn. *Wärme bessert*, vor allem als heißer Breiumschlag auf die schmerzhafte Stelle (ähnlich wie *Arsenicum album*); paradox zu dieser örtlichen Wärme-Besserung ist die Verschlechterung durch Bettwärme, besonders in der Nacht.

Magnesium-phosphoricum-Patienten sind oft nervlich leicht erregbar, »dünnhäutig«, sensitiv; müde, matt, erschöpft.

Anwendung: Bei akutem Schmerz C 30 (D 30) dil., weiter nach Methode 1 – aber bei Besserung sofort aufhören, da sonst Arzneiprüfungs-Symptome auftreten (*40*).

Chamomilla

Sehr heftige neuralgische, ziehende, reißende Schmerzen im Nervenverlauf vom Kreuz bis zur Ferse und Sohle. Diese Schmerzen sind verbunden mit Lähmungsgefühl und Taubheit in diesem Gebiet und Krampf in der Muskulatur. Schmerz, Schwäche und taubes Empfinden gehören bei diesem Mittelbild zusammen. Die Schmerzen sind schlimmer *nachts im Bett.* Der überempfindliche, reizbare, übelgelaunte Patient wirft sich hin und her, steht auf – aber kann vor Schwäche im kranken Bein kaum gehen; die Fußsohlen brennen, kann deshalb kaum auftreten.

Ärger, Zorn, Wind lösen die Schmerzen aus und verstärken sie. Die psychische Reaktion auf die Schmerzen erscheint exaltiert, überwertig, ungeduldig.

Bei Kolikschmerzen (Niere, Galle, Darm, Dysmenorrhö) können warme Anwendungen den Schmerz lösen. – Bei Neuralgien lehnt der Patient örtliche Wärme ab, fühlt sich aber bei feucht-warmem Wetter allgemein besser. Linke Seite bevorzugt.

Anwendung: C 30 (D 30) dil., bei akutem Verlauf nach Methode 1.

Kalium bichromicum

Schmerzen kommen und gehen *plötzlich, wandern rasch* von der Hüfte zur Ferse. Stehen, Sitzen, Liegen und örtlicher Druck auf den Nerv verstärken den Schmerz; Bewegung und Beugen des Beines bessern. Wärme oder Kälte haben keinen deutlichen Einfluß, allerdings verstärkt jeder Wetterwechsel die Schmerzen.

In der Anamnese häufig Nasennebenhöhlenentzündung; auf fokale Streuungen achten!

Anwendung: C 30 (D 30) tabl.; in akuten Fällen nach Methode 1.

Rhus toxicodendron

Reißende *Schmerzen* längs des Nervs *mit Taubheit* und Ameisenlaufen. Oft *Folge von Kälte* und/oder *Nässe, Überanstrengung, Zerrung*, Verheben; Verdacht auf Wirbelblockade mit Schmerzen beim Pressen zur Stuhlentleerung. Schmerzen sind in der Ruhe und Kälte schlimmer; Bewegung und Wärme bessern. Lokkernde Massagen und örtliche Wärmepackungen bekommen sehr gut.

Anwendung: C 30 (D 30) dil., evtl. nach Methode 1.

▸ Allmählicher Beginn, lange anhaltende Beschwerden, rezidivierender oder subakuter Verlauf

Ammonium muriaticum

Stärkere *Schmerzen im Sitzen* und beim *Aufstehen* vom Sitzen. Deutliche *Besserung im Liegen* und manchmal beim Gehen. Empfindung, als ob die Sehnen und Muskeln im kranken Bein zu kurz wären (wie *Causticum, Guajacum*). Linke Seite häufiger.

Anwendung: C 6 (D 12) dil.

Berberis vulgaris

Oft indiziert bei Patienten mit harnsaurer Diathese; bei Neigung zu Steinbildungen; bei Störungen im Leberstoffwechsel. Meist *weit ausstrahlender Schmerz* durch das ganze Bein. Empfindung wie lahm, steif, matt, kalt. Schmerzen sind schlimmer bei Berührung, beim Gehen, vor einem Sturm, bei Wind.

Anwendung: D 6–C 6 (D 12) dil.

Bryonia alba

Folge von Ärger, Abkühlung, Unterdrückung von Schweiß, bei gichtischrheumatischer Veranlagung, nach Verheben. *Stechende, reißende Schmerzen* mit *Besserung in der Ruhe*, durch festen Gegendruck. Obschon die Krankheit oft durch Kälte entsteht, verträgt der Patient keine warmen Anwendungen und heißes Wetter.

Anwendung: D 6–C 30 (D 30) dil.

Causticum

Ziehende, reißende Schmerzen bei Patienten mit gichtisch-rheumatischer Diathese.

Bei allen Nervenstörungen, besonders auch hier bei der Ischias-Neuralgie, finden wir eine auffallende Verbindung von: *Schmerz, taubem Empfinden* im entsprechenden Hautareal, *Schwäche der Muskulatur bis zur Parese, Empfindung*, als wären die *Sehnen zu kurz*. Die Schmerzen sind schlimmer bei trockener Kälte, in frischer Luft und besser bei feuchtem Wetter, bei Regen, in der Wärme, im Bett.

Anwendung: Reihe von C 6 (D 12)–C 1000 tabl.

Gaultheria

Bei Patienten mit akutem rheumatischem Schub oder einer Aktivierung durch akuten Infekt entstehen auch Ischiasneuralgien, die sich lange hinschleppen. Hier bewährt sich das Mittel, obschon keine sonstigen Prüfungssymptome oder Modalitäten bekannt sind.

Anwendung: ∅ bis D 3 dil.; mehrmals täglich 3–5 Tropfen; vorsichtig steigern, macht manchmal Magenbeschwerden. Bewährt sich nach *Boericke* auch bei Gastritis.

Kalium jodatum

»Schießende Schmerzen von der Ischiaswurzel aus bis in die Kniekehle. Nach kurzer Unterbrechung erscheint der Schmerz in der Wadenmitte... und breitet sich zur Ferse und zum äußeren Knöchel aus. Bewegung ist zuerst schmerzhaft, nach kurzer Zeit besser erträglich« (*Hering*). Die *Schmerzen* sind *schlimmer* im Stehen; im Liegen auf der kranken Seite; in der Ruhe; nachts; durch Berührung; durch Wärme, bei feuchtwarmem Wetter. Das *auffallende* und *sonderliche Symptom* ist die Besserung durch Bewegung: *Ischias ambulatoria.* »Kann nachts nicht im Bett bleiben, meidet das Bett für einige Wochen, setzt sich halb zurückgelehnt in einen Stuhl ... ist abgezehrt und erschöpft durch die Schmerzen und verlangt nach Ruhe.« (*Hering*, G. S.)

Anwendung: Reihe von C 6 (D 12)–C 200 tabl.;
LM XIV–XVIII dil.

Lycopodium

Vorwiegend *rechtsseitige*, meist chronische Ischias mit brennenden oder stechenden Schmerzen; diese sind schlimmer in der Ruhe, beim Sitzen und beim Liegen auf der kranken Seite; sie werden besser durch Bewegung, beim Umhergehen, durch Wärme. Dabei oft Steifigkeit im Hüft- und im Kniegelenk; schmerzhafte, reißende Schmerzen in der Muskulatur; eingeschlafene, taube Empfindung in den Füßen; ein Fuß ist kalt, der andere warm, oder kalt-schweißige Füße.

Anwendung: LM XVIII dil.
Reihe von C 30 (D 30)–C 1000 tabl.

Menyanthes

Stechende, zusammenziehende, krampfige Schmerzen; diese sind besser durch Bewegung und festen Gegendruck; sie werden schlimmer am Abend, in der Ruhe, beim Hinlegen. Beim Sitzen zukken und schlagen die Beine aufwärts; *eisiges Kältegefühl in den Beinen.*

Anwendung: D 6–C 6 (D 12) dil.

Medorrhinum

Schweregefühl, Unruhe, Taubheit, Muskelkrämpfe in den Beinen. Schwierigkeiten beim Treppensteigen und Abwärtslaufen durch die bleierne Schwere der Beine. Schmerzen in den Beinen; schlimmer nachts, bei Gewitter, bei feuchtem Wetter; besser durch Ausstrecken, bei trockenem Wetter, an der Meeresküste. Arzneidiagnose meist nur über die Gesamtheit der Symptome möglich. Sykotisches Mittel! (Vgl. Bd. I, S. 187, Tab. 15)

Anwendung: LM VI–XVIII dil.;
bei älteren Menschen sehr vorsichtig dosieren, mit 1 Tropfen beginnen; starke Erstreaktion!

Natrium sulfuricum

Sykotische Arznei (wie *Medorrhinum*) – entsprechende *Verschlechterung* und Auslösen der Ischiasschmerzen *bei feucht-kaltem Wetter*, bei Regen, in *feuchter* Gegend, an Binnenseen, in feuchten Häusern. Wandernde, heftige, stechende, bohrende Schmerzen; schlimmer beim Aufstehen vom Sitzen, beim Bücken, beim Umdrehen im Bett. Ändert dauernd die Lage, da er in keiner Stellung eine wesentliche Erleichterung findet.

Anwendung: Reihe von C 6 (D 12)–C 1000 tabl.

Phosphorus

Reißende, ziehende Schmerzen mit ausgesprochener Schwäche und Schwere; dabei eine Empfindung wie gelähmt. Die Schmerzen werden schlimmer durch geringe Abkühlung; nachts können Schmerzanfälle auftreten, die schon kurz nach dem Schlafengehen beginnen und aus dem Bett treiben. – Die lokalen Symptome sind nicht sehr charakteristisch, deshalb Arzneiwahl über die Gesamtheit der Symptome!

Anwendung: LM VI–XVIII dil.

Sulfur

Stechende, reißende, *brennende Schmerzen* mit Verschlechterung beim Aufstehen vom Sitzen; in der Bettwärme; nachts. Schweregefühl in den Beinen, wie gelähmt. Plötzliches Gliederzucken abends beim Einschlafen. Muskelkrämpfe beim Ausstrecken der Beine. Die Füße werden kalt empfunden, obschon sie objektiv warm sind; am Tage kalte Füße, nachts im Bett heiße Füße; streckt sie deshalb hinaus.

Anwendung: Reihe von C 6 (D 12) – C 1000 tabl.

Tellur

Schmerzen strahlen vom Kreuzbein zum rechten Ischiasnerv aus. Die Schmerzen sind *schlimmer* beim Liegen auf der kranken Seite; bei Anstrengungen; beim Bücken; bei allen Vorgängen, die den Druck im Lumbalkanal erhöhen (*Lachen, Niesen, Husten, Defäkation*). Auffallende Berührungsempfindlichkeit der Wirbelsäule mit Schmerzen vom letzten Hals- zum 5. Brustwirbel.

Anwendung: Reihe von C 6 (D 12) – C 30 (D 30) tabl.

Fokale Fernwirkung (Herdinfekte)

Die Ausschaltung von neuralen Störfeldern oder von bakteriellen Streuherden kann mit den Verfahren der Neuraltherapie (Heilanästhesie am Ort des Schmerzes, im zugehörigen Dermatom, am entsprechenden Ganglion) oder durch operative Sanierung des Herdes versucht werden. Der endgültige Erfolg dieser Methoden wird durch homöopathische Nachbehandlung gesichert.

Bei geeigneten Krankheitsfällen werden *potenzierte Autonosoden* aus dem Material des Herdes oder aus dem Blut des Patienten hergestellt. (Vgl. S. 307)

Aus der Vielzahl der nach Symptomenähnlichkeit verordneten Mittel nenne ich zuerst

Sulfur (vgl. S. 225).

Er hat die Fähigkeit, alte mesenchymale Blockaden aufzulösen und den Entgiftungsmechanismus von innen nach außen über Haut und Schleimhaut zu fördern.

Kalium bichromicum (vgl. S. 223)

Bewährt sich bei der Ausheilung einer alten Sinusitis.

Phytolacca

Bewährt sich bei der Nachbehandlung der fokalen Belastung, die von den Tonsillen, einer alten Mastitis oder einer harten Narbe ausgeht, die bei feucht-kaltem Wetter schmerzt. Darüber hinaus weist sein Arzneimittelbild auch auf die akute Ischias. Stechende, reißende, besonders auch schießende Schmerzen, wie elektrische Stromstöße (*Voisin*); Empfindung wie zerschlagen. Der Schmerz wandert von der Hüfte über die *Außenseite* des Ober- und Unterschenkels; es besteht Unruhe und Bewegungsdrang (wie *Rhus toxicodendron*); möchte sich bewegen, aber die Schmerzen werden dadurch schlimmer (wie *Bryonia*); trockenes, warmes Wetter lindert die Schmerzen.

Anwendung: C 6 (D 12) dil.,
nach Methode 1 im akuten Fall; sonst C 30 (D 30) dil. oder LM VI – XIV zur längeren Nachbehandlung bei fokaler Belastung.

Nachbarschaftliche Einflüsse

▸ Organe des Beckenraumes

Von Darm, Prostata, Ovar, Uterus, Adnexen können neuralgische Schmerzen ausgelöst werden. Aus der Vielzahl der organotropen Mittel dieses Gebietes benenne ich vor allem *Cimicifuga, Pulsatilla, Sepia*. Diese Frauenmittel haben organotrope Beziehung sowohl zum weiblichen Becken als zur Ischias.

Cimicifuga (Actaea racemosa)

Schmerzen im Kreuzbein, in der Lumbalregion, über der Kreuzbein-Darmbein-Fuge. – Diese ziehen abwärts in das linke Bein. Schweregefühl im Bein; Gliederzucken; Schmerzen und steifes Gefühl in der Achillessehne.

Verschlimmerung der Schmerzen durch Kälte, bei naßkaltem Wetter; während der Regel – aber auch besser durch die Regel, besonders, wenn vorher die Regel durch Kälte, bei einer fieberhaften Erkrankung oder durch psychische Einflüsse ausgesetzt hatte. Oft ist der Wechsel zwischen psychischen und leiblichen Symptomen bei diesem Mittel sehr auffällig. Arthralgisch-myalgischer Symptomenkomplex in der Klimax.

Anwendung: LM VI–XVIII dil.

Pulsatilla

Ziehende oder brennende Schmerzen, »die sich gegen Abend und in der Nacht verstärken, Neigung, ständig die Lage zu wechseln; schlimmer im warmen Raum; besser in der frischen Luft; linksseitig, kann sich nicht ruhig verhalten, obwohl die Bewegung verschlimmert, je heftiger der Schmerz auftritt, umso stärker wird die Frostigkeit«. (Übersetzt nach *Hering*.) Die Schmerzen werden stärker, wenn das Bein herabhängt; rascher Wechsel der Beschwerden, Schmerzen können manchmal plötzlich für eine Zeit aufhören.

Anwendung: LM VI–XVIII dil.

Sepia

Oft indiziert bei klimakterischen Frauen mit Senkungsbeschwerden und Empfindung, als ob die inneren Organe nach unten drängen würden. Dieser Mechanismus ist besonders deutlich bei der Ischias in der Schwangerschaft. Bei Männern sind Prostatitis, Epididymitis oder Prostataadenom die Veranlassung zur Ischialgie. Ziehende, auch brennende Schmerzen in der Kreuzgegend erstrecken sich über die Wade bis zu den Zehen hinab; Verschlimmerung im Sitzen, beim Aufstehen aus dem Sitzen; nachts zwischen 3 und 5 Uhr, kann nicht im Bett bleiben, muß aufstehen und im Raum auf und ab laufen. Erweiterte Venen an der erkrankten Extremität, evtl. auch Schwellung, Unruhe und Taubheit in den Beinen.

Sepia kommt in Frage bei Ischiasfällen, bei denen eine Veränderung an den Bandscheiben vermutet wird oder wahrscheinlich ist. Die Verstärkung des Schmerzes beim Husten, Niesen und bei der Defäkation sind typische Modalitäten von *Sepia* (ähnlich wie *Tellur*). Der Einfluß von *Sepia* auf venöse Stauungen scheint auf die räumliche Enge im Lumbalkanal günstig zu wirken.

Anwendung: D 6 dil. bei ausgeprägter Senkung oder Prostata-Vergrößerung; sonst C 30 (D 30) dil. oder LM XIV, XVIII bei psychischer Übereinstimmung.

Wirbelsäulenveränderungen

▶ Nach Verletzungen (Fall, Prellung, Stauchung)

Es können Ischialgien auftreten, die sich von der rheumatischen oder neuritischen Form nur dadurch unterscheiden, daß in der Anamnese eine klare Ätiologie feststellbar ist. Für die Arzneiwahl haben die ätiologischen Symptome eine sehr hohe Wertigkeit. Deshalb rate ich, mit den Traumamitteln die Behandlung zu beginnen und *danach* entsprechend der verbliebenen Symptomatik zu verordnen.

Arnica

Wundes, lahmes, *geprelltes Gefühl im Kreuz*; Bett erscheint zu hart; findet deshalb keinen Schlaf, da der Patient voller Unruhe eine geeignete Ruheposition sucht; sehr berührungsempfindlich. »Kann nicht aufrecht gehen wegen des Prellungsschmerzes in der Beckenregion« (*Boericke*). Eventuell sichtbare Blutergüsse.

Anwendung: C 6 (D 12) – C 30 (D 30) dil.

Hypericum

Folge von Nervenverletzungen, auch Stichverletzungen (Injektionen!). Schießender Schmerz von der Nervenwurzel ausgehend, zieht *linear* längs des Ischiasnervs mit Taubheit und Kribbeln im Versorgungsgebiet. Kälte, vor allem feuchte Kälte, und Berührung verstärken den Schmerz.

Anwendung: C 6 (D 12) – C 30 (D 30) dil.; LM XIV – XXX dil.

Ruta graveolens

Folgen von stumpfen *Verletzungen der Knochenhaut, der Knorpel*; Verrenkungen, Zerrungen der großen Sehnen und Bänder; Prellung der Wirbelsäule, des Kreuzbeines, besonders im Bereich des Kreuzbein-Darmbein-Gelenkes.
Schwäche in den Beinen beim Aufstehen. Schmerzen sind schlimmer nachts, bei feucht-kaltem Wetter, in der Ruhe mit dem Bedürfnis, die Lage zu wechseln. Im Bereich des großen Gesäßmuskels ausgeprägtes Verkürzungsgefühl. Sehnen sehr empfindlich, besonders Achillessehne.

Anwendung: D 6 – C 6 (D 12) dil.

▶ **Verdacht auf Bandscheibenvorfall, gestörte Statik der Wirbelsäule**

Die Abgrenzung zu den schon besprochenen Formen des Ischiassyndromes ist nicht immer möglich. Bei klarer mechanischer Ätiologie ist im allgemeinen »mechanische« Therapie erforderlich (Chiropraktik, Operation). Man sollte aber nicht vergessen, daß die dynamische Wirkung unserer Arzneien ab und zu auch anscheinend mechanische Veränderungen aufzuheben vermag. Gleichlaufend mit dieser Erfahrung ist die Operationshäufigkeit beim Diskusprolaps seltener geworden und wird nur nach strenger Indikationsstellung durchgeführt.
Die Symptomatik der meisten Arzneimittel, die bei dieser Ätiologie in Frage kommen, ist schon beschrieben worden. *Die Übersicht am Anfang dieses Kapitels und das Repertorium* (s. S. 222) geben die nötigen Hinweise, so daß eine Wiederholung nicht erforderlich ist. Nachgetragen werden die »Nerven«mittel: *Capsicum* und *Verbascum* mit der Modalität »schlechter bei Husten oder Niesen« und *Nux vomica*, das große vielnützige Mittel (Polychrest).

Capsicum

Paßt besonders für fettleibige Menschen mit schlaffem Gewebe und großer Empfindlichkeit für Kälte und Zugluft.
Schießende, reißende, stechende Schmerzen vom Kreuz über Hüfte bis zum Knie. Die Schmerzen *verschlimmern* sich durch Kälte, bei Überstrecken nach rückwärts und besonders *beim Husten*.

Anwendung: C 6 (D 12) – C 30 (D 30) dil.

Verbascum thapsiforme (Königskerze)

Krampfartige, lähmige Schmerzen im Bein, die plötzlich auftreten; beim Husten und/oder Niesen werden sie schlimmer. Krampfartiger Druck am Knöchel und an der Sohle des Fußes, schlimmer beim Stehen und besser beim Gehen.

Anwendung: Äußerlich als Einreibung: Königskerzenöl; oder innerlich ∅ – C 6 (D 12) dil.

Nux vomica

Nächtliche Schmerzen in der Kreuzgegend; kann sich im Bett nicht umdrehen ohne vorheriges Aufrichten. Schwäche, Taubheit, eingeschlafenes Gefühl und Krämpfe in den Beinen; taubes Gefühl im Lumbalbereich. Verschlimmerung durch Kälte, besonders trockene Kälte; morgens; im Stehen.

Anwendung: C 6 (D 12) – C 30 (D 30) dil.; LM VI – XVIII dil.

Kopf

Kopfschmerzen

Bei der Behandlung von Patienten mit der Hauptbeschwerde Kopfschmerz müssen wir uns nach der Untersuchung und Fallaufnahme an § 3 des Organon besonders erinnern (vgl. Bd. I, S. 77). Hier fordert *Hahnemann*, daß wir uns um klare Krankheitserkenntnis bemühen: »Was an jedem einzelnen Krankheitsfall insbesondere zu heilen ist...«

Wenn jemand nach einem Rausch mit Schmerzen des Kopfes reagiert, so ist »das zu Heilende« doch nicht der warnende sinnvolle Schmerz. Das feine »Meßinstrument Kopf« reagiert auf viele auch weit abgelegene Störungen und Veranlassungen. Diese gilt es zu erfassen, wenn wir eine sichere Arzneiwahl anstreben, um dabei »die Hindernisse der Genesung ... hinwegzuräumen ..., damit die Herstellung von Dauer sei.« (Organon, § 3).

Die verwirrende Vielfalt der Symptomatik, die sich im Kopfgebiet lokalisiert, gewinnt nur dann Bedeutung für die Arzneiwahl, wenn wir uns um die *Ätiologie* der Schmerzen bemühen. Erst die Frage »Cur?« »Warum?« gibt den richtigen Stellenwert der Lokalisation und Ausdehnung des Schmerzes, für seine besondere *Qualität*, für die *Bedingungen* seines zeitlichen Auftretens, für die bessernden oder verstärkenden Einflüsse (Modalitäten) und die begleitenden Beschwerden (Concomitantes).

> **Fazit:** Führen Sie die Fallaufnahme so durch, daß vollständige Symptome entwickelt werden! (Vgl. Bd. I, S. 41, 62).

Kopfschmerzen-Symptome kommen fast bei jedem Arzneimittelbild vor und können Begleitsymptom nahezu jeder anderen Krankheit sein. Im Repertorium von *Kent* sind weit über 100 Arzneimittel aufgezeichnet, die in Frage kommen können: Ohne Ordnung und Wertung und ohne vollständige Symptome verlieren wir uns in der ausufernden Fülle der Symptomatik und verfehlen eine sinnvolle Arzneiwahl.

Um dieser Gefahr zu entgehen, ist es zweckmäßig, anhand deutlicher *ätiologischer Symptome* eine Reihe von Arzneimittelbildern zu besprechen, die besondere Beziehungen hat zwischen Kopfschmerz-Symptomatik mit psychischen Belastungen und entsprechenden Verhaltensweisen, zu klinisch und anamnestisch abgrenzbaren Funktionsstörungen: Augenkrankheiten, Magen-Darm-Störungen, katarrhalische Infekte im Kopfgebiet, gichtisch-rheumatische Diathese, Zervikalsyndrom, Verletzungen, Folgen von Unterdrückungen, zu bestimmten Lebensabschnitten (Schwangerschaft, Stillen, Klimax, Alterskrankheiten).

Im nächsten Kapitel werden dann Vorschläge zur Behandlung der Patienten mit *Migräne* und *Neuralgien im Kopfgebiet* dargestellt.

Übersicht

Psychosomatische Wechselwirkungen

Nach Ärger . . . . S. 233	Bryonia alba
EK 133 (Aufregung), KK I/241 (Ärger)	Chamomilla
	Magnesium carbonicum
	Staphisagria

Nach Ärger . . . . S. 233 Bryonia alba
EK 133 (Aufregung), KK I/241 (Ärger)   Chamomilla
                                        Magnesium carbonicum
                                        Staphisagria

Bei Angst . . . . S. 234 Aconitum napellus
EK 5, KK I/7   Arsenicum album
                                        Belladonna

Nach einem Schreck . . . . S. 234 Aconitum napellus
EK 146, KK I/262   Magnesium carbonicum
                                        Ignatia
                                        Pulsatilla

Durch Kränkung, Demütigung, Verdruß . S. 237 Lycopodium
EK 148 (Verdruß), KK I/256 (Kränkung)   Opium
                                        Staphisagria

Durch Kummer . . . . S. 238 Ignatia
EK 142, KK I/256   Natrium muriaticum
                                        Acidum phosphoricum
                                        Pulsatilla

Bei Schwermut . . . . S. 239 Cimicifuga
EK 63, KK I/91   Naja tripudians

Nach Gefühlserregungen . . . . S. 240 Argentum nitricum
EK 138, KK I/249   Gelsemium
                                        Natrium muriaticum
                                        Nux vomica
                                        Acidum phosphoricum
                                        Phosphorus
                                        Staphisagria

Ungeduldig bei Kopfschmerz . . . . . S. 242 Palladium
EK 74, KK I/110   Sulfur

Reizbar bei Kopfschmerz . . . . S. 243 Anacardium orientale
EK 55, KK I/80   Arsenicum album
                                        Palladium
                                        Luesinum

Ruhelosigkeit bei Kopfschmerz . . . . S. 244 Argentum nitricum
EK 58, KK I/84   Arsenicum album
                                        Luesinum

Nach Widerspruch . . . . S. 244 Aurum metallicum
EK 150, KK I/268   Lycopodium
                                        Magnesium carbonicum
                                        Natrium muriaticum
                                        Phosphorus

Nach Zorn . . . . S. 245		Aconitum napellus
EK 133 (Ärger), KK I/268 (fast identisch		Bryonia alba
mit Ärger)		Colocynthis
		Natrium muriaticum
		Nux vomica
		Phosphorus
		Staphisagria

Ätiologische Beziehungen

Augen: Überlastung, Überanstrengung,
Akkomodationsstörung . . . . S. 246   Onosmodium
EK 134, KK I/242   Physostigma venenosum
EK 142, KK I/256   Ruta graveolens
Lesen und Licht schlimmer

Katarrhalische Infekte . . . . S. 247   Belladonna
EK 136, KK I/254   Bryonia alba
   Dulcamara
   Eupatorium perfol.

Stockender oder unterdrückter Schnupfen
. . . . S. 247   Belladonna
   China

Chronische Sinusitis frontalis . . . . . S. 248   Kalium bichromicum
EK 173, KK I/300   Silicea
   Thuja occidentalis

Akute Magenverstimmung, Unverträglichkeit
von Nahrungsmitteln . . . . S. 249   Antimonium crudum
(vgl. auch S. 341)   Bryonia alba
EK 138, KK I/249 (gastrischer Schmerz)   Ipecacuanha
   Iris versicolor
   Kalium bichromicum
   Nux vomica
   Pulsatilla

Bei gichtisch-rheumatischer Diathese . S. 250   Acidum benzoicum
EK 145 (rheumatischer Kopfschmerz), KK I/261   Bryonia alba
   Causticum

Zervikal-Syndrom . . . . S. 250   Cimicifuga racemosa
EK 139, KK I/252 (Hals, Nacken)   Dulcamara
EK 908/909, KK I/261 (Rückenschmerzen),   Helleborus niger
KK II/329/330 (erstreckt sich z. Kopf)   Lachnanthes
   Menyanthes

Folge von Kopfverletzungen . . . . . . S. 252   Arnica
Erschütterung, Fall *EK 137, KK I/248/250*   Belladonna
Schläge *EK 146, KK I/262*   Helleborus niger
Verletzungen *EK 149, KK I/266*   Hypericum perfol.
   Natrium sulfuricum

Folge von Unterdrückungen

Hautausschläge . . . . *EK 148, KK I/252*	S. 252	Antimonium crudum Lycopodium Mezereum Psorinum Sulfur
Menses . . . . *EK 143, KK I/258*	S. 253	Bryonia alba Cimicifuga racemosa Nux moschata Pulsatilla
Schweiß . . . . *EK 1295, KK II/61* *EK 147, KK I/263*	S. 254	Arsenicum album Calcium carbonicum Carbo vegetabilis Chamomilla China Nux vomica Pulsatilla Sepia Sulfur
Schnupfen . . . . *EK 146, KK I/262*	S. 255	Belladonna Bryonia alba China Kalium bichromicum Silicea

Lebensphasen der Frau

Während der Schwangerschaft . . . . . *EK 146, KK I/263*	S. 256	Belladonna Calcium carbonicum Capsicum Pulsatilla Sepia
Während und nach der Stillzeit . . . . . *EK 144 (Nähren), KK I/264*	S. 257	Calcium carbonicum China Pulsatilla Sepia
Während der Klimax . . . . *EK 140 (heftiger Schmerz), KK I/252,* *EK 141, KK I/254, KK I/309,* *EK 745 (Wechseljahre), KK I/506 (Klimax)*	S. 257	Carbo vegetabilis Glonoinum Lachesis Sanguinaria Sepia

Psychosomatische Wechselwirkungen

Hahnemann weist darauf hin, daß »in allen zu heilenden Krankheitsfällen der Gemütszustand des Kranken ... mit in den Inbegriff der Symptome aufzunehmen ist«. »Dies geht so weit, ... daß der Gemütszustand oft am meisten den Ausschlag gibt...« (Organon §§ 210/211).

Eine Richtung der gegenwärtigen Medizin, die Psychosomatik, hat diese Einsicht aufgenommen. Allerdings wird von den meisten Psychosomatikern der Einfluß psychischer Belastungen auf das leibliche Geschehen meist nur als »Einbahnstraße« dargestellt.* *Hahnemann* läßt den Dualismusstreit um Leib und Seele beiseite. Für das ärztliche Handeln genügen ihm die sicheren Informationen der Fallaufnahme und der Arzneimittelprüfungen. In beiden Bereichen erscheinen ganzheitliche Phänomene, die Grundlage der Arzneiwahl werden. Menschen, die einen erlittenen Ärger somatisieren, sind meist ärgerliche Menschen. Sie brauchen also eine Arznei, die bei den Arzneiprüfungen am Gesunden ärgerliche Gereiztheit auslöst.

▸ Folge von Ärger

Bryonia

Cholerisches Temperament; ärgerliche Gereiztheit; kommt schnell in Wut, dabei Blutandrang zum Kopf und Schwindel. Kopfschmerz nach Ärger, Zorn, geistiger Anstrengung; bei Magen-Darm-Störungen, bei Rheumatikern.
Lokalisiert sich oft in der Stirn, über den Augen (stärker links, aber auch rechts) mit Ausstrahlungen zum Hinterkopf, zum Gesicht oder in den Hinterhaupthöckern.
Empfindung: Als ob der Schädelinhalt am Vorderhaupt hinausgedrückt würde, als ob von innen nach außen gepreßt würde.
Drückender, *berstender* stechender Schmerz; Kopfhaut sehr berührungsempfindlich.
Der Kopfschmerz wird *schlimmer* durch Bewegung, schon die Bewegung der Augen kann den Schmerz verstärken; schlimmer durch Bücken, durch Erschütterung des Körpers beim Treppabgehen, beim Husten; beim Essen, bei Verstopfungen und Schnupfen; *schlimmer* durch kaltes Wetter, aber kühler Lappen auf der schmerzenden Kopfpartie *bessert*, *schlimmer* im warmen Raum, besonders beim Bügeln. Besser bei ruhiger Lage und Schließen der Augen.

* Ausnahme: *Thure von Uexküll* und *Wolfgang Wesiack* (53), z. B. S. 5 ff.

Der Kopfschmerz wird oft begleitet von Schwindel und Blutandrang zum Kopf.

Anwendung: C 12 in der akuten Phase, Methode 1; als Basisbehandlung C 30 – C 200 glob. in seltenen Einzelgaben. LM I– XVIII dil.

Chamomilla

Ungezügelte Reizbarkeit; die heftigen Reaktionen auf Ärger, Zorn und Schmerzen stehen in keinem rechten Verhältnis zum Anlaß.
»Chamomilla scheint ... bei im Schmerze gelassenen und geduldigen Personen nicht anwendbar zu sein.« (H., RAL Bd. 3). Starke Launenhaftigkeit, weiß nicht, was er will – will nicht berührt werden, möchte nicht angesprochen werden, kann niemanden in seiner Nähe ertragen, »weicht ihren Freunden aus, wenn diese versuchen, sie zu trösten« (*Hering*, G. S.). Trost verschlechtert (EK 73, KK I/ 108), Zorn, Ärger – wenn getröstet (EK 9, KK I/151). Ärgerlich, streitsüchtig, ungeduldig.
Kopfschmerz im Vorderhaupt; Empfindungen von Schwere, Druck, Brennen.
»*Reißende* Schmerzen mit der Empfindung, als ob ein Klumpen nach vorn fallen würde.« »Stechende, reißende Schmerzen im Vorderhaupt mit Ausstrahlung zur Brust.« (*Hering*, G. S., Bd. 3).
Drückende Schmerzen an den Schläfen; vom Scheitel ausstrahlend über Vorderhaupt und Schläfen; schlimmer durch Bücken, emotionelle Erregungen. »Von innen nach außen pressender Schmerz, als ob das Oberhaupt fortgeblasen würde.« (*Hering*, G. S., Bd. 3). Pulsierende Schmerzen. Der Schmerz wird besser durch Überstrecken nach rückwärts, durch *lokale* kalte Anwendungen (aber allgemein schlimmer durch Kaltwerden), durch Gehen, oft *schlechter* im Bett, nachts, nach Kaffee, nach dem Essen, durch Wind.
Begleitet wird der Kopfschmerz oft

durch Schwindel, Blutandrang zum Kopf und Druck auf der Brust; heißer Schweiß im Gesicht; Backe auf der schmerzhaften Seite rot.

Anwendung: C 30/C 200 glob. oder tabl. nicht im Schmerzanfall verwenden; *Belladonna* paßt dann oft. Wirkung ist oft flüchtig – wird dann ergänzt durch *Magnesium carbonicum*.

Magnesium carbonicum

Folgen von *Ärger*, Schreck, Kränkung, Sorge, nervlicher Erschöpfung, geistigen Anstrengungen, Widerspruch (EK 150, KK I/268). Sehr gereizt, »alle gehen mir aus dem Wege«, übelgelaunt, »brechen in Zorn aus und werden ausfällig« (*40*). Übererregbar gegen Geräusche, erschrickt heftig durch unerwartete Berührung, sehr ängstlich. »Träume von Streit, Zank und Ärgernis« (H.; CK, Bd. IV, Sympt. 861).
Kopfschmerz im Vorderhaupt, Stirn, – drückend, stechend, reißend, heftige schießende Schmerzen. »Zusammenschrauben von beiden Seiten« – »zuckendes Kopfweh, nach Ärger« (H., CK, Bd. IV, Sympt. 47 und 52). Schmerzen in der Schläfenregion – auch einseitig, migräneartig mit Sehstörungen, Augenschmerzen links. Modalitäten: Besser in frischer Luft, örtliche kalte Umschläge – aber allgemein sehr frostig.
Schlechter durch Hitze-Einwirkung, Bettwärme, Bücken, beim hart Auftreten, Erschütterung. Begleitet oft von Schwindel.

Anwendung: C 30/C 200 glob. oder tabl.; LM VI–XVIII dil.

Staphisagria

Folge von Ärger, Zorn, unverdienten Kränkungen, Demütigungen, Beleidigungen, Tadel, autoritärer Unterdrückung, Schikanen – besonders wenn diese seelischen Verletzungen unterdrückt werden; kann nicht vergessen (wie *Natrium muriaticum*), frißt vieles in sich hinein, bis er unerwartet im Zorn explodiert, wirft mit Gegenständen (EK 9, KK I/151), wirft nach Personen, die Veranlassung geben (EK 97), die ihn ärgern (KK I/148).
Patient ist überempfindlich, schnell gekränkt, depressiv, unzufrieden, mürrisch, sehr abhängig von der guten Meinung anderer, sie haben Sorgen um die Zukunft. Hang zum Alleinsein. Sexuelle Übererregbarkeit – aber kapselt sich ab und onaniert, danach Schuldgefühle.
Kopfschmerzen, besonders Stirn, Schläfe, Hinterkopf. Scharfe, *brennende* Schmerzen, wie mit Nadeln, linke oder rechte Schläfe. »Kopfweh abwechselnd betäubend... und bohrend.« »... als wenn das Gehirn zerrissen wäre«, »früh bei... Bewegung, als wenn alles Gehirn herausfallen würde; ... auch in der Ruhe, als wenn das Gehirn zusammengepreßt, von der Hirnschale abstehend und locker darinläge.«
Beim Schütteln des Kopfes, auf kleiner Stelle in der Stirnmitte, »als wenn da etwas Schweres, etwa eine Bleikugel, im Gehirn wäre...« (H., RAL, Bd. V, Sympt. 6/9).
Kopfschmerzen werden *schlimmer* bei Erregung, durch geistige Arbeit, durch Druck eines Hutes, bei Kopfbewegung, beim Stehen, durch Bücken; durch sexuelle Exzesse, nach Koitus, nach Onanie. Sie werden *besser* durch Ruhe, Liegen, in einem angenehm warmen Raum, nach Gähnen.
Bei Kopfschmerzen sehr benommen, laute Ohrgeräusche, wie geistig abwesend, »weiß nicht, ob er rechts oder links gehen soll« (*Hering*, G. S.).

Anwendung: C 30/C 200 glob. oder tabl., LM VI–XVIII dil.

▸ Folge von Angst

Aconitum napellus

Der deutsche Name »Sturmhut« gibt uns eine Merkhilfe: Diese Arznei hilft bei

stürmischen, heftig verlaufenden Beschwerden und »vorzüglich, wo ... eine ängstliche Ungeduld, ein nicht zu besänftigendes Außersichseyn ... zugegen ist« (H., RAL Bd. I, S. 438, Vorrede zu »Sturmhut«).
Oft auch ausgelöst durch scharfen, kalten Wind; Kopfschmerz und Gesichtsneuralgien treten auf als Folge von Angst, Furcht, Zorn, Schreck (mit nachwirkender Angst), auch nach unterdrücktem Schnupfen.
Lokalisation: Stirn, Vorderhaupt, Scheitel, Schläfen; Trigeminus-Gebiet, besonders links; Völle im Kopf, mit wandernden Schmerzen über dem rechten Auge und in der Stirn. Unerträglicher Schmerz; reißende, brennende, pulsierende Schmerzen, als sollte der Schädel auseinandergepreßt werden; Empfindung, als ob er auf dem Scheitel an den Haaren gezogen würde; »... als wäre die Hirnschale äußerlich mit einer Binde zusammengeschnürt...« (H., RAL, Bd. I, Sympt. 44).
Der Schmerz wird *schlimmer* durch Reden und Sprechen der anderen; durch Geräusche, durch Musik, durch Bewegung. Er *bessert* sich durch Liegen im dunklen Raum; in freier Luft; beim Alleinsein; durch reichliche Absonderung von blassem Urin (EK 148, KK I/265).
Die Schmerzen sind oft *begleitet* von Parästhesien (Ameisenlaufen, Kribbeln); Blutandrang zum Kopf, Gesicht rot oder rotfleckig im Liegen, aber blaß beim Aufrichten oder Stehen; Schwindel und extreme Ruhelosigkeit.

Anwendung: C 6 (D 12) dil., Methode 1 im akuten Anfall; sonst C 30/ C 200 tabl. oder glob., LM XIV–XVIII dil.

Arsenicum album

Folge von Angst mit *Schwermut* und Erschöpfung.
Paßt öfter für ältere Menschen mit motorischer und ängstlicher Unruhe, besonders nachts, »er kann auf keiner Stelle Ruhe finden«. »Unruhe mit Schmerzen im Kopf...« »Pedantische Genauigkeit in Kleinigkeiten – wird ärgerlich über alle und alles, wenn etwas nicht genau ist.« »... kann nicht aufhören, über die Fehler anderer zu reden.« (H., CK V, Sympt. 27/30/56).
Angst beim Alleinsein, nachts. Schmerzen über linkem Auge, klopfender Schmerz über Nasenwurzel; Stirnschmerzen mit Schwindel; Kopf schwer und benommen; Schmerzen im ganzen Kopf. Eiskaltes Gefühl auf der Kopfhaut bei Kopfschmerzen. *Brennende*, pressende, klopfende, reißende, ziehende Schmerzen. Neuralgischer Schmerz über der Kopfhaut, auch Trigeminus-Neuralgie. *Reißende* Schmerzen, als ob das Gehirn in Stücke ginge.
Halbseitiger Schmerz; Schweregefühl im Kopf, wird *besser* in frischer Luft und *verstärkt sich* im Raum.
Der Schmerz wird meist *stärker* beim Alleinsein, durch Geräusche und grelles Licht. Die Warm-Kalt-Modalitäten sind diffizil: Im ganzen sind Arsen-Patienten frostig und kleiden sich warm – fühlen sich am Kopf aber nicht wohl in sehr warmen Räumen. Bei *Kopfschmerzen*, besonders bei neuralgischen Schmerzen, wird der Schmerz *ausgelöst* und *verschlechtert* durch *kalte bewegte* Luft (Zugluft, Wind), er kann aber vorübergehend besser werden durch *lokale* und *kalte* Umschläge und im Freien. Dazu im Gegensatz: »Ein stark erschöpfender Schmerz über dem linken Auge wird *besser* durch eine *warme* Anwendung oder durch Einhüllen des Kopfes.« (*Hering,* G. S.).
Bei Halbseitenkopfschmerz tritt oft Erbrechen von galligem Schleim auf oder wechselt sich ab mit Gallenkolik oder Leberbeschwerden; wird *schlimmer* nach Essen, am Morgen oder Abend, dabei traurig, weinerlich oder wie verrückt (nach *Hering,* G. S. Bd. 2).
Periodischer Schmerz: Beginnt oft 7 Uhr,

hat seinen Höhepunkt gegen 11 Uhr und wird nach 14 Uhr allmählich besser; oder er beginnt 1 Uhr (dies ist die Hauptverschlimmerungszeit von Arsen!); tritt alle 14 Tage auf.

Anwendung: C 30/C 200 glob. oder tabl.; LM VI–XVIII dil.

Belladonna

Folge von Angst, Schreck, Zorn.
Angstvolle, weite Pupillen mit heißem, rotem Gesicht, dabei Extremitäten kalt.
Lokalisation: Vorderhaupt, Stirn, über den Augen, um die Augen, von der Stirn zum Hinterhaupt. Die Schmerzen beginnen rasch und enden rasch.
Schlimmer durch Bücken, Geräusche, Lärm, Gerüche, nach Haarschneiden, Licht, Sonne, während Menses, durch Erschütterung, hartes Auftreten, beim Treppabgehen, durch Bewegung, kalte Luft, im Freien.
Besser durch kalte lokale Anwendungen, durch Gegendruck, durch Kopfeinhüllen.
Begleitet oft von Schwindel; manchmal mit Schmerzen in der Kreuzbeinregion, mit Übelkeit und Erbrechen; mit Schmerzen im Nacken; mit reizbarer Stimmung und Müdigkeit in den Gliedern.

Anwendung: C 30/C 200 dil.;
LM XIV–XVIII dil. Im Schmerzanfall C 6 (D 12) dil. nach Methode 1 in kurzen Abständen.

▸ **Folge von Schreck**

Die schon besprochenen Mittel

Aconitum (S. 234)
Magnesium carbonicum (S. 234)

wirken auch bei Angst und Schreckfolgen gut und schnell.

Ignatia

Menschen mit »schwachen Nerven« leiden an ihrer übersteigerten Sensibilität und reagieren auf Schreck, Kummer, Sorgen, Angst, Kränkung, Heimweh, enttäuschte Liebe mit funktionellen Störungen: Kopfschmerzen, Magen-Darm-Beschwerden, Herzklopfen, Herzjagen, Globusgefühl.

Besonders charakteristisch für dieses Mittel: Die Stimmungslage wechselt sehr rasch, sehr launisch und oft widersprüchlich; paradoxe, unlogische, völlig unerwartete »hysteroide« Reaktionen.

Die Kopfschmerzen treten vorwiegend im Bereich der Augen – Nasenwurzel – Stirn – Vorderhaupt auf; sie können auch halbseitig sein. Sie beginnen meistens langsam und enden plötzlich, seltener ist rascher Beginn und rasches Ende. Die Schmerzen erstrecken sich oft zum Auge (wie *Belladonna*), zum Rücken, zum Nacken.

Von den vielen Schmerzqualitäten ist der *Nagelkopfschmerz* besonders typisch. Empfindung, als ob Nadeln in das Gehirn gestoßen würden; als ob ein Nagel durch die Kopfseite getrieben würde. Gerade bei dieser Empfindung erscheint es paradox, daß Liegen auf dieser schmerzhaften Seite bessert!

Die Schmerzen werden besser durch Ruhe, in mäßiger Wärme, nachts, *beim Essen*, durch Abgang von hellem, reichlichem Urin (Urina spastica).

Die Kopfschmerzen werden verschlimmert durch Licht, Sonne, Lärm, lautes Sprechen, Nachdenken, Aufenthalt in einem rauchigen Zimmer, durch Alkohol, im kalten Wind, vom Morgen zum Nachmittag.

Bevor der Kopfschmerz beginnt, tritt oft ein Leeregefühl im Magen und in der Brust auf, am Ende Übelkeit, aber ohne Erbrechen, dabei schwermütig *mit vielen Seufzern*.

Anwendung: LM XIV–XVIII dil., mit 1–2 Tropfen beginnen, da oft überschießende Erstreaktionen zu erwarten sind.

Pulsatilla

Folge von Schreck, Kummer, Sorge, Unterdrückung der Menses, der Libido, des Schweißes; Magenverstimmung; Mißbrauch von Kaffee, Alkohol, zuviel Eisenmedikation, Schlafmangel, Erkältung.
Rasch wechselnder Stimmungsumschwung zwischen Lachen und Weinen; oft (grundloses) Weinen; Trost und Zuwendung bessern rasch. Diese Arznei paßt, »wenn ... ein schüchternes, weinerliches, zur innerlicher Kränkung und stiller Ärgernis geneigtes ..., mildes und nachgiebiges Gemüt ... zugegen ist« (H., RAL, Bd. II, Vorspann, S. 273, 274). Brauchen sehr viel Zuwendung und Liebe, klammern sich an den Partner (umklammern ihn oder sie?).
Kopfschmerz an wechselnden Stellen: Vom Kopf zu den Augen, über den Augen, Schläfe, Scheitel, Hinterkopf.
Die Art der Schmerzen kann ebenso oft wechseln – der Grundcharakter entspricht einem dumpfen, drückenden Schmerz, »Schwere des Kopfes«; »... wie Klopfen der Schlagadern im Gehirn«; »drückender Schmerz im Hinterkopf; dabei oft heiß am Körper und immer in Ausdünstung« (H., RAL, Bd. II, Sympt. 29/46/56).
In den Arzneimittellehren wird dieses Kopfweh öfter als kongestiv beschrieben, wie gestaut. Entsprechend diesem Völlegefühl kann man sich einige Modalitäten, die Einflüsse auf Kongestionen haben, gut merken: Kopfschmerz *schlimmer* durch Wärme (lokal, Wetter, Sonne, Raum, warme Speisen), durch Ruhe, durch Unterdrückung der Menses und des Schweißes.
Besser durch *Kühle* (lokal, Wetter, Raum), durch Umhergehen im Freien, durch Gegendruck, durch Hochlegen des Kopfes.
Der Kopfschmerz wird oft *begleitet* von Schwindel (besonders in geheizten Räumen), mit Übelkeit, evtl. mit Erbrechen.

Anwendung: C 30/C 200 dil. oder glob.; LM VI–XVIII dil.

▶ **Folge von Kränkung, Demütigung, Ärger, Widerspruch**

Im Repertorium von *Kent* sind nur zwei Mittel erwähnt: *Lycopodium* und *Opium* (Verdruß: EK 148, Kränkung: KK I/256). Diese Rubrik erscheint mir zu eng; nach meiner Erfahrung sollte man *Staphisagria* ergänzen (vgl. auch: Ärger, S. 234, durch Kummer, S. 238, nach Gefühlserregung, S. 241, nach Zorn, S. 245).

Lycopodium clavatum

Diese Arznei paßt für Menschen mit guten geistigen Kräften, aber schwacher Muskulatur; sie wirken zart, erscheinen manchmal vorzeitig gealtert – viele Falten im Gesicht, Haar früh ergraut oder verloren.
»Mangel an Vertrauen auf seine Kräfte« (H., CK, Bd. 4, Sympt. 32). Wie viele Menschen mit geringem Selbstvertrauen sind sie auch »äußerst reizbar, schreckhaft und ärgerlich«, »... kann nicht die mindeste Widerrede vertragen.« (H., CK, Bd. 4, Sympt. 38, 55).
Die psychische Symptomatik spiegelt sich in der Vielzahl der leiblichen Beschwerden, besonders im Bereich Leber, Galle, Niere und Steinbildung, Hyperurikämie, Hypercholesterinämie, gichtisch-rheumatischer Formenkreis. Auffallend ist die Modalität, die auch bei Kopfschmerzen häufig auftritt: Wenn der Urin einen rötlichen Satz enthält (Ausscheidung von Uraten), werden der Druck im rechten Oberbauch, Gelenkbeschwerden, der Kopfschmerz – und die Melancholie (= schwarze Galle!), die gallige Gereiztheit besser. In der aristotelischen Temperamentenlehre (vgl. Bd. I, S. 157) und in der alten chinesischen Heilkunde waren diese Beobachtungen schon sichere Gewißheit.
Die Kopfschmerzen lokalisieren sich

häufiger rechts, aber auch links; vorwiegend Stirn, über den Augen, Vorderhaupt.
Hämmernde, ziehende, pressende Schmerzen. Empfindung, als ob die Schädelknochen auseinandergetrieben würden, als ob das Gehirn hin- und herschwanken würde.
Kopfschmerz tritt auf, wenn nicht die gewohnte Essenszeit eingehalten wird.
Schlechter beim Fasten, beim Aufstehen, beim Bücken, durch Wärme, bei geistigen Anstrengungen, nach Kränkung, Demütigung, Ärger, Widerspruch.
Besser bei Niederlegen, in der frischen Luft, ohne Kopfbedeckung, wenn die Uratausscheidung funktioniert.
Der Kopfschmerz ist oft *begleitet* von Drehschwindel.
Anwendung: C 30/C 200/C 1000 tabl., glob. in seltenen Einzelgaben; LM I–VI, XIV–XXX dil.

Opium

Folge von Kränkung, Demütigung, Beschämung und Schreck, aber auch von sehr großer Freude (wie *Coffea*).
Paßt besonders bei Menschen, die zu Spirituosenmißbrauch neigen. Blutandrang zum Kopf, Gesicht rot, heißer Schweiß; klopfende Temporalarterien.
Drückende Schmerzen in den Schläfen, oft mit Schwindel. »Einseitiger Kopfschmerz in der Stirn, als wenn es herausdrückte, vermindert durch äußeren Druck.«
Auffälliger als der Schmerz im Kopf ist das Empfinden »wie schwer und wie betrunken«. »Dumpfe Betäubung mit matten Augen« (H., RAL, Bd. I, Sympt. 14, 20, 68). Kann nicht denken und kaum schreiben bei Kopfschmerzen.
Sehr empfindlich gegen Lärm, Licht, Gerüche.
Oft *begleitet* von brummenden, brausenden Ohrgeräuschen. Die oben angeführten psychischen Affektionen können auch die folgenden leiblichen Symptome auslösen: Konvulsionen bis zu epileptoiden Krämpfen, Herzklopfen, Stottern, Durchfälle, Ohnmacht, Obstipation.
Anwendung: C 30/C 200 dil.; LM XVIII dil.

Staphisagria (siehe S. 234)

▸ Folge von Kummer

Bei der Fallaufnahme ist wichtig, daß der Arzt sich bei schweigsamen, verschlossenen Patienten behutsam nach seelischen Belastungen erkundigt, denn Kummer gräbt tief innen, wird selten spontan geäußert, oft sogar getarnt. Mimik, Gestik, Sprechweise des Patienten geben dem »sehenden« Arzt aber Hinweise.

Ignatia

Paßt besonders für empfindsame, sich selbst intensiv beobachtende Patienten mit Hang zu *stillem* Kummer mit paradoxen und widersprüchlichen Symptomen. Vgl. auch S. 236.

Natrium muriaticum

Seelische Verletzungen wirken sehr tief und nachhaltig; der Patient kommt nicht davon los, da er immer wieder in Gedanken um dieselbe Problematik kreist; läßt sich nicht trösten oder mit Argumenten von seinem Leid hinwegführen. »Weint, wenn er glaubt, bedauert zu werden« (KK I/144); wird *zornig*, wenn man ihn trösten will (EK 9, getröstet – KK I/151).
Herzklopfen und/oder klopfende Kopfschmerzen nach emotionalen Einflüssen. Hämmernder, pulsierender Schmerz tritt oft periodisch auf (Migräne!). »Schwerer und drückender Schmerz in der Stirn, über beiden Augen.« »Dumpfes, betäubendes, drückendes Kopfweh, früh, gleich nach dem Erwachen, bis Mittag.« »Drängender Schmerz, als sollte der Kopf platzen.« »Zusammendrücken von beiden Schläfen, als wäre der Kopf eingespannt...« »Stiche im Hinterkopf, wie

mit Messern.« (H., CK, Bd. 4, Sympt. 127, 128, 148, 149, 162).
Der Schmerz kommt und geht oft mit der Sonne, wird *schlechter* durch die Sonne, 10–15 Uhr morgens, hört gegen Abend auf, *schlechter* vor, bei Beginn und nach Menses, durch Lesen, beim Reden und nach Schlaf.
Vor dem Schmerz oft Flimmern in den Augen, später Übelkeit und Erbrechen.
Anwendung: C 30 bis C 200 und höher; LM XVIII–XXX dil. Nicht in der akuten Phase anwenden, in diesem Stadium paßt dann besser *Bryonia*: schlimmer durch Bewegung, Wärme (Bügeln!), besser durch kühlen Umschlag, Gegendruck, Ruhe.

Acidum phosphoricum

Folgen von bedrohtem oder verlorenem Lebensglück: Kummer, Sorgen, enttäuschte Liebe, Heimweh. Reagiert mit Erschöpfung, Schwindel, Konzentrationsmangel, Schwäche, Haarausfall, Schweiß am Morgen, Dysmenorrhö, besonders oft aber auch mit *Kopfschmerzen*.
»*Drückender* Schmerz im Vorderhaupt und an den Schläfen, besonders morgens, mit Abneigung von Essen; Übelkeit vor und Erbrechen nach dem Essen.« »Druck auf dem Kopf, wie von einem schweren Gewicht.« »Furchtbarer Schmerz auf dem Oberhaupt, als ob das Gehirn zerquetscht würde, nach langanhaltendem Kummer.« »Der Kopfschmerz zwingt zum Niederlegen, er ist unerträglich; verstärkt sich durch das geringste Schütteln oder durch Lärm, besonders durch Musik.« »Okzipital-Kopfschmerz mit Schmerz im Genick, durch Erschöpfung der Nervenkraft oder durch steten Kummer.« »Dauernder Blutandrang zum Kopf, veranlaßt durch Furcht oder Kummer.« (*Hering*, G. S., Bd. 8, S. 304/305).
Begleitet oft mit einer gleichgültigen Apathie, schläfrig und unkonzentriert; Kopf ist müde und benommen, »Abneigung zu sprechen, mag nicht angeredet werden« (*Mezger*). Magert ab, Haarausfall; bei jungen Frauen auch Amenorrhö. Gesteigerte Libido mit erschöpfter Potenz.
Anwendung: LM I–VI dil.

Weitere Mittel, an die man denken sollte und die schon besprochen worden sind: *Pulsatilla* (S. 237), *Staphisagria* (S. 234).

▸ Bei Schwermut

Bei beginnenden Depressionen sind Schlaflosigkeit und Kopfschmerzen oft die ersten Anzeichen. Die früher streng gezogene Grenze zwischen reaktiven und endogenen Prozessen hat sich heute mehr verwischt, so daß man kausale Begründungen bei depressiven Kopfschmerz-Patienten unterlassen kann. Für die phänomenologisch ausgerichtete homöopathische Arzneitherapie war schon immer die Ganzheit des individuellen Krankheitsbildes die Grundlage der Arzneiwahl.

**Cimicifuga racemosa
(Actaea racemosa, engl. Actea)**

Stärkerer Wechsel von körperlichen zu psychischen Symptomen, von redseliger Ausgelassenheit zu niedergeschlagen, gleichgültig, verzweifelt.
Typisch für die ganzheitliche Verbindung von Schwermut und Kopfschmerz: »Empfindung, als ob eine schwere schwarze Wolke auf ihr sich niedergelassen und ihren Kopf eingehüllt hätte, ... so daß alles dunkel und verworren ist, während zur gleichen Zeit ein schweres Gewicht wie Blei auf ihrem Kopf lastet.« (*Hering*, G. S., Bd. 1). Denkt, daß sie verrückt würde; quälende Kopfschmerzen bringen sie zur Verzweiflung. »Regelmäßig wiederkehrende linksseitige migräneartige Kopfschmerzen, die mit starker depressiver Verstimmung einhergehen.« (*28*, S. 97,12).

Drückender Schmerz zwischen Orbita-Dach und Augapfel, auch im Hinterkopf oder auf dem Scheitel. Viele Kopfschmerzen erstrecken sich zu den Augäpfeln.
Druck nach außen, Vergrößerungsgefühl des Kopfes, Gefühl, als ob die Schädeldecke wegfliegen würde. »Gefühl von sich öffnen und schließen im Scheitel und Augenhöhlen« (28, S. 68,2).
Schießende, *stechende* Schmerzen vom Hinterkopf über den Scheitel bis zur Stirn.
Hämmernde Schmerzen oder als ob ein Bolzen vom Nacken zum Scheitel getrieben würde, schlimmer bei jedem Herzschlag und jeder Pulswelle.
Anwendung: LM VI–XXX dil.; C 30/C 200 tabl.

Naja tripudians

Sehr leicht erregbare Menschen mit trauriger Verstimmung, Schwermut und Stirn-Schläfen-Kopfschmerz mit Herzklopfen. Brütet über Fehlern, über eigene Fehler und mögliche Unglücke; Selbstmordgedanken (mit Axt) (EK 64, KK I/93).
Schreckliche Träume, erwacht mit dumpfem Kopfschmerz und Herzflattern.
Ziehende Herzschmerzen mit Angst bei starkem Kummer.
Schwere, dumpfe Empfindung im Kopf und Zusammenziehen über dem Vorderhaupt – dabei unfähig, sich geistig oder körperlich anzustrengen.
Schweregefühl mit drückendem Schmerz auf dem Scheitel, dabei kalte Füße und Hitzewallungen zum Gesicht. Kopfschmerz mit Klingeln in den Ohren, mit schnellem kleinen Puls, dabei eventuell Verstopfung.
Anwendung. C 6 (D 12)/C 30 dil.

▸ Folge von Gefühlserregungen

Die folgenden Arzneimittel, die wir bei Folgen von Gefühlserregungen einsetzen können, haben eines gemeinsam: sie passen für Menschen mit allgemein erhöhter Sensibilität, mit einer niedrigen Reizschwelle, besonders für Schmerzen im Kopfgebiet: Similia similibus!

Argentum nitricum

Immer in ängstlicher Unruhe und Eile, die Zeit vergeht zu schnell.
Angst vor kommenden Ereignissen, vor Prüfungen, vor Reisen, vor öffentlichen Auftritten – reagiert mit plötzlichem Stuhldrang.
Phobische Ängste: Kann nicht in die Tiefe sehen (Hochhaussyndrom), die Tiefe zieht ihn an, deshalb auch Furcht vor offenen Fenstern, Furcht, er würde herunterspringen. Furcht in engen Straßen, daß hohe Mauern oder Gebäude auf ihn fallen würden; daß er sich an Ecken stoßen würde (EK 29, KK I/44); Furcht auf großen Plätzen (Agoraphobie), (EK 29, KK I/42), in einer Menschenansammlung (EK 31, KK I/45); in engen Räumen, Fahrstuhl, Keller (Klaustrophobie) (EK 29, KK I/42, SR I/499); daß seine Selbstbeherrschung verlieren könnte (EK 32, KK I/46).
Kopfschmerzen und dyspeptische Störungen entstehen oft nach Gefühlserregungen, als Folge von Kränkung, Demütigung. Bei Kopfschmerzen besonders unruhig.
Empfindet seinen Kopf, als wäre er vergrößert. Drückende Schmerzen auf dem Scheitel, auf dem Schädel oder über dem linken Stirnhöcker, *besser* durch Gegendruck oder enge Bandagierung, *schlechter* durch geistige Arbeit.
Drückende Schmerzen im ganzen Kopf, *schlechter* durch Tanzen, in der freien Luft, in der Wärme, nachts und durch Licht.
Halbseitenkopfschmerz, drückend, bohrend, hämmernd im Stirnhöcker, Schläfe

oder Gesichtsknochen – auf der Höhe des Schmerzes tritt Zittern des ganzen Körpers auf, starke Übelkeit mit wäßrigem, galligem Erbrechen.
Hinterkopfschmerz, bohrend, beginnt im Okzipitalbereich, erstreckt sich zur Stirn bzw. zum Stirnhöcker, Kopf erscheint wie vergrößert, Schmerz besser durch festen Gegendruck, Bandagieren, fest massieren.
Anwendung: C 30/C 200 tabl.; LM VI–XXX dil.

Gelsemium

Nervös, reizbar, schnell ärgerlich, furchtsam, keine Courage, schüchtern. Traurig, verzweifelt, Furcht vor dem Tode, bekümmert über Gegenwart und Zukunft; Erwartungsangst.
Sehr erregt durch schlechte Nachrichten, Ereignisse. Lampenfieber, »Blackout« bei Prüfungen. Sehr bewährt einige Tage vor den Prüfungen *Argentum nitricum* C 30; am Morgen des Prüfungstages und unmittelbar vor dem Prüfungsbeginn *Gelsemium* LM XIV dil.
Kopfschmerzen sind oft Folgen von Gemütserregungen, Furcht, Kummer, wenn er an seinen Kummer denkt oder wenn man mit ihm über seinen Kummer spricht; besser durch Ablenkung, durch Schweigen.
Kongestive pulsierende Kopfschmerzen in der Stirn mit Ausdehnung über den ganzen Kopf oder vom Hinterkopf zur Stirn ausstrahlend.
Empfindung, als wäre der Kopf zu groß (wie *Argentum nitricum*); als wäre er eingebunden, Bandgefühl.
Schmerzen *schlimmer* in der Sonne, 10 Uhr, durch Tabak; *besser* durch Hochlagern des Oberkörpers und den Kopf nach rückwärts biegen, durch Ruhe, Stille.
Im Anfang oft Sehstörungen, Flimmern, Doppelbilder; am Ende Urina spastica, Urinabgang bessert (EK 148, KK I/265).
Anwendung: LM VI–XXX dil.; C 30/C 200 tabl., glob.

Natrium muriaticum (siehe S. 238)

Acidum phosphoricum (siehe S. 239)

Staphisagria (siehe S. 234)

Nux vomica

Hahnemann gibt in der RAL (Bd. I, S. 192) eine sehr genaue Schilderung des typischen Charakters der Menschen, die bei Krankheiten besonders oft durch *Nux vomica* geheilt werden können: »Daß diese Personen sie öfter bedürfen, welche sehr sorgfältigen, eifrigen, feurigen, hitzigen Temperamentes sind, oder tückischen, boshaften, zornigen Gemütes.«
Menschen mit diesem feurigen, hitzigen Temperament werden auch heute noch als Choleriker bezeichnet. *Flury* gibt deutliche Beschreibungen dieser Hippokratischen Temperamente (vgl. Bd. I, S. 157f.): Danach haben Choleriker einen harten, fixierenden Blick, zeigen eine bestimmende Gestik, die Sprache ist energisch mit klingender, harter Stimme, sie bewegen sich rasch, entscheiden sich schnell, sind impulsiv, werden schnell zornig, herrschsüchtig, praktischer Verstand mit optimistischer Lebenseinstellung (solange sie gesund sind).
Sie ärgern sich schnell und werden zornig, besonders über Widerspruch und über langsame, umständliche Menschen. Kopfschmerzen treten auf durch Gefühlserregungen, durch Ärger, nach Zorn, aber auch in der Wechselwirkung durch berufliche, hektische Überstrapazierung, durch Mißerfolge, durch übersteigerten Ehrgeiz im Konkurrenzkampf. Kann nicht entspannen, überbrückt die Müdigkeit durch Stimulantien (vgl. auch *Nux* im Kapitel »Magen/Darm«, S. 343).
Typische Kopfschmerzsymptomatik: »Früh Kopfschmerz, als wenn man die Nacht nicht geschlafen hätte.« »Früh trunkene, schwindliche Schwere des Kopfes.« »Drückendes Kopfweh im Hinterkopf, früh gleich nach dem Aufstehen aus dem Bette.« »Kopfweh, ein Pressen

im Hinterhaupte von beiden Seiten auswärts, als wenn hinten der Schädel auseinandergetrieben würde...« »Kopfweh ... nach dem Essen sich mehrend ..., mit Übelkeit und sehr saurem Erbrechen...« (H., RAL, Bd. I, Sympt. 25, 35, 46, 54, 84).
Anwendung: LM VI–XXX dil.; C 30/C 200/C 1000 tabl. oder glob. in seltenen Einzelgaben.

> **MEMO**
>
> Nux vomica nicht morgens einnehmen, da der Morgen die Hauptverschlimmerungszeit ist.

Phosphorus

Oft feinsinnige, sensitive, lebhafte, agile, leicht beeinflußbare Menschen – aber entsprechend auch mimosenhaft empfindlich gegen alle Gefühlserregungen und gegen Sinneseindrücke: grelles Licht, Geräusche, stärkere Gerüche, Musik. So können etwa stark duftende Blumen im Zimmer Kopfschmerzen auslösen, ebenso Musik oder Lärm. Rasch begeistert, rasch enttäuscht.
»Kopfschmerz bei der geringsten Ärgerniss« (H., CK, Bd. V, Sympt. 140).
Lokalisation: Vorwiegend im Stirn- und Vorderhaupt, ausstrahlend zu den Augen, zur Nasenwurzel. Vielfältige Schmerzarten – auffällig aber sind die Modalitäten: *Besser* im Freien, durch kalte Waschungen, durch Essen, Niederlegen, nach dem Schlaf. *Schlimmer* durch Bücken, beim Kauen, im warmen Raum, beim Sprechen, durch Linkslage, nach geistiger Arbeit.
Oft begleitet von Schwindel, Übelkeit, Erbrechen – nach einer Kopfschmerzattacke sehr erschöpft, müde, kalte Füße, sehr träge.
Anwendung: LM VI–XVIII dil.; C 30/C 200/C 1000 dil. in seltenen Einzelgaben.

▸ **Ungeduld bei Kopfschmerz**

Palladium

»Zwei Seelen wohnen, ach, in meiner Brust«: Reizbar, ungeduldig, unverträglich, streitsüchtig, benutzt grobe und heftige Ausdrücke – »versucht in Gesellschaft so liebenswürdig zu erscheinen wie möglich...« »Legt großen Wert auf die Meinung anderer...« (*Hering*, G. S., Bd. 8) »Möchte in Gesellschaft bestätigt, bewundert und umschmeichelt werden ..., jedoch enttäuscht und verstimmt, wenn er nicht die erwünschte Beachtung findet.« (*58*). Und diese Beachtung findet er nach seiner Meinung nie, denn er fühlt sich als der Größte: »Beim abendlichen Spaziergang auf der Straße erscheint es ihm, als ob er größer geworden sei.« (*Hering*, G. S., Bd. 8).

> **MEMO**
>
> Die Ähnlichkeit zu *Platina* ist auffallend: Hat die Einbildung, »als ob alles um sie herum sehr klein wäre und alle Personen geistig und körperlich geringer wären, sie selbst aber sei physisch mächtig und groß« (*Hering*, G. S., Bd. 8).

Beide Mittel haben Wirkung auf die Sexualorgane!
Sehr *ungeduldig* bei Kopfschmerz. Empfindung, »als ob das Gehirn von hinten nach vorn geschaukelt würde; ... als ob ein Gewicht im Gehirn wäre, das bei jeder Ausatmung vom Hinterkopf zum Vorderhaupt gestoßen würde.« (*Hering*, G. S., Bd. 8).
Kopfschmerz quer durch den Kopf von einem Ohr zum anderen. Die Schmerzen sind *besser* nach Schlaf, durch Kaffee. *Sonderlich:* »Der Kopfschmerz verschwindet, wenn man seine Aufmerksamkeit darauf richtet.« (*Hering*, G. S., Bd. 8).
Verschlechterung oft am Tage nach einer Gesellschaft, bei der er nicht genügend

hofiert wurde, nach einer Musikdarbietung (während dieser mußte er schweigen und konnte nicht das große Wort führen!).
Anwendung: C 30/C 200/C 1000 tabl., glob. in seltenen Einzelgaben und großen Abständen LM VI–XXX dil.

Sulfur

Nach langem Mißbrauch von Antineuralgika (Phenacetin u. a.) sind *Nux vomica* und *Sulfur* als Zwischenarznei zur Entgiftung oft notwendig, da die Fallaufnahme anfangs noch keine »echten« Symptome ergeben kann. Beide Mittel passen auch für ungeduldige Menschen.
Kopfschmerz meist auf dem Scheitel mit Blutwallungen zum Kopf, zum Gesicht. *Brennende* Kopfschmerzen, dabei oft Handflächen und Fußsohlen heiß, evtl. schweißig; Empfindung, als ob ein schweres Gewicht auf das Gehirn drükken würde; als ob ein Band um den Kopf gezogen wäre, als ob der Kopf vergrößert sei (EK 238, KK I/224). Drückender, klopfender Schmerz.
Entsprechend der allgemeinen Neigungen zu Blutstauungen sind einige Modalitäten einsichtig.
Schlimmer durch Liegen im Bett, durch Wärme, oft an Wochenenden, nach langem Schlaf, durch Bücken, aber auch nach Essen, in frischer Luft, durch Sprechen.
Besser durch Gegendruck, durch Bewegung, durch Sprühen mit kaltem Wasser.
Vor dem Kopfschmerz Flimmern im Auge und als Hinweis, daß die Kopfschmerzen mit den Verdauungsorganen zu tun haben (ich habe oft dabei Nahrungsmittelallergien beobachtet): viel Blähungen, Aphthen im Mund, Hitzegefühl im Mund, Übelkeit, Jucken am After, Obstipation und Unterdrückung von Durchfällen, Unterdrückung von psorischen Hautreaktionen.

Anwendung: C 30/C 200/C 1000 dil. in seltenen einzelnen Gaben.
LM VI–XXX dil. – bei Allergien, hyperergischen Reaktionen, sensitiven Patienten, bei geringer Vitalität.

▸ Reizbarkeit bei Kopfschmerz

Dieses psychische Verhalten ist besonders auffallend bei den schon besprochenen Mitteln:

Arsenicum album (siehe S. 235)

Palladium (siehe S. 242)

Außerdem bei *Anacardium* und *Luesinum*.

Anacardium orientale

Im Kapitel »Ulcus ventriculi« und »duodeni« wird auf die psychosomatische Ätiologie der funktionellen Magenbeschwerden hingewiesen (siehe S. 354). Die dort aufgezeichnete psychische Symptomatik gilt entsprechend für Patienten mit Kopfschmerzen. Bei Studenten, die durch Studium in ihrem Leistungsvermögen überfordert waren, habe ich wiederholt die typischen Pflockkopfschmerzen erlebt. Sie treten zusammen auf mit einer aggressiven Reizbarkeit, Willensspaltung und Abneigung »gegen die Gesellschaft« mit »Zerstörungstendenz«, »Widerspruch zwischen Vernunft und Willen« (*Hering*, G. S., Bd. 1).
»Er ist mit der ganzen Welt entzweit und hat so wenig Vertrauen zu sich, daß er verzweifelt, das leisten zu können, was man von ihm verlangt.« »Dumpfer Druck, wie von einem Pflocke, auf der linken Seite des Scheitels.« »Dumpfer Druck, wie mit einem Pflock, am oberen Rande der Augenhöhle, erstreckt sich zum Gehirn, die ganze Seite des Kopfes ist wie betäubt.« »Einschnürendes Kopfweh in der Stirn ... zuletzt nimmt der Schmerz den ganzen Kopf ein ..., als ginge ein straff gezogenes Band vom

Nacken nach beiden Ohren hin...« (H., CK, Bd. 2, Sympt. 9,69,75).
Die Schmerzen werden *besser* durch Liegen, durch Essen und *schlechter* durch geistige Arbeit, festes Auftreten, Bewegungen.
Begleitet oft von hitzigem Kopf mit eisigkalten Händen und Füßen, bei Magenbeschwerden (siehe S. 354) und kleinen, eitrigen, berührungsempfindlichen Pusteln auf der Kopfhaut, schmerzhaft bei Kratzen.
Anwendung: LM I–VI; XIV/XVIII/XXIV;
C 30/C 100 tabl.

> Vorsichtig mit noch höheren Potenzen; Erstreaktion kann seine Bosheit oder Gewalt verstärken. Suizidgefahr!

Luesinum (Syphilinum)
Sehr vergeßlich; vergißt besonders Ereignisse der eben erst vergangenen Zeit; den Namen von Personen und Orten; Schwierigkeit im Rechnen.
Verzweifelt, sehr reizbar, mißtrauisch.
Kopfschmerz tief im Gehirn, an der Schädelbasis, von Schläfe zu Schläfe; linearer, unerträglicher Kopfschmerz nachts, macht fast wahnsinnig; extrem reizbar und ruhelos von Sonnenuntergang bis Sonnenaufgang.
Schlechter nach Sonnenuntergang, durch Sonne, nachts, die ganze Nacht, bei Erregung, durch kalten Luftzug.
Besser durch Wärme, bei leichtem Druck, im Gebirge. Vergleiche auch ausführliches Arzneimittelbild im Band I, S. 174.
Anwendung: Nicht als erstes Mittel!
C 30/C200 glob. in seltenen Einzelgaben.

▸ **Ruhelosigkeit bei Kopfschmerz**
Das eben besprochene *Luesinum* kommt vor allem auch in Frage bei der nächtlichen Ruhelosigkeit,

Argentum nitricum (siehe S. 240)
ist mit seinem hastigen, eiligen Wesen bei Kopfschmerzen ohne Rast und Ruhe.
Arsenicum album (siehe S. 235)
hat neben seiner Schwäche und Reizbarkeit auch starke Ruhelosigkeit; wechselt nachts vom Bett auf den Stuhl, geht im Zimmer auf und ab, findet nirgendwo Frieden.

▸ **Folge von Widerspruch**
Lycopodium (siehe S. 237)
Magnesium carbonicum (siehe S. 234)
Natrium muriaticum (siehe S. 238)
Phosphor (siehe S. 242)

Aurum metallicum (siehe S. 189)
In seinen jüngeren Jahren, in der Zeit des Erfolges, ist dieser Patient aktiv, reizbar, cholerisch – Kampf um Macht und Geld (= Gold) beherrscht diese Phase. Mit Nachlassen der Erfolge, der seelischen und körperlichen Energie, bei Krankheiten wird der vorher eher manische Patient depressiv. In sich gekehrt, grübelt er; verliert sein Selbstvertrauen, wird hypochondrisch, verzweifelt, ersehnt den Tod. In dieser Phase des Grübelns wird er besonders reizbar, wenn man ihn aufmuntern will, besonders wenn man ihm etwa widerspricht. »Ärgerlich und auffahrend, der geringste Widerspruch kann ihn zum größten Zorn reizen.« (H., CK, Bd. 2, Sympt. 30).
Entsprechend der oft begleitenden Zerebralsklerose mit Blutandrang zum Kopf und heftigen Pulsationen: Kopf heiß, Hände und Füße kalt. Druckschmerz an den Schläfen, Schmerzen im Stirnbereich und in den Augen; bohrende, reißende, ziehene Schmerzen; Schmerzen in den Schädel*knochen* (wie *Luesinum*), nächtliche, nach außen pressende Kopfschmerzen.
Schlechter im Winter, durch Bewegung,

beim Reden, beim Schreiben, beim Nachdenken, beim Bücken, beim Widerspruch, durch Zorn, Erregung, Rückwärtsbiegen des Kopfes, durch Lärm.
Besser im Sommer, im Freien, in der Ruhe, durch Warmhalten des Kopfes.
Begleitet ist das Kopfweh oft mit Schwindel, Angst und Schwäche, Ohrengeräusche, Sehstörungen, Doppelbilder, Spannungsgefühl, horizontale Hemianopsie – obere Hälfte des Gesichtsfeldes fällt aus.
Anwendung: C 30/C 100/C 200 tabl. oder glob. in großen Abständen.

▸ Folge von Zorn

Zorn und Ärger sind ähnliche, aber nicht identische Reaktionen und Verhaltensweisen. Sie werden auch in den Arzneimittellehren und Repertorien oft durcheinandergebracht. Die meisten Mittel, die in der Rubrik »Kopfschmerz nach Zorn« vermerkt sind, wurden schon besprochen. Zur Erinnerung:

Aconitum

Heftige, unerträgliche Schmerzen, treten plötzlich auf, oft mit Furcht vor dem Tode, auch Folge von Schreck.

Bryonia

Ärgert sich bei jeder Gelegenheit, auch Folge von heftigem Jähzorn, reißende, stechende Schmerzen.

Natrium mur.

Folge von Gemütserregungen, Kummer, grübelt lange nach. Hämmernder Schmerz.

Nux vomica

Folge von Gefühlserregung, Widerspruch; hastige, cholerische, heftige, zornige Menschen. Nagelkopfschmerz, drückende Schmerzen; auch Folge von Störungen im Leber-Galle-Magen-Darm-System.

Phosphorus

Sanguinisch, leicht beeinflußbar; verausgabt sich schnell, aber auch rasch wieder erholt.

Staphisagria

Folge von Kränkung, Demütigung, Unterdrückung, Ärger – explodiert nach aufgestauten psychischen Belastungen und wird zornig, wirft mit Gegenständen.

Es bleibt noch zu besprechen:

Colocynthis

Extrem reizbar und ungeduldig; leicht gekränkt, nichts ist ihm recht; wirft vor Zorn Dinge auf den Boden, wird zu anderen schnell beleidigend. Ärgerlich, ängstlich, unruhig. Heftige, schießende, stechende Schmerzen im Vorderhaupt, erstrecken sich zur Nasenwurzel; drükkende Schmerzen, als ob der Kopf zusammengedrückt würde, als ob der Kopf zusammengeschraubt würde. Drückende oder pulsierende Schmerzen in den Schläfen.
Schlimmer durch Bewegen der Augen, durch Bücken, durch Liegen auf dem Rücken.
Besser durch Krümmen des ganzen Körpers (wie bei Bauchschmerzen), durch Wärme. Begleitet oft mit Übelkeit und Erbrechen, Kopfhaut sehr berührungsempfindlich. Neuralgische Schmerzen im Gesicht bei Rheumatikern.
Anwendung: C 6 (D 12) dil., im akuten Fall Methode 1, C 30 glob.; LM VI–XVIII dil.

Ätiologische Beziehungen

▸ Folge von Überlastungen der Augen, Überanstrengung, Akkomodationsstörung, Paresen

Bei augenbedingten Kopfschmerzen lassen sich fast immer schmerzhafte Gelosen im oberen Teil des Nackens und der

Nackenmuskulatur tasten; typisch sind auch schmerzhafte Zonen beim Abtasten am unteren Rand der Hinterhauptschuppe: Headsche Zone der Augen; Akupunkturpunkte Blase 10, Gallenblase 10 an der Protuberantia occipitalis.

Onosmodium

Neigung zu allgemeiner Müdigkeit und Muskelschwäche; ungenügende geistige Konzentration. Sexuelle Schwäche, mangelnde Libido.

Bei Überlastung der Augen, besonders bei muskulärer Asthenopie, Altershyperopie, Lähmung von Augenmuskeln treten Augenschmerzen auf mit der Empfindung, als wären die Augen schwer und steif, aber ohne Rötung der Augen. Dabei kommt es zu drückenden Kopfschmerzen im Stirnbereich und Gefühl, als ob es im Hinterhaupt zusammenschnüren würde, oder als ob es dort nach oben pressen würde. Schmerzen können schon morgens auftreten und verschlimmern sich beim Lesen, besonders bei kleinen Buchstaben; Schmerzen in den Augäpfeln, strahlen zur (linken) Schläfe aus.

Kopfschmerz schlechter in der Rückenlage, in der Dunkelheit. Oft begleitet von Schwindel (vgl. auch S. 436).

Anwendung: C 30 glob. 3×, alle 12 Tage.

Physostigma venenosum (Calabar-Bohne)

Diese Pflanze enthält Physostigmin = Eserin; dieses Alkaloid verstärkt die Wirkung des Azetylcholins.

Bei Blepharospasmus, Akkomodationsstörungen, Glaukom, Schielen treten Kopfschmerzen auf mit taumeligem Schwindel. Empfindung, als ob die Augenlider zu schwer wären (wie *Gelsemium*); als ob sich der Kopf zusammenziehen würde; als ob ein festes Band um den Kopf herumgezogen würde oder wie eine feste Kappe; als ob das Gehirn sich wellenartig bewegen würde, *schlechter* beim Gehen, besonders beim Treppabgehen; als ob das Gehirn locker wäre und im Schädel hin- und herrollen würde (EK 231, KK I/213). Kopf ist schwer und benommen.

Lokalisation: An verschiedenen Stellen, besonders typisch ist Beginn in der Stirn über den Augen oder Ziehen vom Nakken, Hinterkopf zu den Augen. Kopfschmerz ist *schlimmer* beim Gehen, bei Anstrengungen und *besser* beim Liegen.

Begleitsymptome: Kann bei Kopfschmerzen nicht denken, kann sich nicht klar ausdrücken (*4*); Tränen fließen bei Kopfschmerz.

Anwendung: C 6 (D 12) dil.;
LM I–VI dil. etwa 10 Tage einnehmen, 1 Woche Pause, dann nächste Stärke.

Ruta graveolens

Neigung zum Widersprechen und zum Streiten, unzufrieden mit sich selbst, traurig am Abend.

Druck in den Augen, als ob man zu lange auf einen Punkt gesehen hätte, Ermüdungserscheinungen nach zu langem Lesen; nach feinen Handarbeiten, besonders bei zu kleinem Druck. Hitzeempfindungen und Schmerzen in den Augen.

Kopfschmerz nach Anstrengung der Augen, stechender Schmerz von der Stirn zum Schläfenbein; Empfindung, als ob ein Nagel in den Kopf eingeschlagen würde. Schmerzen *schlimmer* nach Anstrengung der Augen, nach konzentrierten Alkoholika.

Anwendung: C 6 (D 12) dil. bis C 30 dil. oder glob.

▶ **Bei katarrhalischen Infekten**

Als Teil der Gesamtsymptomatik treten bei katarrhalischen, bei grippalen Infekten (siehe S. 17) fast immer Kopfschmerzen auf.

Belladonna
(siehe S. 17; bei Angst siehe S. 236)

Rotes, schwitziges Gesicht, heiß, evtl. kalte Extremitäten; klopfender, pulsierender Schmerz vorwiegend in der Stirngegend, ausgeprägter rechts. Der Schmerz kommt plötzlich und geht plötzlich; er ist *schlechter* durch Erschütterungen, durch Geräusche, Lärm, Licht; *besser* durch Ruhe, abgedunkelten Raum und *besser*, wenn der Kopf etwas erhöht liegen kann. Besonders dienlich auch bei stockendem oder unterdrücktem Schnupfen.

Anwendung: C 6 (D 12) dil.,
im akuten Fall nach Methode 1.

Bryonia

Ärgerlicher, reizbarer Mensch. Obschon die Bryonia-Infekte oft durch Erkältung beginnen, möchte der Kranke lieber einen kühlen Raum. Schmerz beginnt oft im Hinterkopf oder erstreckt sich von vorn nach hinten. Berstende Schmerzen, als ob der Kopf zersplittern würde; Stirnkopfschmerz bei Mitbeteiligung der Stirnhöhle. Trockene Schleimhäute, starker Durst, trinkt viel auf einmal. Schmerzen *schlimmer* durch Bewegung, schon die Bewegung der Augen verstärkt den Schmerz; *besser* durch Ruhigliegen, Rückenkrümmen, kühle Umschläge auf den Kopf.

Anwendung: C 6 (D 12) dil.,
in akuten Fällen nach Methode 1.

Dulcamara

Folge von *Erkältung*, besonders wenn nach warmen Tagen der Abend kühl wird; durch Sitzen auf kaltem Boden, wenn man geschwitzt hat; feuchtkaltes Wetter. Blutandrang zum Kopf. Brummen in den Ohren, hört nur dumpf, vor allem durch Erkältung durch nasse Füße. Empfindung, als ob man ein Brett vor der Stirn hätte, als ob der Kopf zu groß wäre (EK 238, KK I/224).

»Bohrende, brennende Schmerzen mit Graben im Gehirn, schlechter von Bewegung, beim Sprechen..., starke Schwäche und Erschöpfung.« (*Hering*, G. S., Bd. 5).

Anwendung: C 6 (D 12),
im akuten Fall nach Methode 1.

Eupatorium perfoliatum (vgl. S. 18)

Auffallendes Gefühl, wie zerschlagen, mäßiges Fieber. Hitzewallungen im Kopf, Gesicht rot und heiß (aber nicht so ausgeprägt wie *Belladonna*). Klopfende oder berstende Kopfschmerzen (wie *Bryonia*), dabei schmerzen die Augen. Kopfschmerzen sind schlimmer bei Bewegung, besonders durch Erschütterung, beim Husten.

Anwendung: C 6 (D 12) dil.,
in akuten Fällen nach Methode 1.

▸ **Bei stockendem oder unterdrücktem Schnupfen**

Die schon eben beschriebene

Belladonna

ist dabei ein probates Mittel, wenn der typische klopfende Stirnkopfschmerz mit Verstärkung durch Erschütterung, mit Lichtempfindlichkeit der Augen und Besserung in der Ruhe auftritt.

China (Cinchona officinalis)

Zu diesem Mittel passen besonders intermittierende Infekte der Atemwege oder des Bauchraumes mit Durchfall.
Das Fieber verläuft oft in Stadien: zuerst Frost bis zum Schüttelfrost, mit Verlangen nach Wärme, kein Durst; dann trokkene Hitze mit Verlangen, sich aufzudecken, dadurch fröstelnd; zuletzt heißer Schweiß, viel Durst und große Schläfrigkeit. Im Verlauf solcher Infekte tritt oft *Kopfschmerz* auf, besonders nach Unterdrückung oder spontanem Versiegen des Schnupfens: Blutandrang zum Kopf, heißes Gesicht mit fleckiger Röte oder blaß,

bei kalten Extremitäten. Pulsierendes Gefühl in der Halsschlagader. Empfinden, als würde der Schädel bersten, »als würde das Gehirn hin und her balancieren und gegen die Schädeldecke schlagen« (*Hering*, G. S., Bd. 4); oder als ob das Gehirn zusammengepreßt würde.
Die Schmerzen werden *schlimmer* durch Bewegung, durch kalten Luftzug, im Freien, durch leichte Berührung, und *besser* im warmen Raum, Ruhe, *fester* Gegendruck, manchmal Kaffee.
Begleitet oft von Schwindel mit Ohrgeräuschen.
Anwendung: C 6 (D 12) dil.,
im akuten Fall nach Methode 1.
C 30/C 200 glob. bei Rezidiven, in der Zwischenzeit.

▸ Bei Sinusitis frontalis

Ohne klare Erkenntnis der ätiologischen Faktoren (vgl. Bd. I, S. 46, 90), die ein wesentlicher Teil der Gesamtsymptome sind, wird unsere Arzneiwahl unsicher. Gerade bei Kopfschmerzen sind Diagnose und klare Krankheitserkenntnis (vgl. Bd. I, S. 86) unabdingbarer Teil der Fallaufnahme. Deshalb bitte Kapitel »Nasennebenhöhlen« (S. 308) beachten! Erster Hinweis auf ätiologischen Zusammenhang ist die Beobachtung, die oft erfragt werden muß: Besserung der Schmerzen, sobald eine Sekretion eintritt.

Kalium bichromicum
(vgl. S. 309)

Im akuten Anfang wäßriger Schnupfen, dann zäher, fadenziehender, gelb-grünlicher Schleim mit Verstopfungsgefühl und Druck an der Nasenwurzel, am Ende Eintrocknung mit Borken oder derben Pfröpfen, wunde, blutige Stellen, brennendes Gefühl in der Nase. In dieser letzten Phase treten dann auch bei Stockung der Absonderung Kopfschmerzen auf; wunder, neuralgischer Schmerz im Supraorbitalbereich und im Stirnbein. Die Schmerzzonen sind oft relativ klein, begrenzt.
In den Wirkungsbereich von *Kalium bichromicum* fallen auch Kopfschmerzen, die mit *Magen-Darm-Störungen* zusammenhängen (vgl. S. 346) und idiopathische Migräneanfälle (siehe S. 261). Diese Formen treten vorwiegend rechts auf.

Anwendung: Im akuten und subakuten Bereich der Nasennebenhöhlenentzündung C 6 (D 12) tabl. 2 × 1 Tablette täglich 6 Tage, dann Reihe bis C 30; bei chronischen Fällen C 30/C 200/C 1000 in seltenen Einzelgaben.

Silicea

Chronische, *eitrige* Sinusitiden sind öfter Anlaß zu immer wieder rezidivierenden Kopfschmerzen. Kalte, frostige Menschen mit dem Bedürfnis, den Kopf warmzuhalten. Wenig Selbstvertrauen, halten sich bescheiden zurück.
Manchmal findet man trotz guter Fallaufnahme keine hinweisenden Symptome, dann sollte man an *Hahnemanns* Lehre von den chronischen Krankheiten denken (vgl. Bd. I, S. 169). Tiefgehende Störungen verlangen Arzneien zur endgültigen Ausheilung, die auf konstitutionelle Schwächen wirken. Mit *Silicea* kann die ungenügende immunologische Abwehrlage endgültig ausgeglichen werden.

Anwendung: C 30/C 200/C 1000 in seltenen Einzelgaben.

Thuja

Die oben angegebenen Hinweise auf *Hahnemanns* »Chronische Krankheiten« gelten auch für diese Arznei. Für den sykotischen Formenkreis der chronischen Krankheiten sind immer wieder auftretende katarrhalische Entzündungen mit überschießender Schleimproduktion typisch, dabei oft hypertrophische Schleimhäute, evtl. Wucherungen von Polypen.
Kopfschmerz: Empfindung, als ob ein Nagel durch das Hinterhaupt oder in das

Scheitelbein oder in die Stirnhöcker getrieben würde (EK 180, KK I/332).

Anwendung: LM VI–XVIII dil.

▸ **Folge von Magen-Darm-Störungen, Unverträglichkeit von Nahrungsmitteln, Mißbrauch von Alkoholika**

(Vgl. auch S. 349 ff.)

Antimonium crudum (vgl. S. 344)

Diese reizbaren, mürrischen, eigenbrötlerischen Menschen leiden oft an Kopfschmerzen und Beschwerden des Magen-Darm-Systems mit Beteiligung der Leber.
Schweregefühl in der Stirn, Schmerzen besonders im Vorderhaupt. Blutandrang zum Kopf mit Nasenbluten; berstende Vorderhaupt-Kopfschmerzen bei einer Stirnhöhlenentzündung mit Stockschnupfen; Kopfschmerzen nach Baden, bei Magenverstimmung, nach alkoholischen Getränken, nach Erkältung. Dabei oft Übelkeit mit Abneigung gegen Essen, Brechreiz.
Schlimmer beim Steigen, beim Rauchen, nach kaltem Bad, abends, morgens beim Erwachen, durch Saures, Früchte, Fett.
Besser in frischer Luft, nachts, in Ruhe.

Anwendung: Reihe von C 6 (D 12)–C 30. C 200 tabl. oder glob.

Bryonia
(siehe S. 233, Folge von Ärger)

wurde schon besprochen: starker Durst, Völle im Magen wie ein Stein, Druck in der Leber-Galle-Region, *Abneigung*: (EK 483, KK III/417), fette und schwere Speisen, Fleisch, Milch. *Unverträglich*: (EK 1368, KK I/512) Bier, blähende Speisen, Brot, Fett, Eis, Gemüse, Hülsenfrüchte, Kaffee, Kohl, Milch, schwere Speisen, Obst, Sauerkraut.

Kalium bichromicum (siehe S. 248)

Nux vomica (siehe S. 241)

Pulsatilla (siehe S. 237)

Ipecacuanha

Reizbare, ungeduldige, nervöse Menschen; schlecht gelaunt; lehnen alles ab.
»Ab und zu, etwa alle 6–8 Wochen, mag sie nicht essen, fühlt sich krank mit Druck, Ziehen und Völle im Oberbauch, Verstopfung mit Widerwillen und Ungeduld, besonders bei der Arbeit, vorher Übelkeit und Durchfall.« (*Hering*, G. S., Bd. 6).
Kopfschmerz wird begleitet von Übelkeit und Erbrechen. Kopfschmerz, als ob die Schädelknochen zerquetscht würden mit Ausstrahlung bis zur Zungenwurzel, mit Übelkeit und Erbrechen. »Nach Essen von fettem Schweinefleisch tritt Kopfschmerz auf mit Appetitlosigkeit, Übelkeit und Erbrechen.« (*Hering*, G. S., Bd. 6). Verlangen nach Schleckereien und Süßigkeiten; oft Abneigung gegen jede Nahrung. Zunge oft sauber, gelblich oder weiß, blaß. Viel Speichel, muß dauernd schlucken. Hyperazidität.

Anwendung: LM I–VI, XIV, XVIII dil.

Iris versicolor

Schnell entmutigt; Furcht vor drohender Krankheit; rasch verärgert.
Kopfschmerz mit Übelkeit, Migräne (siehe S. 261); Folge von Magen-Darm-Störungen mit Galle-/Leberbeteiligung; beginnt oft mit Verdunkelung des Gesichtsfeldes; dumpfe, klopfende, hämmernde oder schießende, bohrende Schmerzen; meist einseitig, vorwiegend links oder von rechts nach links; oft beginnt der Schmerz schon morgens und wird heftiger zum Nachmittag bis zur Nacht. Übelkeit mit Erbrechen von galligem, *saurem, fadenziehendem* Schleim; Brennen im Magen bis in den Schlund. Durchfallkrisen mit brennendem Schmerz am After, Stuhl ist scharf, macht wund. Manchmal begleitet von Schmerzen in der rechten Schulter, ein Hinweis auf Beziehungen zur Galle (wie *Chelidonium*,

Lycopodium, Sanguinaria) (vgl. EK 1042, KK II/572).
Schlechter bei heftigen Bewegungen, durch kalte Luft, beim Husten, Entspannung an arbeitsfreien Tagen, beim Sitzen, Lesen, bei Näharbeiten, kann nicht die Schule besuchen, bei seelisch-geistigen Belastungen.
Besser bei Bewegungen in frischer Luft, beim Aufstehen, beim Arbeiten. Nach Besserung der Schmerzen kommt reichlich heller Urin (EK 692, KK III/725).
Anwendung: C 6 (D 12) dil.
im akuten Fall nach Methode 1, sonst C 30/C 200 glob.; LM VI–XVIII dil.

▸ **Bei gichtisch-rheumatischer Diathese**

Die organpathologisch ausgerichtete Medizin unserer Zeit hat für konstitutionelle, den ganzen Menschen beeinflussende Störung noch kein Interesse; deshalb auch keine Namen für übergreifende Prozesse. Sie lächelt erhaben, wenn wir von Kopfschmerzen sprechen, die in Verbindung mit Gicht oder Rheuma stehen sollen – aber erkennt es selbstverständlich an, daß ausgerechnet an der Ohrmuschel sich dicke Ablagerungen von Harnsäure-Kristallen (Gichtknoten) bilden können. (Vgl. Bd. I, Kapitel XI: »Chronische Krankheiten«, Harnsaure Diathese, S. 181.

Acidum benzoicum (vgl. auch S. 205/219)

Schnell ängstlich; während der Arbeit aktiv, danach ängstlich; ängstlich beim Schwitzen. Kopfschmerzen nach Gemütserregungen, traurig bei Kopfschmerzen.
»Empfindung, als ob Luft im Gehirn wäre; sein Kopf ist so müde, als ob er die Nacht gewacht hätte « – » ... als ob es kalt wäre im Kopf; kalter Kopfschweiß.« (*Hering*, G. S., Bd. II).

Druck auf dem Scheitel, strahlt zur Wirbelsäule aus, dabei Ängstlichkeit. Rheumatische Schmerzen im Kopf, auf der Schädeldecke. Auffallend: Viel Schweiße und übelriechender Urin, wie Pferdeurin, ammoniakalisch, wie verfault; Ausscheidung von Harnsäurekristallen, Kalziumphosphaten und -carbonaten.
Anwendung: C 6 (D 12) – C 30 glob.

Bryonia (siehe S. 247)

Causticum

Nimmt großen Anteil am Leide anderer – leidet auch selbst verstärkt an Kummer, Sorgen, Furcht, Ärger, Angst.
Reagiert auf emotionale Belastungen mit Kopfschmerzen, dabei oft auch Gelenkbeschwerden (siehe S. 217). Empfindung, als ob ein leerer Spalt wäre zwischen Schädel des Vorderhauptes und Gehirn; als ob das Gehirn lose wäre, schlimmer beim Bewegen des Kopfes. Pressende, stechende, bohrende Schmerzen.
Schlechter bei extremem Hunger, bei langem Sitzen, beim Lesen, abends, nachts, durch kalte, trockene Luft, kalten Luftzug.
Besser im warmen Bett.
Anwendung: Reihe von C 6 (D 12) – C 200 tabl.

▸ **Bei Zervikal-Syndrom**

Dieser Ausdruck ist etwas ungenau, aber für manche Kranke psychologisch besser als die morphologische Fixierung auf den zervikalen Prolaps. Es ist oft erstaunlich, wie unsere Mittel durch muskuläre Entspannung und Entstauung die Nacken- und Hinterkopfschmerzen, die entsprechenden Parästhesien und Fernwirkungen (z. B. Herzschmerzen) beheben können.

Cimicifuga racemosa (Actaea racemosa)
(Vgl. auch S. 239)

Die tastbaren muskulären Verspannungen und Krampfschmerzen im Nacken beim Bewegen des Kopfes weisen auf die Ätiologie dieser Kopfschmerzen hin. Empfindung, als ob der Nacken steif und wie zusammengezogen wäre, schlimmer durch kalte Luft, manchmal schon durch Bewegung der Hände; die Wirbelsäule ist druckempfindlich und schmerzhaft; rheumatische Schmerzen der Rückenmuskulatur. »Armschmerzen von oben nach unten, mit Taubheit, als wenn ein Nerv eingeklemmt wäre, oft schlechter gegen Abend.« (*Hering*, G. S., Bd. 1).
Schießende, stechende Schmerzen vom Hinterkopf über den Scheitel bis zur Stirn; hämmernde, klopfende Schmerzen oder als ob ein Bolzen vom Nacken zum Scheitel getrieben würde. Empfindung, als ob die Schädeldecke wegfliegen würde.
Besserung der Schmerzen durch Wärme.
Kopfschmerzen werden oft begleitet von trauriger Verstimmung mit Wechsel zur manischen Redseligkeit.

Anwendung: LM VI–XXX dil.;
C 30/C 200 tabl. in seltenen Einzelgaben.

Dulcamara

Steifer Hals, schmerzhaft, wie lahm; Empfindung im Nacken, als ob man sich verlegen hätte; als ob die Arme taub wären, mit Brenngefühl; als ob sie aus Holz wären.
Schmerzen schlimmer durch feuchtkaltes Wetter, nach Durchnässung, durch Abkühlung am Abend, nach heißen Tagen.
»Empfindung, als ob der Kopf vergrößert wäre; vom Nacken zur Okzipitalregion aufsteigende betäubende Schmerzen.« »Kältegefühl im Kleinhirn, tritt immer wieder gegen Abend auf bis nachts 2 Uhr.« (*Hering*, G. S., Bd. 5).

Anwendung: Reihe von C 6 (D 12)–C 30 dil. oder glob.

Helleborus niger (vgl. S. 427)

Nacken und Halsmuskulatur steif mit Ausstrahlung zur Okzipitalregion; krampfige Schmerzen; als ob es sich zusammenziehen würde, als ob der Kopf schwer wäre, Kopfsenken erleichtert.
Betäubender Hinterkopfschmerz, *schlimmer* beim Bücken und *besser* beim Hinlegen.
Folgen von Fall, Stauchung der HWS, Auffahrunfall.

Anwendung: C 6 (D 12), C 30/C 200 tabl.

Lachnanthes (vgl. S. 445)

Bei Folgen von Schleudertrauma oft bewährt.
Empfindung, als wäre der Nacken verrenkt; Steifigkeit; als ob der Kopf vergrößert wäre; als ob der Scheitel sich ausdehnen würde; Kopfhaut sehr berührungsempfindlich. Bei Kopfschmerzen reagiert das *Auge*, sieht graue Flecke, wie Nebel; zieht die Augenbrauen und -lider nach abwärts (die Nackenregion ist die Headsche Augenzone).

Anwendung: C 6 (D 12) dil.

Menyanthes

Schmerzen beginnen im Nacken und strahlen über den ganzen Kopf aus. Nackenmuskulatur ist schwer, steif und schmerzhaft, schlimmer beim Bücken, Gehen, Treppensteigen.
Schweregefühl; Empfindung, als ob ein schweres Gewicht auf dem Gehirn lasten würde. Schmerzen, als würde der Kopf zerspringen.
Fester Gegendruck bessert; etwas besser auch durch Wärme. Bei *Kopfschmerzen oft Kältegefühl*, besonders an den Extremitäten oder am Oberbauch, läßt sich durch äußere Wärme nicht bessern.

Anwendung: C 6 (D 12) dil., Methode 1 im akuten Fall, sonst C 30 tabl.

▸ **Folge von Kopfverletzungen**

Die Mittel sind in dem Kapitel »Traumatologie« schon eingehend besprochen worden. Bitte vergleichen Sie S. 425 ff.

▸ **Folge von Unterdrückungen**

(Vgl. Bd. I, S. 163, 201).

▷ **Hautausschläge**

Bei Krankheiten, die man *sehen* kann, wird es ein*sichtig*, wie die homöopathische Krankheitslehre eine ganzheitliche Auffassung der Lebensprozesse vertritt: Sogenannte Krankheiten sind nicht nur eine Minusvariante, sie sind oft ein Weg zur Selbstheilung. Sie sind auch »Gesundheiten«! Bei dem Bemühen um Selbstheilung verwendet der Organismus oft die Methoden der verstärkten Ausscheidung. In diesem Rahmen haben viele Hautkrankheiten eine Entlastungsfunktion für die zugrunde liegende Störung. Durch unterdrückende Behandlung von Hautkrankheiten können z. B. Kopfschmerzen vermehrt auftreten oder sich verschlechtern.

Antimonium crudum

Nach unterdrückten Hautausschlägen können vor allem Kopfschmerzen auftreten bei solchen Patienten, die zu ärgerlicher Gereiztheit neigen (siehe S. 249), oft verbunden mit Störungen im Ernährungssystem (siehe S. 344). Sie leiden an Nahrungsmittelallergien oder vertragen viele Nahrungsmittel nicht (z. B. Milchintoleranz, Abneigung gegen Saures). Dicke, widerspenstige Kinder mit viel Luftaufstoßen, häufiges Erbrechen, wäßriger Durchfall. Urtikaria, Impetigo, nässende Ekzeme (vgl. S. 74).
Kalte Bäder und Sonnenbestrahlung verschlimmern die Hautausschläge.
Anwendung: Reihe von C 6 (D 12)– C 200 tabl.

Lycopodium clavatum (siehe S. 237)

Viele Symptome dieser Arznei weisen auf Beteiligung des Leber-Galle-Systemes und auf verzögerte Entgiftungsfunktionen der Niere hin.
Oft trockene oder rasch austrocknende Ausschläge mit Krusten, Rissen, Akne.
Anwendung: C 30/C 200/C 1000 tabl. in seltenen Einzelgaben.

Mezereum (Daphne mezereum)

Die typischen Hautausschläge zeigen Blasen, makula-papulöse Exantheme mit starker Sekretion und rascher Eintrocknung; Krusten und Borken, unter denen der Eiter hervorsickert (siehe S. 62). Milchschorf, Neurodermitis.
Unbeständig, schnell verwirrt, rasch ablenkbar, bleiben nicht lange bei einer Sache; maulfaul, aber wünscht Gesellschaft, da er beim Alleinsein unruhig wird; Denken fällt schwer, er nimmt wenig innerlichen Anteil, gleichgültig, was geschieht.
Kopf schwer, wie betrunken; sehr heftige Kopfschmerzen, sehr berührungsempfindliche Kopfhaut. »Kopfschmerz mit Frösteln; schlimmer in der freien Luft, besser beim Bücken, oft begleitet von Jucken des ganzen Körpers; Kopfschmerz entsteht durch Unterdrückung von Hautkrankheiten.« (*Hering*, G. S., Bd. 2).
Anwendung: LM I–VI dil.; C 30/C 200 tabl.

Psorinum
(vgl. Bd. I, S. 171)

Extrem frostige Patienten, dazu paradox: Schwitzen bei geringster Anstrengung, übelriechender Schweiß; starkes Jucken, kratzt, bis es blutet; schlimmer in der Bettwärme und durch Waschen.
Vor dem Kopfschmerz oft appetitlos – aber hungrig *während* der Schmerzen; Sehfähigkeit verringert, dunkle Flecke oder Ringe, Mouches volantes; dazu pa-

radox: Am Abend vor dem Kopfschmerz fühlt er sich besonders wohl.
Stirnkopfschmerz, als ob das Gehirn nicht genügend Platz hätte; morgens beim Erwachen ein Druckgefühl nach außen. Empfindung, als ob im Okzipitalbereich ein Holzstück quer von rechts nach links liegen würde; als ob der Kopf vom Körper getrennt wäre (nach *Hering*, G. S., Bd. 8).
Schmerzen *schlimmer* durch Kälte (trägt gern warme Kappe, selbst nachts), Verspätung der Mahlzeit, Unterdrückung von Ausscheidungen oder Sekretionen (z. B. Haut, Menses, Nasenbluten), geistige Arbeit.
Besser durch Wärme, bei guter Ausscheidung (Urin, Schweiß, Menses).
Anwendung: LM XVIII–XXX dil., C 30 tabl. als Einzelgabe.

Sulfur

Junge Sulfuriker sind eher warme Menschen, dagegen ältere oder längere Zeit kranke sind frostig, aber nie so frostig wie *Psorinum*. Stark juckende Hautausschläge, eitrig; Jucken in der Bettwärme, durch wollene Kleidung; Jucken geht bei Kratzen in Brennen über.
Schlaffe Haltung, kann nicht lange stehen.
Brennende Kopfschmerzen, besonders auf dem Scheitel; Handflächen und Fußsohlen meist warm – aber können auch kalt sein; im Bett dann ganz heiß, die Füße werden nachts aus dem Bett gestreckt. Blutandrang zum Kopf: Lippen und Ohren sehr rot. Alle Köperöffnungen sind rot.
Vor dem Schmerz oft Flimmern in den Augen.
Kopfschmerz *schlimmer* im Bett, durch Wärme, durch Essen, durch Bewegung, nach langem Schlaf, durch zuviel Ruhe, am Wochenende.
Besser in frischer Luft, bei trockenem Wetter, durch gute Ausscheidung, durch genügend Bewegung, durch Schwitzen.

Die Wirkung des Schwefels geht von innen nach außen – reaktiviert unterdrückte Ausschläge und Absonderungen.

Anwendung: Reihe von C 6 (D 12)– C 200 dil.;
LM X–XXX dil. bei Allergikern.

▷ Menses

Anwendung der Pille ist nach Erkenntnis vieler Ärzte sicher nicht frei von Folgezuständen – ob echte Unterdrückungen resultieren, ist wissenschaftlich noch nicht abgeklärt. Auf alle Fälle hört man von vielen Patientinnen mit Neigung zu Migräne bei familiärer Vorbelastung, daß ihre Anfälle häufiger und stärker auftreten.
Darüber hinaus gibt es viele andere Veranlassungen, die zur Unterdrückung der Menses führen können (EK 728, KK III/ 768).

> **MEMO**
>
> Nicht jede Unterdrückung der Menses macht Kopfschmerzen. Jeder einzelne Mensch hat seine individuellen Schwachstellen und Reaktionsmöglichkeiten, es gibt keine Einbahnstraße von der Veranlassung zum Folgezustand.

Bei *Kopfschmerzen*, die nach Menses-Unterdrückung durch Nachwirkung von emotionellen Ereignissen auftreten, kommen zum Beispiel in Frage: *Cimicifuga* oder *Nux moschata*.

Cimicifuga (Actaea racemosa)

Das kaleidoskopartige Wechselspiel zwischen tiefer Traurigkeit, manischer Erregung mit Rededrang, unregelmäßiger oder unterdrückter Periode, Kopfschmerzen mit rheumatischen Beschwerden gibt ein buntes Arzneimittelbild, dessen einzelne Facetten schon beschrieben wurden (vgl. S. 239, S. 251).

Anwendung: LM VI–XVIII dil.

Nux moschata

Oft geistesabwesend, müde; »verliert den Faden« beim Sprechen, Schreiben oder Lesen. Wechselt rasch die Stimmung, von hoch zu tief. »Launenhaft, inkonsequent und wechselnd in seinen Unternehmungen.« (*Hering*, G. S., Bd. 8). Gemütserregungen führen zu Periodenausfall oder erzeugen dysmenorrhoische Schmerzen mit hysteroiden Ohnmachtsanfällen.
Kongestive Kopfschmerzen mit Schweregefühl; Empfindung, als ob das Gehirn an die Kopfseite anschlagen würde, wakkelt innen beim Kopfschütteln; *schlimmer* bei heißem Wetter, *besser* im Kühlen. Kopfschmerzen treten auf nach Wein, bei Trinkern, nach Unterdrückung der Menses und der Hautausschläge.

Anwendung: LM VI–XVIII dil.

Bryonia (vgl. S. 233)

Kopfschmerzen nach Unterdrückung der Menses, des Schweißes, des Wochenflusses, bei Verstopfungen.
Meist stämmige, vollblütige, einfach strukturierte tüchtige Schafferin, sorgt für das Tägliche.
Menses oft zu früh und zu reichlich. Schreck, Ärger, Zorn, Kälte können die Periode unterdrücken. Danach kongestiver Kopfschmerz, Blutandrang zum Kopf, Nasenbluten anstelle der Periode. Kopfschmerz nach Waschen mit kaltem Wasser, wenn das Gesicht vorher schweißig war: eine typische Bryonia-Konstellation, vertragen nicht gut Kälte bei warmer Ausgangslage, deshalb entstehen einfache Infekte der oberen Luftwege oft durch Erkältung. Aber wenn der kongestive Kopfschmerz besteht, ist eine kühle Anwendung gut.

Verschlechterung des Kopfschmerzes bei Verstopfung – d. h. Unterdrückung einer guten Ausscheidung; Stuhl trocken, wie verbrannt, bleibt zu lange im Darm.

Anwendung: C 6 (D 12)–C 30 dil.; C 200 tabl. oder glob.

Pulsatilla

Unterdrückung der Menses mit nachfolgendem Kopfschmerz erfolgt vor allem durch Enttäuschung, durch kalte Füße, nach kaltem Bad oder Durchnässung. Anstelle der Menses erfolgt Nasenbluten (wie bei *Bryonia*).
Die Art der Kopfschmerzen wurde schon beschrieben (vgl. S. 237).

Anwendung: C 30/C 200 dil. oder glob.; LM VI–XVIII dil.

▷ Schweiß

In unserer Zeit der Desodorantien und Sprühdosen, der abdichtenden Kunststoffbekleidung und Klimaanlagen der Räume spielt die Beseitigung und Verhinderung von Schweiß eine überwertige Rolle. Dabei wird vergessen, daß es konstitutionelle Unterschiede gibt und jeder einzelne seine ihm »angemessene« Schweißmenge benötigt. Unterdrückung ist nie eine Heilung – weder in der Medizin noch in der Erziehung oder Politik.
Die homöopathische Arznei greift an der *zentralen* Regulation an – sie bringt das »Ganze« in ein sinnvolles Gleichgewicht. Einige Arzneien, an die man bei dieser Modalität denken kann, wurden schon beschrieben:

Arsenicum album (siehe S. 235)

Chamomilla (siehe S. 233)

China (siehe S. 257)

Nux vomica (siehe S. 241)

Pulsatilla (siehe S. 237)

Sulfur (siehe S. 243)

Nachzutragen sind noch *Calcium carbonicum, Carbo vegetabilis* und *Sepia*.

Calcium carbonicum

Die Haut ist kalt, feucht und riecht sauer. Der Patient bleibt auch bei Hitze gern zugedeckt (wie das akute Ergänzungsmittel *Belladonna*). Schwitzt viel, allgemein und an einzelnen Stellen. Schweiß schon nach geringer Anstrengung, selbst bei kaltem Wetter. Schwitzt viel am Kopf, dabei können die Füße kalt sein; nachts, das Kopfkissen wird sehr naß; Nacken, Brust, Achsel, Geschlechtsregion, Handflächen, Füße; starker Fußschweiß mit saurem Geruch.
Schweißunterdrückung löst Beschwerden aus, besonders Kopfschmerzen – kein Wunder bei der starken und für diese Menschen notwendigen Schweißneigung. Auch Unterdrückung von entzündlichen Hautkrankheiten löst Kopfschmerzen aus.
Schmerz auf dem Oberhaupt; fürchtet, daß man verrückt würde vor Schmerzen. Kopfschmerzen *schlimmer* nach geistiger oder körperlicher Anstrengung, beim Bücken, beim Gehen, in der Wärme, in der Sonne, nach Alkohol, bei Luftzug, nach Naßwerden, im Freien, beim Steigen. Sie werden *besser* durch kühlen Umschlag auf den Kopf, durch Gegendruck, Einbinden des Kopfes, im Liegen. Kopfschmerz ist oft begleitet von Schwindel, mit Übelkeit; flüssigem Schnupfen oder Verstopfung der Nase; Atembeklemmung, Periodenstörungen.

Anwendung: Reihe von C 6 (D 12) – C 200 tabl.

Carbo vegetabilis

Starker Schweiß, übelriechend, sauer; Hitze und Schweiß abends; erschöpfender Nacht- oder Morgenschweiß. Der Geruch des Schweißes deutet darauf hin, daß die Ausscheidung für den Organismus wichtig ist – die Unterdrückung des Schweißes führt zu Kopfschmerz, ebenso Ausschaltung von Schnupfen.
Heftiger Kopfschmerz, ziehend in der Stirn; auch hämmernder, drückender Schmerz, oft schlimmer durch Tragen eines Hutes; Empfindung, als ob ein Band um das Vorderhaupt fest geschnürt sei. Schmerzen werden schlimmer durch Wärme, in heißen Räumen.

Anwendung: C 30/C 200 tabl.

Sepia

Schweiß am ganzen Körper oder an einzelnen Stellen: Besonders typisch ist übelriechender Achselschweiß, Genitalregion, Füße, Kopf, Gelenkbeugen. Nachtschweiß, Morgenschweiß – »riecht sauer oder wie verwelkte Blumen« (*Hering*, G. S., Bd. 9).
Kopfschmerz oft halbseitig, aber auch im ganzen Kopf. *Schießende* Schmerzen vom linken Auge zum Hinterhaupt; wogende Schmerzen, rechte Seite und Gesicht; als ob Wellen gegen die Stirn schlagen würden; Kopfschmerz morgens, mit Übelkeit, Schwindel, evtl. Nasenbluten; dabei Abneigung gegen Essen und Völlegefühl, *aber* auch besser nach dem Essen.

Anwendung: C 6 (D 12) – C 200/C 1000 tabl. in seltenen Einzelgaben: LM VI– XXX dil.

▷ **Schnupfen**

Abschwellende Nasentropfen führen fast immer zu einer Austrocknung der Schleimhäute und unterdrücken die Sekretion, d. h. sie wirken gegen die natürliche Selbstreinigung und Selbstheilung.

Bryonia (vgl. S. 254)

Wäßriger oder leicht gefärbter Schnupfen, beginnt oft mit viel Niesen; Entzündung geht in die Nasennebenhöhlen oder zur Trachea; bei längerer Dauer wunde Nasenlöcher.
Nasenbluten, besonders am Morgen, bei unterdrücktem Schnupfen oder anstelle der Mensesblutung.
Kopfschmerzen bei stockender oder unterdrückter Sekretion; drückender Schmerz im Stirnbereich, schlimmer

durch Bücken; Schmerzen schlimmer bei Bewegungen, evtl. schon bei Bewegungen der Augen.

Anwendung: C 6 (D 12) dil. nach Methode 1 im akuten Fall, sonst C 30 dil.

Kalium bichromicum (vgl. S. 309)

Der akute Schnupfen beginnt oft mit Niesen und Druck an der Nasenwurzel mit Völlegefühl; erst danach reichlicher, dünnflüssiger Katarrh, der bald zäh, klebrig, fadenziehend wird und in festhaftende Borken übergeht, oft Mitbeteiligung der Stirnhöhle. Schnupfen und Beschwerden *schlimmer* in kalter Luft, *besser* in warmer Luft, Kopfdampfbad tut gut.

Wenn die Absonderung in der kalten Luft aufhört oder auch künstlich unterdrückt wird, tritt starker Stirnkopfschmerz auf, aber auch Schmerz, der vom Hinterkopf zur Stirn zieht.

Anwendung: C 6 (D 12) tabl. nach Methode 1 im akuten Fall, sonst C 30 tabl. oder LM I–VI dil.

Silicea

Trockenheit mit Verstopfung der Nase nach Unterdrückung von Fußschweiß. Chronischer Nasenkatarrh mit häufigem Wechsel zwischen scharfer, wäßriger Absonderung und Verstopfung; morgens verstopft, über Tag flüssiger Schnupfen; kalte Luft macht Verstopfung. Bei dieser Neigung zur Verstopfung der Nase ist es kein Wunder, daß künstliche Unterdrückung Stirnhöhlenentzündungen und Kopfschmerz provoziert, so daß evtl. chronische Eiterungen oder Ozäna (Stinknase) resultieren.

Druckschmerz im Vorderhaupt, als ob ein schweres Gewicht von oben auf die Augen drücke. Kopfschmerz *besser*, wenn die Sekretion in Gang kommt, im warmen Zimmer, beim warmen Einhüllen des Kopfes, durch warme Umschläge.

Anwendung: Reihe von C 6 (D 12)–C 30 tabl. oder C 200/C 1000 tabl. in seltenen Einzelgaben; LM I–VI, XIV, XVIII, XXIV dil.

Kopfschmerzen in einzelnen Lebensphasen der Frau

▶ Während der Schwangerschaft

Belladonna (vgl. S. 236)

Dieses vielnützige Mittel wird in der Schwangerschaft oft gebraucht: Ängstliche Befürchtungen mit illusionären Vorstellungen, melancholische Gedanken mit Wechsel zu manischer Erregung, nervöse Reizbarkeit mit Überempfindlichkeit aller Sinnesorgane, besonders gegen Lärm und Licht. Neigung zu Spasmen; Blutandrang zum Kopf bei kalten Extremitäten.

In Verbindung mit der Neigung zu Hitzewallungen zum Kopf kommt es oft zu Kopfschmerzen, besonders im Stirngebiet. Rotes heißes Gesicht, Pupillen erweitert; klopfende, mit dem Pulsschlag hämmernde Schmerzen; wildmachende, heftige bohrende Schmerzen, *schlimmer* durch Erschütterung, durch Bewegung, durch Bücken, beim Hinlegen, durch Licht, Lärm, Sonne.

Anwendung: C 6 (D 12) nach Methode 1 in akuten Fällen.

Calcium carbonicum (vgl. S. 255)

Calcium carbonicum und *Belladonna* ergänzen sich gut – für die akute Anwendung *Belladonna*, für die konstitutionelle Behandlung *Calcium carbonicum* C 30, oft auch als Vorsorge für das werdende Kind. (Vgl. Bd. I, Eugenische Kur, S. 202).

Blutandrang mit Wallungen zum Kopf; Schwere und Völle; berstender Schmerz; Kopf heiß, Hände und Füße kalt.
Anwendung: C 30 glob., in der schmerzfreien Phase.

Capsicum

Die werdende Mutter sieht gut aus. Gesicht heiß und rot – aber innerlich ist sie sehr traurig: hat Heimweh; Furcht und Angst, daß sie bei der Geburt stirbt.
»Berstendes Kopfweh, als ob das Gehirn zu voll wäre, daß der Kopf zu groß wäre. Besser im Liegen mit erhöhtem Kopf.« (*Hering*, G. S., Bd. 3).
Schwermut mit Kopfschmerz, der als Reflex von der Gebärmutter ausgeht (»hysterisch« war bei den alten Ärzten keine abwertende Bezeichnung wie heute).
Anwendung: LM XIV–XVIII dil.

Pulsatilla (siehe S. 254)

Wurde im Kapitel »Unterdrückung der Menses« beschrieben – die Gravidität entspricht der hormonalen Rhythmik etwa einer Unterdrückung der Menses.

Sepia (siehe S. 255)

Die Neigung zu venösen Stauungen, zur Blutfülle im Uterus mit Senkungsgefühl, das Chloasma uterinum und die traurige Grundstimmung befinden sich in Übereinstimmung mit der Symptomatik vieler Frauen in der Schwangerschaft und im Arzneimittelbild von *Sepia*.
Berstender Kopfschmerz mit Blutandrang zum Kopf, besser durch Druck, in der Ruhe, oft besser durch Essen.
Stechende, bohrende Schmerzen über dem rechten Auge, schlimmer bei Gewitter, durch kalte Luft, bei Nordwind.
Anwendung: LM VI–XVIII dil.; C 30/C 200 tabl. in seltenen Einzelgaben.

▶ **Nach dem »Stillen«**

In dieser Lebensphase kommen einige Schwangerschaftsmittel, die oben besprochen wurden, auch hier in Frage:

Calcium carbonicum
Pulsatilla
Sepia

Erinnern möchte ich aber noch an

China (Cinchona succirubra)

Allgemeine Erschöpfung durch Säfteverluste, d. h. hier: durch Stillen. Hohläugig mit blauen Ringen, Blutandrang zum Kopf. Empfindung, als ob das Gehirn im Schädel rollen würde, als ob es an die Wand anschlagen würde, mit großen Schmerzen. Klopfende Schmerzen, evtl. mit klopfender Halsschlagader.
Stechende Schmerzen von Schläfe zu Schläfe (*Hering*, G. S., Bd. 4).
Schlimmer beim Gehen, im Freien, durch Kälte, durch Bewegung, durch Bücken, im Liegen, durch geistige Erregung, nachts mit Unruhe.
Besser in der Wärme, durch festen Gegendruck, durch Ruhigsitzen.
Anwendung: C 6 (D 12) dil. nach Methode 1 in akuten Fällen, sonst LM I–VI, LM XIV–XXX dil.

▶ **Während der Klimax**

In dieser Umschaltphase des Organismus kommt es häufig auch bei Frauen, die bisher kaum Kopfschmerzen kannten, zum kongestiven Schmerz im Kopfgebiet. Zum anderen gibt es aber auch einige Frauen mit lebenslanger Migräne in der Anamnese, die in den Wechseljahren ihre Anfälle verlieren.

Carbo vegetabilis (vgl. S. 255)

Im Kapitel »Kopfschmerz durch Unterdrückung des Schweißes« wurde diese Arznei ausführlich besprochen. Die dort angegebene Symptomatik gilt auch für

klimakterische Patientinnen. Die Unterdrückung von Ausscheidungen führt zu fast gleichen Beschwerden – ein Beweis, daß die alte Bezeichnung der Menses als »monatliche Reinigung« zutrifft.
Bei klimakterischen Frauen habe ich sehr oft die für *Carbo* typische Fülle im Oberbauch und die Rückwirkungen als gastrokardialer Symptomenkomplex beobachtet. Einige klagten dabei über Brennen im Leib und Kälte auf der Haut.
Anwendung: C 30/C200 tabl.

Glonoinum (Nitroglyzerin)

Seit der allopathischen Anwendung der Nitropräparate haben viele Patienten eine unfreiwillige Arzneiprüfung an sich erlebt: Nach Einnahme der Arznei plötzliche heiße Wallungen zum Kopf mit sichtbarer Röte des Gesichtes, im Pulsrhythmus klopfender, hämmernder Kopfschmerz; Empfindung, als würde der Kopf platzen, als ob er größer würde. Diese Symptomatik tritt auch bei klimakterischen Frauen öfter auf und bessert sich auf diese Arznei. Die Schmerzen sind *schlimmer* bei Wärme, in der Sonne, beim Bücken, durch Bewegung, nach Alkohol, durch Erschütterung (wie *Belladonna*), durch Lärm.
Besser durch kalten Lappen auf dem Kopf, durch Gegendruck, durch Halten des Kopfes mit beiden Händen.
Anwendung: LM VI–XVIII dil., C 6 (D 12)–C 30 dil. oder glob.

Lachesis

Viele Krankheitszustände, die *Lachesis* benötigen, entstehen oder verschlechtern sich durch Einschränkung oder Unterdrückung physiologischer oder pathologischer Ausscheidungen (Schweiß, Schnupfen, Periodenblutung, Nasenbluten, Wundsekretionen, Eiterungen u. a.).

Ungehinderte und freie Ausscheidungen bessern den leiblichen Zustand und das psychische Befinden. Alles Beengende am Körper, in der Kleidung behindert – z. B. Druck am Hals, Brust, Taille, feste, straffe Kleidung. (Lösung der Kleidung bessert – EK 1356, KK I/506.) Enge macht Angst!
Zur freien »Ausscheidung« gehört auch die *Redseligkeit*, die sich wie ein Redeschwall entladen kann; springt von einem Gedanken zum anderen, schnell durcheinander. Kongestiver Kopfschmerz; Gesicht dunkelrot, evtl. leicht zyanotisch, gedunsen; aber in der kritischen Phase auch blaß und kalt, z. B. beim Kreislaufkollaps, vor Schlaganfall, bei Angst.
Pulsierender, hämmernder Schmerz im ganzen Kopf oder in der Stirn zum Hinterkopf ausstrahlend; wogender Schmerz; kommt in Wellen.
Schlimmer beim Aufwachen, nach Schlaf, durch Bewegung, vor und während der Periode, in der Klimax, durch Bücken, in der Sonne.
Besser durch Hinlegen, sobald die Ausscheidung in Gang kommt, durch Erbrechen, nach Periode, durch Kälte oder Wärme.
Schmerz oft begleitet von Herz-Kreislauf-Beschwerden, Angst.
Anwendung: LM VI–XVIII dil.; C 30/C 200 glob.

Sanguinaria
(Vgl. auch S.274 bei Migräne)

Rechtsseitige Migräne tritt im Klimakterium wieder auf, nachdem sie im mittleren Lebensalter besser wurde. *Vor* dem Klimakterium war die Regel sehr stark und klumpig, geronnenes Blut, übelriechend.
Starke Kongestion: Hitzewallungen, Gesicht rot bis dunkelrot (»Gemälde in Rot«, nach *Royal*), manchmal bläulichrot, selten auch blaß.

Herzklopfen; kongestiver Kopfschmerz: beginnt im Hinterkopf, zieht über Scheitel zur Stirn, supraorbital. Berstender Schmerz mit Empfindung, als ob es das Auge hinausdrücken würde.
Die Schmerzen entwickeln sich mit dem Stand der Sonne, morgens beginnend, mittags Höhepunkt, abends besser.
Drückender, pulsierender, auseinanderpressender Schmerz.
Der Kopfschmerz wird *schlechter* nach Erregung, durch Licht, durch Gerüche, durch Lärm, durch Bewegung, nach kräftiger Mahlzeit.
Besser nach Abgang von Blähungen, nach Abgang von Urin, nach Erbrechen, nach Schlaf, durch Gehen im Freien, durch Ruhe, durch Liegen.
Oft begleitet von Störungen im Leber-Galle-System; Abneigung gegen Fett, Druck in Leberregion mit Übelkeit, bitteres Erbrechen. Wechselt von Verstopfung zu Durchfall.

Anwendung: LM VI–XVIII dil.; C 6 (D 12) dil., nach Methode 1 in akuten Fällen; C 30/C 200 glob. oder dil.

Sepia

Kommt oft in Frage. Es wurde schon besprochen im Kapitel »Kopfschmerz bei Unterdrückung der Menses«. Die hormonale Situation in der Klimax ist ähnlich; auffälliger werden die psychische Symptomatik, die allgemeine Erschöpfung und, entsprechend der altersbedingten Bänderschwäche, die Senkungsbeschwerden im Unterleib.

Anwendung: LM VI–XVIII dil.; C 30/C 200 tabl. in seltenen Einzelgaben.

Migräne

Die Migräne nimmt eine Sonderstellung ein und hebt sich ab von den schon beschriebenen vielfältigen Formen der anderen Kopfschmerzen.
Die zur Zeit gültige Hypothese ihrer Krankheitsentstehung beschreibt sie als familiär gehäuft auftretende Übererregbarkeit des Dienzephalon (Zwischenhirn), wodurch Gefäßkrisen ausgelöst werden. (Nach *Wolff*, zit. Taschenbuch der praktischen Medizin, Thieme, Stuttgart 1975.)
Die bei manchen Migränepatienten beobachteten Krampfpotentiale im Hirnstrombild des EEG haben Beziehungen zur Epilepsie vermuten lassen; diese konnten bisher nicht sicher bewiesen werden. Man sollte bei der Arzneiwahl keine absolute Grenze zwischen »normalem« Kopfschmerz und der Migräne ziehen. Es gibt auch Mischformen, bei denen keine strenge diagnostische Unterscheidung möglich ist.
Die Fallaufnahme muß sehr genau die »eigenheitlichen charakteristischen« *und* die »auffallenden und sonderlichen« Symptome ermitteln (Organon § 153).
Bei den bisher besprochenen Kopfschmerzformen finden wir die wahlanzeigenden Symptome vor allem im Bereiche der ätiologischen Verknüpfungen, im psychischen und leiblichen Verhalten des Kranken, im Ort und der Art des Schmerzes und den Begleiterscheinungen (Konkomitantien).
Entsprechend der Sonderstellung der Migräne als genetisch verankerte, idiopathische Kopfschmerzform gewinnen diese »Als-ob-Symptome« den Rang von Schlüsselsymptomen (vgl. Bd. I, S. 39, 44). Damit sind sie hochwertig und nicht als banale pathognomoische Symptome einzustufen.

> **MEMO**
>
> Auch bei der Epilepsie halten wir uns neben der individuellen personalen Symptomatik an die charakteristischen Phänomene der Krankheit: Aura, Konvulsionsform, Periodizität der Anfälle.

Bei der Arzneifindung haben sich die folgenden Bereiche von Symptomen bewährt:

1. Sehstörungen,
2. Beziehungen zu Harnsymptomen,
3. Menses-Symptome,
4. Periodizität der Migräne-Anfälle,
5. Übelkeit und Erbrechen (Übergeben).

Um die Fülle der wertvollen Informationen verfügbar zu machen, gehe ich in diesem Kapitel von der bisherigen Darstellungsweise ab und gebe Ihnen Synopsen zusammengehöriger Symptome der Repertorien mit Hinweisen auf die einzelnen Rubriken. Bei sehr großen Rubriken mit beschränktem Wert liste ich nur die 2- und 3wertigen Mittel auf oder beschränke mich auf Angaben der Fundstelle. Damit finden Sie eine rasche Hilfe bei der Repertorisation. Die dreiwertigen Mittel sind *kursiv* gedruckt, ein- und zweiwertige normaler Druck.
Bei entsprechendem Ergebnis der Fallaufnahme sollten Sie die Symptomatik der psychosomatischen Wechselwirkungen und ätiologischen Faktoren mit heranziehen (vgl. Kapitel »Kopfschmerz«, S. 230 und 231).

Synopse der charakteristischen Symptome

Tabelle 2 Sehstörungen

Augen-Symptome *vor* Kopfschmerz

Verschwommenes, verwischtes Sehen EK 295 KK III/75	Schwaches Sehvermögen, Trübsehen EK 294 KK III/74	Farbensehen, schwarze Ringe EK 286 KK III/65	Flackern, Flimmern EK 287 KK III/68	Flackern, Flimmern[1] re. Seite EK 157 KK I/285	Funken EK 288 KK III/68	Flecke, schwarz EK 286 KK III/64	Flecke EK 288 KK III/67	Blindheit, gefolgt von Kopfschmerz; sieht wieder, wenn Schm. noch zunimmt EK 135 KK I/245
			Aran.					
					Carb. ac.			
					Chin. s.			
					Coca			
					Cycl.			
					Eug.			
Gels.	Gels.		Graph.					
Hyosc.	Hyosc.		Iris	Iris				
Iris	Iris							
Kal. bi.	Kal. bi.							Kal. bi.
	Lac. d.							
					Lach.			
	Natr. mur.		Natr. mur.					
					Phosph.			
			Plat.		Plat.			
Podo.	Podo.	Psor.						
			Psor. Sars.		Psor. Sars.	Psor.	Psor.	
Sep.	Sep.				Spong.			
			Sulf.		Viola-o.			

[1] Im EK ist dieses Symptom so formuliert: Kopfschmerz rechte Seite, verwischtes Blickfeld vor dem Anfall.

Tabelle 2 Sehstörungen (Fortsetzung)

Augen-Symptome *während* Kopfschmerz

Schwaches Sehvermögen, Trübsinn	Flackern, Flimmern	Flackern, Flimmern morgens Kopfschm.	Funken	Flecke, schwarz	Flecke	Blindheit bei Beginn d. Schmerzes	Geblendet– mit vorübergehender Blindheit	Doppelsehen bei Kopfschmerz
EK 294 KK III/74	EK 287 KK III/68	EK 287 KK III/67	EK 288 KK III/68	EK 286 KK III/64	EK 288 KK III/67	EK 292 KK III/60	EK 138 KK I/244	EK 283 KK III/76
Ars. *Asar.* *Aster.* *Bell.* *Caust.*			Amm. c. Ars.				*Asar.* *Aster.* *Bell.* Caust.	
	Chin. *Chin. a.* *Chin. s.* *Con.*		Chel.					
Cycl. *Ferr. ph.* *Gels.*	*Cycl.*	*Cycl.*			*Cycl.*	Kal. bi.	*Cycl.* *Ferr. ph.* Gels.	Gels.
Iris	Graph.						*Iris*	
	Lach.						Lac. d.	
Lil. tigr.			*Mag. ph.*	Glon.	*Meli.*		*Lil. tigr.*	

Tabelle 2 Sehstörungen (Fortsetzung)

Augen-Symptome *während* Kopfschmerz

Schwaches Sehvermögen, Trübsinn	Flackern, Flimmern	Funken	Flackern, Flimmern morgens Kopfschm.	Flecke, schwarz	Flecke	Blindheit bei Beginn d. Schmerzes	Geblendet – mit vorübergehender Blindheit	Doppelsehen bei Kopfschmerz
EK 294 KK III/74	EK 287 KK III/68	EK 288 KK III/68	EK 287 KK III/67	EK 286 KK III/64	EK 288 KK III/67	EK 292 KK III/60	EK 138 KK I/244	EK 283 KK III/76
Natr. mur.	Natr. mur.		Bei Beginn d. Kopfschm. EK 287 KK III/68				Natr. mur.	
Petr.	Phosph.						Petr.	
Phosph.							Phosph.	
Psor.							Psor.	
Sil.	Sars.		Sars.			Sars.	Sil.	
Stram.	Sil.						Stram.	
Sulf.	Sulf.						Sulf.	
Veratr. v.								
Zinc.								

Augen-Symptome *nach* Kopfschmerz

Schwaches Sehvermögen, Trübsinn						Sehverlust nach Kopf- und Augenschmerzen	Blindheit nach Kopfschmerz	
EK 294 KK III/74						EK 291 KK III/59	EK 292 KK III/60	
Sil.						Con.	Sil.	

Tabelle 3 Beziehungen zwischen Harnsymptomen und Kopfschmerz

Urinmenge *vermindert* (spärlich) *bei* Kopfschmerz; hinterher reichlicher Urinabgang EK 696, KK III/726	Urinmenge *vermehrt* (reichlich) *während* Kopfschmerz EK 692, KK III/725	Urinmenge *vermehrt* (reichlich) *nach* Kopfschmerz EK 692, KK III/725	Urinmenge *vermehrt* nach Kopfschmerz, gefolgt von reichlichem klaren Urin und Erbrechen EK 692, KK III/725	Kopfschmerz *besser* durch Urinieren, reichlicher Urinabgang bessert EK 148, KK I/265
Asc.c.	Acon.	Asc.c.		Acon.
	Bell. *Bov.* *Canth.*			
	Chin.s. *Cinnb.* Coloc. Cupr. Eug. Ferr.ph.			Ferr.ph.
	Gels. *Glon.*			Gels.
	Ign. Iris Kalm. Lac.c. Lac.d. *Lil.t.*	Iris	Iris	*Ign.* *Kalm.*
	Mosch. Ol.an. Sang. *Sel.* Sep. Sil.			Meli.
Sang.				Sang.
				Sil. Ter.
	Uran. Veratr. Vib. Vip.			Veratr.

Tabelle 3 Beziehungen zwischen Harnsymptomen und Kopfschmerz (Fortsetzung)

Kopfschmerz *schlechter vor* Urinieren, wenn der Harndrang unterdrückt wird (wenn d. Verlangen nicht nachgegeben wird) EK I 48, KK I/265	Kopfschmerz *besser nach* dem Urinieren EK I 48, KK I/265	Kopfschmerz *schlechter* während dem Urinieren EK I 48, KK I/265	Kopfschmerz *schlechter und nach* dem Urinieren EK I 48, KK I/265
		Acon.	
			Caust.
		Coloc.	
Fl.ac.	Fl.ac.[1]		
Sep.		Tab.	

[1] Im EK I 48 Fehler korrigieren: C or. r. streichen; richtig nach engl. Original (S. 150) Fl.ac.

Tabelle 4 Menses-Symptome und Kopfschmerz

Kopfschmerz schlimmer vor Menses EK 143 KK I/258	Kopfschmerz schlechter bei Beginn EK 143 KK I/258	beser bei Beginn EK 143 KK I/258	schlechter während … EK 143 KK I/258	besser während … EK 143 KK I/258	schlechter nach … EK 143 KK I/258	schlechter beim Aufhören EK 143 KK I/258	schlechter b. unterdrückten Menses EK 143 KK I/258
(nur 2- u. 3-wertige Mittel)			(nur 2- u. 3-wertige Mittel)				
Acon.							Acon.
Am.c.		Alum.			Agar.		
							Alum.
Asar.	Ant.t.		Arg.n.		Asar.		
Bell.	Berb.		Bell.	Bell.			
Bor.			Bov.				
Bov.		Brom.					
Brom.	Brom.						
Bry.			Bry.		Bry.	Bry.	Bry.
Calc.			Calc.		Calc.		
					Calc.ph.		
					Carb.ac.		
	Carb.an.		Carb.v.		Carb.an.	Carb.v.	Carb.s.
			Caust.		China		
Cimic.			Cocc.				
Cinnb.					Eupi.		
					Ferr.		
Gels.			Gels.		Ferr.ph.		

Tabelle 4 Menses-Symptome und Kopfschmerz (Fortsetzung)

Kopfschmerz schlimmer vor Menses EK 143 KK I/258	Kopfschmerz schlechter bei Beginn EK 143 KK I/258	besser bei Beginn EK 143 KK I/258	schlechter während… EK 143 KK I/258	besser während… EK 143 KK I/258	schlechter nach… EK 143 KK I/258	schlechter beim Aufhören EK 143 KK I/258	schlechter b. unterdrückten Menses EK 143 KK I/258
	Graph. *Hyoscy.*		*Glon.* *Graph.* *Hyoscy.* *Ign.*		Glon.	Glon.	
	Jod.						
	Kal.c.	Kal.phos.	Kal.c.		Kal.br.		
Kreos. *Lac.c.*			Kreos.				
Lach.	Lach. Laur.	Lach.	Lac.d. Lach. Laur.		Lach.		
Lyc.			Lyc. Mag.c.		Lith.[1] Lyc.		
Meli.		Meli.					
			Murx.		Mosch.		
Natr.c. *Natr.mur.*	Natr.mur.		Natr.c. Natr.mur.		Naja	Naja	
	Nitr.ac.		Nitr.ac.		Natr.mur. Natr.ph.	Nitr.ac.	
Nux m.			Nux.v.		Ol.an.		
			Phosph.				

[1] Menses hört auf, Kopfschmerz beginnt (SR III/508)

Tabelle 4 Menses-Symptome und Kopfschmerz (Fortsetzung)

Kopfschmerz schlimmer *vor* Menses EK 143 KK I/258	Kopfschmerz schlechter bei Beginn EK 143 KK I/258	besser bei Beginn EK 143 KK I/258	schlechter während… EK 143 KK I/258	besser während… EK 143 KK I/258	schlechter nach… EK 143 KK I/258	schlechter beim Aufhören EK 143 KK I/258	schlechter b. unterdrückten Menses EK 143 KK I/258
Plat.	Plat.		*Plat.*		Plat.		
Puls.			*Puls.*		*Puls.*	*Puls.*	*Puls.*
	Rhod.		Sang.				
			Sep.		Sep.		
			Sulf.				
					Thuja		
						Ust.	
						(als ob die Schädeldecke wegfliegen würde)	
		Veratr.	Veratr.	Veratr.			
Xan.		Zinc.					

Tabelle 8 Periodischer Kopfschmerz

7 Tage Period. EK 145 KK I/260	7 Tage allgemein EK 1375 KK I/490	14 Tage Kopfschmerz EK 145 KK I/260	Allgemeine Period. EK 1375 KK I/490	21 Tage allgemein EK 1375 KK I/490	28 Tage allgemein EK 1375 KK I/490	alle 6 Wochen allgemein EK 145 KK I/260
	Am.m		Am.m.			
Ars.		Ars.	Ars.	Ant.c.		
Calc.	Canth. Chin.	Calc. Chel. Chin. Chin.ar.	Calc. China	Aur.		
			Chin.s. Con.	Chin.s.		
Gels.		Ign.				
Iris Lac d. Lyc.	Lyc.		Lach.	Mag.c.		Mag.mur.
Nux m.		Nicc.			Nux m. *Nux v.*	
Phosph. Phyt.	Plan.	Phyt.	Plan.			
Psor.		Psor. Puls.	Psor. Puls.	Psor.	Puls.	
Sang.	Rhus tox.	Sang.			Sep.	

Die *allgemeinen Zeitmodalitäten* des Kopfschmerzes (EK 120 –132, KK I/235–239) kann man zur Sicherung der Arzneiwahl mitverwenden.
Die Periodizität, d. h. das fast regelmäßige Auftreten der Kopfschmerzen nach bestimmten Zeitabständen, ist bei Migräne-Patienten recht charakteristisch. Gute Informationen liefern die Rubriken »Periodischer Kopfschmerz« (EK 144, KK I/260) und das allgemeine Kapitel über Periodizität (EK 1375, KK I/490.) Ohne magische Hintergedanken kann man sich an den alten Siebener-Rhythmus erinnern lassen – der Mond hatte schon früher und hat noch jetzt den etwa 28-Tage-Rhythmus.

Tabelle 8 Periodischer Kopfschmerz (Fortsetzung)

7 Tage Period. EK 145 KK I/260	7 Tage allgemein EK 1375 KK I/490	14 Tage Kopfschmerz EK 145 KK I/260	Allgemeine Period. EK 1375 KK I/490	21 Tage allgemein EK 1375 KK I/490	28 Tage allgemein EK 1375 KK I/490	alle 6 Wochen allgemein EK 145 KK I/260
Sil. Sulf.	Sulf.	*Sulf.*		Sulf. Tarant.		
Tub.	Tub.	Tub.		Tub.	Tub.	

Tabelle 5 Übelkeit und Erbrechen bei Migräne

Erbrechen mit Kopfschmerz, EK 148, KK I/246	Erbrechen bessert, EK 148, KK I/247	nach Erbrechen schlechter, EK 148, KK I/247	Erbrechen bitter, bei Kopfschmerz, EK 505, KK III/461	Erbrechen Galle, bei Kopfschmerz, EK 507, KK III/463	Erbrechen sauer, bei Kopfschmerz, EK 508, KK III/465
Ars.	Arg-n.			Arg-n.	Apis
Asar.	Asar.				
Bar-m.				Aur.	
				Bry.	
				Cadm.	
	Calc.	Cham.		*Calc.*	
Con.		Cocc.		Chlol.	
Eug.	Cycl.			Crot-h.	
Ferr-p.		Ferr.		Eup-per.	
			Form.		
Glon.	Gels.			Ip.	
	Glon.			Iris	
Iris	Kali-bi.				
Lach.	Lach.			*Lac-d.*	
	Lac-d.			*Lept.*	
				Lob.	

Tabelle 5 Übelkeit und Erbrechen bei Migräne (Fortsetzung)

Erbrechen mit Kopfschmerz, EK 148, KK I/246	Erbrechen bessert, EK 148, KK I/247	nach Erbrechen schlechter, EK 148, KK I/247	Erbrechen bitter, bei Kopfschmerz, EK 505, KK III/461	Erbrechen Galle, bei Kopfschmerz, EK 507, KK III/463	Erbrechen sauer, bei Kopfschmerz, EK 508, KK III/465
Lyc.					
Mez.	Manc.	Nat-c.		Nat-m.	Nat-p.
			Nit-ac.	*Nat-s.*	
				Nicc.	
Nux-v.	Op.	Nux-v.		Petr.	Nux-v.
				Plb.	Op.
Phyt.	Raph.			*Puls.*	
	Sang.		*Sang.*	Rhus-t.	
				Sang.	Sars.
Sec.	Sep.			Spig.	
Sep.	Sil.				
	Stann.				
	Sulf-ac.		Sulf.	Sulf.	
	Tab.				
Verat.				Verat.	Zinc.

Am Ende beschreibe ich einige Mittel, die bei Patienten mit Migräne besonders oft indiziert waren. Bei der Bearbeitung dieses Kapitels fand ich schon bei *Jahr* (24) den Hinweis, daß bei Migräne mehrere Mittel »dauernde Hülfe schaffen«, die auch bei der Behandlung der Epilepsie und epileptiformen Krampfzuständen bewährt sind.

Anfall

Belladonna (vgl. auch S. 236)

»Anfall von Kopfschmerz, begleitet von Schmerzen im Kreuz; kalte Füße; Schwierigkeit im Schlucken; Übelkeit und Erbrechen; häufiges Urinieren; Druck auf der Brust; steifes Genick; reizbare Stimmung, und ermüdetes Gefühl in den Extremitäten.« (*Hering*, G. S., Bd. 2).
Stirnkopfschmerz, rechte Seite; über den Augen, von der Stirn zum Hinterkopf. Nach außen drückender Schmerz, klopfend, pulsierend; Pulswelle wird im Kopf empfunden.
Gesicht heiß, rot, evtl. schweißig. Wilder Gesichtsausdruck, starrer Blick, Pupillen erweitert.
Kopfschmerz kommt schnell, dauert eine Zeit, geht wieder rasch. *Während* des Kopfschmerzes Trübsehen, schwaches Sehen, evtl. vorübergehende Blindheit. Urinmenge vermehrt *während* des Kopfschmerzes, Erbrechen von Galle. Gefühl im Kopf wie benebelt, wie im Rausch, fast bewußtlos.
Schlechter vor Menses, während Menses, bei Erschütterung, bei Bewegung, Gehen, Licht, Blick auf helle Gegenstände, Bücken, bei tief gelagertem Kopf.
Besser manchmal auch während Menses, bei festem Gegendruck, nach rückwärts überstrecktem Kopf, bohrt Kopf in Kissen.

Anwendung: Im akuten Anfall C 6 (D 12) dil. nach Methode 1; sonst C 30/C 200 glob.

Cyclamen

Paßt besonders für Frauen mit zu früher und zu starker Periode mit Neigung zu Anämie. Nach der Periode wird die traurige Stimmungsgrundlage vorübergehend besser. Starke Schwäche, ist oft unfähig, körperlich oder geistig zu arbeiten; verworren, konfus, in Gedanken versunken, sucht die Einsamkeit, grübelt über die Zukunft. Traurig, zu Tränen geneigt, stiller Kummer; meint, sie hätte etwas Schlechtes getan oder ihre Pflicht vernachlässigt.
Oft Schwindel, alles dreht sich um sie herum oder schaukelt.
Halbseitiger Kopfschmerz, linke Schläfe oder linke Seite, seltener rechts; beginnt morgens beim Aufstehen, steigert sich bis zum Erbrechen, danach wird der Kopfschmerz besser.
Kopf wie betäubt; *vor* dem Kopfschmerz Sehstörungen mit Funken in verschiedenen Farben, *während* des Kopfschmerzes sieht er alles trüb wie durch Nebel, »als ob sich die Augen schließen würden« (*Hering*, G. S., Bd. 5). Kopfschmerz mit Flimmern vor den Augen, beim Aufstehen am Morgen.
Empfindung, als ob das Gehirn sich bewegen würde, »als ob das Gehirn beim Gehen geschaukelt würde« (66).
Kopfschmerz *schlechter* während Menses, durch Bewegung, in frischer Luft; besser: kalter Umschlag, nach Erbrechen.

Anwendung: LM XIV/XVIII–XXX dil., C 30 glob.

Gelsemium (vgl. Kopfschmerz, S. 241)

Die allgemeinen und psychischen Symptome wurden an o. a. Stelle schon beschrieben – hier folgen die charakteristischen Merkmale dieses Mittels bei Migräne-Patienten: sehr sensitiv, oft schon sichtbar an vibrierendem Zittern der Hände. Auslösung eines Anfalles oft durch erregende Ereignisse, besonders durch schlechte Nachrichten und Erwartungsspannung.

Vor einem Migräne-Anfall kann als erste »Aura« Zunahme der Reizbarkeit, besonders ausgeprägte Empfindlichkeit gegen Lärm registriert werden, etwas später kommt es zu Sehstörungen, die auch während der Schmerzphase bleiben: verschwommenes, verwischtes, getrübtes Sehen bis zur vorübergehenden Blindheit, Doppelbilder.
Reichlicher Urinabgang (Urina spastica) löst den Kopfschmerz-Anfall.
Periodizität: Schlimmer vor und während Menses, 7-Tage-Rhythmus. *Begleitet* werden die Attacken oft von Schwindel; Gefühl, als ob sie nicht auf festem Boden stünde, wie seekrank, wie schwimmend, drehend; beim Gehen taumelnd, schwankend, wie betrunken; dabei oft Ohrgeräusche, wie Brausen.
Sonderliches Symptom: Schmerzen werden besser durch leichtes Schütteln des Kopfes.
Anwendung: Im akuten Anfall C 6 (D 12) dil. nach Methode 1. Sonst LM VI–XXX dil., C 30/C 200 glob.

Iris versicolor

Besonders oft indiziert bei »körperlich und nervlich asthenischen Menschen« (Donner) mit Neigung zu Kopfschmerzen bei saurer Dyspepsie, Übelkeit, Magen-Darm-Störungen, Galle-Affektion oder bei idiopathischer Migräne.
Vor dem Kopfschmerz treten *Sehstörungen* auf: verschwommen, schwach, trüb, Flackern, Flimmern.

Während des Anfalles kann das verschwommene Sehen noch anhalten. Die Urinmenge ist vermehrt während der Schmerzphase; besonders typisch ist eine Harnflut *nach* dem Kopfschmerz oder Besserung des Kopfschmerzes, wenn reichliches schleimiges und fadenziehendes oder bitteres, galliges Erbrechen erfolgt.
Zusammenschnürendes Gefühl, wie ein Band rings um den Kopf; Schmerzen vorwiegend im Stirngebiet oder rechte Seite, rechter Hinterkopf.
Die Schmerzen treten oft periodisch alle 7 bzw. 8 Tage oder 14 Tage auf, wobei der Ruhetag (Feiertag, Ferien) besonders kritisch ist (Sonntagsmigräne!).
Modalitäten: Schlechter in der Ruhe, in kalter Luft, beim Husten. Besser bei leichter Bewegung (aber heftige Bewegung verstärkt den Schmerz).
Anwendung: C 6 (D 12) dil. im akuten Anfall nach Methode 1. Sonst LM VI–XVIII dil., C 30/C 200 glob.

Sanguinaria

Diese Pflanze gehört zur Familie der Papaveraceen, davon werden homöopathisch verwendet: *Opium, Chelidonium, Sanguinaria.*
Diese Verwandtschaft erleichtert Erkennen und Merken der Symptomatik von *Sanguinaria:* Rotes Gesicht und Blutandrang zum Kopf (wie *Opium*), Schmerzen rechte Schulter, Nackengebiet, über rechtem Auge mit Übelkeit, Erbrechen und Leber-Galle-Symptomatik (wie *Chelidonium*).
Vor dem Kopfschmerz »gallige«, reizbare Heftigkeit, cholerische Reaktionen oder wie betäubt, träumt mit offenen Augen; Angst und Furcht vor dem Erbrechen.
Sanguinaria paßt für verschiedene Kopfschmerzformen, besonders in der Klimax (siehe S. 258). Bei Migräne tritt der typische halbseitige Kopfschmerz auf; beginnt am Morgen in der Okzipitalregion,

zieht nach oben über den Kopf und setzt sich im Stirn/Schläfengebiet, besonders über rechtem Auge, fest; dabei Blutandrang zum Kopf mit Übelkeit und Schwächegefühl. Bohrender oder hämmernder Schmerz, bis es zum Erbrechen kommt. *Erbrechen bessert.*
Während der Schmerzphase *verminderte* (seltener vermehrte) *Harnabsonderung*, besonders reichlicher wasserheller Urin (Urina spastica), wenn der Kopfschmerz besser wird (EK 696; KK III/726).
Der Schmerzanfall kommt und geht mit der Sonne (EK 130; KK I/236) oder er nimmt zu und ab mit dem Sonnenstand (EK 130; KK I/273); er tritt periodisch auf, alle 7 oder 14 Tage.
Schlechter: während Menses, bei Bewegung, Geräusch, Gerüchen, Licht, Hitze.
Besser: bei Gegendruck auf schmerzende Stelle, Liegen im Dunkeln, Aufstoßen, Erbrechen, reichlich Urin.

Anwendung: LM VI–XVIII dil., C 6 (D 12) dil. nach Methode 1 im akuten Schmerzanfall; C 30/C 200 glob. Nachbehandlung mit individuell ausgerichteten Mitteln. Oft paßt Sulfur – beide sind Choleriker und haben heiße Füße nachts, entblößen sie (EK 989; KK II/255).

▸ Nachbehandlung

Die besprochenen Arzneien wirken vor allem im akuten Anfall, vermögen aber nicht immer die konstitutionelle Veranlagung vollständig zu beheben. Dann sollte anschließend eine längere Behandlung mit den Arzneien erfolgen, die *Hahnemann* in seinem Werk »Chronische Krankheiten« (vgl. Bd. I, S. 153) angegeben hat.
Dafür kommen besonders die folgenden Mittel in Frage, die schon im Kapitel »Kopfschmerz« (vgl. S. 229) besprochen wurden. Deshalb kann ich mich hier auf kürzere Hinweise beschränken.

Übersicht
Calcium carbonicum
Causticum
Kalium bichromicum
Lycopodium
Natrium muriaticum
Phosphor
Psorinum
Silicea
Sulfur

Calcium carbonicum (vgl. S. 255)

Oft Folge nach Unterdrückungen von Hautausschlägen, oft schon im Kindesalter, von chronischem Schnupfen oder Nebenhöhlenentzündungen, Schweiß.
Vermehrte Anfälle auch in der Schwangerschaft; vor, während und nach den Menses, während und nach dem Stillen.
Folgt oft gut, wenn die Symptomatologie des akuten Migräneanfalles eine gute Übereinstimmung mit *Belladonna* zeigte, der Erfolg aber zu kurzfristig war.
Halbseitiger Kopfschmerz, stechend von der Schläfe bis zu den Zähnen.
Kopfschmerz mit Empfindung der Völle und hämmernden Schmerzen, Blutandrang zum Kopf, Hitzegefühl. Oft *begleitet* von Aufstoßen oder Erbrechen.
Schlechter durch Bewegung, Lärm, viel Sprechen, Erregungen, Alkohol, Sonne, Bücken, Abkühlung oder Naßwerden des Kopfes, morgens beim Erwachen.
Besser durch Erbrechen, festen Gegendruck, Bandagieren des Kopfes, abends.

Anwendung: Reihe von C 6–C 200 oder Einzelgaben C 30/C 200/C 1000 tabl.

Causticum (vgl. S. 250)

Voisin (58) hat auch bei diesem Mittel durch Studium der Arzneimittelprüfungsprotokolle die »Stufenfolge der Störungen« deutlich herausgearbeitet: zuerst *spastische* Symptome, dann Reizungen der Schleimhaut und Haut (Impetigo, Fissuren, Warzen), später fibrotische, rheumatische Veränderungen und

am Ende Lähmungen mit Depressionen, Abmagerung und Schwäche.
Die Spastik dieses Mittels wird in den kleinen Arzneimittellehren meist verdrängt, obschon *Causticum* ein hervorragendes Mittel ist bei der Chorea, bei Schreibkrampf, epileptiformen Konvulsionen und der *Migräne*.
Typische Symptome: »Empfindung, als ob die ganze Seite des Kopfes wie verkrampft wäre.« – »Bei Stirnkopfschmerz verkrampft sich die Haut des Vorderkopfes, dabei zittrige Schwäche.« – »Empfindung, als wäre ein feuriger Ball im Vorderhaupt.« (*Hering*, G. S., Bd. 3).
Besonders charakteristisch und auffallend ist bei diesem Mittel die Wetterabhängigkeit der Beschwerden: Trockenes, schönes Wetter wird nicht gut vertragen, besonders *schlecht* wirkt kalter Luftzug; *besser* in warmer Luft, bei feuchtem Wetter – aber paradox dazu: Baden und Durchnäßtwerden lösen Schmerzen aus.
Veranlagung zu gichtisch-rheumatischen Beschwerden: steife Gelenke mit Gefühl, als ob die Sehnen zu kurz wären, alles *schlimmer* bei trockenem, kalten Wind.
Während Kopfschmerz vorübergehende Blindheit; während Menses verstärkte Schmerzen im Kopf.
Anwendung: Reihe von C 6 – C 200 tabl.; bei starker Spastik LM VI – XXX dil.; bei Paresen C 30/C 100/C 200 tabl. in häufigeren Einzelgaben.

Kalium bichromicum

Oft übellaunige Menschen, ohne Lebensfreude, Abneigung gegen andere Menschen, extrem schweigsam, Misanthrop. Viele Krankheiten, die dieses Mittel benötigen, sind kritisch. *Kal. bi.* hat destruktiven Charakter, wie fast alle Kalisalze außer *Kalium carbonicum*: z. B. Ulzera und bei der Migräne Sehstörungen bis zur vorübergehenden Blindheit. Als »Aura« kann verschwommenes, verwischtes Sehen, Trübsehen schon vor dem Kopfschmerz auftreten, oder Empfindung, als ob während des Kopfschmerzes alles in einen gelben Nebel eingehüllt wäre.
»Blindheit, gefolgt von heftigem Kopfschmerz, muß sich hinlegen, Abneigung gegen Licht und Lärm; die Sehfähigkeit kommt zurück, wenn sich die Schmerzen weiter steigern.« »Periodische halbseitige Kopfschmerzen auf einer kleinen Stelle, die mit der Fingerspitze bedeckt werden kann; Übelkeit, Aufstoßen, Erbrechen.« »Periodischer Kopfschmerz mit Schwindel und Übelkeit, beginnt morgens beim Erwachen, wird besser durch Gegendruck, in der freien Luft oder durch Essen.« »Klopfende Schmerzen, begleitet von Würgen mit Erbrechen von Speisen und Gallensaft, aber ohne Erleichterung.« (*Hering*, G. S., Bd. 6).
Manchmal kommen und gehen die Schmerzen mit der Sonne, beginnen morgens, enden am Abend.

> **MEMO**
>
> Gelbe Phänomene sind typisch für *Kalium bi.*: gelbe Zunge, gelbe Sekrete, gelbes Erbrechen, gelbes Sputum.

Anwendung: C 30/C 200/C 1000 tabl. in seltenen Einzelgaben; bei chronischen Fällen in der anfallsfreien Zeit.

Lycopodium (vgl. S. 237)

Die ausführliche Schilderung an o. a. Stelle erspart weitere Kopfschmerzsensationen. Die Arzneiwahl muß hier über wesentliche personale Symptome erfolgen, da der Kopfschmerz wenige Symptome mit Charakter nach § 153 bietet. Auffallend ist der schon erwähnte Kopfschmerz, wenn der Hunger nicht sofort gestillt wird (EK 140, KK I/248), und gehäufte Kopfschmerzattacken in der Menseszeit (vor, während, nach).

Anwendung: In der anfallsfreien Zeit C 30/C 200/C 1000 tabl. in seltenen Einzelgaben.

Natrium muriaticum (vgl. S. 238)

Zu den o. a. ausführlichen Schilderungen ist speziell für Migräne-Anfälle nachzutragen: Als »Aura« tritt Trübsehen und Flimmern der Augen auf vor dem Kopfschmerzanfall; während eines Anfalles vorübergehende Erblindung. Manchmal beginnt der Schmerz vormittags 10 Uhr mit Benommenheit, saurem Erbrechen, Würgen mit starker Aufblähung des Leibes, der Patient wird fast bewußtlos; schlimmer in der Menseszeit (vor, während, nach).

Anwendung: C 30/C 200/C 1000 tabl. in seltenen Einzelgaben.

Phosphorus (vgl. S. 242)

Einseitiger periodischer Kopfschmerz (alle 7 Tage); geschwollenes Gesicht, pulsierender, pressender, bohrender Schmerz im Vorderhaupt, Schläfe; beginnt oft mit häufigem Gähnen und reichlichem, wäßrigem Urin. Während der Schmerzphase Trübsehen, schwaches Sehvermögen, Flackern, bis zur vorübergehenden Blindheit. Nach einem Anfall sehr erschöpft, so daß er fast nicht antworten kann, sieht blaß und entstellt aus, kalte Extremitäten.

Anwendung: LM VI–XVIII dil.; C 30/C 200/C 1000 glob. in seltenen Einzelgaben. Phosphor nicht bei geschwächten Menschen oder nur mit Vorsicht anwenden.

Psorinum
(vgl. S. 252 und in Bd. I, S. 171)

Dieses Mittel wurde schon besprochen im Kapitel »Kopfschmerz«, unter der Rubrik »Folge von Unterdrückungen von Hautausschlägen«.
Ergänzung für Migräne-Patienten: Als »Aura« geht dem Kopfschmerz voraus: schwaches Sehvermögen, Flackern, Flimmern, Funken, dunkle Flecke (mouches volantes), schwarze Ringe. Das schwache Sehvermögen kann längere Zeit noch während der Schmerzphase anhalten.
Krampfiger, zusammenziehender Schmerz; drückender, einseitiger Schmerz. Periodische Schmerzen alle 7 oder 14 oder 21 Tage.

> **MEMO**
>
> An die wichtige Ätiologie erinnere ich nochmals: Folge von unterdrückten Hautausschlägen!

Anwendung: LM VI–XVIII dil.; C 30/C 200 glob. als Einzelgaben in großen Abständen.

Silicea (vgl. S. 248)

Zarte, weichherzige, nachgiebige, frostige Menschen mit geringer Reaktionskraft gegen Infekte, Kälte, Anstrengungen. Sie brauchen viel Liebe und Zuwendung. Oft Folge von Unterdrückung von Fußschweiß oder Schnupfen.
Sehr *starke* Schmerzen, die zum Schreien führen können, mit zunehmender Übelkeit bis zur Ohnmacht; in der Schmerzphase vorübergehende Blindheit, Flackern, Flimmern vor den Augen, Blindheit *folgt* nach dem Schmerz.
Vermehrte Harnausscheidung während des Schmerzes, besonders typisch ist die Besserung des Kopfschmerzes durch reichliche Harnentleerung. Anfälle oft periodisch im Abstand von 7 Tagen oder seltener alle 2–3 Wochen.
Schlimmer nach Erregung, nach Lernen, Studieren, bei Lärm, Licht, Hunger, Bewegung, Beugen, kalter Luft.
Besser in Ruhe, bei Dunkelheit, im warmen Raum, wenn der Kopf warm und fest eingehüllt ist.

Anwendung: Reihe von C 6–C 30, dann seltene Einzelgaben C 100, C 200, C 1000 tabl. oder glob.

Sulfur (vgl. S. 243 und 253)

Paßt für leicht erregbare und ungeduldige Menschen.

Die verschiedenen Schmerzarten wurden schon in o. a. Stellen beschrieben. Bei Migräne fällt auf, daß die Anfälle durch die quälenden und betäubenden Schmerzen sehr schwächen. Sie sind oft die Folge von Unterdrückung von Hautausschlägen und Schweiß, evtl. schon in der Kindheit (s. S. 253).

Vor dem Anfall treten Sehstörungen auf (Flackern, Flimmern), die als Trübsehen, geschwächtes Sehvermögen *während* der Schmerzphase anhalten oder sich bis zur vorübergehenden Blindheit steigern; sie treten periodisch auf, alle 7, 14, 21 Tage oder beginnen gegen 10 Uhr, steigern sich bis zum Mittag und schwächen sich wieder ab bis zum Abend.

Anwendung: Reihe von C 6 (D 12)–C 200 tabl.; LM I–XXX dil. bei Allergikern, mit 1 Tropfen beginnen und langsam bis 5 Tropfen steigern.

Neuralgischer Gesichtsschmerz (Trigeminusneuralgie, Fazialisneuralgie, Prosopalgie)

Bei diesem weitgespannten Syndrom ist eine differentialdiagnostische Abklärung dringend erforderlich, bevor man mit arzneilicher Therapie allo- oder homöopathischer Art beginnt. Diese Schmerzen können erstes Alarmsignal bedenklicher pathologisch-anatomischer Veränderungen oder toxischer Schäden sein. An fokale Fernwirkungen, Beziehungen zur Halswirbelsäule und zum Leber-Galle-System, an Arzneinebenwirkung, an Infekte muß man denken.

Die eingehende Anamnese sollte sich bemühen, ein vollständiges Symptom (vgl. Bd. I, S. 41 ff.) vom Schmerzverlauf zu erhalten. Das vollständige Symptom gibt Auskunft über die Veranlassung, Ort und Ausbreitung des Schmerzes, seine Art und Qualität, seine Bedingungen (Modalitäten) und begleitende Beschwerden. Nach diesem Schema habe ich die folgenden Arzneimittel geordnet.

Bei Neuralgien bewähren sich höherpotenzierte Arzneien, aber im Anfang häufigere Gaben. Deshalb sind bei diesem Krankheitsbild die LM-Potenzen (anderer Name auch Q-Potenzen) günstig.

Übersicht

EK 380 ff., KK II/121 ff.

Aconitum
Belladonna
Arsenicum album
Cedron
Chamomilla
Chininum sulfuricum
Cimicifuga
Colocynthis
Gelsemium
Hypericum perfor.
Kalmia latifolia
Magnesium phosphoricum
Mezereum
Nux vomica
Spigelia
Verbascum

Aconitum

Folge von Kälte, bei trocken-kaltem Ostwind.
Anfallsweise Schmerzen: Infraorbital, Wangen, Unterkiefer. Schmerzen sind heftig, unerträglich, brennend, stechend. Empfindung, als ob die Muskeln fest verkrampft wären; Gefühl, als ob das Gesicht schwer wäre, als ob es größer würde, dabei Taubheit mit Kribbeln und Prickeln. Rote und blasse Gesichtsfarbe wechseln; schmerzhafte Seite ist rot und heiß.
Schmerzen werden *schlimmer* durch kalte Luft, beim Kauen, durch Geräusche, nachts. Unruhig, ängstlich, wirft sich hin und her, schreit vor Schmerzen.
Anwendung: C 30 glob., LM XVIII dil.

Belladonna

Folge von kaltem Luftzug bei entblößtem Kopf, nach Haarschnitt, nach kaltwerden bei vorher warmem Kopf.
Anfallsweise heftige Schmerzen bis zur Raserei, sie kommen schnell und gehen schnell; häufiger betroffen ist die rechte Seite, schießend von der Seite zur Schläfe, zum Ohr, zum Genick; infraorbital, ausstrahlend zum Ohr; von der Schläfe ausstrahlend zur Orbita, Wange, evtl. Ohr und Zähne, Infraorbital-Neuralgie mit rotem Gesicht und heißen Händen; Schmerz strahlt zum Ohr und

zur Halsmuskulatur aus. Bohrender, brennender, klopfender, reißender, schneidender, krampfiger Schmerz. Krampf der Gesichtsmuskulatur; Tic douloureux; Empfindung, als ob die Gesichtsmuskulatur und das Auge sich zusammenziehen würden. Kopf äußerlich sehr empfindlich, schon leichter Druck auf das Haar löst Schmerz aus; leichte Berührung schmerzt, fester Druck bessert. Modalitäten: Schlimmer durch Berührung, Bewegung, Erschütterung, Kälte – besser im Raum. Patient ist sehr ängstlich und unruhig, kann nicht an einer Stelle bleiben.

Anwendung: C 30 glob., LM XVIII dil.

Arsenicum album

Im Verlauf rheumatischer Erkrankungen oder bei Diabetes treten solche Neuralgien auf. *Charakteristisch* ist das Gefühl der existentiellen Bedrohung; erkennbar an blassem, eingesunkenen, verzerrten, vor allem verfallenen Gesichtsausdruck, »als ob er eine schwere innere Krankheit habe« (*Hering*). Öfter treten die Schmerzen in der linken Gesichtshälfte auf, im Oberkiefer, infra- oder supraorbital. Sie sind brennend oder stechend, »wie mit glühenden Nadeln« (*Hering*); erscheinen gern gegen 13 Uhr oder kurz vor Mitternacht, kehren periodisch wieder etwa alle 14 Tage oder im Abstand von 1 Jahr; sie sind *schlimmer* im Freien, in kalter Luft, werden *gebessert* durch intensive Wärme.

Anwendung: C 30 glob.; LM XVIII dil.

Cedron

Als *Folge eines Zahnherdes, nach Grippe, nach Malaria* treten solche neuralgischen Schmerzen auf. Sie lokalisieren sich: von Schläfe zu Schläfe; supraorbital; im Augapfel mit Ausstrahlung rings um das Auge, in die Nase; »wandernde Schmerzen, die von einem kranken Zahn ausstrahlen« (*Hering*). Periodische Wiederkehr zur gleichen Stunde, bevorzugt 19–20 Uhr, dauern 2–4 Stunden. Drückende, reißende Schmerzen mit plötzlich hineinschießender Empfindung; sie führen zu »krampfiger Verzerrung der Gesichtsmuskulatur auf der kranken Seite und machen fliegende Hitze im Gesicht mit abwechselnden Kälteschauern« (*Hering*).

Anwendung: C 6 (D 12) dil., LM VI–XII dil.

Chamomilla

Folge von Ärger, bei zahnenden Kindern, nervöse Übererregbarkeit, oft gesteigert durch *Abusus von Kaffee* oder *Psychopharmaka*. Stechender Schmerz, oft beginnend im linken Okziput und Ausstrahlung zum Oberkiefer. Die Schmerzen *verstärken* sich am Anfang der Nacht. Entsprechend dem Grundcharakter dieses Mittels werden die Schmerzen unerträglich empfunden und zwingen zum Schreien, sie werden durch *Wärme verstärkt*; dabei heißer Gesichtsschweiß, rote Backe auf der schmerzhaften Seite mit Wärmeempfindung.

Anwendung: C 30 glob., LM XVIII dil.

Chininum sulfuricum

Rechts oder links, seltener beidseitig treten die anfallsweisen stechenden Schmerzen regelmäßig zu bestimmter Stunde auf; bevorzugt um 7–12 Uhr, 10 Uhr, 12 Uhr, 20 Uhr.
Sie beginnen meist infraorbital, erstrecken sich um das Auge, dabei starker Tränenfluß, gerötete Konjunctiva, Lichtscheu, evtl. verkleinerte Pupille. *Berührung ist unangenehm, starker Gegendruck erleichtert* den Schmerz. Feuchtes Wetter verschlimmert und Wärme bessert.

Anwendung: C 30 glob., LM VI–VIII dil.

Cimicifuga

Bei psychisch und hormonal labilen Frauen treten beim *Ausbleiben der Regel* oder *vikariierend mit psychischen Störungen* (manische Erregung) neuralgische Schmerzen im ganzen Körper auf. Sie lokalisieren sich gern als Ziliar-Neuralgie oder beginnen am Okziput und ziehen zum Auge; oder ein scharfer, schießender Schmerz beginnt im Auge und erstreckt sich zum Oberhaupt; gelegentlich auch Empfindung, als ob Nadeln durch die Hornhaut in den Augapfel gestochen würden, mit starker Lichtscheu, schlimmer beim Schließen der Augen.

Anwendung: C 30 glob., LM XVIII dil.

Colocynthis

Folge von Ärger. Die Schmerzen lokalisieren sich sowohl supra- als auch infraorbital, auf der linken Gesichtshälfte, Schläfe bis zum Ohr und tiefer. Typisch ist folgender Schmerzverlauf: Nach einer Hitzeempfindung in der Stirn und im Gesicht beginnt auf kleiner umschriebener Stelle unterhalb des Unterlides ein außerordentlich lästiger, anhaltender zwickender Schmerz mit nachfolgendem Zucken des Unterlides, das Auge ist wie geblendet und sieht Doppelbilder. Der Anfall dauert einige Stunden und hinterläßt einen dumpfen Stirnkopfschmerz; aber auch anfallsweise zerrender, schießender, stechender, brennender Schmerz in der rechten Gesichtsseite, Schläfe, Ohr, Auge, seitliche Nackenpartie. Tic douloureux. Der Patient kann bei dem Schmerz nicht liegenbleiben, muß gehen, *besser in freier Luft.* Die Verschlimmerungszeit liegt bei 16 Uhr oder 22 Uhr. Die Schmerzen sind *schlimmer* durch Berührung, bei Bewegung, im allgemeinen *besser* in Ruhe, manchmal aber auch *besser* beim Gehen im Freien, durch festen Druck. Ruhe und örtliche Wärme *bessern* oft. Mit dem Schmerz treten oft Übelkeit, verschwommenes Sehen und Tränenfluß auf. Der Patient ist extrem reizbar, ungeduldig, ärgerlich, entrüstet, wirft Gegenstände. Veranlagung zu rheumatischen oder Gallenbeschwerden.

Anwendung: C 30 glob., LM XVIII dil.

Gelsemium

Folge von Schreck, Furcht, Aufregung über schlechte Nachrichten, Kälte. Die Schmerzen können oft wandern, sie treten auf im Orbital- und Fazialbereich, längs des Verlaufes des N. trigeminus, sie springen oft von einem Ast zum anderen, strahlen aus in Schläfe, Ohr, Auge, Nase. Empfindung, als ob die Haut und/oder die Muskulatur des Gesichtes kontrahiert sei, besonders um den Mund herum, behindert das Sprechen. Zittern der Augenlider, evtl. Ptose des Oberlides.

Anfallsweise Schmerzen mit Zucken der Muskeln, schießende Schmerzen. Die Schmerzen treten verstärkt auf gegen 10 Uhr, werden *schlimmer* durch Bewegung, Druck, durch Essen, Lachen, Schreien, *bessern* sich, wenn reichliche Urinentleerung auftritt (Urina spastica). Das Gesicht sieht gedunsen aus mit dunklem, braunrotem Farbton, wie schläfrig, benommen, zittrig. Die Patienten sind außerordentlich erregt und reizbar.

Anwendung: C 6 (D 12) dil., C 30 glob., LM VI–XVIII dil.

Hypericum

Folge von Verletzungen eines Nerven, besonders bei Verletzungen des Nervus mandibularis bei der Leitungsanästhesie. Schießende, stechende Schmerzen längs der Nervenstränge mit Taubheitsgefühl.

Anwendung: C 6 (D 12) dil., C 30 glob., LM VI–XVIII dil.

Kalmia latifolia

Folge von Kälte, Erregung, Kummer, besonders bei rheumatischer Veranlagung und Herzerkrankungen. Die Schmerzen treten vorwiegend auf der rechten Gesichtsseite auf im Wangenbereich, strahlen aus vom Schmerzzentrum nach allen Seiten, nach unten, aber auch bis zum linken Arm. Die Schmerzen sind drückend, reißend, stechend, oft mit Taubheit.

Sie werden *besser* durch örtliche Wärme und durch Nahrungsaufnahme. Oft indiziert bei Fazialneuralgie, nach Herpes zoster. Die Schmerzen werden oft begleitet von Schwindel und Hitzewallungen zum Gesicht.

Anwendung: C 6 (D 12) dil., C 30 glob., LM VI–XVIII dil.

Magnesium phosphoricum

Oft *Folge von Kälte* oder *allgemeiner Erkältung.* Die Schmerzen treten vorwiegend rechts auf, supra- oder infraorbital. Schießende Schmerzen wie ein Blitz längs des Nervenverlaufes, dabei verzerrtes Gesicht. Tic douloureux, besonders im N. supraorbitalis. Dieser Schmerz strahlt über die ganze rechte Gesichtsseite aus; krampfige Schmerzen wechseln den Ort.

Sie werden *besser* durch Wärme und *schlimmer* durch Kälte, oft Verschlimmerungszeit gegen 11 Uhr. Berührung löst neue Schmerzen aus, während fester Druck bessern kann.

Sie werden oft begleitet von starker Erschöpfung. Besonders charakteristisch ist das blitzartige Hindurchschießen dieses Schmerzes, Schmerz treibt aus dem Bett, er wechselt den Ort und kommt nach 2–3 Stunden wieder.

Anwendung: C 30 glob., C 200 glob./tabl., LM XVIII–XIV dil.

Mezereum

Folge von feuchter Kälte. Schmerzen treten vorwiegend auf im linken Jochbeinbereich, Knochen des Schädels, supra- oder infraorbital. Blitzschnelle, schießende, reißende, zerrende, brennende Schmerzen, taube Empfindung. Muskelzucken Wange, Muskelkrampf um das Auge mit Tränen. Die Schmerzen werden *schlimmer* durch Kälte, kaltes Wasser, bei Wetterwechsel, nachts, in der Bettwärme, auch bei Eintritt in ein warmes Zimmer, durch Berührung und warmes Getränk und Speisen, beim Sprechen und Kauen; *besser* durch warmes Einhüllen des Gesichtes und Ruhe im dunklen Raum. Mit dem Schmerz tritt auch ein Hautausschlag auf, oft ist es der Beginn eines Herpes zoster, Kälteschauer sind damit verbunden. Die Patienten sind schwach, müde, oft ohne jedes Interesse, außerordentlich vergeßlich und verwirrt, unkonzentriert.

Anwendung: C 6 (D 12) dil., C 30/200 glob./tabl., LM VI–XIV dil.

Nux vomica

Folge von Kälte, nach Kaffee-, Alkohol-, Arzneimittel-Abusus. Die Schmerzen treten vorwiegend supraorbital im linken Stirnbereich und um das linke Auge auf, manchmal aber auch rechts, oft auch beidseitig. Sie sind drückend, bohrend, scharf stechend. Sie werden *schlimmer* bei feuchtkaltem Wetter, als Folge von Überarbeitung und Ärger, bei sitzender Lebensweise, *besser* beim Gehen im Freien.

Anwendung: C 30/C 100 glob./tabl., LM VI–XIV dil.

Spigelia

Folge von Kälteeinwirkungen, bei Patienten mit Herz-Kreislaufbeschwerden, voller Angst und Furcht, fürchten sich vor spitzen Nadeln.

Periodisch wiederkehrende neuralgische Schmerzen, vorwiegend linke Seite; sie beginnen supraorbital, breiten sich über das Trigeminus-Gebiet aus; werden oft tief im Kopf empfunden; sie strahlen vom Auge zum linken Backenknochen oder vom Hinterkopf zum Auge aus.

Die Schmerzen sind schießend, brennend, stechend, wie mit glühenden Nadeln. Sie werden *schlimmer* durch Erschütterungen, Bewegungen, durch Bükken, durch feuchtes Wetter, durch Lärm, durch Essen, Liegen, durch Tee und Kaffee, leichte Berührung schmerzt; *besser* fester Druck, Aufsitzen im Bett, Liegen auf der kranken Seite und Wärme.

Das Gesicht sieht verzerrt und aufgedunsen aus, oft rot und schwitzig. Die Schmerzen sind oft begleitet von Tränen, Herzklopfen, Nasenbluten, Übelkeit bis zum Erbrechen, Ptose linkes Oberlid, die Zähne werden als zu lang empfunden. Beim Bewegen der Gesichtsmuskulatur entsteht ein Gefühl, als ob die Haut bersten wolle. Sehr charakteristisch ist der Zeitablauf: Die Schmerzen beginnen oft morgens schon um 4 Uhr früh, erreichen mittags ihren Höhepunkt und werden zum Abend hin wieder besser, so daß sie von morgens bis zum Sonnenuntergang in ihrer Intensität dem Sonnenlauf folgen. Gelegentlich aber auch Schmerzen in der Nacht, die dann erst am Morgen wieder aufhören.

Anwendung: C 30/C 100 glob./tabl., LM VI–XVIII dil.

Verbascum

Nach kaltem Luftzug mit vorherigem Schwitzen treten anfallsweise Schmerzen auf, die sich vor allem im linken Backenknochen und Kiefergelenk lokalisieren, von der Schläfe zum Mundwinkel ziehen, selten aber auch rechts supraorbital auftreten. Die Schmerzen sind stechend, drückend, wie mit einer Zange gequetscht, blitzartig, unerträglich. »Benimmt sich fast wahnsinnig wegen des quälenden Schmerzes – heult, stößt unartikulierte Laute aus.« (*Hering*, G. S., Bd. 10).

Sie werden *schlimmer* durch Druck, durch Sprechen, beim Niesen, beim Festzubeißen, überhaupt durch Bewegung und *bessern* sich in Ruhe und beim Aufsitzen. Beginn morgens 4 Uhr, Höhepunkt mittags, Besserung ab 16 Uhr, oder 2mal am Tage zu anderen Zeiten.

Bei Schmerzen ist das Gesicht rot und heiß, dabei kommt es zu Aufstoßen von Luft, Rülpsen. Im Mund bildet sich zäher Speichel, der ausgespuckt werden muß. Schwindel; durch den Schwindel völlig exaltiert.

Anwendung: C 30 glob., LM XIV–XVIII dil.

Hals – Nase – Ohr

Otitis media

Die Arzneiwahl richtet sich nach den Symptomen, die der *Phase der Krankheit* entsprechen.
Besonders wichtig sind
- die Ätiologie,
- das Tempo des Entzündungsablaufes (z. B. *Belladonna* ist schneller als *Ferrum phosphoricum*),
- die Art der Schmerzen und der Absonderung,
- nach dem alten Grundsatz homöopathischer Menschenbehandlung: das lokale Symptom ist zweitrangig; die Gesamtheit der Symptome entscheidet.

Übersicht

Vgl. in den Repertorien:
Entzündung Mittelohr: EK 299, KK III/87
 EK 298 (Eiterung), KK III/91 (Inneres Ohr, Mittelohreiterung)
Absonderungen, Ausfluß: EK 296/297
 Folge von akuten Exanthemen: *EK 297*, KK III/79*
 Nach Scharlach: *EK 297, KK III/80*
 Nach Masern: *EK 297, KK III/80*

Zuerst nur Schmerz ohne örtlich sichtbare Entzündung (Otalgie)

    Bei Beginn eines Allgemeininfektes . . S. 286   Aconitum
                                                          Belladonna
                                                          Chamomilla

    Bei der Zahnung . . . . S. 287   Chamomilla

    Nach Kälteeinwirkung, besonders durch
    kaltes Wasser . . . . S. 287   Magnesium phosphoricum

    Beginnender Tubenkatarrh . . . . S. 287   Ferrum phosphoricum

Lokalisation der Entzündung am Ohr mit Rötung des Trommelfells

    Plötzlicher Beginn mit hohem Fieber . . S. 287   Belladonna
                                                           Apis

    Allmählicher Beginn, geringeres Fieber . S. 288   Ferrum phosphoricum

    Ohr sondert nach Spontandurchbruch oder
    Parazentese ab . . . . S. 288   Pulsatilla
                                                           Mercurius solubilis
                                                           Hepar sulfuricum
                                                           Hydrastis
                                                           Kalium bichromicum
                                                           Psorinum
                                                           Tuberculinum aviaire

---

* Siehe Rubrik ›Ausfluß, schuppig‹, Übersetzungsfehler; im engl. Original ›sequelae‹ S. 287, bedeutet: Folgekrankheiten.

286 Hals – Nase – Ohr

Drohende Mastoditis	S. 289	Capsicum
vgl. *EK 312 (Knochenfraß, Wurmfortsatz)* *		Aurum
KK III/92 (Knochen, Karies, Processus mastoideus)		Silicea
Rezidivierende Otitis		
Konstitutionsbehandlung	S. 290	Calcium carbonicum
		Thuja
		Natrium sulfuricum
		Tuberculinum aviaire
		Tuberculinum Marmorek
Chronische Otitis		
Allgemein	S. 290	Pulsatilla
		Silicea
		Aurum
		Tellur
Nach Scharlach	S. 291	Apis
		Aurum
		Carbo vegetabilis
		Lycopodium
		Tellur
		Scarlatinum
Nach Masern	S. 291	Pulsatilla
		Sulfur
		Morbillinum
Chronisches Hydro- oder Mukotympanon		
. . . .	S. 292	Jaborandi

Wer als Haus- oder Kinderarzt tätig ist, weiß um die »Freude«, die das Läuten des Telefons zu später Abendstunde oder in der Nacht auslöst. Anlaß dieser Anrufe ist plötzliches Fieber mit »schrecklichem Ohrenweh«.

Otalgie

In dieser *ersten Phase* der Krankheit finden Sie oft noch keinen sicheren Befund am Ohr, noch keine deutliche Lokalisation des beginnenden fieberhaften Infektes.

▸ Beginn eines Allgemeininfektes

Der plötzliche und heftige Beginn der Ohrenschmerzen mit Bevorzugung der Nacht erinnert uns an drei »schnelle und stürmische« Mittel.

Aconitum

Stürmischer Beginn eines Allgemeininfektes durch Einwirkung von kaltem, trockenem Wetter (Ostwind!). Die Kranken, meist Kinder, erwachen in der Nacht (besonders kurz vor Mitternacht) mit Frost, Unruhe, großer Ängstlichkeit. Der Frost, evtl. Schüttelfrost, geht über in einen Zustand mit trockener, heißer Haut. In dieser ersten Phase des noch nicht lokalisierten Infektes wird neben anderer heftiger Schmerzsymptomatik über *Ohrenschmerzen* geklagt, verbunden mit starker Geräuschempfindlichkeit. Das äußere Ohr ist dabei oft rot und heiß. – *Schlimmer* im heißen Zimmer und nachts gegen 23 Uhr.

Anwendung: C 6 (D 12) dil. nach Methode 1.

---

* Eindeutiger Übersetzungsfehler, im engl. Original S. 285 mastoid process.

Belladonna

Plötzlicher Beginn eines Allgemeininfektes mit Hitze und dampfendem Schweiß, Gesicht rot, Pupillen erweitert. Überempfindlich gegen Kälte (will zugedeckt bleiben, obwohl er schwitzt), Erschütterungen und Licht. Halsschlagadern klopfen, *Schmerz* im Ohr wird *klopfend, hämmernd* empfunden. Im Anfang kann Trommelfellbefund noch normal sein, bald zeigt sich aber flammende Röte. Paßt sowohl für Otalgie als auch bei beginnender sichtbarer Entzündung. Homöopathische Behandlung kann schon im Anfangszustand zielgerecht einsetzen und dadurch die Weiterentwicklung zur klinisch diagnostizierten Otitis media verhindern. *Schlimmer* durch Kälte und Erschütterung; *besser* durch Wärme.

Anwendung: C 6 (D 12) dil. nach Methode 1.

▷ Bei der Zahnung

Chamomilla

Diese Arznei paßt für überempfindliche, reizbare, übelgelaunte, ruhelose Patienten mit roter, heißer Wange auf der kranken Seite. Ein sanfter, ruhiger, still leidender Kranker braucht nie *Chamomilla*. Bevorzugtes Kindermittel *bei erschwerter Zahnung mit Durchfall und unerträglichen* Schmerzen im Kiefer oder Ohr. Das kranke Kind verlangt, daß es herumgetragen oder dauernd gestreichelt wird; es fordert dieses und jenes (Spielzeug, Essen, Trinken) und verweigert dann trotzig das Verlangte. *Im Ohr stechender Schmerz*, wundes Gefühl, Empfindung wie verstopft, Klingeln in den Ohren. – *Schlimmer* nachts, bis Mitternacht, durch Wärme, warmes Getränk, *besser* durch Umhertragen, Streicheln und nach Schwitzen.

Anwendung: C 30 (D 30) dil. oder glob.

Nach diesen drei Arzneien mit heftiger und plötzlicher *Allgemeinsymptomatik* beschreibe ich zwei Arzneimittelbilder mit *milderem Verlauf*.

▸ Nach Kälteeinwirkung

Magnesium phosphoricum

Starke Otalgie (vorzugsweise rechts) *nach Gehen in kaltem Winde* oder *nach Schwimmem im kalten Wasser*. Schmerz sehr heftig; charakteristisch sind krampfige Schmerzen (wie *Colocynthis*). Paßt besonders für erschöpfte, müde Menschen mit Abneigung gegen geistige Anstrengungen. – *Schlimmer* durch Kälte und kaltes Wasser, *besser* durch Wärme.

Anwendung: C 6 (D 12)/C 30 tabl. nach Methode 1.

▸ Beginnender Tubenkatarrh

Ferrum phosphoricum

Wirkt fast spezifisch bei Otalgie, die durch *Tubenkatarrh* hervorgerufen wird und im kongestiven Entzündungsstadium der *Otitis media*, bevor Exsudat oder Eiterung auftreten. Typisch für *Ferrum phosphoricum*: Langsam ansteigendes Fieber, allmählicher Beginn. – Gesichtsfarbe wechselt, mal blaß, mal rot. Puls rasch und weich, klein, leicht zu unterdrücken. – Klopfende Schmerzen im Ohr, empfindet den Pulsschlag im Ohr. Neigung zu Nasenbluten. Mäßiger Durst. – *Schlimmer* nachts, besonders 4–6 Uhr morgens, *besser* durch kalte Anwendungen und langsames Umhergehen.

Anwendung: C 6 (D 12) tabl. nach Methode 1.

Lokalisation der Entzündung

In der *zweiten Phase* lokalisiert sich die Entzündung: Das Trommelfell ist rot, verdickt, pulsiert.

▸ **Plötzlicher Beginn mit hohem Fieber**

Bei kräftig rotem Trommelfell finden wir meist die Symptomatik von

Belladonna (vgl. S. 287).

Bei blaßrotem, ödematösen Trommelfell paßt oft gut

Apis

Stechende, brennende Schmerzen, durch Berührung und Wärme schlimmer; starke ödematöse Schwellung. Bei *Aconitum, Belladonna* und *Ferrum phosphoricum* sehen wir das Trommelfell gerötet, bei *Apis* liegt die *Phase* der *Exsudation* mit durchscheinendem Ödem vor. Bei Fieber fällt die Durstlosigkeit auf. – *Schlimmer* durch Wärme, Berührung und nachmittags; *besser* durch Kälte.

Anwendung: C 6 (D 12) dil. nach Methode 1.

▸ **Allmählicher Beginn und geringeres Fieber**

Hier entsprechen der Verlauf und die Symptomatik meistens

Ferrum phosphoricum (siehe S. 287)

Absonderung

Wenn die Behandlung zu spät einsetzte und wenn es schon zu einem *spontanen Durchbruch* kam oder eine Parazentese nötig wurde, differenzieren wir die folgenden Arzneien nach der *Art der Sekretion* und nach den auffallenden und deutlichen Begleitsymptomen.

Pulsatilla

Pus bonum et laudabile – Absonderung dick, gelb, mild, selten wundmachend. – Diese Kranken klagen nicht über Schmerzen, sind launisch, weinerlich, niedergeschlagen; frösteln schnell, wenn sie nicht warm angezogen sind, und verlangen frische Luft; ein warmer Raum ist ihnen nicht angenehm. – *Schlimmer* in der Wärme, obwohl frostig; *besser* im Freien, im Kühlen.

Anwendung: D 6/C 6 (D 12)/C 30 dil.

Anmerkung: von manchen Autoren wird *Pulsatilla* in tiefer Potenzierung (D 3/D 4) auch bei der *beginnenden* Otitis empfohlen. Dieser Empfehlung kann ich mich nicht anschließen. *Pulsatilla* produziert in tiefer Potenzierung Eiterungen! Das richtige Timing gehört zum Tennis, zur Börse und zur homöopathischen Therapie. Wenn die Eiterung Abfluß hat, dann ist *Pulsatilla* erlaubt. Ein so erfahrener Praktiker wie *Voisin* warnt bei der akuten Otitis media: »In allen Fällen sind gefährlich und deshalb kontraindiziert: *Hepar sulfur, Sulfur* und in geringerem Grade *Sulfur jodat, Lycopodium* und in tiefen Dilutionen *Pulsatilla*.« (59, S. 460).

Mercurius solubilis

Absonderung gelb bis grünlich, *scharf*, mit Blutbeimengungen, übelriechend. Das blutige-eitrige Sekret *ätzt* Gehörgang und äußeres Ohr bis zur Ekzembildung. Nachts ist alles schlimmer: Unruhe, Schweiß, Schmerz. Die Patienten sind frostig, vertragen aber die Bettwärme schlecht und schwitzen. Schweiß färbt gelb. – *Schlimmer* nachts, in der Bettwärme, durch Temperaturextreme (sehr kalt und sehr warm).

Anwendung: C 6 (D 12)/C 30 (D 30) tabl.; LM VI dil.

Hepar sulfuris

Eiter dick, gelb, übelriechend, oft mit blutigen Beimengungen. Frostige Menschen mit großer Empfindlichkeit gegen Kälte, vor allem gegen kalten Luftzug. Psychisch sehr reizbar. – *Schlimmer* durch Kälte, besonders durch kalte Luft,

Zugluft, im Winter; *besser* durch Wärme und örtliche Wärmeanwendungen.

Anwendung: C 6 (D 12)/C 30 tabl.
Vgl. Anmerkung zu *Pulsatilla* (s. S. 288).

MEMO

Hepar sulf. nur anwenden bei offenem Trommelfell.

Hydrastis

Absonderung gelb, dick, *fadenziehend*. Meist in Verbindung oder nach Sinusitis mit dem für *Hydrastis* typischen fadenziehenden zäh-eitrigen Schleim. Die Absonderung riecht nicht und reizt nicht. *Hydrastis* wirkt besonders gut bei geschwächten, erschöpften Menschen. – *Schlimmer* durch Kälte, aber mehr trokkene Kälte.

Anwendung: C 6 (D 12) dil.

Kalium bichromicum

Absonderung gelblich-schleimig, zieht *lange Fäden* und *haftet*; macht oft Ekzeme; Otitis *externa*. *Kalium bichromicum* greift das Gewebe stärker an als *Hydrastis*. Die Absonderung ist meist *übelriechend* und führt rascher zur Zerstörung mit Neigung zu Ulzerationen. – Schlimmer durch Kälte, besonders durch feuchte Kälte, besser durch Wärme.

Anwendung: C 6 (D 12)/C 30 tabl.

Psorinum

Absonderung gelblich-bräunlich, eitrig, stinkend, wundmachend. Chronische Ohreiterung. Jucken im Gehörgang; Neigung zu nässendem, krustigem Ekzem hinter den Ohrmuscheln mit übelriechender Absonderung. – Extrem *frostiger* Patient. Furcht vor der Zukunft; traurig, ängstlich; wenig Selbstvertrauen. Trotz der Frostigkeit stinkende Schweiße bei geringer Anstrengung; unangenehmer Körpergeruch.

Anwendung: LM VI–XXX dil.; C 30/C 200 glob.

Tuberculinum aviaire

Dieses Präparat der Vogeltuberkulose ist die mildeste Tuberkulin-Nosode. Bei tuberkulinischer Diathese (vgl. Bd. I, S. 180), vor allem in der Kinderpraxis, sehr günstige Wirkung als Zwischenmittel, wenn die Eiterung nicht aufhört und die Schwerhörigkeit nicht nachläßt; bei Rezidiven der dauernd erkälteten, kümmernden, appetitlosen Kinder.

Anwendung: C 6 (D 12) dil.; LM VI–XIV dil.

Drohende Mastoiditis

Die Gefahr einer Mastoiditis sollte bei jeder Behandlung der Otitis media nicht vergessen werden. Dieser an sich selbstverständliche Rat hat besondere juristische Bedeutung für alle Therapeuten, die nicht routinemäßig Antibiotika anwenden. – Auch die *okkulte Mastoiditis* bei Säuglingen sollte differentialdiagnostisch erwogen werden.
Die erste Arznei ist hier *Capsicum* – je nach Symptomatologie erinnern Sie sich auch an die »Knochenmittel« *Aurum* oder *Silicea*.

Capsicum (Spanischer Pfeffer)

Der typische Capsicum-Patient ist frostig und träge in der Abwehrleistung gegen Infekte, auch psychisch und körperlich, schlaffes Gewebe. Wangen und Nase oft rot. Neigt zu Heimweh. Schmerzen werden *brennend* empfunden: Pfeffer brennt. – *Schlimmer* durch Kälte; *besser* durch Wärme und Ruhe.

Anwendung: C 6 (D 12)/C 30 dil.

Aurum metallicum

Durch die hundert Jahre vor der Kolloidchemie geleistete Erfindung *Hahnemanns*, unlösliche Stoffe durch Verreibung kolloidal löslich zu machen, haben wir in der Homöopathie die Möglichkeit, metallisches Gold therapeutisch zu nutzen. Gold ist ein tiefwirkendes Konstitutionsmittel, das die Fähigkeit hat, Knochen anzugreifen. Es paßt bei hartnäckiger, übelriechender Eiterung der Ohren mit *Nekrose der Gehörknöchelchen und/oder am Mastoid. Große randständige Trommelfelldefekte nach Scharlach.* – *Schlimmer* im Winter, durch Kälte (Schmerzen und Absonderung), sowie nachts (Schmerzen und allgemein).

Anwendung: Reihe von C 6 (D 12)–C 200 tabl.

Silicea

Silicea ist ein Konstitutionsmittel für Menschen mit Mangel an eigener Wärmeproduktion und Neigung zu langdauernden Eiterungen. Es ist ein tiefwirkendes Mittel, das fähig ist, den Knochen anzugreifen: *Ostitis der Gehörknöchelchen, Mastoiditis.* Die Ohrabsonderung ist eitrig, übelriechend – der Eiter ist entweder dünnflüssig, typischer ist *krümeliger*, körniger *Eiter*. Die Hörfähigkeit ist herabgesetzt. Dröhnen in den Ohren. Sie werden selten einen *Silicea*-Patienten finden, der bei kühler Witterung ohne Kopfbedeckung geht: Er friert besonders am Kopf, an Händen und Füßen. Seine Ohrenbeschwerden werden besser, wenn er den Kopf warmhält. (Er trägt aber ungern einen hartrandigen Hut, besonders wenn er zu Kopfschmerzen neigt: die Kopfhaut ist sehr empfindlich.) Neben dem örtlichen Befund am Ohr weisen folgende Leitsymptome auf *Silicea*: Mangel an Eigenwärme; Kältegefühl mit Empfindlichkeit gegen Kälte; friert besonders am Kopf, an Händen und Füßen – paradox zum Kältegefühl: Schweiße am ganzen Kopf (*Calcium carbonicum* schwitzt am behaarten Kopfteil); stinkende Fußschweiße; rasch erschöpft und mager; Neigung zu langdauernden Eiterungen. – *Schlimmer* durch Kälte, im Winter und morgens; *besser* durch Wärme, im Sommer, durch Einhüllen des Kopfes.

Anwendung: Reihe von C 6 (D 12)–C 200 tabl.

Rezidivierende Otitis

▶ Konstitutionsbehandlung

Die konstitutionelle Behandlung mit tiefwirkenden Arzneien ist dringend geboten, wenn Patienten zu uns kommen, die immer wieder an einer Otitis erkranken. *Hahnemann* hat uns mit seinen Forschungen über chronische Krankheiten die Wege zur Behandlung der rezidivierenden Erkrankungen gezeigt. (Vgl. Bd. I, S. 153 ff.)

Die *psorisch* reagierenden Kranken mit ihrer lymphatischen Diathese, die *Sykotiker* mit großer Erkältungsneigung durch feuchtes Wetter und Nässe, aber auch die *Tuberkuliniker* leiden häufig an Entzündungen der Ohren. Diese Krankheitsformen reichen vom Tubenkatarrh über die Otitis media bis zur Mastoiditis, aber auch von der Schwerhörigkeit durch adenoide Wucherungen, Polypen, Pansinusitis bis zum Hydro- oder Mukotympanon. Stellvertretend für viele hier möglichen Arzneien nenne ich nur

Calcium carbonicum
Thuja
Natrium sulfuricum
Tuberculinum aviaire (Bd. I, S. 180) und
Marmorek

Die Breite dieser Arzneimittelbilder übersteigt die organotrope Beschreibung.

Chronische Otitis

Die Arzneiwahl überschreitet auch die lokalen Leitsymptome bei den *chroni-*

schen Mittelohrentzündungen. Oft werden angewendet die schon beschriebenen Arzneien

Aurum (S. 290)
Silicea (S. 290)
Pulsatilla (S. 288)

Auf ein neues Mittel möchte ich hinweisen, an das wir selten denken, weil wir es zu wenig kennen und viele seiner Symptome nicht im *Kent* registriert sind (es wurde erst 1850 von *Hering* geprüft):

Tellurium

Element Nr. 52 Te. Kommt in der Erdrinde als Tellurid vor, Verwandtschaft mit Selen und Sulfur.
Chronische Otitis mit scharfem, übelriechenden, wäßrigen oder gelblichen Sekret; riecht wie Fischlake. Ekzematöse Otitis externa. Von *Nash* bei alten Otorrhöen nach Scharlach empfohlen. Diese Empfehlung bewährt sich evtl. nach Zwischengabe der Scharlach-Nosode.

Anwendung: D 6/C 6 (D 12)/C 30/C 200 tabl.

Boericke macht mit Recht darauf aufmerksam, daß dieser Arzneistoff langsam wirkt, aber auch lange Nachwirkung hat. Deswegen Geduld haben!

▶ Nach Scharlach

Hier trat früher häufiger als jetzt eine randständige perforierende Otitis media auf, mit der Neigung zur Chronizität und zu zerstörenden Prozessen an den Gehörknöchelchen und am Mastoid. Erfolg der Antibiotikatherapie? Änderung des Genius epidemicus?
Aus der Erfahrung meiner homöopathischen Praxis darf ich mit Dankbarkeit gegenüber *Samuel Hahnemann* sagen, daß ich bis jetzt keine Scharlach-Otitis bei den Patienten erlebt habe, die von Anfang an homöopathisch behandelt wurden.
Um alte, übernommene Fälle doch noch auszuheilen, bewähren sich

Apis (S. 288)
Aurum (S. 290)
Tellur (S. 291)

sowie *Lycopodium, Carbo vegetabilis* und als Zwischengabe *Scarlatinum.*

Carbo vegetabilis

Absonderung dick, *fleischfarben* oder *eitrig, übelriechend,* wundmachend. Ziehende Schmerzen im Ohr, die von innen nach auswärts gehen (nach *Hering*). Schwerhörigkeit seit einem akuten Exanthem.

Anwendung: C 6 (D 12) tabl.

Lycopodium

Absonderung eitrig, scharf, wundmachend, übel aussehend. Starke Beeinträchtigung der Hörfähigkeit nach Scharlach; Trommelfell teilweise zerstört, randständiger Defekt. Äußerer Gehörgang wund durch scharfe Absonderung (nach *Hering*).

Anwendung: Reihe von C 6 (D 12)–C 200 tabl.

Scarlatinum

Wird als Zwischengabe verwendet, wenn die Anamnese den ätiologischen Zusammenhang vermuten läßt oder bestätigt. Keine individuelle Symptomatik bekannt.

Anwendung: C 9 (D 18)/C 30 (D 30) dil.

▶ Nach Masern

Hier tritt gelegentlich eine langdauernde Otorrhö auf, allerdings seltener eine so starke Zerstörung der Gehörknöchelchen oder am Mastoid wie nach Scharlach.

Pulsatilla (s. S. 288)

Ist oft bei den Masern selbst, aber auch bei ihren Folgekrankheiten angezeigt.

Anwendung: C 6 (D 12) dil.

Sulfur

Kann die Folgekrankheiten bei psorisch reagierenden Patienten ausheilen. – Die Absonderung ist oft stark, von widerlichem Geruch, scharf; ekzematöse Haut im äußeren Gehörgang und am Ohrläppchen mit starkem Juckreiz.

Anwendung: In Reihe von C 6 (D 12) – C 200 tabl.

Morbillinum

Wird als Zwischengabe verwendet, wenn die Anamnese den ätiologischen Zusammenhang der chronischen Otitis mit einer durchgemachten Masernerkrankung vermuten läßt oder bestätigt. Keine individuelle Symptomatik bekannt.
Bei lymphatischen Kindern mit Vergrößerung der Rachenmandeln und entsprechender Behinderung der Tubenbelüftung, vielleicht auch durch Unterdrückung der akuten Entzündung bleiben *Restexsudate*.

Anwendung: D 12/D 20 dil. (vgl. S. 399)

Hydro- oder Mukotympanon

Neuerdings fragen neben Eltern auch Fachkollegen (HNO- und Kinderärzte), ob man die Einlage von Paukenröhrchen durch unsere arzneiliche Behandlung vermeiden könne. In vielen Fällen ist es möglich, mit der individuell ausgewählten Arznei die *lymphatische Diathese* und damit die Ursache der zugrunde liegenden konstitutionellen Schwäche auszuheilen (vgl. Bd. I, S. 181). Diese konstitutionelle Therapie braucht Zeit. Manchmal kann man mit einem kleinen organotropen Mittel einen Anfangserfolg erreichen:

**Pilocarpus Jaborandi
(Jaborandi, Pilocarpus microphyllis)**

Enthält Pilocarpin; wirkt schweißtreibend und resorbierend.

Anwendung: D 6 dil.

Schnupfen

Die katarrhalische Absonderung aus der Nase ist oft ein notwendiges Ventil zur Entlastung oder Ausschaltung einer tieferen Störung. Die gedankenlose Trockenlegung der Schleimhäute mit abschwellenden und entzündungshemmenden Nasensprays oder Salben ist eine unterdrückende Maßnahme, die eigentlich jeder als Verhinderung der körpereigenen Abwehr erkennen kann. Die Verlaufskontrolle und Beobachtung dieser so behandelten Patienten zeigt häufige Rückfälle, Übergang zu chronischen Entzündungen und am Ende eine atrophische Schleimhaut. Die homöopathischen Arzneien zielen nicht auf eine unterdrückende rasche Beseitigung des Symptomes Schnupfen – sondern auf die meist unbekannte *Veranlassung* einer überschießen-

---

Übersicht

Vgl. in den Repertorien:
EK 352–367, KK III/167–182
EK 357 (Trockenheit), KK III/182
EK 359 (Verstopft), KK III/183 (Verstopfung)

Akuter Verlauf

    Akuter Fließschnupfen – Beginn eines
    fieberhaften Infektes . . . . S. 294   Gelsemium

    Folge von Abkühlung . . . . S. 294   Nux vomica
                                                     Sabadilla

    Nase und Auge betroffen . . . . S. 294   Allium cepa
                                                     Euphrasia

    Nase trocken und verstopft, besonders
    bei kleinen Kindern . . . . S. 295   Sambucus

    Sehr scharfer Schnupfen . . . . S. 295   Arum triphyllum

Chronischer Verlauf

    Allgemeine Mittel . . . . S. 295   Teucrium marum
                                                     Luffa operculata
                                                     Pulsatilla

Konstitutionsbehandlung

    Psorisch, lymphatisch . . . . S. 296   Calcium carbonicum
                                                     Hepar sulfuris
                                                     Sulfur

    Sykotisch, hydrogenoid . . . . S. 297   Dulcamara
                                                     Thuja
                                                   Natrium sulfuricum

    Luesinisches Terrain . . . . S. 297   Kalium jodatum
                                                     Kalium bichromicum

    Tuberkulinisch, skrofulös . . . . S. 298   Bacillinum
                                                     Tuberculinum Bovinum
                                                   Tuberculinum Koch

den und damit krankhaften Reaktion. Damit bestätigt sich die homöopathische Therapie als logische und kausale Heilmethode.

▶ **Akuter Verlauf**

▷ **Akuter Fließschnupfen**

Im Beginn eines fieberhaften Infektes weist er oft auf

Gelsemium

(vgl. Kapitel »Fieberhafter Infekt«, S. 18)

Dumpfer Kopfschmerz, Völlegefühl an der Nasenwurzel, mäßiges Fieber. Reichlicher, wäßriger, scharfer Schnupfen. – Frostschauer im Rücken mit Zittern; gerötetes Gesicht.

Anwendung: C 6 (D 12) – C 30 dil.

▷ **Folge von Abkühlung**

Menschen mit fehlender Anpassung an Temperaturschwankungen reagieren als Folge von Abkühlung oft mit Schnupfen. Prüfen Sie die Symptomatik dieser Patienten und die Arzneimittelbilder von *Nux vomica, Sabadilla* oder *Hepar sulfuris* (siehe S. 296).

Nux vomica

Diese Patienten melden sich energisch, wenn sie einem Luftzug ausgesetzt werden, z. B. bei Querbelüftung in einem Raum. – *Milder* Fließschnupfen nach Abkühlung. Der Schnupfen ist nicht sehr stark, schleimig, dünnflüssig. Besonders typisch: die Nase läuft am Tage, bei Kälte, morgens; Verstopfung und trockenes Gefühl sind schlimmer nachts und im warmen Raum. Niesen in kalter Luft; fühlt sich am wohlsten im Freien bei mittlerer Temperatur.

Anwendung: D 6/C 30/C 200 dil.

Sabadilla

Frostige, nervöse Patienten, die auf jede Kälteeinwirkung Schnupfen bekommen und im Sommer an Heuschnupfen leiden. Augen und Nase brennen. Die Nase läuft reichlich, im Anfang dünn, später dick – trotzdem Empfinden: wie verstopft; eine Nasenseite offen, die andere verstopft, Seiten wechseln. Viel Niesen. Schmerzen an Stirn und Nasenwurzel. Jucken am Gaumen; Schluckschmerzen, besonders beim Leerschlucken. Schnupfen *schlimmer* in *kalter Luft*, im Freien, durch Blumenduft; *besser in warmer Luft* und durch warme Getränke.

Anwendung: D 6 – C 30 dil.

▷ **Nase und Augen sind betroffen**

Wenn der Katarrh nicht nur die Nase, sondern auch die Augen betrifft, erinnern wir uns an die Zwiebel und den Augentrost, an *Allium cepa* und *Euphrasia officinalis*.

Allium cepa

Der Zwiebelsaft reizt die Nase, Augen und Kehlkopf. Katarrh meist Folge von feuchter Kälte, Durchnässung der Füße. – *Wundmachender, scharfer*, wäßriger Fließschnupfen mit viel Niesen und Druck in den Stirnhöhlen. Reizung der Augenbindehäute mit reichlichen, aber *milden* Tränen. Charakteristisch ist also der *scharfe* Schnupfen und die *milde* Tränensekretion. – Absteigender Katarrh zum Larynx mit Wundheitsgefühl, Heiserkeit, krampfhaftem trockenen Husten. – *Schlimmer im warmen Raum*, besonders in dämpfiger Zimmerluft und *besser im Freien*.

Anwendung: D 6/C 6 (D 12) dil.

Euphrasia officinalis

Der Name »Augentrost« sagt schon an, daß die Konjunktivitis bedeutungsvoller ist als die Rhinitis. Im Gegensatz zu *Cepa*

ist hier charakteristisch: *scharfe* Tränen und *milder* Schnupfen. Akuter wäßriger, nicht reizender Schnupfen und starke Entzündung der Bindehäute mit Tränen, welche die Lidränder wundmachen. Sekretion der Augen wird schnell schleimig und dick, verklebt die Lider; starke Lichtscheu. Katarrh kann abwärtssteigen zum Larynx mit quälendem Reizhusten, dabei oft reichlicher, schleimiger Auswurf.
Besonderheit: Husten tritt fast nur am Tage und im Stehen auf, er wird besser im Liegen – aber der Schnupfen läuft auch nachts, dabei viel Niesen. – *Schlimmer im warmen Raum und am Tage*. Sonderliches Symptom: Keuchhustenanfälle fast nur am Tage!
Anwendung: D 4/D 6/C 6 (D 12) dil.

▷ Säuglingsschnupfen mit trockener und verstopfter Nase

Er behindert das Stillen und damit das Gedeihen. Sicher wären viele Pädiater froh, wenn sie wüßten, daß man dagegen etwas ausrichten kann mit dem Saft des schwarzen Holunders in potenzierter homöopathischer Zubereitung; der wissenschaftliche Name:

Sambucus nigra

Der Säugling kann mit verstopfter Nase nicht trinken. Nase verstopft, aber keine Absonderung – viel Schniefen. In der Nacht eventuell Erstickungsanfälle mit pfeifender Inspiration. Bei Fieber starker Schweiß im Moment des Erwachens, aber im Schlaf trocken und heiß. Holundertee wirkt schweißtreibend. Die Verstopfung der Nase und die Atemnot sind *schlimmer in trockener, kalter Luft*, nachts, gegen Mitternacht. Die Laryngitis ist besser durch warme Umschläge auf den Hals.
Anwendung: D 4/D 6/C 6 (D 12) glob.

▷ Scharfer Schnupfen

Einem Patienten mit scharfem Schnupfen und wunden, roten Naseneingängen verordnen Sie am besten

Arum triphyllum

Sehr scharfer, wundmachender Schnupfen – stark reizender Fließschnupfen mit blutigroten Schleimhäuten; zwingt zum Kniebeln in der Nase, bohrt in der Nase, bis es blutet. Obwohl die Nase läuft, ist sie verstopft oder es besteht ein Verstopfungsgefühl; muß mit offenem Munde atmen. – Schnupfen *schlimmer in der Wärme*, beim Hinlegen, nachmittags.
Anwendung: D 6/C 6 (D 12)/C 30 dil.

▶ Chronischer Verlauf

• **Allgemeine Mittel**

Teucrium marum

Chronischer Schnupfen mit Krusten und Polypen. Viel Jucken und Kribbeln in der Nase; Verstopfungsgefühl mit schlechtem Geruch der Nasenabsonderung. Besonders indiziert bei Nasenpolypen. Schnupfen *schlimmer in der Bettwärme*.
Anwendung: D 4/D 6/C 6 (D 12) dil.

Bei Nasenpolypen kann man auch örtlich behandeln mit folgender Salbe:
Rp. Teucrium marum Ø 10 ml
    Eucerini anhydr. ad 50.00
    M. f. ungt.
    S. Nasensalbe!

Luffa operculata

Bei Katarrhen der Nase tritt starke Müdigkeit mit Durst und dumpfen Kopfschmerzen von der Stirn zum Nacken auf. Feinere Modalitäten sind noch nicht bekannt.
Anwendung: Der Wirkungsbereich wechselt mit der Höhe der Potenzierung.
D 4 dil. atrophische Schleimhaut, Ozäna;

D 6 dil. verstopfte Nase mit schleimig-eitriger Absonderung, Sinusitis;
D 12 dil. seröse Sekretion, akuter Fließschnupfen.

Pulsatilla

Macht auch in diesem Bereich wechselnde Symptome: Nase verstopft *oder* Fließschnupfen. Absonderung häufiger am Morgen, in kühler frischer Luft – Verstopfung eher im warmen Raum, am Abend. Nase verstopft *oder* ganz frei. Mal ist die eine Seite frei, mal die andere (ähnlich wie *Lac caninum*, aber kein so strenger Seitenwechsel).
Milde, dicke, gelbe Absonderung, reifer Schnupfen – aber auch grünliche, stinkende Borken in der Nase. Verlust des Geruchsvermögens. Nasenbluten. Pressender Schmerz an der Nasenwurzel (wie *Cinnabaris*). Übergreifen der Entzündung zur Stirnhöhle.
Wechselnde, launische Stimmung. Verlangen nach frischer Luft.
Anwendung: D 6/C 6 (D 12)/C 30/C 200 dil.

▷ **Konstitutionsbehandlung**

Sie ist bei allen *rezidivierenden* oder *chronischen* Krankheitsfällen erforderlich, um eine endgültige Ausheilung zu erreichen. Voraussetzung zur Arzneifindung ist für solche Krankheitsfälle die umfassende Anamnese (vgl. Bd. I, S. 69 ff.), die auch die Vorgeschichte, die Biographie des Kranken und seiner Familie mit aufnehmen muß. Die *verbalen* Symptome *und* die leiblichen *Zeichen*, die sonderlichen *und* charakteristischen Symptome müssen erfaßt werden.

• **Psorische Arzneimittel**

Bei den psorischen Schnupfen-Patienten finden wir oft die Symptomatik von *Calcium carbonicum, Hepar sulfuris* oder *Sulfur.*

Mit den folgenden kurzen Hinweisen kann ich selbstverständlich nicht das breite und vollständige Arzneimittelbild erfassen. Die zusätzliche Verwendung einer Arzneimittellehre ist erforderlich.

Calcium carbonicum

Erkältet sich bei jedem Wetterwechsel und reagiert mit Erkrankung der oberen Luftwege. Dabei schleimig-eitrige Absonderungen aus der Nase mit Sinusitis, Blepharo-Konjunktivitis und Bronchitis. Der Schnupfen ist meist mild, bei längerer Dauer werden die Nasenlöcher wund; übler Geruch, faulig, eitrig; Verlust des Geruchsvermögens. *Auffallend* ist der Unterschied zwischen Tag und Nacht – tags Sekretion, nachts Verstopfung; bei nächtlicher Verstopfung tritt Druck auf der Brust mit Angst und Kurzatmigkeit auf. Gleiches gilt für den Husten: tags Auswurf, nachts trocken.
Anwendung: Reihe von C 6 (D 12)–C 200 tabl.

Hepar sulfuris

Noch frostiger als *Calcium carbonicum* – erkältet sich schon durch kalten Luftzug, durch geringe Entblößung; besonders empfindlich gegen *trocken*-kaltes Wetter. Nase in kalter Luft verstopft, Niesen bei trocken-kaltem Wind. *Schnupfen* gelb bis grünlich, zuerst flüssig, bald aber dick, übelriechend (wie alter Käse); wundmachend, schorfige Krusten an den Nasenöffnungen; Polypen; Schmerzen an der Nasenwurzel. Oft Übergang in eitrige *Nasennebenhöhlen*-Entzündung mit splitterartigem Schmerz in der Stirn oder im Kiefer; Erleichterung durch Wärme (Kopfdampfbäder, Kopf warm einhüllen).
Anwendung: Reihe von C 6 (D 12)–C 1000 tabl.

Sulfur

Unterscheidet sich von *Calcium carbonicum* und *Hepar sulfuris* durch seine Temperatur-Modalität: Als junger Mensch fast immer zu warm. – Schnupfen mit Niesen; brennend, scharf, wäßrig oder gelb, klebrig, leimartig; übelriechend; reichlich und brennend im Freien, Verstopfung im Raum. – Geruchsverlust bei chronischem Schnupfen; sonst auffallend empfindlich gegen Gerüche des eigenen Körpers, gegen eigenen Stuhlgeruch; illusionäre Geruchswahrnehmung.

Anwendung: Reihe von C 6 (D 12)– C 1000 tabl.

- **Sykotische Arzneimittel**

Die sykotischen Patienten mit Abhängigkeit von Kälte und Nässe benötigen oft

Dulcamara

Erkältet sich rasch durch Abkühlung am Abend nach heißen Tagen, besonders durch Naßwerden. Schnupfen dick, schleimig oder auch wäßrig. Auffallendes Symptom: *Verstopfung der Nase in kalter Luft*, wird besser im warmen Raum – und besser durch Bewegung. Dieses letzte Symptom, das bei chronischen Schnupfenpatienten gar nicht so selten ist, wird im *Kent* verzeichnet nur mit vier Mitteln: *Dulcamara, Phosphorus, Rhus toxicodendron, Thuja* (vgl. EK 354, KK III/179). Sinngemäß hat sich mir dieses Symptom außerordentlich bewährt bei Patienten, die an Stockschnupfen leiden und berichten, daß die Nase frei wird, sobald sie sich warmarbeiten. Wichtiges Mittel auch bei Heuschnupfen (s. S. 301) (vgl. auch EK 356, KK III/182, Warmwerden beim Gehen bessert: Mercurius jod. ruber = Mercur. bijod.)

Anwendung: LM VI–XVIII dil.; C 6 (D 12)–C 30 dil.

Natrium sulfuricum

Nase verstopft, trocken und brennend; Niesen mit Fließschnupfen; der im Anfang wäßrige Schnupfen wird gelb, zäh, dick; dicker Schleim mit salzigem Geschmack sammelt sich nachts in den hinteren Choanen und läßt sich morgens aushusten; grünliche, übelriechende Krusten mit etwas Blut werden am Morgen aus der Nase ausgeschneuzt. Die behinderte Nasenatmung tritt zusammen mit Druck auf der Brust auf, besonders nachts, morgens und bei feuchtem Wetter.

Anwendung: Reihe von C 6 (D 12)– C 1000 tabl.; bei Asthma besser LM VI– XXX dil.

Thuja

An der äußeren Nase können folgende Zeichen auf *Thuja* hinweisen: Risse zwischen Nasenflügel und Wangenhaut; grobporige Orangenhaut oder sehr harte Haut an den Nasenflügeln; schorfige Nasenlöcher; Warzen.
Sehr hartnäckiger Schnupfen mit *hypertropher* Schleimhautschwellung – am Ende atrophische Schleimhaut mit Trockenheit und starker Empfindlichkeit der Nase. Eitriger, scharfer Schnupfen; »dicker, grüner Schleim mit Blut vermischt; später braune Krusten; wunde Nase; ...« (*Hering*). »Geruch in der Nase nach saurem Bier oder Fischlake« (*Hering*). Nach Niesen wird die Nase freier. Polypen.

Anwendung: Reihe von C 6 (D 12)– C 1000 tabl.; bei Asthma LM VI–XXX dil.

- **Luesinische Arzneimittel**

Die luesinischen Mittel

Kalium jodatum
Kalium bichromicum

werden bei der Besprechung der Nasennebenhöhlenentzündung dargestellt. (Vgl. S. 309/310) Der Grundcharakter des luesinischen Terrains entspricht auch besser Krankheitsprozessen, die eben nicht nur auf die oberflächliche Schleimhaut beschränkt bleiben; sie *überschreiten* diese Grenze, befallen die Nebenhöhlen und verursachen Schmerzen im Nasen- und Stirnbein, in den Kieferknochen.

- **Tuberkulinische Arzneimittel**

Die *Tuberkulin-Nosoden* bewähren sich bei chronischem Schnupfen skrofulöser Kinder als Zwischenmittel.

Bacillinum

Unruhige, zerstreute Kinder; können nirgendwo ruhig sitzenbleiben. Guter Appetit und trotzdem sehr mager. Grünlicher, stinkender, eitriger Schnupfen; kleine Furunkel am Naseneingang. Nachts viel Husten, aber Patient schläft trotzdem, er stört mehr die Umgebung als den Kranken.

Anwendung: D 14/D 20 dil. eine Gabe (etwa 1–5 Tropfen) – lange warten!

Tuberculinum bovinum

Eine milde Tuberkulin-Nosode. Magere, schwache Kinder mit gutem Appetit und Obstipation, periodisch auftretende Kopfschmerzen (nach *Voisin*).

Anwendung: C 7/C 9 dil. 1 Gabe 1mal in der Woche je 1–5 Tropfen, höchstens 3mal wiederholen.

Tuberculinum Koch

Frostige, trotz guten Appetits magere Kinder; schwach und unruhig, sind dauernd in Aktion; fühlen sich im Freien immer wohler; halten nicht lange durch, weder bei körperlicher Tätigkeit noch beim Lernen. – Chronischer Schnupfen mit viel Niesen; reichlicher Schnupfen mit brennender Empfindung im hinteren Nasenbereich.

Anwendung: D 12/D 30 dil. in seltenen Zwischengaben jeweils 1–5 Tropfen.

Allergischer Schnupfen
Pollinose [Heuschnupfen], Rhinitis vasomotorica, Neurogene Rhinitis

Der allergische Schnupfen ist nur ein Ausschnitt der breiten allergischen Reaktionsmöglichkeiten mancher Menschen. Der Behandlungsplan umfaßt die arzneiliche Therapie der akuten Krise und die konstitutionelle Grundbehandlung.
Während der Krisen sollte man die passenden akuten Mittel verordnen. Die Arzneiwahl richtet sich dabei besonders nach den deutlichen und auffallenden *Sensationen* (z. B. Jucken, Brennen), nach der *Art der Sekretion* (z. B. scharf, mild, reichlich, verstopft), nach der *Lokalisation* (z. B. Auge, Nase, Rachen, Bronchien) und nach den charakteristischen Modalitäten, evtl. sonderlichen Reaktionen und Begleitsymptomen.

Übersicht

Vgl. Repertorien:
EK 355 (jährlich wiederkehrend), KK III/180 (Heuschnupfen)

Behandlung in der akuten Krise

Unspezifische Mittel mit Breitenwirkung	S. 300	Cardiospermum Galphimia glauca
Verschlimmerung durch Wärme	S. 300	Allium cepa Arsenum jodatum Kalium jodatum
Verschlimmerung durch Kälte	S. 301	Aralia racemosa Arsenicum album Dulcamara Sabadilla
Starke Mitbeteiligung der Augen	S. 301	Euphrasia Allium cepa Kalium jodatum Sinapis nigra Arundo donax
Nase verstopft und schmerzhaft, wenig Absonderung	S. 302	Sinapis nigra Sticta pulmonaris
Brennende Schmerzen in der Nase	S. 302	Arsenicum album Arsenicum jodatum Arum triphyllum Sanguinaria Arundo donax
Starkes Jucken	S. 302	Arundo donax Sabadilla
Heuschnupfen mit Asthma *EK 345 (Niesen mit Heu-Asthma)*	S. 303	Arsenicum jodatum Carbo vegetabilis

KK III/175 (Niesen bei Heu-Asthma)	Jodum
EK 355 (asthmat. Atmen)	Lachesis
KK III/180 (mit Asthma)	Natrium sulfuricum
EK 767 (Heu-Asthma)	Silicea
KK III/332 (Heu-Asthma)	

Konstitutionelle Grundbehandlung

Die häufigsten Mittel . . . . S. 306   Arsenicum album
Bromum
Carbo vegetabilis
Jodum
Kalium jodatum
Naja tripudians
Natrium muriaticum
Natrium sulfuricum
Nux vomica
Psorinum
Pulsatilla
Silicea
Sulfur
Thuja

▶ Behandlung in der akuten Krise

▷ Unspezifische Mittel mit Breitenwirkung

Der unvergessene *Dr. Willmar Schwabe* (gest. 1984) hat von seinen Forschungsreisen zwei Pflanzen mitgebracht, die in der Erfahrungsheilkunde Südamerikas auch bei allergischen Krankheiten angewendet werden. Die Erfahrungen ex usu in morbis bestätigen bei uns den Anwendungsbereich.
Leider sind noch keine ausreichenden Arzneimittelprüfungen an Gesunden durchgeführt worden.
Wenn wir bei Patienten keine auffallende und sonderliche, individuelle Symptomatik finden, kann man mit diesen unspezifischen Mitteln mit Breitenwirkung oft gute Anfangserfolge erzielen.

Cardiospermum

Scheint eine cortisonähnliche Wirkung zu haben; wirkt bei hyperergischen Krankheitsprozessen der Haut und Schleimhaut, auch bei rheumatischen Erkrankungen.

Anwendung: D 3 dil.

Galphimia glauca

Ist bei der Anwendung an Kranken geprüft und bewährt sich bei allergischer Rhinitis (20, 62).

Anwendung: D 3–D 6 dil.

▷ Verschlimmerung durch Wärme

In der ersten Gruppe der gut geprüften Mittel finden wir die auffallende Modalität, daß der Nasenfluß im *warmen Raum stärker* wird.

Allium cepa

Niesen bei Eintritt in ein *warmes* Zimmer; reichlicher, wäßriger, reizender Schnupfen. Fremdkörpergefühl an der Nasenwurzel. Tränen brennen, aber machen nicht wund; *Leitsymptom: scharfe Nase, milde Träne.* Die Augen sind sehr lichtempfindlich, absteigender Katarrh zum Larynx mit wundem Gefühl und Heiserkeit; abgehackter Husten bei Einatmen kalter Luft.

Anwendung: D 6/C 6 (D 12) dil.

Arsenum jodatum

Starker, wäßriger, *brennender*, scharfer Schnupfen reizt Oberlippe und Nasenöffnung; schmerzhaftes Niesen. Brennen im Hals bis zum Kehlkopf. Schnupfen wird *schlimmer* im warmen Zimmer, aber auch in *sehr* kalter Luft.

Anwendung: C 6 (D 12)/C 30 tabl.

Kalium jodatum

Beißender, wäßriger Schnupfen; *schlimmer* im warmen Zimmer. Starke Konjunktivitis mit viel Tränen. Verlangen nach frischer Luft, fühlt sich *im Freien wohler*. Regionale Lymphknoten geschwollen.

Anwendung: C 6 (D 12)/C 30 tabl.

▷ Verschlimmerung durch Kälte

Weist auf eine Reihe von »frostigen« Patienten, die durch kalte Luft rasch Schnupfen bekommen.

Aralia racemosa

In kalter Zugluft tritt Niesen und scharfer, wäßriger Schnupfen auf mit salzigem Geschmack; verstopfte Nase bei Heuschnupfen im Frühling. Trockener, spastischer Husten nachts mit *Übergang zu Asthma* nach dem ersten Schlaf, etwa um Mitternacht.

Anwendung: D 6/C 6 (D 12)/C 30 dil.

Arsenicum album

Sehr frostige Patienten, vertragen aber am Kopf keine Wärme. Flüssiger Schnupfen mit verstopfter Nase; Schnupfen reizt die Nasenöffnung; brennende Empfindung. Viel Durst, trinkt häufig, aber wenig auf einmal. Augen brennen, scharfe Tränen. Ängstliche Unruhe, schlimmer nach Mitternacht.

Anwendung: LM XVIII dil.; C 30 (D 30) dil.

Dulcamara

Alles ist *schlimmer* durch *feuchte Kälte*. Die Nase verstopft sich bei feuchter Kälte; dicker, schleimiger Schnupfen, Nasenöffnung verkrustet. Lidränder entzündet, schlimmer in frischer Luft.

Anwendung: C 6 (D 12) dil. nach Methode 1.

Sabadilla

Sehr frostige Patienten, die bei geringster Erkältung einen katarrhalischen Schnupfen bekommen; im Sommer Heuschnupfen mit Brennen der Augen und Nase. Absonderung zuerst dünn, wird aber bald dick mit Empfindung wie verstopft. *Jucken am Gaumen*. Wundheit im Rachen; Schmerzen beim Leerschlucken, besser durch warmes Getränk.

Anwendung: D 6/C 6 (D 12) dil. nach Methode 1.

▷ Starke Mitbeteiligung der Augen

Ist besonders bei *Euphrasia* ein auffallendes Symptom. Der deutsche Name dieser Pflanze verspricht dem Patienten nicht zuviel: Augentrost.

Euphrasia

Klagt mehr über die Augen als über die Nase; Lichtscheu sehr ausgeprägt – trägt dunkle Brille. Tränen brennen und beißen, machen wund; Sekretion der Augen schleimig und dick; Augenlider verkleben, muß dauernd blinzeln. *Leitsymptom:* scharfe Träne, milder Schnupfen. (Im Gegensatz zu *Allium cepa*: scharfer Schnupfen, milde Tränen!)

Anwendung: D 4 /D 6 dil.

Starke Mitbeteiligung der Augen beobachten wir auch bei den schon besprochenen Mitteln *Allium cepa* (S. 300), *Kalium jodatum* (S. 301) und bei den folgenden Arzneien: *Sinapis* (S. 302), *Arundo* (S. 302).

▷ **Nase verstopft und schmerzhaft**

Manche Patienten belästigt die dauernd verstopfte und schmerzhafte Nase. *Dieses auffallende Symptom weist auf Sinapis*, den schwarzen, scharfen Senf, und auf *Sticta pulmonaria*.

Sinapis nigra

Trockener Schnupfen; geringe, aber *scharfe* Absonderung; Nasenlöcher sind wechselseitig verstopft, besonders tagsüber; nachts fließt im Liegen der Schleim in den Rachen. Viel Niesen. Brennen in den Augen, heißes Gefühl mit Tränenfluß. Im inneren Hals tritt ein Gefühl auf, als ob man sich durch heißes Getränk verbrannt hätte. Von oben nach unten absteigende Katarrhe (wie *Sticta pulmonaria*). Neigung zu Asthma.

Anwendung: D 6–C 6 (D 12) dil. nach Methode 1.

Sticta pulmonaria

Obschon kein Schnupfen läuft, besteht ein Drang, dauernd die Nase zu schneuzen. Nase verstopft; Krusten; trockenes Gefühl. Druck an der Nasenwurzel. Viel Niesen. Entzündungen steigen rasch abwärts in den Pharynx bis zu den Bronchien. Kehle wie wund; trockener, abgehackter Husten, *schlimmer* beim Einatmen, am Abend, bei Ermüdung.

Anwendung: D 6/C 6 (D 12) dil.

▷ **Brennende Schmerzen in der Nase**

Sind charakteristisch für

Arsenicum album (S. 301)
Arsenum jodatum (S. 301)

sowie für *Arum triphyllum, Sanguinaria*. An

Arundo donax (siehe S. 302)

muß man denken, wenn *Brennen mit Jucken* besonders deutlich ist.

Arum triphyllum

Besonders *scharfer* Schnupfen; bohrt in der Nase, bis es blutet; Nasenöffnung blutig-rot. Reizender Fließschnupfen, trotzdem Verstopfung oder Gefühl des Verstopftseins. Atmet immer mit offenem Mund.

Anwendung: C 6 (D 12)/C 30 dil. oder nach Methode 1.

Sanguinaria canadensis

Scharfer, wundmachender Fließschnupfen mit Druck an der Nasenwurzel und viel Niesen. Brennendes Gefühl in den Augen, in der Nase, im Rachen. »Wundheitsgefühl und Brennen, als ob die Schleimhaut abgezogen wäre.« (*Mezger*). – Überempfindlich gegen Blumengerüche oder Verlust der Riechfähigkeit.

Anwendung: D 6/C 6 (D 12)/C 30 dil.

▷ **Starker Juckreiz**

Wie bei vielen allergischen Hautprozessen kommt bei entsprechender Schleimhautreizung auch starker Juckreiz häufig vor. Bei Rhinitis allergica ist Jucken nur an der Nase noch nicht sehr auffallend. – zum Leitsymptom wird das Jucken, wenn es *vorherrscht, an mehreren und ungewöhnlichen Stellen auftritt*.
Bei

Sabadilla (S. 301)

hörten wir schon, daß Jucken am Gaumen ein auffallendes Symptom ist.

Arundo donax

Hat als einziges Mittel *Jucken* am *Auge*, in der *Nase*, im *Gehörgang* und am *Gaumen*. Schnupfen mit Niesen und Jucken; Brennen in der Nase, im Gehörgang, am Gaumen, beim Urinieren. manchmal auch Ekzem um die Augen und am Ohr; Risse an Fingern und Fersen; rissige Zunge.

Anwendung: D 6/C 6 (D 12) dil. nach Methode 1 in akuten Fällen.

▸ **Heuschnupfen mit Asthma**

Ist von der Pathogenese her ein übersteigerter Sonderfall der allergischen Schleimhautreaktion der gesamten Atemwege (vgl. Kapitel »Asthma«, S. 145). Deshalb können hier schon manche Mittel besprochen werden, die auch in der Liste der tiefwirkenden konstitutionellen Arzneien (s. S. 159) verzeichnet sind.

Arsenum jodatum (vgl. S. 301)

Wurde schon besprochen bei der Modalität »Wärme verschlechtert«. Die dünne, scharfe Sekretion aus der Nase, die im Anfang besteht, geht über in hackenden, trockenen Husten mit verstopfter Nase und geringem Auswurf, der schwierig abzuhusten ist. Heisere Stimme bis zur Stimmlosigkeit. Atemnot bis zur asthmatischen keuchenden Atmung. Abmagerung, Entkräftung, Nachtschweiß und zunehmende Empfindlichkeit gegen kaltes Wetter. Tuberkulinische Symptome; früher häufig bei der Tuberkulose verordnet.

Anwendung: C 6 (D 12) dil.

Carbo vegetabilis

»Häufiges Niesen mit anhaltendem und heftigem Kribbeln und Kitzeln in der Nase; Tränenfluß mit beißendem Schmerz in und über der Nase. Heu-Asthma.« – »Möchte niesen, aber kann es nicht. Sehr starker Schnupfen mit wundem und rauhem Gefühl in der Brust.« – »Husten durch Kitzelgefühl in der Kehle mit zähem, salzigem Auswurf.« – »Asthma bei alten und erschöpften Menschen; zittrige Schwäche; voll von Blähungen, aber ohne Abgang.« (Alle Zitate nach *Hering*).
Starkes Verlangen nach frischer, kühler Luft. Die asthmatische Beklemmung wird zusätzlich verstärkt durch Zwerchfellhochstand mit Aufblähung im Oberbauch und mangelnde Bauchatmung.

Anwendung: C 6 (D 12) tabl.

Jodum
(vgl. Kapitel »Asthma«, S. 149)

August Bier war großer Anhänger der Jodtherapie bei beginnendem Schnupfen. Er löste 1 Tropfen Jodtinktur in einem Glas Wasser auf. Diese Behandlung ist sicher günstig in Fällen, wenn es sich um einen Jodschnupfen handelt.
Oft plötzlicher Beginn mit trockenem und verstopftem Gefühl in der Nase, besonders im Raum; im Freien und in frischer Luft läuft die Nase, reichliches, scharfes und wundmachendes Sekret; dabei Empfindung, als ob heißes Wasser aus der Nase liefe. Trockener Husten durch Hitzegefühl in der Kehle. Beim Einatmen Husten; kurzatmig mit schwerem Atmen, auch in der Ruhe.
Hauptmittel bei Asthma durch Pollenallergie. – Rauhe Stimme und rauhes Gefühl mit zusammenschnürender Enge im Kehlkopfgebiet. Kruppartiger Husten mit asthmatischer Beklemmung und Angst; möchte Schleim herausbringen, löst sich nicht, ist sehr zäh. Atemnot und Husten sind *schlimmer* im warmen Raum, bei warmem, feuchtem Wetter, im Liegen, in der Ruhe; verlangt frische Luft, möchte herumgehen.

Anwendung: C 30 dil. oder glob., Methode 1.

Lachesis
(vgl. Kapitel »Asthma«, S. 148)

»Die Nasenschleimhäute sind verdickt, muß oft schneuzen; trockenes, verstopftes Gefühl zunächst in der Stirnregion, das sich allmählich auf Rachen und Brust ausdehnt; anhaltender, kurzer, trockener Husten mit keuchender Atmung; das Gesicht ist rot und gedunsen, dabei eine Empfindung, als ob die Augen herausgepreßt würden« (*Hering*). Hat das Verlan-

Tabelle 7 Akute Heuschnupfenmittel < = Beschwerden verstärken sich,

	Cepa	Arsenicum jodatum	Arum	Arundo	Euphrasia
Wärme Warmes Zimmer	< Absonderung Niesen	<			<
Kälte Im Freien					
Brennen	+ Nase, Auge	+	+	+	
Jucken				+	
Absonderung					
scharf	+ Nase	+ Nase, Lippe	+ ätzend		+ Auge
mild	+ Auge				+ Nase
reichlich	+	+			+
wenig			+ verstopft		
Lokalisation					
Auge	+			+	+
Nase	+	+	+	+	+
Rachen	+	+	+ Gaumen wund	+ Gaumen Gehörgang	
Bronchien	+	+ Asthma			
Besonderes	Niesen bei Eintritt in warmes Zimmer.	Ernster Zustand. Oft Asthma.	Zupft an Nase und Oberlippe bis zum Bluten.	Jucken an Auge, Nase, Ohr, Gaumen	starke Licht- empfindlich- keit der Augen.

Allergischer Schnupfen

> = Beschwerden werden geringer, + = Bei angegebenem Mittel trifft Symptom zu

Kalium jodatum	Nux vomica	Sabadilla	Sanguinaria	Sinapis	Sticta
<	< Absonderung stärker				< bei Temperaturänderungen
>	> Absonderung < Nase verst. < nachts	<		< <	
+ wird heiß empfunden			+ Auge, Nase, Rachen	+ Auge, Rachen	
		+			
+	+		+	+	
+	+ im Zimmer morgens	+	+		
× (+)	+ im Freien, nachts verstopft			+ Nase verstopft	+ verstopftes Gefühl
+		+ Brennen		+ Augenlider	
+	+	+	+	+	+
		+ zäher Schleim		+ wie verbrannt	+
+	+ Husten macht berstenden Kopfschmerz	+ zäher Schleim, Kloßgefühl mit Schluckzwang		+ Asthma	+
Verlangt frische Luft, Schwellung der Lymphdrüsen	Reizbar, überempfindlich gegen Gerüche, Licht, Lärm. Wechsel zwischen Verstopfung und Fließschnupfen	Krampfartiges Niesen, Jucken am Gaumen	Sehr geruchsempfindlich, Schnupfen durch Geruch von Blumen	Übler Mundgeruch	Absteigende Katarrhe, muß dauernd Nase schneuzen

gen, tief einzuatmen. Asthmaanfälle treten oft nachts auf, aus dem Schlaf heraus oder nach dem Schlaf; nach warmen Bädern, im Frühling; nach Unterdrückung der Menses, in der Klimax.

Anwendung: C 30 dil. oder glob., Methode 1; LM VI–XVIII dil.

Natrium sulfuricum

Starkes Niesen mit anfänglich wäßriger, dann reichlich gelblicher Sekretion; die Nasenöffnungen sind wund. Druckgefühl in der Lunge, als ob eine Last auf der Brust liegen würde. Hat oft ein Verlangen, tief durchzuatmen. Kurzatmig bei feuchtem, dämpfigem Wetter. »Anfälle von Heu-Asthma, die der Patient sehr fürchtet, da sie große Erschöpfung verursachen und ihn zwingen, im Bett zu bleiben; Niesen mit Kurzatmigkeit...« (*Hering*). – Feuchtes Asthma mit reichlichem, gelbem bis grünlichem Schleim; Anfälle treten auf bei feuchtem Wetter, nach Anstrengungen, morgens 4–5 Uhr. Sehr wichtiges *Asthmamittel bei Kindern*, besonders bei sykotischer Veranlagung, bei hydrogenoider Diathese (vgl. Bd. I, S. 182).

Anwendung: Reihe von C 6 (D 12) – C 1000 tabl.

Silicea

Wechsel von scharfem, wäßrigem Fließschnupfen am Tage mit Verstopfung der Nase am Morgen. Sehr lästiges Jucken mit Trockenheit der Nasenschleimhäute, später auch dicker, grüngelblicher, übelriechender Schleim, der verkrustet. Schnupfen nach Unterdrückung von Fußschweiß. – Tiefe Seufzer-Atmung; kurzatmig beim Gehen, bei Anstrengung, beim Liegen auf dem Rücken, beim Husten. Asthma wird *schlimmer* beim Hinlegen und durch krampfigen Husten mit Zusammenschnürung in der Kehle; evtl. ausgelöst durch kalten Luftzug auf den Nacken, bei Gewitter; Heu-Asthma erst Ende August.

Anwendung: Reihe von C 6 (D 12) – C 1000 tabl.

▸ **Konstitutionelle Grundbehandlung**

Die Arzneiwahl für die Erstverschreibung bemüht sich um weitgehende Ähnlichkeit mit der Symptomatik in der akuten Krise. *Hahnemann* bezeichnet diese Krisensituation als »auflodernde Psora« – sobald der Brand einigermaßen unter Kontrolle ist, muß man sich an das Zentrum des Feuers heranarbeiten. Es geht nicht nur um vorübergehende Beschwichtigung, das angestrebte Ziel ist die endgültige Heilung der chronischen Krankheit. Die bei Allergikern zugrunde liegenden Störungen der Konstitution werden ermittelt durch die Anamnese, die sowohl die Krisen als auch die ganzheitlichen Phänomene vor Ausbruch einer allergischen Reaktion umfaßt. Die Arzneiwahl stützt sich auf die Gesamtheit der personalen leiblichen und Gemütssymptome. Wir dürfen bei aller spezialisierten Differenzierung der Allergene nicht vergessen, daß hinter einer allergischen Reaktion oft ein psychischer Konflikt besteht.

Wenn die erste allergische Manifestation nach einer bestimmten Infektionskrankheit begann, empfiehlt es sich, die entsprechende Nosode zu geben – aber nicht damit die Kur eröffnen, sonst löst man eine neue Krise aus. Erst eine Zeitlang die Grundbehandlung durchführen und bei Stillstand des guten Anfangserfolges die Nosode als *Zwischenmittel* geben. Bei saisonal festgelegter Pollinose (Heuschnupfen) bewährt sich eine prophylaktische Gabe *Psorinum* C 200 schon im Spätherbst, wenn es sich um frostige Patienten mit übelriechenden Schweißen handelt.

Vor der Heuschnupfen-Saison (Dezember bis Februar des folgenden Jahres) kann man auch eine Kur mit *potenziertem Eigenblut* durchführen (*23*).

Eigenblut-Nosode

Herstellung: Nach Möglichkeit das Blut in der Heuschnupfen-Saison abnehmen! Man entnehme *0,1 ml Kapillarblut* (Fingerbeere o. ä.) und bringe es in ein etwa 15 ml großes Reagenzglas, das mit 10 ml 30 %igem Alkohol gefüllt ist; mit Gummistopfen verkorken und 30mal gut verschütteln. Diese Stammlösung ist die nach der *Centesimal-Skala* hergestellte 1. Potenz (C 1). Im gleichen Mischungsverhältnis weiter potenzieren bis C 30 nach der *Einglas-Methode (Korsakoff)*.

Anwendung: (nach *Imhäuser*, von mir etwas modifiziert): Anfang Dezember mit der Kur nach folgendem Schema beginnen:

C 6: 6 Tage lang
    täglich morgens nüchtern 5 Tropfen
    danach 1 Woche Pause
C 7: 6mal wiederholen
    jeden 2. Tag morgens nüchtern 5 Tropfen
    danach 1 Woche Pause
C 9: 4mal wiederholen
    jeden 3. Tag morgens nüchtern 5 Tropfen
    danach 1 Woche Pause
C 12: 3mal wiederholen
    jeden 4. Tag nüchtern 5 Tropfen
    danach 1 Woche Pause
C 30: 3mal wiederholen
    1mal wöchentlich nüchtern morgens 5 Tropfen

(Fläschchen im Kühlschrank aufbewahren! Vor jedem Gebrauch Flasche gut schütteln!)

▷ **Diätetische Ordnung**

Zur Grundbehandlung gehört auch die diätetische Ordnung – Diät im griechischen Sinne verstanden: Ordnung im Denken, Verhalten und auch Essen. Damit vollziehen wir den wichtigen Hinweis Hahnemanns im § 4 des Organon: »Er (der Arzt) ist zugleich ein Gesundheit-Erhalter, wenn er die gesundheitsstörenden und krankheitserzeugenden und -unterhaltenden Dinge kennt und sie von den gesunden Menschen zu entfernen weiß.«

Vom Prinzip her kann jedes sicher passende Tiefenmittel die Heilung vollenden. Die in der *Übersicht* (S. 300) angegebenen Mittel sind nach meiner Erfahrung öfter als andere nötig – die meisten davon sind auch in den Repertorien angegeben. Bei *Kent* fehlen *Thuja* und *Sulfur*. Die gehäuften Impfungen (*Thuja*) und unterdrückenden Behandlungen (*Sulfur*) veranlassen aller Wahrscheinlichkeit nach die Zunahme der Allergien. Die Toxizität und Allergenwirkung vieler Arzneien und Umweltgifte verstärken diese Entwicklung (*Nux vomica, Sulfur*). Die umfassende Darstellung dieser konstitutionellen Mittel überschreitet den Rahmen der auf einzelne Syndrome bezogenen Anordnung.

Die korrekte Arzneifindung ist nur auf dem »langen Weg« (vgl. Bd. I, S. 86) über Sammlung, Wertung und Ordnung der wesentlichen Symptome unter Verwendung eines Symptomenverzeichnisses zu erreichen.

Entzündung der Nasennebenhöhlen

Selbst aus einem banalen Schnupfen kann sich eine Nasennebenhöhlenentzündung entwickeln, ein Grund mehr, auch den Schnupfen korrekt zu behandeln. Der Übergang von der Rhinitis zur Sinusitis ist fließend; Symptomatik und Ätiologie sind meist sehr ähnlich. Daraus erklärt sich, daß jedes der bereits besprochenen Schnupfenmittel auch hier indiziert sein kann. Die Schleimhautreaktionen in der Stirn-, oder Kieferhöhle, in den Siebbeinzellen sind fast identisch. Ich habe nicht beobachtet, daß die verschiedenen Orte spezifische Mittel verlangen; entscheidender für die Mittelwahl sind die Sensationen und Empfindungen, die dort auftreten.

Übersicht

Vgl. in den Repertorien:
Katarrh erstreckt sich in die Stirnhöhle: EK 341 (Stirnsinus), KK III/174
Katarrh erstreckt sich zur Kieferhöhle: EK 341 (Highmorsche Höhle), KK III/174 (Nasenvorhof)
Schnupfen erstreckt sich zur Stirnhöhle: EK 356 (Stirnsinus), KK III/182
Schmerzen in der Stirnhöhle durch chronischen Schnupfen: EK 173 (Stirnsinus), KK I/300
Schwere (Gefühl) in den Stirnhöhlen: EK 236, KK I/222
Völlegefühl in den Stirnhöhlen durch Entzündung: EK 360 (Stirnsinus), KK III/144
Empyem der Kieferhöhle: EK 361 (Absceß Highmorsche Höhle), KK II/75 (Absceß Kieferhöhle)

Akuter Beginn	S. 308	Belladonna
Subakute Phase		
Fadenziehendes Sekret	S. 309	Hydrastis
		Kalium bichromicum
Druck an der Nasenwurzel	S. 309	Kalium bichromicum
		Cinnabaris
Chronische Eiterung, Empyem	S. 309	Hepar sulfuris
		Silicea
		Kalium jodatum
		Mercurius solubilis
		Pyrogenium
Neuralgische Nachschmerzen		
Hinweis auf Herdreaktion	S. 310	Cedron
		Mezereum
		Verbascum

▶ **Akuter Beginn**

In der akuten Phase ist bei raschem, heftigem Beginn der Entzündung das erste Mittel

Belladonna

Klopfender Schmerz im Bereich der Stirn- oder Kieferhöhle mit starker Empfindlichkeit gegen alle Erschütterungen des Kopfes; schon Sprechen wird als Erschütterung empfunden und gemieden. –

Gesicht tomatenrot, heiß, schweißig, fiebrig; große Pupillen, oft begleitende Bindehautentzündung. Die Beschwerden sind schlimmer durch Kälte und nachts.

Anwendung: C 6 (D 12) dil. nach Methode 1.

▶ Subakute Phase

▷ Fadenziehendes Sekret

Hier müssen wir differenzieren zwischen *Hydrastis* und *Kalium bichromium*.

Hydrastis canadensis

Im Anschluß an scharfen Fließschnupfen mit supraorbitalem oder im Oberkiefer empfundenen Schmerz tritt die für *Hydrastis* typische Schleimhautsekretion auf: Dick, gelblich-schleimig, *fadenziehend*. Der Schleim fließt nach hinten ab und wird oft *blutstreifig*. – Paßt besonders bei seelisch und körperlich erschöpften Menschen, die abgemagert sind. – *Schlimmer* nachts und *besser* im Freien, aber nicht bei trockenem, kalten Wind.

Anwendung: D 6/C 6 (D 12)/C 30 dil.

Kalium bichromicum

Ein akuter, dünnflüssiger Schnupfen mit Gefühl der Trockenheit, Verstopfung und *Druck an der Nasenwurzel* geht rasch über in das nächste Stadium mit geleeartigem zähen, festhaftenden, *fadenziehenden Schleim*. Dabei Neigung zur Bildung von Borken und Krusten, die sich schwer ablösen lassen; Geschwüre in der Nase, wie ausgestanzt, evtl. Perforation am Septum. – Die Schmerzen an der Stirn oder an den Backenknochen sind auf eng umschriebene Stellen begrenzt (eine Fingerkuppe deckt die Schmerzzone) und werden durch Kälte und Druck *schlimmer*. Schmerzen kommen plötzlich und gehen plötzlich, oft zur selben Stunde (wie *Cedron*, *China* und *Sulfur*). Beschwerden *besser* durch warmes Wetter, in feuchter Wärme (Kopfdampfbäder!).

Anwendung: C 6 (D 12)/C 30 tabl.

▷ Druck an der Nasenwurzel

Er ist für

Kalium bichromicum

sehr typisch, tritt auch oft auf bei

Cinnabaris

Bei Sinusitis frontalis vor allem bewährt, wenn heftige Stirnkopfschmerzen mit Druck an der Nasenwurzel (wie von einer sehr schweren Brille) oder Schmerzen in den inneren Augenwinkeln bestehen. Der übelriechende Schleim ist zäh und tropft von den hinteren Choanen in den Rachen. Mund und Rachen trocken, sehr unangenehmer Mundgeschmack, muß Mund ausspülen. – Beschwerden sind *schlimmer* nachts, besonders die Trockenheit im Munde.

Anwendung: C 6 (D 12)/C 30 tabl.

▶ Chronische Eiterung, Empyem

Im Kapitel »Schnupfen« (S. 296) wurde schon auf

Hepar sulfuris

hingewiesen; es bewährt sich auch als Simile bei Vereiterungen der Nasennebenhöhlen.

Anwendung: Bei ungenügendem Abfluß des eitrigen Sekretes keine tiefen Potenzen verwenden; günstig wirkt die kumulative Anwendung von Hochpotenzen C 100 – C 1000 nach Methode 2.

Silicea

Chronische Eiterung bei kalten, frostigen Patienten, die den Kopf gern warm einhüllen. Auf *Silicea* weisen folgende Besonderheiten (Leitsymptome): Mangel an Eigenwärme; Kältegefühl mit Empfindlichkeit gegen Kälte, besonders am Kopf, an den Händen und Füßen. – Scheinbar paradox zum Kältegefühl tritt Schweiß am ganzen Kopf auf. (*Calcium carbonicum* schwitzt besonders am behaarten Teil des Kopfes.) Stinkender Fußschweiß. Rasch erschöpft und mager. Neigung zu langdauernden, trägen Eiterungen. – *Schlimmer* durch Kälte, im Winter, morgens. *Besser* durch Wärme, durch Einhüllen des Kopfes, im Sommer.

Anwendung: Reihe von C 30–C 1000 tabl.

Kalium jodatum

Im *Anfang* reichliche, *scharfe*, wäßrige Absonderung. Danach eher Verstopfung mit starkem Schmerz über den Augen und an der Nasenwurzel; heftiges Niesen, geschwollene Augenlider, reichlicher Tränenfluß. Später hämmernde Schmerzen im Vorderhaupt mit der Empfindung, als würde das Gehirn von beiden Seiten gepreßt. Eitrige, zähe Absonderung mit faulem, *übelkeitserregendem Geruch; grünlich-gelbes Sekret*.

Anwendung: D 6/C 6 (D 12) tabl.

Mercurius solubilis

Anfangs reichliche, flüssige Sekretion; später eitrige, dicke, *gelb-grünliche, übelriechende*, schleimige, *ätzende Absonderung*. Nächtliches Nasenbluten. Nasenöffnungen wund, geschwürig, krustig. Nasenknochen geschwollen. Nachts oft unruhig, schweißig.

Anwendung: C 6 (D 12)/C 30 tabl.

Pyrogenium

Ist angezeigt bei einer *kritischen*, fast septischen Situation, wenn aus sehr gewichtigen Gründen kein Antibiotikum verordnet werden kann. – Stinkende Nasensekrete, Nasenbluten. Zunge trocken, rot, glänzend. Hitzegefühl und Frost wechseln während des Fiebers; Diskrepanz zwischen Fieberhöhe und Pulsfrequenz; Frost und/oder kalter Schweiß bei ansteigendem Fieber.

Anwendung: C 30/D 30) dil. Eine Gabe pur, dann nach Methode 1, jede Stunde wiederholen, bis der Frost behoben ist.

▶ **Neuralgische Nachschmerzen**

Nach scheinbar abgelaufener Entzündung verbleiben bei manchen Patienten neuralgiforme Schmerzen im Stirn- und Kieferbereich. Diese Schmerzen können sich aber auch als charakteristisches und auffallendes Symptom schon während der subakuten Phase entwickeln. Behandeln Sie diese Patienten besonders gründlich und konsequent über längere Zeit; meist handelt es sich um potentielle oder streuende Herdinfekte.

Cedron

Periodische Wiederkehr der Schmerzen zur selben Stunde, »mit dem Glockenschlag«. Neuralgische Schmerzen in der Umgebung des Auges bei Sinusitis frontalis; besonders Supraorbitalneuralgie links mit Tränenfluß und brennenden Augen. Schmerzen sind *schlimmer* nachts, vor Gewitter, im Liegen; *besser*, wenn der Patient aufrecht sitzt oder steht.

Anwendung: C 6 (D 12)/C 30 dil.

Mezereum

Brennende Schmerzen mit brennender, wundmachender Sekretion. Der neuralgische Schmerz ist mit taubem, pelzigem Gefühl verbunden; oft tritt die Neuralgie auf nach Rückgang oder Unterdrückung der Sekretion. Die Schmerzen sind *schlimmer* durch Kälte, Waschen mit kaltem Wasser, nachts, durch Berührung; sie werden *besser* durch Warmeinhüllen; paradoxes und sonderliches Symptom ist, daß der Brennschmerz besser durch Strahlungshitze eines offenen Feuers wird, auch besser duch trockene Wärme, z. B. Infrarotbestrahlung.

Anwendung: LM VI–XVIII dil.

Verbascum

Blitzartig zunehmender Schmerz über oder unter den Augen, in der Jochbeingegend. Bei Sinusitis oft Schnupfen mit heißem Tränenfluß, besonders, wenn der Schmerz einschießt. Schmerzen kommen periodisch zweimal am Tage zur gleichen Stunde (ungefähr 9 Uhr, ungefähr 16 Uhr). Schmerzen sind *schlimmer* in kalter Luft, bei Temperaturwechsel, durch Berührung, durch Bewegung.

Anwendung: C 6 (D 12) dil.

312 Hals – Nase – Ohr

Erkrankungen der Tonsillen

Mit homöopathischer Behandlung kann man praktisch jede akute Mandelentzündung, die Mehrzahl der immer wieder rezidivierenden Entzündungen und viele Abszesse ausheilen.

Die Funktion und Bedeutung der Tonsillen für den Gesamtorganismus sind bisher nicht hinreichend erforscht – ein Grund mehr, mit diesem Organ behutsam umzuge-

---

Übersicht

Vgl. in den Repertorien:
Schwellung:	*EK 474, KK III/285*
Entzündung:	*EK 457, KK III/276*
Eiterung:	*EK 456, KK III/285*
Belag:	*EK 456, KK III/269*
Membran, Ausscheidung, Diphtherie:	*EK 462, KK III/270*
Abszesse, Drüsen:	*EK 1339, KK I/407*

Phasen der Krankheit
Akute Entzündung

Rötung	S. 313	Belladonna Phytolacca
Rötung mit Schwellung	S. 313	Belladonna
Rötung mit starken Ödemen	S. 314	Apis

Eiterung

Stippchen	S. 314	Mercurius solubilis Mercurius bijodatus Hepar sulfuris
Membranen/Pseudomembranen (vgl. Kapitel Epidemische Kinderkrankheiten, Diphtherie S. 21)	S. 315	Mercurius cyanatus
Abszeßbildung	S. 316	Myristica sebifera Hepar sulfuris Silicea

Ernstes Krankheitsbild, Gefahr der
Streuung	S. 316	Alianthus Lachesis Arsenicum album Baptisia Pyrogenium
Konstitutionelle Nachbehandlung	S. 318	Calcium carbonicum Calcium phosphoricum Barium carbonicum Barium jodatum Hepar sulfuris Silicea Dulcamara Thuja

hen. Es besteht keine gesicherte Notwendigkeit, *jede* akute Tonsillitis mit Antibiotika zu behandeln und bei *allen* rezidivierenden Entzündungen die Tonsillektomie anzuschließen. In Zusammenarbeit mit einem Doktoranden der HNO-Klinik Freiburg wurden im Verlaufe von eineinhalb Jahren 50 Fälle von Tonsillitis homöopathisch behandelt, dokumentiert, nachbeobachtet, in vielen Fällen durch Abstrichuntersuchungen, BSG, Blutbild und Urinuntersuchung kontrolliert (5).

Dabei zeigte sich, daß unsere Statistik durchaus mit den Erfolgen der sonst üblichen Therapie konkurrieren kann. Voraussetzung ist nur, daß jede Tonsillitis individuell behandelt wird, damit Rezidive vermieden werden können. Vergessen Sie auch nicht, daß die chronische oder rezidivierende Tonsillitis keine lokale Erkrankung ist, sondern ein Teilgeschehen einer konstitutionellen Schwäche (Lymphatische Diathese). Auch die Entscheidung zur antibiotischen Therapie muß dem Einzelfall vorbehalten bleiben. Für die Arzneiwahl orientieren Sie sich zuerst an der einfachen Beobachtung: Was sieht man im Hals?

In der *ersten Phase* sieht man eine *Rötung* der Tonsillenoberfläche, evtl. Schwellung oder Ödembildung. Die zeitlich anschließende *Eiterungsphase* reicht von follikulären Stippchen über Beläge bis zur Abszeßbildung mit der Gefahr einer Ausbreitung und Streuung bei ungenügender Abwehrleistung. In dieser letzten *dritten Phase* muß aus juristischen Gründen und Gesamtverantwortung für den Patienten erneut die Frage nach antibiotischer Zusatztherapie gestellt werden. Jeder Phase der oben beschriebenen Entzündungsformen kann man diejenigen Heilmittel zuordnen, deren Arzneibild dem jeweiligen Krankheitsbild entspricht.

▸ Akute Entzündung

In der *ersten Phase* der Entzündung sehen wir die Tonsille *rot* und *geschwollen*. Die zu diesem Zeichen passenden Mittel sind

Belladonna

Haut rot, heiß, schweißig. Gesicht hochrot, glänzend; große Pupillen, rote Bindehäute. Die *Tonsillen* sind *hellrot* geschwollen. Empfindung der Trockenheit im Munde (Atropin!) mit trockener, glänzender, roter Zunge (Himbeerzunge). Schlingschmerz und Schwellungsgefühl, kann kaum schlucken und sprechen. Paradoxes Symptom: verlangt kaltes Getränk in kleinen Schlucken, obschon kalte Flüssigkeit mehr Schmerzen macht.

Schmerzen *schlimmer* durch kaltes Getränk, durch kalten Halswickel, Schlukken, Sprechen; allgemeines Befinden ist schlechter nachts, durch Kälte; obschon der Patient dampft, will er zugedeckt bleiben.

Anwendung: C 6 (D 12) dil. nach Methode 1.

Phytolacca

Hals und Tonsillen *dunkelrot* mit stechenden Schmerzen, die zum Ohr ausstrahlen. Allgemeines Zerschlagenheitsgefühl.

Bei *Belladonna* sehen wir die entzündeten Teile leuchtend rot; hier herrscht *dunkle Röte* vor. Auf der Tonsille entwickeln sich später weiße Stippchen, die zu Belägen zusammenfließen können. In dieser Phase tritt übler Mundgeruch auf. Die rechte Seite ist oft stärker befallen, der Schmerz ist stechend, seltener brennend, und *strahlt zu den Ohren aus*.

Die Schmerzen werden *schlimmer* durch warmes Getränk. Die Zunge ist nur an der Spitze und der Seite rot, Zungenwurzel meist schmierig belegt; oft trockener

Tabelle 8 Unterschiede zwischen Belladonna und Phytolacca

	Belladonna	Phytolacca
Lokalbefund	*Hell*rot	*Dunkel*rot
Schmerzart	Schlingschmerz	Stechend und brennend
Modalitäten	Schlimmer durch Kalttrinken	Schlimmer durch Warmtrinken
Zunge	Hellrot	Schmierige Zungenwurzel, Spitze und Seite rot
Allgemein	Schwitzig, heiß	Kein Schweiß
	Wärme im ganzen Körper	Wärme im Kopfgebiet
	Extremitäten kalt	Körper kalt
	Unruhe, Angst	Zerschlagenheit mit Schwäche

Mund. Für die *Seitenstrang-Angina* paßt *Phytolacca* oft gut – die dunkelrote Färbung der Gaumenbögen mit stechendem Schmerz, der zum Ohr ausstrahlt, ist hinweisend. Neben den lokalen Symptomen ist der Allgemeinzustand wichtig: Fieber ohne nennenswerte Schweiße, am Körper eher kalt, alle Wärme sitzt im Kopf. Allgemeine Zerschlagenheit mit Bedürfnis, sich zu bewegen (wie bei *Rhus toxicodendron*), aber keine Besserung durch Bewegung. Fühlt sich allgemein sehr schwach.

Anwendung: C 6 (D 12) dil. nach Methode 1.

Apis (Honigbiene)

Der Stich der Biene verursacht brennende, stechende Schmerzen und *Ödembildung*.
Örtlicher Befund: Die Schleimhäute sind rot – aber blasser als bei *Belladonna*; starkes Ödem vor allem am Zäpfchen (kann wie ein Wassersack aussehen), am Gaumensegel und an der Rachenhinterwand.
Schmerzcharakter: Stechend, brennend, *schlimmer* durch Wärme und warmes Getränk, durch warmen Halswickel oder Schal, aber lehnt auch kalten Wickel ab, da der Hals sehr berührungsempfindlich ist und alles Beengende als unangenehm empfunden wird (wie *Lachesis*).
Allgemeines: Hitze und Frostschauer wechseln; ohne Durst, nur bei Frostschauer kann Durst vorhanden sein. Urin sehr spärlich mit dunklem Satz. Das Fieber erreicht den Höhepunkt zwischen 16–18 Uhr.
Anginen, die zu *Apis* passen, sind kritischer zu betrachten als *Belladonna*-Anginen. Auf die Niere achten! Tägliche Urinkontrolle.

Anwendung: C 6 (D 12) dil. nach Methode 1.

▶ Eiterung
▷ Stippchen

In der *zweiten Phase der Entzündung* mit follikulärer oder lakunärer Eiterung wählen wir *Mercurius solubilis, Mercurius bijodatus* oder *Hepar sulfuris*.

Mercurius solubilis

Die Quecksilbervergiftung erzeugt das Bild der akuten eitrigen Angina mit Belägen und Neigung zu Geschwüren. Die Tonsillen sind *dunkel- bis bläulichrot*, ge-

schwollen und zeigen follikuläre Eiterung, evtl. Ulzerationen und Beläge. Die Zunge ist schmutzig belegt, geschwollen und zeigt Zahneindrücke am Rand. Unangenehmer fauliger Mundgeruch; reichlicher, zäher Speichel mit starkem Durst, obwohl der Mund feucht ist. *Fieber, Schmerz und Unruhe sind schlimmer in der Nacht.* Starke Schweiße, evtl. gelbfärbende Schweiße, die nicht erleichtern. Wärme allgemein und örtlich (Packungen und Trinken) verschlimmert die Schmerzen. Die regionalen Lymphknoten sind schmerzhaft verdickt.
Bemerkung: Nicht tiefer als C 6 oder D 12 anwenden, sonst Gefahr der Abszeßbildung! D 6 ist noch toxisch für die Darmflora.
Anwendung: C 6 (D 12) tabl.
nach Methode 1 oder Einzelgabe C 30 (D 30) tabl.

Mercurius bijodatus

Das Arzneibild ist ähnlich wie *Mercurius solubilis*, aber nicht so dramatisch. *Mercurius bijodatus* wirkt milder, ist nicht ganz so zuverlässig in der Wirkung wie *Mercurius solubilis*. Besonders bewährt bei *linksseitiger* Angina.
Anwendung: C 6 (D 12) tabl.
nach Methode 1.

Hepar sulfuris

Verhindert die Abszeßbildung bei der lakunären Angina. *Hepar sulfuris* ist ein bewährtes Mittel bei eitrigen Schleimhautprozessen. Es wird dann eingesetzt, wenn die Angina sich auf die Umgebung und in die Tiefe fortsetzt – Situation des drohenden Abszesses.
Diese Entwicklung tritt nur dann ein, wenn die Abwehrleistung als Folge konstitutioneller Schwäche gering ist. Diese besondere Form der konstitutionellen Schwäche, die mit *Hepar sulfuris* zu überwinden ist, erkennen wir an folgenden Leitsymptomen:

– *Stechende Schmerzen*, wie ein Splitter, wie mit einer Nadel gestochen. Alle Schmerzen werden ungewöhnlich stark empfunden.
– Frostig. Noch im Fieber fröstelig und empfindlich gegen geringsten Luftzug
– und paradox dazu:
– Starke Schweiße, deckt sich nicht auf (wie *Belladonna*).
– Ist oft kein angenehmer Patient. Alle Menschen seiner Umgebung reizen ihn und erregen sein Mißfallen. »Der Doktor ist an allem schuld.«
– Halsschmerzen sind schlimmer durch trockene Kälte und besser durch warmes Getränk und warme Anwendungen.

Anwendung: Eitrige Angina mit drohender Ausbreitung C 30 (D 30) tabl. – Beginnender Tonsillarabszeß, kumulativ C 100/200/1000/10000 nach Methode 2. Reifer Abszeß D 6–D 8 tabl. alle 2 Stunden.

▷ Membranen

Mercurius cyanatus

Indiziert bei Membranbildung auf den Tonsillen. Der Grundcharakter des Mittels entspricht *Mercurius solubilis*. Im lokalen Befunde weicht *Mercurius cyanatus* ab und zeigt die destruktive Quecksilberwirkung noch erhöht durch den nekrotisierenden Effekt der Blausäure. (*Mercurius cyanatus* ist eine Verbindung von Quecksilber mit dem Radikal der Blausäure.) Dadurch kommt es auf der Schleimhaut des Mundes, des Rachens, der Nase und auf den Tonsillen zur Bildung von Membranen oder Pseudomembranen. Diesem Bild entspricht oft die Diphtherie. In dieser Zeit vor der Serumbehandlung der Diphtherie haben die homöopathischen Ärzte mit *Mercurius cyanatus* allein gute Erfolge gehabt. Heute empfiehlt sich die kombinierte Anwendung *Serum* plus *Mercurius cyanatus*. Aber auch bei anderen Anginaformen

mit Pseudomembranen und Ulzerationen bewährt sich diese Arznei.
Anwendung: C 6 (D 12) tabl. nach Methode 1.

▷ Abszeßbildung

Bei Abszessen muß je nach Situation des Patienten und Erfahrung des Arztes die Entscheidung zur operativen oder arzneilichen Behandlung getroffen werden. Die spontane Öffnung des Abszesses läßt sich beschleunigen mit

Hepar sulfuris (siehe S. 315) und

Myristica sebifera

Eröffnet reife Abszesse. Schlagwort: »Homöopathisches Messer.« Das Schlagwort ist vielleicht kühn – mit dem Skalpell geht es schneller (angenehmer?). Bei *reifen* Abszessen kann man das, was *Hepar* reif gemacht hat, oft rascher eröffnen.
Behalte das Skalpell in der Hand und beobachte!
Anwendung: D 3 – C 3 (D 6) dil.; alle 30 Min. 5 Tropfen.

Silicea

Langsam verlaufende torpide Abszeßbildungen können durch *Silicea* »etwas Pfeffer kriegen« – sie werden rascher reif und grenzen sich ab, so daß man inzidieren oder die Spontaneröffnung abwarten kann. Bei vorzeitiger Inzision und eventueller Fistelbildung heilt *Silicea* die Eiterung aus.
Silicea ist ein tiefwirkendes Konstitutionsmittel. Menschen mit Schwäche der Abwehrleistung werden mit einem Tonsilleninfekt nicht fertig, so daß es zur Abszeßbildung kommt. Diese für die Heilwirkung der *Silicea* typische Konstitution erkennen wir an folgenden Merkmalen:
– Mangel an Lebenswärme, immer frostig, friert besonders an Füßen, Händen und Kopf; hüllt deshalb den Kopf warm ein. Verlangt heißen Umschlag auf den entzündeten Hals.
– Träge, chronische Eiterungsprozesse.
– Rasch erschöpft – körperlich und geistig. Mager.
– Schweiß am Kopf; stinkender Fußschweiß, macht wund zwischen den Zehen.
– Schnell verzagt, ohne Selbstvertrauen. Nach außen erscheint er oft renitent und stur. Und etwas Apartes: Vermeiden Sie – wenn möglich – Injektionen, er fürchtet sich vor Nadeln.
Anwendung: Reihe von C 6 (D 12) – C 1000 bei der konstitutionellen Nachbehandlung.
C 30/200/1000 kumulativ nach Methode 2 bei akutem Abszeß.

▸ Ernstes Krankheitsbild

In Notsituationen und bei ernstem Krankheitsbild sind in der Hand des Erfahrenen die folgenden Mittel außerordentlich wirksam. Die alten Ärzte haben in der vorantibiotischen Zeit ihre Patienten mit gutem Erfolg damit behandelt – bei ausgeprägter Allergie gegen Antibiotika oder Viruserkrankungen sind sie auch heute unentbehrlich.
Die allgemeinen und örtlichen *Zeichen* und *Symptome* der kritischen Situation haben vieles Gemeinsame, auf das man achten muß:
– Unruhe und Erregung geht über in große Schwäche, Stumpfsinn (Stupor), evtl. Delir.
– Gesicht wird blaß-bläulich (livid) und kühl, gedunsen oder spitz.
– Die Atmung wird schneller und kurz.
– Der Puls wird schnell und klein, oder noch schlechter: klein und langsam.
– Fieber sinkt plötzlich ab und steigt im Schüttelfrost wieder rasch an.
– Diskrepanz zwischen Fieberhöhe und Pulsfrequenz.
– Die Schleimhaut, besonders in der Tonsillengegend, wird schmierig, blaurötlich.

– Neigung zu Geschwüren.
– Zunge braun und trocken oder hochrot, wie lackiert.

Bei dieser Symptomatik denken Sie an die Notfall-Mittel:

Ailanthus

Die allgemeinen und örtlichen Kennzeichen des oben beschriebenen kritischen Verlaufes entsprechen dem Wirkungsbild von *Ailanthus*. Als Besonderheiten und zur Abgrenzung gegen die anderen Mittel:
– Gesicht oft nicht livid, sondern mahagonifarben (braun-rötlich);
– auffallende Schwäche (wie *Arsen*);
– auf der lividen Schleimhaut purpurfarbene Flecke.

Anwendung: D 6/C 6 (D 12) dil. nach Methode 1.

Lachesis

Der ganze Rachen und die Tonsillen sind stark geschwollen und haben blaurotes, purpurfarbenes Aussehen, das sich bis zur zyanotischen Färbung steigern kann. Die linke Seite ist meist schlimmer, oder es beginnt links und wandert nach rechts. Angst wird bei *Lachesis* theatralisch geäußert: Angst gegen alles Beengende am Hals, am Körper; Angst beim Einschlafen, erwacht aus unruhigem Schlaf mit Angst; Angst vor Wärme im allgemeinen. Linderung der Schmerzen im Hals durch Eis; alles, was geschluckt werden muß, erhöht die Schmerzen.

Anwendung: C 6 (D 12) dil. nach Methode 1. Nicht tiefer verordnen, ist bis D 8 noch toxisch!

Arsenicum album

Angst, Unruhe, brennende Schmerzen im Hals. Örtlicher Befund: Die lakunäre Eiterung geht in schmierig-dunkle Beläge über, die sich ausbreiten, gangränös und zyanotisch werden können. Fauliger Mundgeruch; trockener Mund, verlangt häufig in kleinen Mengen warmen Tee; kann fast nichts schlucken.
Allgemein: Sehr unruhig, wechselt die Lage, möchte aufstehen, muß sich aber wegen starker Schwäche wieder legen. Angst mit Todesfurcht; will nicht allein sein. Gesicht blaß; Facies hippocratica, Kollaps. Am Körper kalt, verlangt Wärme. Alles *schlimmer* nach Mitternacht 1–3 Uhr.

Anwendung: C 30 (D 30) dil. nach Methode 1.

Baptisia

Der hochfieberhafte Zustand mit erregter Unruhe schlägt rasch um in starke Schwäche bis zur Gleichgültigkeit. Diesem Wechsel im allgemeinen Zustand entspricht auch der örtliche Befund: zuerst starke Schlingschmerzen, *später fast schmerzlos*. Die dunkelrote Färbung der Schleimhaut des Mundes und der Tonsillen geht über in stinkende Geschwürsbildung mit Membranen. Kann nur noch kalte Flüssigkeit schlucken. Die Zunge zittert beim Herausstrecken; sie zeigt oft in der Mitte dunklen Streifen und rote Ränder. Besonders indiziert bei Angina pseudomembranacea.

Anwendung: D 6/C 6 (D 12) dil. nach Methode 1.

Pyrogenium

Auffallend ist der stinkende, faulige Geruch aus dem Munde. Zunge sehr trokken, oft rot; starker Durst. Lakunäre Eiterung fließt zu schmierigen, dunklen Belägen zusammen. Diskrepanz zwischen Puls- und Temperaturkurve: Puls sehr schnell – Temperatur mäßig oder Puls langsam – Temperatur hoch. Starke Unruhe mit zerschlagenem Gefühl; empfindet das Bett als sehr hart (wie *Arnica*) und wechselt dauernd die Lage. Fieberschübe beginnen mit kaltem Schauer im Rücken, alles schlimmer durch Kälte.

Anwendung: C 6 (D 12) dil. nach Methode 1.

▶ Konstitutionelle Nachbehandlung

Die konstitutionelle Nachbehandlung sichert die endgültige Heilung.

- **Lymphatische Diathese**

Hier ermittelt die umfassende Fallaufnahme mit personaler Wertung der Symptome oft:

Calcium carbonicum
Calcium phosphoricum
Barium carbonicum
Barium jodatum
Hepar sulfuris
Silicea

- **Sykotische Patienten**

Hier benötigen wir oft:

Dulcamara
Silicea
Thuja

Mund

Entzündungen an der Mundschleimhaut und am Zahnfleisch

Der entzündliche Prozeß an Schleimhäuten und am Zahnfleisch läuft in unterscheidbaren Phasen ab. Dieses prozeßhafte Geschehen läßt sich sichtbar am »Bild« der Schleimhaut ablesen. Die Phasen entwickeln sich je nach Schwere der Schädigung und Abwehrleistung des Organismus verschieden weit. Sie reichen von der oberflächlichen akuten Entzündung mit kräftig roter Schleimhaut über die Phase der Stase mit dunkelroter oder blauroter Färbung bis zur Ödembildung. Die sich daran anschließenden Gewebedefekte haben verschiedene Tiefe und Form und werden durch Ausschwitzungen von Pseudomembranen überlagert. Tiefere Eiterungsprozesse mit Abszeßbildung oder Fisteleiterungen folgen manchmal.

Übersicht

Oberflächenentzündung

  Stomatitis, Gingivitis

    Farbe und Beschaffenheit der Schleimhaut:

hellrot	S. 320	Belladonna
dunkelrot		Phytolacca
blaurot		Lachesis
mit Ödem		Carbo vegetabilis
		Apis

Gewebedefekte

Aphthen	S. 321	Borax
		Mercurius solubilis
		Acidum sulfuricum
		Acidum nitricum
Ulzera	S. 322	Lachesis
		Carbo vegetabilis
		Acidum sulfuricum
		Acidum nitricum
		Kalium bichromicum
Ulzera und Pseudomembranen	S. 322	Carbo vegetabilis
		Kreosotum
		Mercurius cyanatus
		Mercurius corrosivus

Eiterung

Abszeßbildung, Fisteleiterung	S. 323	Hepar sulfuris
		Silicea

Diesen sichtbaren Phänomenen können wir entsprechende Mittel zuordnen, allerdings ist das Gesamtbefinden des Kranken entscheidend. Der örtliche Schleimhautprozeß ist als Teilgeschehen zu betrachten und gewinnt seine Bedeutung nur durch Einordnung in das Ganze.

Oberflächenentzündung

Stomatitis, Gingivitis

▸ Entzündung der Schleimhautoberfläche

Hier führt die Beurteilung der Farbe zum passenden Arzneimittel, wenn die wesentlichen Allgemeinsymptome übereinstimmen.

▷ Frische hellrote Farbe

Belladonna

Akuter Beginn einer Entzündung mit hochroter Schleimhaut. Die Mundschleimhaut ist geschwollen, starke Rötung mit Trockenheit und brennenden, klopfenden Schmerzen. Zunge oft glänzend rot (Himbeerzunge). Verlangt kaltes Getränk in kleinen Schlucken, obschon kaltes Getränk die Schmerzen oft verstärkt. Bei stärker gestörtem Allgemeinbefinden, evtl. Fieber, ist der Patient schweißig und hat ein rotes Gesicht mit erweiterten Pupillen und klopfenden Karotiden. Bewährt bei akuter Stomatitis und Gingivitis.
Anwendung: C 6 (D 12) dil.
nach Methode 1.

▷ Dunkelrote Farbe

Phytolacca

Die dunklere Farbe und die stechenden Schmerzen zeigen die fortgeschrittene Entzündung an. Auf den Schleimhäuten sieht man später weißliche Eiterstippchen, die zu Belägen zusammenfließen. Bewährt bei Stomatitis mit beginnender Eiterung und Belägen.
Anwendung: C 6 (D 12) dil.
nach Methode 1.

▷ Blaurote Farbe

Lachesis

Die purpurrote Färbung, die bis zur Zyanose gehen kann, ist Anzeichen für Entzündung mit Stase in den Gefäßkapillaren und Blutzersetzung. Dies führt zu Ulzerationen.
Schmerzen im Mund werden stärker durch warmes Getränk und warme Speisen – kaltes Getränk, besonders Eis, bessern. Das Allgemeinbefinden ist meist stark beeinträchtigt, evtl. septischer Verlauf, der sich durch Angst, Unruhe und Pulsbeschleunigung anzeigt.
Bewährt bei Stomatitis ulcerosa, drohendem septischen Verlauf.
Anwendung: C 6 (D 12)/C 30 (D 30) dil.
oder injizieren (i.v., i.m.).

Carbo vegetabilis

Livide Färbung der entzündeten Schleimhaut mit brennenden Schmerzen bei verlangsamter Oxydation und Sauerstoffmangel des Gewebes. Neigung zu Geschwürsbildung; Geschwüre bluten leicht; Geschwürsgrund ist livid oder grau. Zunge schmierig belegt. Frostigkeit mit Kälte des Körpers, aber Verlangen nach frischer Luft.
Bewährt bei Stomatitis aphthosa, Stomatitis ulcerosa, Stomatitis ulcero-membranacea.
Anwendung: C 6 (D 12) tabl.,
3–4mal tägl. 1 Tablette, 5–6 Tage lang, dann 1 Tabl. C 30 (D 30).

▸ Bei Ödembildung

Apis mellifica (Honigbiene)

Die Reaktion auf einen Bienenstich erzeugt *hellrote* Schwellung mit glasigem

Ödem und *brennenden, stechenden Schmerzen*. Diese Phänomene entsprechen dem Arzneibild von *Apis*. Die entzündete Schleimhaut ist durch das Ödem blaßrot. Die Schmerzen werden besser durch kaltes, schlimmer durch warmes Getränk. Oft wenig Durst.
Bewährt bei Stomatitis mit Ödembildung.

Anwendung: C 6 (D 12) dil. nach Methode 1.

Gewebedefekte

Aphthen

Borax

Die Aphthen machen brennende Schmerzen; entwickeln sich rasch und bluten leicht, gehen aber meist nicht tief. Meist trockener Mund. Oft Durchfall. Bewährt bei Stomatitis aphthosa, besonders im Kleinkindalter.

Anwendung: D 6–C 6 (D 12) dil.

Mercurius solubilis

Die chronische Quecksilbervergiftung greift die Mundschleimhaut stark an und verursacht eine reaktive Entzündung von bläulichroter Farbe mit Neigung zu Aphthen und Ulzerationen. Eiterungstendenz mit gelbgrünlicher Absonderung; schmierig-belegte Zunge, Zunge ist geschwollen und zeigt Zahneindrücke am Rande. Starker Speichelfluß, widerlicher Mundgeruch. Die regionalen Lymphknoten werden dick und schmerzen. Die Gingiva ist schwammig, evtl. Lockerung der Zähne. Bei Zahnabszeß und Pulpitis Empfindung, als wären die Zähne zu lang. Die Schleimhaut ist sehr berührungsempfindlich und blutet leicht. Schmerzen sind schlimmer nachts, schlimmer durch Wärme, schlimmer durch warmes Getränk. Bei stärker gestörtem Allgemeinbefinden ölige, evtl. gelbfärbende Schweiße, besonders nachts mit nerviger Unruhe.
Bewährt bei Gingivitis gravidarum, Stomatitis aphthosa oder ulcerosa.

Anwendung: C 6 (D 12)–C 30 (D 30) tabl.

> **MEMO**
> Nicht tiefere Potenzen anwenden, bis D 6 evtl. toxisch!

Acidum sulfuricum

Die lokale toxische Wirkung der Schwefelsäure reicht von entzündlicher Reizung über Geschwürsbildung bis zur Nekrose. Besonders typisch für *Acidum sulfuricum* ist die *blutige* Absonderung bei Aphthen und Ulzerationen. Das Blut ist dunkel und flüssig. Starker Speichelfluß mit üblem Mundgeruch. Paßt für hastige, entkräftete, frostige, schwache Patienten mit Neigung zu Sodbrennen und saurem Aufstoßen; für Alkoholiker.

Anwendung: C 6 (D 12) dil.; LM VI–XVIII dil.

Acidum nitricum

Die Aphthen und Ulzera bluten leicht und schmerzen sehr stark. Der Schmerz wird beschrieben, als steckten Nadeln oder Holzsplitter an den entzündeten Stellen. Starker Speichelfluß mit stinkendem Mundgeruch. Die rote, feuchte Zunge zeigt eine mediane Furche, die Mundwinkel sind oft rissig. Fissuren an den Lippen (und evtl. am After). Die Zähne sind gelblich mit schwarzer Streifung. Neigung zu schwammigem und retrahiertem Zahnfleisch (Parodontose).

Anwendung: C 6 (D 12) dil.; LM VI–XVIII dil.

Ulzera

Bei tieferen *Gewebedefekten mit Ulzerationen* können wir von den schon besprochenen Mitteln anwenden:

Lachesis (siehe S. 320)
Carbo vegetabilis (siehe S. 320)

sowie die beiden Säuren

Acidum sulfuricum
Acidum nitricum (siehe S. 321)

Bei tiefen, wie mit dem Locheisen ausgestanzten Geschwüren wirkt oft sehr gut

Kalium bichromicum

Die Geschwüre sind tief, rund und haben glatte Ränder, die Umgebung ist manchmal kupferrot. Auffällig ist, daß die Geschwüre relativ wenig schmerzen. Das *Sekret* ist *sehr zäh*, wie Gelatine, beim Abtupfen ist es klebrig und *zieht Fäden*. Die Pseudomembranen haften auf der Unterlage. Der Speichel ist – ähnlich wie das Sekret – zäh und fädig. Die Zunge ist meist trocken und rotglänzend, manchmal auch gelblich belegt, verdickt mit Zahneindrücken. Im Munde Gefühl der Trockenheit mit viel Durst. Warme Getränke erleichtern. Der Patient ist meist frostig und fühlt sich in Kälte, vor allem bei feuchter Kälte, schlechter.

Anwendung: C 6 (D 12) – C 30 (D 30) tabl.

Ulzera mit Pseudomembranen

Bei diesem Syndrom treten zwei Mittel in Konkurrenz:

Carbo vegetabilis und
Kreosotum.

Die therapeutische Wirkung von *Carbo vegetabilis* (siehe S. 320) reicht von der Stomatitis bis zur Bildung von Geschwüren mit Sekretausschwitzung (Stomatitis ulcerosa – pseudomembranacea). Typisch ist in allen Phasen die *blaurote Farbe* der Schleimhaut. Die *örtliche* Symptomatik ist ähnlich wie bei *Kreosotum* (Destillat von Buchenholzteer). Die gemeinsame Herkunft – Produkte der Verkohlung von Holz – erklärt die Verwandtschaft. In der Gesamtheit der Symptome sind sie verschieden: *Carbo* hat *Verschlechterung* durch *Wärme*, auch die lokale Wärme im Mund ist unangenehm; bei *Kreosotum bessert* die *Wärme. Carbo* hat geringe Blutungsneigung der Geschwüre, *Kreosotum*-Geschwüre bluten schon bei geringer Berührung.

Kreosotum

Nash schreibt: »Es gibt vielleicht kein Mittel, welches eine entschiedenere Wirkung auf das Zahnfleisch hat (selbst Mercurius nicht) als Kreosotum.« (Wir setzen es ein bei chronischen Entzündungen des Zahnfleisches mit Blutungsneigung. Das Zahnfleisch ist bläulichrot; brennende Schmerzen werden durch warmes Getränk gebessert, durch Kalttrinken schlechter. Fauliger Mundgeruch mit reichlich Speichel. Die Zähne neigen zu frühzeitiger Karies; sobald sie beim Kind durchkommen, werden sie schwarz und bröckelig. Diese Kinder haben oft Durchfälle, besonders zur Zeit der Zahnung (wie *Chamomilla*). Sie magern rasch ab und kommen herunter.

Anwendung: C 6 (D 12) – C 30 (D 30) dil.

Mercurius cyanatus

Der Grundcharakter des Mittels entspricht *Mercurius solubilis*. Im lokalen Befund weicht *Mercurius cyanatus* ab und zeigt die destruktive Quecksilberwirkung noch verstärkt durch den nekrotisierenden Effekt der Blausäure. (Mercurius cyanatus ist eine Verbindung von Quecksilber mit dem Radikal der Blausäure.) Dadurch kommt es auf der Mundschleimhaut zur Bildung von Pseudomembranen und Ulzerationen.

Anwendung: C 6 (D 12) – C 30 (D 30) tabl.

Mercurius corrosivus (Sublimat)

Von den Quecksilbermitteln ist Sublimat die radikalste Verbindung. Die Schleimhaut ist düsterrot, geschwollen – sehr rasch bilden sich blutende, brennende Geschwüre mit unscharfen Rändern, die sich in die Umgebung weiterfressen (phagedänische Ulzera). Der Brennschmerz verstärkt sich durch warme Getränke, nachts und durch leichteste Berührung. Die Zunge ist verdickt mit Zahneindrükken, widerlicher Mundgeruch, die regionalen Lymphknoten sind verdickt. Allgemein starkes Krankheitsgefühl mit Schweißen, besonders nachts. Das Zahnfleisch löst sich bei Gingivitis rasch ab.

Anwendung: C 6 (D 12) – C 30 (D 30) tabl.

Eiterung

Abszeßbildung, Fistelung

Hepar sulfuris
(Verbindung von Kalk mit Schwefel)

Hepar sulfuris ist ein bewährtes Mittel bei eitrigen Schleimhautprozessen. Es wird dann eingesetzt, wenn die Eiterung sich in die Tiefe entwickelt: Situation der drohenden Abszeßbildung, oder der Abszeß ist schon da. Stechende Schmerzen wie ein Splitter, wie eine Nadel. Alle Schmerzen werden ungewöhnlich stark empfunden; die Schmerzen im Munde bessern sich durch warmes Getränk. Patient ist frostig, noch im Fieber fröstelig und empfindlich gegen geringsten Luftzug. Schwitzt, besonders nachts.

Anwendung: Niedere Potenzen (bis D 8) bringen den Abszeß zur Reife und schneller zum Durchbruch. Höhere Potenzen, C 30 (D 30) – C 1000, können drohende Eiterungen und Abszesse zurückbilden. Bei rezidivierenden Abszessen wird die C 30 (D 30) in seltenen Gaben (etwa 1mal in der Woche) die Ausheilung fördern.

Silicea

Neigung zu Eiterungen – kleine Verletzungen entzünden sich und eitern. Sehr kälteempfindlich. Mangel an vitaler Körperwärme (EK 1357), Mangel an Lebenswärme (KK I/462). Friert leicht am Kopf, kalte, aber schweißige Füße; Fußschweiß stinkend, wunde Zehen. Schweiß am Kopf.
Schmerzhafte Schwellung und Verhärtung der Lymphknoten (Hals, Achsel, Leiste); Oberlippe oft verdickt (Skrofulose). Rasch erschöpft; nervlich überempfindlich; schnell entmutigt; wenig Selbstvertrauen. Schüchtern und mild oder im Wechsel dazu eigensinnig und dickköpfig. Angst vor Nadeln. Diese Patienten sträuben sich gegen Injektionen.

Anwendung: Reihe von C 6 (D 12) – C 1000 tabl.

Erkrankungen der Schilddrüse

Struma

Die Erforschung der Schilddrüsenfunktion hat eine Fülle von therapeutisch wichtigen Ergebnissen gebracht. Diese sollten wir in unseren Therapieplan einbauen, wenn wir für unsere Patienten die Entscheidung treffen, ob wir im Einzelfall homöopathisch verordnen können, ob wir substituieren müssen oder eine operative Behandlung durchführen sollten. Diese Entscheidung muß jeder Arzt vor Beginn seiner Therapie sachgerecht treffen.

Die *chirurgische* Behandlung ist notwendig bei maligner Entartung, bei dringlichen, raumfordernden Prozessen (retrosternale Struma) oder bei Kröpfen, die rasch an Größe zunehmen. Eine relative Indikation zur Operation mit Abwägung der Radiojod-Behandlung besteht beim autonomen toxischen Adenom, bei großen Knotenkröpfen, bei schwerem Basedow und Versagen der medikamentösen Therapie.

Die *Substitution* mit jodiertem Salz hat sich bewährt bei endemischem Jodmangel – ebenso die Substitution von Schilddrüsen-Hormonen bei den entsprechenden Indikationen.

Die *homöopathische Behandlung* hat viele Möglichkeiten auch neben Operation und Substitution – aber ihre besten Erfolge erzielt sie bei beginnenden juvenilen und Schwangerschaftsstrumen, bei den vielen basedowoiden Mischformen vegetativ stigmatisierter Patienten, die als Folge von psychischen Traumen oder nach konsumierenden Krankheiten (z. B. schweren Infekten) auftreten, bei Hyperthyreosen und bei der Basedowschen Krankheit, wenn die Therapie früh genug beginnt.

Es ist selbstverständlich, daß keine Therapie – besonders aber die homöopathische Arzneimittelfindung – sich allein nach der »Diagnose« einer Struma richten kann.

Die Vergrößerung der Schilddrüse ist ein pathognomonisches Zeichen in der Vielfalt der individuellen Symptomatik, die zum Teil pathophysiologisch erklärt werden kann durch die hormonale Funktionslage (Hyper-, Hypo- oder Euthyreose).

Die Vergrößerung der Schilddrüse kommt zustande durch Vermehrung des spezifischen Parenchyms und/oder des Bindegewebes und/oder der Blutgefäße. Obschon meist Mischformen vorliegen, gibt die Betastung und Feststellung von Größe, Lage und Konsistenz meist Auskunft, welche Gewebsart *vorwiegend* die Vergrößerung bedingt.

Die Betastung der Schilddrüse gibt uns Auskunft, ob es sich um eine *weiche*, eine *harte* oder eine *knotige* Struma handelt. Diese verschiedenen Grundformen geben auch Hinweis auf den Funktionszustand der Drüse. Damit haben wir in Verbindung mit den biochemischen und sonstigen Untersuchungsbefunden wesentliche Symptome und Zeichen, die durch die homöopathische Anamnese zu der individuell passenden Arznei führen.

Die folgende Zusammenstellung soll eine Anregung geben, an welche Mittel zu denken ist. Sie ersetzt nicht eine genaue Fallaufnahme mit eventueller Repertorisation der wesentlichen Symptome.

Übersicht

Vgl. in den Repertorien:
EK 481 (Schwellung, Schilddrüse), KK III/308
EK 479 (Kropf), KK III/308 (Struma)

Weiche Struma

    Diffuse (mikrofollikuläre parenchymatöse)
    Struma . . . . S. 327   Jodum und seine Verbindungen:
                                                      Arsenum jodatum
                                                     Ferrum jodatum
                                                     Kalium jodatum
                                                     Magnesium jodatum

                                                     Organische jodhaltige Mittel:
                                                     Fucus vesiculosus
                                                     Badiaga

                                                     Andere:
                                                     Thyreoidinum
                                                     Scrofularia

    Kolloidkropf . . . . S. 329   Hedera Helix
    (makrofollikuläre Parenchym-Struma)   Spongia

    Gefäß-Kropf (Struma vasculosa) . . . . S. 330   Hamamelis
                                                     Aurum metallicum
                                                     Aurum jodatum

Hyperthyreose, Jodismus,
Basedow-Struma . . . . S. 331   Alle bei diffuser Struma genannten
                                                     Mittel und Spongia

    Vasomotorische Sensationen . . . . . S. 331   Aconitum
                                                     Belladonna
                                                     Glonoinum
                                                     Lachesis

    Herzsymptomatik . . . . S. 332   Adonis vernalis
                                                     Cactus grandiflorus
                                                     Lycopus virginicus
                                                     Spigelia

Harte Struma (Struma fibrosa)

    Vorwiegend Hypo- oder Euthyreose . . S. 332   Calcium carbonicum
                                                     Lapis albus
                                                     Badiaga
                                                     Barium jodatum
                                                     Carbo animalis
                                                     Conium
                                                     Graphites
                                                     Silicea

    Vorwiegend Hyperfunktion . . . . S. 333   Calcium jodatum
                                                     Calcium fluoratum
                                                     Bromum
                                                     Spongia

Struma 327

Knotenkröpfe (eingeschränkte Indikation)		
Euthyreote Knoten	S. 334	Badiaga Fucus vesiculosus Hedera Helix Spongia Thyreoidinum
Zysten	S. 334	Aurum jodatum Arnica (Blutungszysten) Barium jodatum Conium
Wahrscheinliche Malignität	S. 335	Acidum fluoricum Calcium fluoratum Badiaga

Weiche Struma

Parenchymstruma

Die weiche *diffuse* Struma entsteht durch Vermehrung des Schilddrüsenparenchyms (mikrofollikuläre Struma). Sie kommt besonders vor bei Adoleszenten, in der Klimax oder Schwangerschaft und nach konsumierenden Krankheiten. Bei diesen Situationen erinnern wir uns an die Arzneimittelbilder von *Jodum*, seine *Verbindungen*, an die organischen jodhaltigen Mittel (*Fucus vesiculosus, Badiaga*), an *Thyreoidinum* und *Scrofularia*.

Jodum

Jod ist, wie *Hahnemann* es beschreibt (H, CK, Bd. 3, S. 376) eine »heroische Arznei, die alle Vorsicht eines guten homöopathischen Arztes in Anspruch nimmt...« Es produziert vorwiegend weiche, seltener harte Schwellungen der Schilddrüse und regt ihren Stoffwechsel bis zur Überfunktion an (Jodismus). Die Sensibilität gegenüber Jod ist je nach Landschaft sehr verschieden – in Meeresnähe im allgemeinen größer als in den Alpen, im Alpenvorland und Schwarzwald. Jodmangel des Trinkwassers und vielleicht andere noch nicht sicher erforschte Kropfnoxen verursachen endemische Kropfgebiete. Darüber hinaus ist die Reizschwelle der Jodwirkung von Mensch zu Mensch sehr unterschiedlich. Sie kann so gering sein, daß minimale Mengen schon toxisch wirken. Vorsicht bei jodhaltigen Kontrastmitteln: die therapeutisch günstigen oder überschießenden Wirkungen liegen dicht beieinander. Außer bei Jodmangelstrumen verwendet die Homöopathie deshalb Jod nur in mittleren (ab D 12) bis zu höchsten Potenzen in sehr seltenen Gaben und wartet die Reaktionen ab.

Hinweisende Symptome: Rastlose motorische und psychische Unruhe mit Angst bei reizbarem impulsiven Charakter. Dauernder Hunger (besonders 10/11 Uhr), dabei Gewichtsabnahme trotz reichlicher Ernährung.
Besserung des Allgemeinzustandes durch Essen, durch ablenkende Tätigkeiten, bei kühler Witterung.
Herzsensationen mit ängstlicher Unruhe, Tachykardie, lautem Herzklopfen. Starrer Blick mit weit offenen Augen; Exophthalmus. Weiche oder harte Schwellung der Schilddrüse. Zittern der Hände, Schlaflosigkeit, Durchfälle am Morgen.
Entzündung und Schwellung mit nachfolgender Verhärtung der Lymphknoten und Atrophie der Drüsenorgane (Ovar,

Mamma, Testis, Leber). Scharfe, wundmachende, übelriechende Sekrete.

Anwendung: D 6 (Substitution). C 6 (D 12), C 30 und höher in sehr seltenen Gaben (Hyperthyreose).

Arsenum jodatum

Starke Abmagerung und Erschöpfung, die über die Schwäche von Jod noch hinausgeht; Abmagerung bei gutem Appetit. Schwellung der Schilddrüse mit Symptomen, die an Arsen und an Jod erinnern: Frostig, Mangel an Lebenswärme, ängstliche Ruhelosigkeit; scharfe, brennende, wundmachende Sekrete (Nase, Haut); starker Durst nach kaltem Wasser; ungeduldig, plötzliche Impulse, jemand zu töten. Heuschnupfen mit Asthma. *Boericke* weist hin auf Beziehung zur Tuberkulose und empfiehlt es außerdem bei ulzerierendem Mammakarzinom.

Paßt oft bei weicher, diffuser Struma nach konsumierenden Krankheiten mit der inneren Kälte von Arsen und der Heftigkeit von Jod.

Anwendung: C 30 (D 30)/C 200/C 1000 tabl. in seltenen Gaben.

Ferrum jodatum

Im Arzneibild erkennen wir die ähnliche Symptomatik von *Ferrum metallicum*: schnelle Erschöpfbarkeit blutarmer Patienten; gleichzeitige Übererregbarkeit im psychischen Bereich und im Gefäßsystem; Wechsel von hektischer Röte und Blässe des Gesichtes mit Wallungen und Pulsationsempfindungen. Daneben kommen die Jodsymptome ins Spiel: Entzündung und Schwellung der zervikalen und submandibularen Lymphknoten; Schwellung der Schilddrüse mit extremer Ruhelosigkeit; gesteigerte Pulsfrequenz und hartes Herzklopfen mit nervlicher Unruhe.

Nach Unterdrückung der Periode vergrößert sich die Schilddrüse; dabei deutliches »Glotzauge«. Hyperthyreote weiche Struma in der Pubertät mit Zeichen von Skrofulose (Lidrandentzündungen) und schneller Erschöpfbarkeit mit Neigung zu Anämie.

Schwellung der Schilddrüse bei Frauen mit Neigung zu Unterleibserkrankungen: Uterusprolaps, Retroversio uteri, profuse Leukorrhö, Amenorrhö.

Anwendung: C 6 (D 12), C 30 (D 30) tabl.

Kalium jodatum

Die Struma ist sehr *empfindlich gegen Berührung* (wie *Spongia*) und Druck (*Allen*); im *Kent* einziges Mittel mit diesem Symptom (EK 479, KK III/308). Die Schilddrüse vergrößert sich sehr rasch. Allgemeinbefinden deutlich *besser* in frischer Luft, auch Verlangen nach frischer Luft; *schlechter* nachts, im Liegen, im warmen Raum. Neigung zu Schwellungen der Lymphknoten, zu Affektionen im Nasen-Rachen-Raum und in den Bronchien, zu rheumatischen Beschwerden an Sehnen, Bändern, Periost, Ischias (besser durch Umhergehen, Ischias ambulatoria).

Anwendung: C 6 (D 12)/C 30 (D 30) tabl. und höher.

Magnesium jodatum

Von *Mezger* in die Therapie eingeführt und empfohlen gegen hyperthyreote Struma bei exsudativer Diathese (Lymphatismus) mit chronischer Tonsillitis, Lymphknotenschwellungen, adenoiden Wucherungen.

Für die Arzneiwahl sind die Arzneimittelsymptome von *Magnesium carbonicum* mit zu berücksichtigen: nervig, gereizt, streitsüchtig, überempfindlich, krampfig (Magen, Darm, Husten, Unterleib). Müde, erschöpft, unerquicklicher Schlaf, beim Aufstehen müder als beim Hinlegen (nach *Allen*, Key Notes). Beschwerden kommen anfallsweise, verlaufen in einzelnen Krisen (z. B. alle sechs Wochen oder seltener) und wechseln den Ort und die Art ihres Auftretens. »Druckgefühl am Hals, als ob die Atmung behindert wäre. Druck am Hals, als sei das Tuch zu fest gebunden.« (*Mezger*).

Anwendung: C 6 (D 12)–C 30 (D 30) tabl. und höher.

Fucus vesiculosus

Indikationen: Jodmangelstruma; hypo- oder noch euthyreote Hormonsituation. Fettleibigkeit mit »hartnäckiger Verstopfung« (*Boericke*).
Eventuell Versuch bei Knotenstruma; gute Wirkung zur Rezidivprophylaxe nach Operation.

Anwendung: ∅ 10–20 Tropfen tgl. zur Jodsubstitution.

Badiaga

Unterschied zu Jod: *Badiaga* paßt besser bei frostigen Patienten; die meisten Beschwerden sind schlimmer durch Kälte und besser durch Wärme.
Indikationen:
– Jodmangelstruma, weich oder hart.
– Versuch bei Knotenkropf, gute Wirkung zur Rezidivprophylaxe nach Operation.
– Hyperthyreote weiche Struma mit vegetativer Erregbarkeit; Herzklopfen bei freudigen Ereignissen, schon bei geringer Erregung, auch in der Ruhe. Herzklopfen schlimmer bei Rechtslage.

Anwendung: D 1–C 6 dil., bei Jodmangelstruma, Knotenkropf und Rezidivprophylaxe; bei hyperthyreoter weicher Struma C 6 (D 12)–C 30 (D 30) dil. in seltenen Gaben.

Thyreoidinum

Hergestellt aus frischem Schilddrüsengewebe von Schafen oder Kälbern.
Das Arzneimittelbild wird ausführlich beschrieben von *Henry C. Allen* (1, 2) und *Boericke* (9).
Kritisch muß vermerkt werden, daß Prüfungssymptome und Heilwirkungen nicht deutlich unterschieden werden (58).
Der Wirkungsbereich geht von substitutiver Wirkung der Tiefpotenz bei Myxödem bis zu höheren Potenzen bei Basedow.

Anwendung: *Voisin* empfiehlt D 1–D 3 bei Hypothyreose, C 4–C 6 bei »Dysthyreose mit Labilität der Wärmeregulation, der Stimmung und der Aktivität, C 9–C 30 bei Hyperthyreose mit Magerkeit, Nervosität, Unruhe, Neigung zum Zittern, erhöhtem Grundumsatz, Tachykardie, Erethismus des Herzens oder des Kreislaufes«. Diese höheren Potenzen bei Hyperthyreose in seltenen Gaben zunächst alle 8–10 Tage bis zur Besserung, dann in noch größeren Abständen.

Scrofularia nodosa

Altes, oft bewährtes Volksheilmittel bei verschiedenen Formen von Kröpfen. Die Arzneiprüfung ergab starke körperliche, besonders muskuläre Schwäche und Unfähigkeit, auch nur eine kurze Strecke zu gehen.
Interessant ist ein Herzsymptom, das exakt zu *Jod* paßt: Der Herzschlag ist so laut, daß er noch auf größere Entfernung zu hören ist.
Indikation: Weiche oder harte Struma mit allgemeiner Schwäche und schnellem, hartem und lautem Herzschlag.

Anwendung: ∅ 2–3mal tägl. 8–10 Tropfen; D 3 2mal tägl. 5 Tropfen bei größerer Erregung.

Kolloidstruma

Bei der Tastuntersuchung fühlen sich manche allseitig vergrößerten Schilddrüsen zwar noch weich, aber *körnig* an. Dabei handelt es sich meistens um makrofollikuläre Parenchymvermehrung, um eine sog. *Kolloidstruma*. Dies gibt uns einen differentialtherapeutischen Hinweis auf *Hedera helix* oder *Spongia*.

Hedera helix

Der Jodgehalt dieser Pflanze wurde von *Mezger* bei der Arzneiprüfung an Gesunden wegen jodähnlicher Symptome vermutet und durch Analyse bestätigt.
Bewährt bei:
– Kolloidstruma mit Engegefühl am Hals, evtl. Exophthalmus mit Herzklopfen und Bangigkeit. Allgemein *besser* in frischer Luft, durch Kaltbaden, durch Essen (wie Jod).
– Hyperthyreose.
– Knotenkropf, besonders zur Rezidivprophylaxe nach Operation.

Anwendung: D 1, D 2 dil. bei Kolloidstruma, bei Knotenkropf und Rezidivprophylaxe; C 6 (D 12)–C 30 (D 30) dil. bei Hyperthyreose.

Spongia

Bewährt bei *Kolloidkropf*, auch bei harten, hyperthyreoten Kröpfen und bei Basedow. Schilddrüse sehr berührungs- und druckempfindlich; zusammenschnürendes Gefühl; *stechende Schmerzen* in der Schilddrüse (einziges zweiwertiges Mittel im *Kent* – siehe EK 480; KK III/307).
Allgemein ängstlich und unruhig. Herzklopfen und anfallartige Herzschmerzen mit Blutwallungen. Sehr schwach und erschöpft nach geringen Anstrengungen.

Anwendung: Zur Jodsubstituierung bei Hypothyreose, Knotenkropf und Rezidivprophylaxe D 1, 3mal 5 Tropfen.
Bei euthyreotem Kropf D 6 dil. 2mal 5–8 Tropfen.
Bei Hyperthyreose C 6 (D 12)–C 30 (D 30) dil. in seltenen Gaben.

Gefäßstruma

Bei Vermehrung der Blutgefäße (*Struma vasculosa*) bleibt die Struma weich. Sie fühlt sich aber praller an als die Parenchymstruma. Beim Betasten und Auskultieren wird Pulsation wahrnehmbar. Diese Hinweise führen zu *Hamamelis* und *Gold*.

Hamamelis virginica

Bewährt bei Struma vasculosa, evtl. bei Basedow-Struma mit erweiterten Halsvenen. Die organotrope Beziehung zu venösen Stauungen, zur varikösen Erweiterung der Blutgefäße und die Verschlimmerung der davon abhängigen Beschwerden bei feuchtwarmer Witterung ist wesentlicher Hinweis auf diese Arznei.

Anwendung: ∅–D 6 dil.

Aurum metallicum

Bewährt bei Struma vasculosa, wenn in der Gesamtheit der Symptome differenzierende Hinweise auf *Gold* vorliegen. *Kent* führt in seiner Liste der Struma-Mittel *Aurum* zweiwertig an (vgl. EK 479; KK III/308).
Lebhafte, ruhelose, ängstliche Menschen mit Angst vor der Zukunft. Folgen von »Angst, gesteigertem Verantwortungsgefühl« (*Kent*) und von Vermögensverlusten.
Hoffnungslos, mit Selbstvorwürfen, »Verurteilung des eigenen Ichs« (*Kent*); glaubt, daß er alles falsch gemacht hat, daß er seine Pflicht und seine Aufgaben versäumte. Alles macht ihm Verdruß. Er wird reizbar und ärgerlich über Kleinigkeiten und bei Widerspruch; brütet vor sich hin und wird wütend, heftig, gewalttätig, wenn er dabei gestört wird. Lebensüberdruß mit Suizid-Gedanken, sehnt sich nach dem Tode.
Schneller, voller Puls; Herzklopfen mit Angst. Empfindung, als koche das Blut in den Adern (*Boericke*). Pulsationsemp-

findungen in der Schilddrüse. Blutandrang zum Kopf. Trotz der inneren Hitzeempfindung eher frostig, kalte Hände und Füße bei warmem Kopf.

Anwendung: C 30 (D 30)–C 200 tabl. in seltenen Gaben.

Aurum jodatum

Das Arzneibild ist ähnlich wie *Aurum*. Besonders indiziert bei hyperthyreoter Situation und Skrofulose; bei Zysten manchmal erfolgreich.

Anwendung: C 30 (D 30)/C 200 tabl.; bei Zysten C 6 (D 12) tabl. 2mal tägl. 1 Tabl. 2 Wochen lang, dann 1 Woche Pause; diesen Zyklus 3mal wiederholen.

Hyperthyreose, M. Basedow, Jodismus

Die hyperthyreote Drüse und die Basedow-Struma fühlen sich wegen der starken Blutfülle oft so gespannt an wie Gefäßkröpfe. Dazu kommt noch tastbares und auskultierbares Schwirren – ein Zeichen der hohen Hormonaktivität. Dieses ist ein differentialtherapeutischer Hinweis auf die oben besprochenen Mittel (S. 327–329):

Jodum

seine Verbindungen, die jodhaltigen organischen Präparate und

Thyreoidinum

Im Wechsel mit diesen Arzneien benötigt man manchmal noch Zwischenmittel bei Begleitsymptomen der Vasomotorik und des Herzens.

▸ Vasomotorische Sensationen

Aconitum napellus

Angst und Unruhe mit vasomotorischen Sensationen sind oft typische Begleitsymptome bei Hyperthyreose, Jodismus oder Basedow. Hier wirkt aufgrund seiner Symptomenähnlichkeit unser oft bewährtes *Aconit* als »Sedativum«. Voller, harter Puls, Herzklopfen mit Tachykardie, arterielle Kongestion, stechende Herzschmerzen mit trockener Hitze sind Hinweise zur Arzneiwahl.

Anwendung: C 6 (D 12) dil. nach Methode 1.

Belladonna

Alles Blut geht zum Kopf; hochrotes Gesicht, mit kalten Extremitäten; bleibt trotz der inneren Hitze lieber zugedeckt. Ängstlich mit hartem, schnellem Puls; Halsschlagadern klopfen, Herzklopfen.

Anwendung: Bei akuter Situation C 6 (D 12) dil. nach Methode 1. Bei schon länger bestehendem Zustand 1mal C 30, dann auflösen und in stündlichem Abstand 1 Eierlöffel voll bis zur Beruhigung der Erregung.

Glonoinum

Starke Erregung mit Angst und Furcht, die den Patienten zwingt, unruhig herumzugehen. Blutandrang zum Kopf mit rotem Gesicht, abwechselnd mit Blässe; Pulsationsempfindungen im ganzen Körper; Herzklopfen mit Druckgefühl in der Brust.
Alles *schlimmer* in der Wärme, *besser* im Freien bei kühler Witterung. Oft Folge von Sonnenhitze, Erregung, Schreck, Angst.

Anwendung: C 6 (D 12) dil. nach Methode 1.

Lachesis

Oft bewährt bei Hyperthyreose in der Klimax mit Wallungen, Beklemmungen am Hals und am Herzen. Kann nichts Enges und keine Berührung am Hals vertragen; jede einengende Kleidung stört. Ängstlich, mutlos, mißtrauisch, eifersüchtig. Berichtet von ihren Beschwer-

den in einer sehr mitteilsamen Redelust mit oft theatralischer Gestik; springt von einem Gedanken zum anderen.
Gesicht ist oft etwas gedunsen, heiß, rot mit livider Verfärbung oder blaß, kollapsig, kalt mit kalten Extremitäten.
Anwendung: C 30 (D 30) Amp. *subcutan*, alle 8 Tage.
Wirkt so schneller und sicherer als per os. Die Schlange »injiziert« ihr Gift dem Beutetier.

▸ Herzsymptomatik

Adonis vernalis
Bewährt bei Hyperthyreose mit Tachykardie. Die in der Pflanze enthaltenen Glykoside sind digitalisähnlich, verlangsamen die Pulsfrequenz und können Ödeme ausschwemmen; leicht sedative Wirkung.
Hinweisende Symptomatik: Tachykardie, Herzklopfen, präkardiale Schmerzen, evtl. irregulärer Herzschlag mit Zusammenschnürungsgefühl und Schwindel. Nagender Hunger. Öliges Häutchen auf dem Urin – beide Symptome wie *Jodum!*
Anwendung: ∅ 2mal tägl. 5–10 Tropfen.

Cactus grandiflorus
Bewährt bei Herzsensationen mit dem typischen Zusammenschnürungsgefühl. Herzklopfen, hebender Herzspitzenstoß; Puls schwach, unregelmäßig, schnell. Gefühl, als ob das Herz zusammengepreßt würde – wie von einer eisernen Faust; als ob es sich herumdreht; als ob das Herz aufhörte zu schlagen. Stechende Schmerzen mit Ausstrahlung zum linken Arm. Pulsationen werden im ganzen Körper gefühlt. Verschlimmerungszeit 11 Uhr und 23 Uhr.
Anwendung: D 3–C 6 (D 12) dil.

Lycopus virginicus
Körperliche und psychische Unruhe mit Tachykardie, evtl. Exophthalmus mit Zittern der Hände. Puls schwach, unregelmäßig, zittern. Präkardialer Schmerz, zusammenschnürend; Herzklopfen ist aus der Entfernung zu hören (wie *Jodum*). Schlaflosigkeit mit überwachem Gefühl.
Anmerkung: *Mezger* beobachtete, daß die Wirkung im süddeutschen Raum weniger deutlich ist als in Norddeutschland. Dies entspricht auch meiner Erfahrung in Freiburg.
Anwendung: C 6 (D 12) dil.

Spigelia anthelmia
Bewährt bei Basedow-Herz mit stürmischem Herzklopfen, schnellem Puls, stechenden Schmerzen mit Ausstrahlung zur linken Schulter und in den linken Arm.
Furchtsame, ängstliche Patienten; ruhelos wegen ständiger Angst, Aufregungen und böser Vorahnungen. Herzklopfen ist am Brustkorb sichtbar. Der Kranke hört sein Herz laut schlagen. Empfindung, als seien die Augäpfel zu groß (mit oder ohne Exophthalmus).
Anwendung: D 6–C 6 (D 12) dil.

Harte Struma

Harte, diffuse Strumen entstehen durch Vermehrung des Bindegewebes (*Struma fibrosa*). Meist handelt es sich um Hypothyreosen, gelegentlich besteht aber auch hyperthyreote Funktion.

Hypo- oder Euthyreose

Calcium carbonicum
In der Kropfbehandlung spielen die Kalksalze eine bedeutende Rolle wegen ihrer Beziehungen zum gesamten Hor-

monsystem, besonders zu den Keimdrüsen, Epithelkörperchen und zur Schilddrüse. *Calcium carbonicum* ist bewährt bei *harten Strumen* mit Hypo- oder Euthyreose, seltener bei parenchymatösen Strumen. Die Kalksalze machen im allgemeinen eher härtere Strumen.
Meist müde, verlangsamte, pastöse Menschen mit Neigung zur Fettleibigkeit. Körperliche und geistige Anstrengungen erschöpfen schnell; mutlos, furchtsam, ängstlich, ohne Initiative. Empfindlich gegen Kälte mit Neigung zu partiellen Schweißen, besonders an Kopf, Nacken, Füßen.
Anwendung: Reihe von C 6 (D 12)–C 1000 tabl.

Lapis albus
(Calcium-Fluorsilikat, aus Gneis gewonnen bei Bad Gastein)

Bewährt gegen Kropfbildungen bei Bewohnern feuchter Täler (*Voisin*). Die Konsistenz der Kröpfe ist eher elastisch, noch nicht so hart wie bei *Calcium fluoratum* (nach *Dewey*).
Anwendung: D 6, C 6 (D 12), C 9 tabl.
Stauffer empfiehlt die Arzneigabe bei zunehmendem Mond, bei abnehmendem Mond ein passendes jodhaltiges Mittel als Zwischenarznei (z. B. *Badiaga*).

Barium jodatum
Bewährt bei härteren Kröpfen, besonders bei lymphatischer Diathese bei Jugendlichen; bei älteren Patienten mit Neigung zu Arteriosklerose, Hypertonie, vorzeitiger Vergreisung. Vgl. das Arzneimittelbild von *Barium carbonicum* – *Barium jodatum* ist dagegen lebhafter, aber nicht so frostig.
Anwendung: Reihe von C 6 (D 12)–C 1000 tabl.

Carbo animalis
Bewährt bei harten, indolenten Kröpfen, bei erschöpften älteren Patienten. – Kältegefühl mit starker Frostigkeit, evtl. Nachtschweiße. Kreislaufschwäche, starker Meteorismus, gastrokardialer Symptomenkomplex. Alle Absonderungen sind übelriechend.
Anwendung: C 6 (D 12)/C 30 tabl.

Conium maculatum
Bewährt bei harten Strumen, besonders bei älteren, geschwächten, mürrischen Menschen mit Hypo- oder auch mit Hyperfunktion der Schilddrüse; auch bei Zysten.
Ängstliche, hypochondrische Grundstimmung mit Abneigung gegen Gesellschaft, aber Furcht beim Alleinsein. Erschöpft mit Schwäche der Extremitätenmuskulatur, Koordinationsstörungen bei Bewegungen mit Zittern der Hände. Neigung zu Schwindel beim Hinlegen, beim Seitwärtsschauen, beim Umdrehen im Bett. Sexuelle neurasthenische Beschwerden mit Impotenz bei erhaltener oder gesteigerter Libido.
Mezger empfiehlt bei Hyperthyreose die Anwendung von *Conium*, »wenn Zittrigkeit, Schwäche, Schwindel, Neigung zu Schweißen, mit Besserung aller Beschwerden durch Essen vorliegen. Gegen Tremor bei basedowoiden Typen kann man damit eindrucksvolle Besserungen erzielen«.
Anwendung: D 6–C 30 dil.; LM VI–XVIII dil.

Hyperfunktion

Calcium jodatum

Bewährt bei harten Strumen (evtl. auch parenchymatösen) in der Pubertätszeit mit Neigung zu Hyperfunktion.
Adenoide Wucherungen, vergrößerte Lymphknoten mit Neigung zu Erkältun-

gen und zum Schwitzen. Milchschorf, exsudative Diathese, Skrofulose.

Anwendung: Reihe von D 6/C 6 (D 12)– C 200 tabl.

Calcium fluoratum

Bewährt bei harten Strumen mit Neigung zu Hyperfunktion. Kann versucht werden bei Verdacht auf Malignität, wenn invasive Diagnostik oder notwendige Operation auch nach eingehender Aufklärung verweigert wird.
Allgemeine Schlaffheit des Bindegewebes mit überstreckbaren Gelenken (besonders bei Kindern und Frauen). Neigung zu Varizen, Eingeweidesenkungen. Harte Lymphknotenschwellungen, Neigung zu rezidivierenden Gerstenkörnern, Blepharitis, Chalazion.
Sehr schlechte, weiche Zähne mit frühzeitigem Verfall. Knochenexostosen, Gichtknoten. Vorzeitige Arthrosen, häufige Lumbago mit Bewegungsbesserung.
Oft sehr anpassungsfähige, diplomatische Menschen mit Geschick, ihre Vorteile zu nutzen. Furcht vor Armut.

Anwendung: C 6 (D 12)–C 30; Reihe von C 6 (D 12)–C 200 tabl.

Bromum

Bewährt bei harten Strumen mit Neigung zur Hyperfunktion und Verschlimmerung der Beschwerden durch Wärme. Meist hellhäutige Menschen mit Neigung zur Korpulenz, die bei Hyperthyreose abmagern und zittrig werden. Unverträglichkeit von Wärme; Schwitzen bei geringer Anstrengung und anschließende Erkältung durch Abkühlung.
Wie alle Halogene (*Brom, Chlor, Jod*) affiziert dieses Mittel die Schleimhäute; scharfer, wäßriger Schnupfen, evtl. mit Krusten und Nasenbluten; innerer Hals rauh, trocken, wie wund, mit Gefühl der Zusammenschnürung, erstickender Husten (besonders im warmen Raum).

Atemnot, asthmatoide Bronchitis, Asthma am Meer besser, schlechter im Land. Schleimrasseln, aber wenig Auswurf. Herzklopfen mit Angst, schlechter bei Linkslage.

Anwendung: C 6 (D 12)–C 30 dil.; LM VI–XVIII dil. – besonders bei Allergikern.

Spongia (vgl. S. 330)

Stechende Schmerzen in der Schilddrüse.

Anwendung: Reihe von C 6 (D 12)–C 30 dil.

Knotenkröpfe

Knotenkröpfe müssen differentialdiagnostisch genau abgeklärt werden. Meist reagieren sie *nicht* auf medikamentöse Therapie, weder allopathisch noch homöopathisch. Je nach Fall ist nach der Operation eine Rezidivprophylaxe mit homöopathischen Präparaten erfolgreich oder Substitution mit Schilddrüsenhormon erforderlich.

Euthyreote Knoten

Hier kann ein Versuch gewagt werden mit den schon besprochenen Mitteln:

Badiaga
Fucus vesiculosus
Hedera helix
Spongia
Thyreoidinum

Zysten

Sie haben eine gute Chance mit

Aurum jodatum (siehe S. 331)
Barium jodatum (siehe S. 333)
Conium (siehe S. 333)

Bei Blutungszysten, die plötzlich »über Nacht« entstehen, bewährt sich *Arnica*.

Arnica montana

Die plötzliche Entstehung grenzt diese Zysten gegen andere Formen ab. Die nach einigen Tagen sichtbare bläuliche Verfärbung erhärtet die Diagnose einer lokalen Blutung.
In diesen sehr seltenen Fällen wirkt unser homöopathisches »Blutungsmittel« rasch und resorbiert die Zyste.

Anwendung: D 6–C 30 dil.

▶ Verdacht auf Malignität

Hier gibt es gelegentlich Patienten, deren Gesamtzustand jede weitere Diagnostik oder Therapie unmöglich macht – oder sie lehnen auch nach eingehender Aufklärung jede invasive Diagnostik oder notwendige Operation ab. Nach juristisch tragfähiger Absicherung können Sie den Patienten nicht einfach seinem Schicksal überlassen. Im Rahmen der Möglichkeiten einer biologischen Malignomtherapie können Sie – nach umfassender Fallaufnahme – das optimale Simile einsetzen.
Vielleicht finden Sie

Calcium fluoratum (siehe S. 334)

indiziert oder auch die entsprechende Säure:

Acidum fluoricum

Kann versucht werden bei Verdacht auf Malignität. Auch indiziert bei sehr hartnäckigen Strumen (besonders Struma vasculosa oder fibrosa, nach *Stauffer*).
Diese Arznei gehört in die Gruppe der luesinischen dyskratischen Mittel – d.h., die Krankheit muß von vornherein einen destruktiven oder sehr hartnäckigen Charakter haben. Die Patienten sehen gealtert, hinfällig, blaß aus; sie sind unruhig mit Bewegungsdrang, nehmen an Gewicht ab trotz übermäßigen Appetites. Allgemeinbefinden schlechter durch Wärme mit Verlangen nach Abkühlung, kalten Bädern oder Waschungen, kalten Getränken. Extremitäten heiß, nachts werden die Füße aus dem Bett gestreckt. Neigung zu Venenerweiterungen, Varizen, Hämangiomen, Nävi. Frühzeitige Karies, Schmelzdefekte der Zähne.
Entweder gehobene Stimmung mit großer körperlicher und geistiger Aktivität, mit Drang zur Abwechslung, unbeständig, Bewegungsdrang mit fehlendem Interesse an der Familie, oder ängstlich, deprimiert, mit schlechter intellektueller Funktion.

Anwendung: C 6 (D 12)–C 30/C 200 dil. oder glob.

Magen – Darm

Akute Magen- und Darmstörungen im Kindesalter
(Vgl. 23, 56)

Die homöopathische Arzneiwahl erfolgt bei Kindern nach den gleichen Prinzipien wie bei Erwachsenen: Die auffallenden und charakteristischen Symptome unterscheiden den einzelnen von allen übrigen Erkrankten, die an einer ähnlichen, diagnostisch abgrenzbaren Krankheit leiden. Aufgrund dieser individuellen Symptome wird das für den Einzelfall passende homöopathische Arzneimittel ausgewählt.
Die Fallaufnahme muß allerdings verstärkt die vom Arzte beobachteten Zeichen und objektiven Symptome verwerten. Die Schilderung der Mutter (oder anderer Bezugspersonen) sollte man hellhörig, aber kritisch aufnehmen.

Übersicht

Speikinder	S. 337	Aethusa cynapium
EK 501 ff., KK III/453 ff.		Antimonium crudum
Azetonämisches Erbrechen	S. 338	Aethusa cynapium
EK 501 ff., KK III/ 453ff.		Arsenicum album
		Ignatia
Blähungskoliken	S. 338	Magnesium carbonicum
EK 551 (Blähsucht, versetzte)		Magnesium muriaticum
KK III/530 (Blähungen, eingeklemmte)		Chamomilla
		Colocynthis
		Carbo vegetabilis
Nabelkoliken	S. 339	Ignatia
EK 754, KK II/562		Calcium phosphoricum
Akute Gastroenteritis, Brechdurchfall, Ernährungsstörungen	S. 340	Arsenicum album
EK 612 (Säuglings-Cholera, Krankheit),		Colocynthis
KK III/606 (Cholera infantum; Cholera nostras)		Camphora
		Cuprum arsenicosum
		Veratrum album

Speikinder

Der volkstümliche Ausdruck »Speikinder sind Gedeihkinder« verharmlost das Erbrechen von Milch in den ersten Lebenswochen. Wenn die Untersuchung keinen deutlichen Befund ergibt, kann man mit *Aethusa* oder *Antimonium crudum* oft eine rasche Besserung erzielen.

Aethusa cynapium

Sonderliches Symptom: Das Kind verlangt nach dem Erbrechen bald wieder Nahrung.
Speien oder heftiges Erbrechen der Milch in flüssiger Form sofort nach dem Trinken oder etwa 1 Stunde später als saure Klumpen. Schreikinder! Erbre-

chen oft begleitet von Schweiß, Schwäche und Kollapsneigung. Dabei grünlicher Durchfall mit Krampfschmerzen, besonders bei warmem Sommerwetter.
Klinische Indikation: Milchunverträglichkeit, Speikinder, azetonämisches Erbrechen.
Anwendung: C 6/C 6 (D 12) dil. 1–2 Tropfen Wasser.

Antimonium crudum

Erbrechen von Milch und sauren Speisen – weißer Zungenbelag. Milch wird sauer erbrochen.
Nach dem Erbrechen *kein* Nahrungsverlangen. Dicke, widerspenstige Kinder mit viel Luftaufstoßen und Neigung zu Hautausschlägen (nässende Ekzeme oder Impetigo). Gierige Trinker!
Klinische Indikation: Speikinder, Unverträglichkeit von Milch und saurer Nahrung; akute Ernährungsstörung, dabei erschöpfendes Erbrechen, wäßriger Durchfall mit Klumpen.
Anwendung: C 6 (D 12)–C 30 (D 30) trit., eine Prise dieses Pulvers mit einem Eierlöffel seitlich in die Backentasche geben.

Azetonämisches Erbrechen

Bei übersensiblen, vegetativ wenig stabilen und ängstlichen Kleinkindern tritt starkes Erbrechen auf, das zur raschen Austrocknung führt. Das oben besprochene *Aethusa* bewährt sich hier neben *Arsenicum album* oder *Ignatia*.

Arsenicum album

Rascher Kräfteverlust mit Angst und Unruhe. Anstrengendes Erbrechen und Durchfall führen schnell zur Exsikkose. Trockene Zunge, starker Durst; verlangt nach häufigen, aber kleinen Schlucken der Flüssigkeit. Facies hippocratica.

Azetonämisches Erbrechen; Brechdurchfall; Ernährungsstörung.
Anwendung: C 6 (D 12)–C 30 (D 30) dil. nach Methode 1.

Ignatia

Übersensible, evtl. neuropathische Kinder mit *widersprüchlicher Symptomatik:* Brechwürgen wird besser durch Nahrungsaufnahme, krampfiges Aufstoßen verliert sich durch Trinken. Folgen von Aufregung, Liebesentzug, Strafen, Kummer.
Klinische Indikation: Azetonämisches Erbrechen, Magen-Darmstörungen durch emotionale Einflüsse, Nabelkoliken bei neuropathischen Kindern.
Anwendung: C 6 (D 12)–C 30 (D 30); LM XIV–XVIII dil.

Blähungskoliken

Magnesium carbonicum

Kolikartige Leibschmerzen mit saurem Erbrechen und sauren Stühlen. Bei Milchunverträglichkeit, besonders bei Brustkindern, treten bald nach der Nahrungsaufnahme krampfige Leibschmerzen auf. Die Beine werden angezogen, Krümmen bessert. Das Erbrochene, der Stuhl und das ganze Kind riechen *sauer*. Stuhl ist *meist dünn*, grünlich-schleimig, wie Froschlaich.
Klinische Indikation: Blähungskolik, Milchunverträglichkeit bei Brustkindern.
Anwendung: C 6 (D 12)–C 30 (D 30) trit. (vgl. Antimonium crudum).

Magnesium muriaticum

Das Arzneimittelbild entspricht dem von *Magnesium carbonicum*. Bei *knotigem Stuhl* ist *Magnesium muriaticum* besser angezeigt.
Anwendung: C 6 (D 12)–C 30 (D 30) trit.

Chamomilla

Ungeduldige, ärgerliche, reizbare Kinder; die Schmerzreaktionen (Schreien, Strampeln, unruhiges Hin- und Herwerfen) stehen in keinem echten Verhältnis zur Schwere des Krankheitsbildes. Eine Wange rot – die andere blaß. Heiße oder auch kalte Schweiße. Leib aufgetrieben. Blähungskolik nach Ärger. Galliges Erbrechen. Grüne, schleimige Stühle wie Spinat; Durchfall bei der Zahnung. Das Kind will dieses und jenes – weist es zurück, sobald es seinen Willen erfüllt bekommt; will herumgetragen werden. Zahnschmerzen schlimmer durch warmes Getränk.
Klinische Indikation: Blähungskolik, Magen-Darmstörung *bei der Zahnung*, Folge von Ärger und Zorn.
Anwendung: C 6 (D 12)–C 30 (D 30) glob.; LM XIV–XVIII dil.

Colocynthis

Ärgerliche, reizbare, ungeduldige Kinder mit Angst und Unruhe bei Darmstörungen; oft Folge von Ärger und Zorn. Gasbauch mit Rumoren im Leib; Aufstoßen und Windabgang bessern meist nicht; Nahrungsaufnahme verschlechtert sofort den Schmerz. Der Schmerz wird besser durch festen Gegendruck, Krümmen (Beine anziehen, Bauchlage), und Wärme. Wäßrige Stühle, evtl. blutige Stühle.
Klinische Indikation: Blähungskolik, akute Ernährungsstörung, Gastroenteritis.
Anwendung: D 6/C 6 (D 12)–C 30 (D 30) dil.

Carbo vegetabilis

Trommelbauch mit kolikartigen Schmerzen und Blähungen. Ängstliche Kinder, die nach zu fetter Nahrung oder durch Milch, besonders bei feuchtwarmem Wetter, mit Magen- und Darmstörungen reagieren. Übelriechende Stühle und Blähungen. Stark gestörtes Allgemeinbefinden: blaß, kalt, Fontanelle eingesunken, kollapsig, Zyanose, kalte Schweiße.
Klinische Indikation: Blähungskolik, akute Ernährungsstörung mit *Intoxikation*.
Anwendung: C 6 (D 12) trit. nach Methode 1.

Nabelkoliken

Dieses Diagnose-Etikett sagt nicht mehr als das Zauberwort »Ignoramus«. Nach gewissenhafter Untersuchung, die keinen erkennbaren Befund ergibt, können wir uns diesem psychosomatischen Phänomen guten Gewissens zuwenden – und homöopathisch heilen.
Besonders geeignet ist bei übersensiblen Kindern mit Kummer das schon besprochene

Ignatia (siehe S. 338)

Schlanke, lebhafte Kinder mit lymphatischer Diathese brauchen

Calcium phosphoricum

Die lymphatischen Symptome zeigen sich in vergrößerten Mandeln mit Reaktionen an den Mesenterial-Lymphknoten. Körperlich und geistig schnell erschöpft, unkonzentriert, ängstlich, ungeduldig. Schulkopfschmerz. Kolikartige Leibschmerzen, oft besser durch Essen. Verlangen nach Geräuchertem, nach Schinken und Speck. Durchfall mit grünlichem Stuhl, sehr übelriechend; enthält viel Unverdautes.
Anwendung: Reihe von C 6 (D 12)–C 200 tabl.

Akute Gastroenteritis, Brechdurchfall, Ernährungsstörungen

Für diese akuten bedrohlichen Entzündungen im Magen-Darm-Kanal benötigen wir Arzneimittel, deren Wirkungsprofil der kritischen Situation des Kleinkindes entspricht.

Schon oben wurden besprochen:
Arsenicum album (siehe S. 338)
Colocynthis (siehe S. 339)

Camphora

Hahnemann hat *Camphora* bei der Cholera mit gutem Erfolg angewendet. Kälte und kalter Schweiß, blaß, krampfig, evtl. klonische Krämpfe. Kolikartiger Leibschmerz, erschöpft, kollapsig. Durchfall mit starkem Wasserverlust. Unstillbarer Durst, verlangt kleine Mengen kalten Wassers, erbricht es aber.
Klinische Indikation: akute Ernährungsstörung, Brechdruchfall, *Kollaps*.

Anwendung: D 1 – D 3 dil., alle 10 Minuten 1 – 3 Tropfen pur.

Cuprum arsenicosum

Profuser Durchfall mit starker Erschöpfung. Wäßrige, schleimige Stühle, schneidende Leibschmerzen mit Kollern, rascher Flüssigkeitsverlust, Intoxikation. *Krämpfe* und Konvulsionen. Kälte des Körpers, *zyanotisch*. Erschöpft und unruhig.
Klinische Indikation: Akute Ernährungsstörung, Enterokolitis, Brechdurchfall, Cholera nostras.

Anwendung: C 6 (D 12) dil.
nach Methode 1, alle 10 Minuten.

Veratrum album

Kollaps mit kaltem Schweiß auf der Stirn. Intoxikation. Heftiges Würgen und reichliches Erbrechen. Kolikartige Schmerzen, Durst auf kaltes Wasser, das sofort wieder erbrochen wird; nach dem Brechen völlig erschöpft. Durchfall schmerzhaft, wäßrig, nachfolgende starke Erschöpfung.
Klinische Indikation: Brechdurchfall, Gastroenteritis mit Wasserverlust, Intoxikation und Kollaps.

Anwendung: D 4, D 6, C 6 (D 12) dil.
nach Methode 1, alle 10 Minuten. Bei starker Angst oder Verwirrung C 30 (D 30) dil.

Erkrankungen des Magens und Zwölffingerdarms

Es gibt kaum ein Teilgebiet der Medizin, wo es so deutlich wird, daß die begrenzte organpathologische Krankheitslehre nicht ausreicht, um davon therapeutische Hinweise abzuleiten. Die Verflechtung von Organ, Funktion und psychischen Impulsen ist eine unlösbare Ganzheit, die mit der homöopathischen Fallaufnahme erfaßt werden kann. Die dabei gewonnenen Zeichen und Symptome, die Befunde und Störungen des Befindens geben uns Hinweise auf die heilende Arznei.

Diese Gedanken gehen diesem Kapitel voran, da ich hier bewußt abweiche von der Einteilung nach diagnostischer Benennung. Ich möchte den Versuch wagen, von der Ätiologie und der Natur der krankhaften Störung (vgl. Bd. I, S. 78) ausgehend, die Arznei selbst in den Mittelpunkt zu stellen.

Übersicht

Vgl. in den Repertorien:
Entzündung (Gastritis):	*EK 501, KK III/452*
Verdorbener Magen:	*EK 540, KK III/452*
Magenverstimmung, Verdauungsstörung:	*EK 515, KK III/452*
Magenschmerz:	*EK 517 ff., KK III/487 ff.*
Erbrechen:	*EK 501 ff., KK III/453 ff.*
Übelkeit:	*EK 533 ff., KK III/472 ff.*

Akute Magen- und Darmstörungen
Entzündung (Gastritis, Gastro-Duodenitis), Verdorbener Magen, Magenverstimmung, Dyspepsie.

Folge von ...

Zu viel, zu schweres Essen	S. 343	Nux vomica Antimonium crudum Bryonia Carbo vegetabilis Pulsatilla Ipecacuanha
Zechgelage mit Kater am anderen Morgen Reichlich Biergenuß	S. 346	Nux vomica Kalium bichromicum
Verdorbene Nahrung	S. 346	Nux vomica Okoubaka
Lebensmittelvergiftung	S. 347	Carbo vegetabilis Arsenicum album Veratrum album
Nach Kälte oder kalten Getränken	S. 347	Pulsatilla Dulcamara
Teil eines allgemeinen Infektes	S. 348	Bryonia Nux vomica Pulsatilla
Folge von Ärger und Zorn	S. 348	Bryonia Chamomilla Colocynthis

Folge von Kränkung, Beleidigung	S. 348	Staphisagria
Folge von Kummer	S. 349	Ignatia

Chronische Magen- und Darmstörungen

Zu viel und zu schwere Nahrung	S. 349	Antimonium crudum Bryonia Nux vomica Graphites
Alkohol	S. 350	Nux vomica Acidum sulfuricum
Besonders Bier	S. 350	Kalium bichromicum
Medikamentenabusus	S. 350	Nux vomica Sulfur
Nikotin	S. 351	Tabacum Nux vomica
Zu hastiges Essen	S. 351	Acidum sulfuricum Argentum nitricum Hepar sulfuris Lachesis

»Nervöser Magen«
Organneurose, psychosomatische Funktionsstörung bei typischer Verhaltensweise der Person

Der Ärgerliche, der Zornige EK 518, KK III/488 (Magenschmerzen nach Ärger) EK 521, KK III/495 (Verdruß, Zorn)	S. 352	Bryonia Colocynthis Staphisagria Sulfur
Der Reizbare EK 518 (Magenschmerzen nach Aufregung), KK III/490 (nach Erregung)	S. 352	Chamomilla Nux vomica Sepia
Der Leidende EK 519 (Magenschmerzen nach Enttäuschung), KK III/490 (Magenschmerzen nach Enttäuschung), EK 520 (Kränkung), KK III/492	S. 352	Ignatia Carbo vegetabilis Natrium muriaticum
Der Ängstliche	S. 353	Argentum nitricum Arsenicum album

Magen- und Zwölffingerdarmgeschwür –
Ulcus ventriculi et duodeni

vgl. EK 511, KK III/469	S. 353	Argentum nitricum Arsenicum album Natrium muriaticum Anacardium Bismutum subnitricum Cadmium sulfuricum Calcium carbonicum Hydrastis Kalium bichromicum Lycopodium Ornithogalum Petroleum Phosphor Uranium nitricum

Akute Magen- und Darmstörungen

Unter dieser allgemeinen Überschrift fasse ich die meist rasch entstehenden Funktionsabweichungen zusammen, die man als verdorbenen Magen, Magenverstimmung, Dyspepsie oder auch wissenschaftlich benennen kann:

Gastritis, Gastroduodenitis

Für die Arzneiwahl ist die *Feststellung der Ätiologie* außerordentlich wichtig und bei der kurzen Zeit der Entstehung einer Krankheit meist auch gut feststellbar. Und wenn es Ihnen bei der Anamnese-Erhebung gelingt, ein vollständiges Symptom (vgl. Bd. I, S. 41) zu erfahren, so steht die Arzneifindung auf sehr sicherem Boden.

▶ Zu reichliche und schwere Nahrung

Für Beschwerden nach einem Festmahl mit zu reichlicher und zu schwerer Nahrung und entsprechenden Mengen von Alkohol haben wir einen treffsicheren Rat (Bleiben Sie das nächste Mal zu Hause!) und eine ganze Reihe von Mitteln.
Die Beschreibung beginne ich mit *Nux vomica* – einem »vielnützigen Mittel« (Polychrest) mit umfassender Wirkung auf Beschwerden, die sich im Magen-Darm-Bereich abspielen.

Nux vomica

Reizbarer, überempfindlicher Patient. Folgen von vorwiegend sitzender Lebensweise mit beruflicher Überlastung des Nervensystemes. Kann sich nicht entspannen. Nimmt seine Aktivität in den Feierabend mit hinein und übertönt die Müdigkeit mit Wein, Weib, Essen, Nikotin.
Stark gewürztes, reichliches, schweres Essen verursacht Völle und Schwere im Magen mit Auftreibung im Oberbauch; verträgt deshalb nichts Enges um den Leib (wie *Lycopodium*). Muß aufstoßen mit saurem und bitterem Geschmack; weißlichgelber Belag der Zunge; Magenschmerzen beginnen etwa eine Stunde nach dem Essen.
Etwa ein bis zwei Stunden nach dem Essen wird er müde, besonders nach dem Abendessen, und schläft im Sitzen ein. Der Nachtschlaf ist nicht sehr erholsam, träumt viel, schnarcht und erwacht gegen 3 Uhr und kann erst nach Stunden wieder einschlafen; schläft in den Morgen hinein; ist dann unausgeschlafen, fühlt sich häßlich und ist in seinem Benehmen auch so: gereizt durch Nichtigkeiten, die Fliege an der Wand ärgert ihn; der Morgen ist seine schlechteste Zeit.
Neigung zu spastischer Obstipation; nach zu reichlichem Essen Übergang zu Durchfall; oft Hämorrhoiden (»Staatshämorrhoidarier«); diese bluten selten, machen starken Juckreiz mit klopfenden, stechenden Schmerzen.
Der typische *Nux*-Patient ist frostig, geringer Luftzug läßt ihn schauern, Wärme ist angenehm.
Hahnemann schreibt, »daß diejenigen Personen sie [die Nux vomica] öfter bedürfen, welche sehr sorgfältigen, eifrigen, feurigen, hitzigen Temperamentes sind oder tückischen, boshaften, zornigen Gemüts« (RAL Bd. 1). Ehrgeizige Menschen, Bauchschmerzen nach enttäuschtem Ehrgeiz und nach Zorn.
Die günstigste Zeit zum Einnehmen ist der Abend, »weil sie ihre häufigsten und stärksten Symptome früh gleich nach dem Erwachen entwickeln« (*Hahnemann*, RAL Bd. 1).
Modalitäten: *schlimmer* am Morgen, 3 Uhr Erwachen, durch Kälte, durch reichliches Essen und Alkohol, durch Erregung, Ärger, enttäuschten Ehrgeiz. *Besser* durch Wärme, durch Ruhe.
Nux vomica ist ein tiefwirkendes Mittel mit vielfältigen Anwendungsbereichen:
– bei verdorbenem Magen nach zu reichlicher, schwerer Mahlzeit

- als Katermittel, nach Zechgelagen
- bei dyspeptischen Beschwerden nach verdorbener Nahrung
- bei allgemeinem Infekt mit Magen-Darm-Katarrh
- bei Menschen, die das gute Essen zu sehr mögen
- kann die Alkoholsucht verringern bei Trinkern, die im Rausch randalieren; bessert auf alle Fälle das morgendliche Erbrechen und die Säufergastritis
- Magenbeschwerden nach Medikamentenabusus (besonders Antineuralgika und Laxantien)
- bei Tabakmißbrauch
- bei Schwangerschaftserbrechen; hinweisend ist die morgendliche Gereiztheit mit Neigung zu spastischer Obstipation und Sodbrennen
- Sodbrennen mit Hyperazidität, Sodbrennen bei Trinkern
- bei reizbaren Menschen, denen alles auf den Magen schlägt.

Anwendung: Von der organotropen Wirkung mit D 4 bis zur personalen Übereinstimmung C 200 – C 1000 tabl. Ich bevorzuge wegen der Reizbarkeit dieser Patienten LM VI – LM XXX dil.

Antimonium crudum

Ein sehr treffendes Kennwort charakterisiert diesen Patienten: »Der mürrische Vielfraß« (*Voisin*). Neigt zu starkem Appetit bis zur Gefräßigkeit, daraus resultiert: wird zu dick, bekommt akute oder rezidivierende Verdauungsstörungen und schlechte Laune. Er hat einen schwachen Magen, der vor allem *Saures, Gebäck* und *fettes* Schweinefleisch *nicht verträgt.* Säuglinge vertragen Milch nicht und erbrechen.
Gefühl von Völle und Schwere im Magen, Aufstoßen schmeckt nach dem Gegessenen, Übelkeit bis zum Erbrechen, Erbrechen erleichtert nicht. Die *Zunge ist auffallend weiß* – ein sehr charakteristisches Zeichen dieses Mittels.
Die schlechte Laune mit mürrischem Verhalten ist besonders bei Kindern auffallend (wie *Chamomilla!*). Chamomilla-Kinder wollen aber herumgetragen und beruhigt werden, bei *Antimonium crudum* dagegen wollen sie nicht einmal angesehen oder berührt werden. Vor allem sind sie »allergisch« gegen kalte Bäder. Kaltes Bad löst Kopfschmerz, Husten, Schnupfen, Magenschmerz und Durchfall aus. Und scheinbar paradox dazu: sie vertragen keine Sommerhitze. Heißes Wetter erschöpft, verstärkt die schlechte Laune und löst Durchfall aus: der Stuhl ist flüssig mit festen Brocken.
Starke Hornschwielen auf den Fußsohlen, hornartig gespaltene Fingernägel; wunde, aufgesprungene, schorfige Nasenlöcher und Mundwinkel weisen auf *Antimonium crudum* hin.
Klinische Indikation:
- Verdorbener Magen durch zu vieles Essen.
- Chronische Magenstörungen bei Fressern.
- Speikinder nach Milch und Saurem,
- Blähbauch,
- Sodbrennen.

Anwendung: C 6 (D 12) – C 30 tabl.

Bryonia alba

Reizbarer, ärgerlicher Mensch; viele Krankheiten sind Folge von Ärger und Verdruß. Stechende Schmerzen im Magen; Verschlimmerung aller Beschwerden durch Bewegung; bei *Verdauungsstörungen* durch zu schwere Nahrung oder Durcheinanderessen kommt *Bryonia*, neben *Nux* und *Pulsatilla*, oft in die erste Wahl. Alle drei haben das Gefühl, als wenn ein Stein im Magen liegen würde. *Bryonia* grenzt sich ab durch Verlangen, große Mengen kalten Wassers auf einmal zu trinken, *Pulsatilla* ist durstlos. *Nux* hat mäßigen Durst. *Bryonia* hat trockene Schleimhäute, Lippen, Mund und Zunge sind trocken. Übelkeit und Erbrechen werden schlimmer durch die geringste Bewegung.

Der Bryonia-Patient ist ein *starker Esser*. Er bevorzugt deftige Kost, er ist nicht sehr wählerisch, er mag lieber Fleisch, Alkohol, Kaffee, konzentrierte Nahrung. Vegetarier ist er nicht.

Der akute Magen-Darm-Katarrh kann mit *Bryonia* behandelt werden, wenn er Folge von Ärger oder Folge von kaltem Trinken im erhitzten, schwitzigen Zustand ist.

Bryonia-Krankheiten entstehen oft durch Unterdrückung der Schweißabsonderung und durch Unterkühlung; scheinbar paradox dazu leidet der *Bryonia*-Patient bei starker Hitze. Kaltes, trockenes und sehr heißes Wetter bekommen ihm nicht. Wenn es nach kühlen Tagen rasch heiß wird, bekommt er leicht Durchfall, obschon Verstopfung mit großen, trockenen Stühlen ohne Drang für *Bryonia* chrakteristisch ist.

Bryonia hat viele Wechselzustände: Der Patient leidet durch Hitze und durch trockene Kälte; er verlangt kalte Getränke, wenn er schwitzig ist, und bekommt dadurch Durchfall, bei Magenschmerzen *bessern* warme Getränke und kalte *verschlechtern*; obschon sein Husten durch trockenes, kaltes Wetter entstanden ist, hustet er mehr, wenn er von der Kälte in den warmen Raum kommt. Bei Schmerzen verträgt er keine warmen Anwendungen oder einen heißen Raum, obschon viele *Bryonia*-Schmerzen durch Kälteeinwirkung ausgelöst wurden.

Gliederschmerzen, die akut aufgetreten sind, werden oft durch Wärme verschlechtert – wenn sie schon *länger* bestehen, kann aber Wärme bessern: EK 1037, KK II/563, Wärme schlechter *oder* besser, beides zweiwertig.

Anwendung: Von der organotropen Wirkung mit D 4 dil. bis zur personalen Übereinstimmung mit C 30 (D 30) dil.

Carbo vegetabilis

In der *trägen Magenfunktion* mit *Gasbauch* zeigt sich die erste Phase der *Carbo*-Wirkung. Das volle Wirkungsbild, das Folge der zunehmenden Sauerstoffverarmung mit allgemeiner Kälte und Erschöpfung ist, liegt hier meist noch nicht vor. Entsprechend der klinischen Erfahrung, daß eine beginnende Herzinsuffizienz sich zuerst durch Meteorismus anzeigt, wirkt *Carbo* bei *Atembeklemmung*, die vom geblähten Oberbauch ausgeht; Schwindel, Übelkeit und Ohrenklingen (Vertigo a stomacho laeso) mit starker Flatulenz.

Menschen mit träger Magenfunktion, mit Abneigung gegen Fleisch, Fett und Milch reagieren mit Dyspepsie und Flatulenz, wenn sie nicht strenge Diät einhalten und durcheinanderessen. Auffallend ist hier, daß diese Patienten beim Essen rasch einen roten Kopf bekommen, besonders nach Alkohol.

Bei *Lebensmittelvergiftung mit toxischem Gesamtbild* kommt *Carbo* in die Wahl, wenn Atembeklemmung bis zur Atemnot vom geblähten Epigastrium ausgeht, dabei Kälte des Körpers (besonders Nase, Hände, Füße); Kältegefühl außen und inneres Brennen; brennende, schneidende Magenschmerzen mit stinkenden Durchfällen und stinkendem Mundgeruch.

Anwendung: C 6 (D 12) tabl.

Pulsatilla

Akute *Dyspepsie* tritt auf nach Durcheinanderessen mit Unverträglichkeit von Fett, in Fett gebackenem Gebäck und reichlichem Eis. Dabei ranziges Aufstoßen, trockener Mund, wenig Durst (feuchter Mund und viel Durst *Mercurius sol.*). Schmutzigweiße Zunge. Übelkeit, evtl. Erbrechen; erbricht vor allem warmes Getränk, kaltes wird behalten. Erbrechen von Speise, die schon längere Zeit vorher gegessen wurde.

Bei »nervösem Magen« wird die umfassende *Pulsatilla*-Symptomatologie deutlich: Sanfter, nachgiebiger, wechselhafter Charakter, schwankt zwischen Lachen und Weinen; eher resignierend als herausfordernd und aggressiv. Steingefühl im Magen (wie *Nux vomica, Antimonium crudum* und *Abies nigra*) mit Magenschmerzen und Frösteln. Viele widersprüchliche Symptome: Im ganzen frostig, aber verträgt Wärme schlecht; fühlt sich wohler an frischer Luft; nach reichlich Eis Magenbeschwerden und Durchfall, verlangt aber kühles Getränk, warmes wird erbrochen; etwas Eis tut gut. Bei Durchfall gleicht kein Stuhl dem anderen. Bei Frauen gleicht keine Periode der anderen. Periode oft zu spät und zu spärlich, Durchfall bei oder nach Menses.

Anwendung: D 4 – C 30 (D 30) dil.; LM VI – XVIII dil.

Ipecacuanha

Die Störungen im Magen-Darm-Kanal (Magenverstimmung, Gastroenteritis mit krampfigem Durchfall) sind begleitet von beständiger Übelkeit, Brechreiz, Erbrechen. Übelkeit wird schlimmer durch Bewegung und starke Wärme; sie bessert sich *nicht* durch oder nach Erbrechen. Die *Zunge* ist dabei *sauber* und feucht; oft viel Speichelfluß. Das Erbrechen erschöpft, Gefühl starker Schwäche und Elendigkeit; eventuell kalter Stirnschweiß (ähnlich wie *Tabacum und Veratrum album*). Wenig Durst. Oft Schwindel, migräneartiger Kopfschmerz. Durchfälle sind oft grün; sie entstehen nach heißen Tagen. Die Magenverstimmung tritt auf durch schwer verdauliche Nahrung, Fett, Cremespeisen, Kuchen.

Anwendung: C 6 (D 12) dil.

▸ **Beschwerden nach einem Zechgelage, mit Kater am anderen Morgen**

Hier bewähren sich

Nux vomica (siehe S. 343)

und besonders bei *Biertrinkern Kalium bichromicum.*

Kalium bichromicum

Paßt besonders bei frostigen, fetten Menschen, die Verlangen nach Bier und säuerlichen Getränken haben, aber nicht vertragen. Bald nach dem Essen (wie *Nux moschata*) haben sie Völlegefühl, brennende Magenschmerzen mit Übelkeit und erbrechen fadenziehenden Schleim. Bei akuten Erkrankungen ist der Zungengrund schmutziggelblich belegt; bei chronischen Prozessen ist die Zunge trocken, glatt oder sehr rot und rissig mit Zahneindrücken.

Bei Alkoholikern, besonders bei Biertrinkern, entwickeln sich runde Magengeschwüre (Ulcera rotunda), wie ausgestanzt; die Schmerzen strahlen zum Rücken aus.

Die Magenbeschwerden werden oft begleitet von rechtsseitigem supraorbitalen Kopfschmerz mit kleiner daumenkuppengroßer Schmerzzone; Sehstörungen vor dem Kopfschmerz (Hemiopie, Flimmern wie *Gelsemium*) verschwinden mit Beginn der Schmerzen.

Anwendung: C 6 (D 12) – C 30 (D 30) tabl.

▸ **Folge von verdorbener Nahrung**

Hier verordnen wir

Nux vomica (siehe S. 343)

besonders wenn saures, bitteres Aufstoßen und Brechreiz mit *ergebnislosem Würgen* dabei auftreten; möchte erbrechen, aber kann nicht.

Außerdem hat sich ein neues Mittel rasch durchgesetzt.*

Okoubaka Aubrevillie

Das Mittel ist noch ungenügend geprüft; es besteht deshalb noch kein klares Arzneimittelbild mit deutlichen Modalitäten. Die Wirkung der homöopathisch po-

---

* Wurde durch die Forschungen von Frau Dr. *Kunst* und Herrn Dr. *Wilmar Schwabe* 1972 bekannt (vgl. 38).

tenzierten Arznei ist bei vielen Intoxikationen gesichert bei:
- akuten Magen-Darm-Störungen nach verdorbener Nahrung,
- Toxinbelastungen nach Infekten (Darminfekte, Virusgrippe, Toxoplasmose, Tropenkrankheiten),
- prophylaktischer Anwendung bei Tropenreisen.

Anwendung: D 3/D 4 dil.

▶ Folge von Lebensmittelvergiftungen

Hier kann es zu lebensbedrohlichen Situationen kommen, da die Toxinüberschwemmung zum Kreislaufkollaps führt. So wundert es uns nicht, daß die entsprechenden Arzneimittelbilder von *Arsen, Veratrum album* und

Carbo vegetabilis (siehe S. 345)

diese Notsituation widerspiegeln.

Arsenicum album

Bei toxischem Zustand nach Lebensmittelvergiftung mit akuter Gastroenteritis kommt *Arsenicum* in die erste Wahl. Sehr elend, erschöpft, große Angst und motorische Unruhe; Angst vor dem Alleinsein, besonders nachts. Der Körper ist eiskalt; kalter Schweiß; verlangt Wärme am Körper, aber Kühle am Kopf. Im Magen und Abdomen *brennender Schmerz,* der durch warmen Leibwickel besser wird. Schmerzen sind schlimmer nachts, gegen 1 Uhr und 13 Uhr. Sehr starker Durst, trinkt in häufigen kleinen Schlucken. Heftiges Erbrechen mit Übelkeit; Erbrechen wird schlimmer durch Trinken oder Essen, vor allem durch kaltes Getränk; warmes Getränk wird besser vertragen. Durchfall mit übelriechenden, dunklen Stühlen, die am After brennen und wundmachen. Nach Durchfall und Erbrechen völlig am Ende.
Auch indiziert bei ängstlichen und erschöpften Menschen mit periodisch wiederkehrenden »nervösen« Magenbeschwerden; bei Magen- und Zwölffingerdarmgeschwür mit brennenden Schmerzen.

Anwendung: C 30 (D 30)/C 200 dil.; bei sehr ängstlichen und geschwächten Menschen LM XIV–XVIII dil.

Veratrum album

Die akute *Veratrum*-Vergiftung findet ihre bildhafte Ähnlichkeit in der Cholera bzw. Cholera nostras. Bei Lebensmittelvergiftungen kann ein entsprechender Zustand auftreten. Der Körper ist eiskalt; kalter Stirnschweiß; Kältegefühl im Magen und Bauch; Nase kalt und spitz; Gesicht eingesunken. Sehr blaß oder rot im Liegen und sofort blaß beim Aufstehen. Starke Erschöpfung bis zum Kollaps. Trockener Mund mit gierigem Durst auf eiskaltes Wasser, das rasch erbrochen wird. Krampfige Leibschmerzen mit Erbrechen und Übelkeit, schlimmer durch Trinken und geringste Bewegung. Völlig erschöpft nach dem Brechen; vor allem Kollapsneigung nach Durchfall. Stuhl wäßrig, reichlich; Tenesmen im Rektum.

Anwendung: D 4–C 30 (D 30) dil.; bei akuter Erkrankung nach Methode 1.

▶ Folge von Kälte oder kalten Getränken

Besonders in der Kinder-Praxis erleben wir im Spätsommer akute Magen-Darm-Störungen, die durch *Abkühlung* am Abend nach einem *warmen Tage* entstehen. *Eiskalte Getränke* aus dem Kühlschrank oder reichlich *Eis* lösen die gleichen Störungen aus. In ihrem Arzneimittelbild haben diese charakteristische Modalität *Dulcamara* und die schon besprochene

Pulsatilla (siehe S. 345)

Dulcamara

Die Magen-Darm-Beschwerden gehen fast immer mit Durchfall einher. Der

Leib ist aufgetrieben; Aufstoßen, Übelkeit, evtl. Erbrechen; Frösteln beim Erbrechen. Schneidende Schmerzen, schleimiger Durchfall.

Anwendung: D 4 – C 6 (D 12) dil. nach Methode 1.

▸ **Allgemeiner Infekt**

Im Verlaufe eines allgemeinen Infektes treten Magen-Darm-Störungen als Teil des gesamten Krankheitsbildes auf. Hier finden wir oft eine Entsprechung in den Arzneimittelbildern von

Bryonia (siehe S. 344)
Nux vomica (siehe S. 343)
Pulsatilla (siehe S. 345)

Auf die psychosomatische Verflechtung von Magen-Darm-Störungen mit starken *Gemütsbewegungen*, besonders durch *Ärger, Zorn, Kränkung, Beleidigung, Kummer* wurde schon hingewiesen. Hier hat die Homöopathie adäquate Mittel, die dem leiblich-seelischen Zustand entsprechen.

▸ **Folge von Ärger und Zorn**

Bryonia (siehe S. 344)

Hier stammen der Ärger und der Verdruß oft aus dem Bereich des Berufes, aus der täglichen Arbeit oder bei Kindern aus dem Schulbereich. Trauminhalte spiegeln das Unbewußte wider: *Bryonia*-Patienten träumen, daß sie sehr beschäftigt sind (SR III/250), von Geschäften (SR III/249), vom täglichen Geschäft (SR III/250).

Chamomilla

Ungezügelte Reizbarkeit; die heftigen Reaktionen auf Zorn, Ärger und auf Schmerzen stehen in keinem rechten Verhältnis zum Anlaß. Physiognomisches Zeichen: eine Wange rot, eine blaß. Schmerzen bringen fast zur Verzweiflung; Kinder schreien ungebärdig und werden zornig, wenn man ihren Wünschen nicht nachkommt; sie wollen herumgetragen und gestreichelt werden, sie verlangen dies und jenes (Spielzeug, Essen, Trinken) und weisen beim Bringen das Verlangte barsch zurück.

Als *Folge von Ärger und Zorn* oder bei erschwerter Zahnung treten Magenschmerzen, Dyspepsie oder Blähungskoliken auf. Die Leibschmerzen werden besser durch Zusammenkrümmen (wie *Colocynthis*) und warmen Leibwickel. Stinkende Winde ohne Erleichterung. Durchfall stinkt nach faulen Eiern; grüne, gehackte oder weißlichschleimige Stühle.

Anwendung: C 30 (D 30) dil.; LM XVIII – XXX dil.

Colocynthis

Ärgerlicher, gereizter, ungeduldiger Mensch, der seine Empörung und sein Beleidigtsein zeigt. Zorn und Ärger schlagen auf Magen und Darm. Dadurch werden spastische Schmerzen und Durchfall ausgelöst; Schmerzen werden besser durch Wärme, Vornüberbeugen, Zusammenkrümmen, festen Gegendruck und Abgang von Blähungen.

Anwendung: C 6 (D 12) – C 30 (D 30) dil. nach Methode 1; LM XVIII dil.

▸ **Folge von Kränkung, Beleidigung**

Staphisagria

Reagiert sehr stark auf Kränkungen, Demütigung, Beleidigung, Tadel, autoritäre Unterdrückung, Schikanen. Kinder antworten mit Zornausbrüchen, Launenhaftigkeit, Reizbarkeit; sie werfen die Dinge in die Ecke (wie *Chamomilla*), Erwachsene fressen eine Zeitlang alles in sich hinein, grübeln über das erlittene Unrecht oder explodieren nach einer Zeit und werfen mit Gegenständen. Der Magen-Darm-Kanal reagiert mit kolikartigen Schmerzen, mit Völle, Druck, evtl. Durchfall; Empfindung, als ob der

Magen schlaff herabhinge (*Ipecacuanha, Tabacum*). Schneidende Schmerzen vor und nach dem Stuhlgang. Hunger noch bei vollem Magen; vertragen Fleisch und kalte Getränke nicht gut.
Sonderliches Symptom: In Gedanken immer mit sexuellen Dingen beschäftigt, Neigung zur Onanie.

Anwendung: C 30 (D 30) dil.; LM VI–XXX dil.

▸ Folge von Kummer

Ignatia

Paradoxe Symptome sind charakteristisch in diesem Arzneimittelbild. Nach Kummer, Sorgen, Trauer und Enttäuschungen treten depressive Verstimmungen auf mit einsilbiger Verschlossenheit, Weinen, Seufzen; stiller Gram, will allein sein, Trost verschlimmert.
Kloßgefühl im Rachen; Stiche im Rachen, die sich durch feste Nahrung bessern; schlimmer durch Leerschlucken oder Trinken, bitterer, saurer Mundgeschmack mit viel Speichelfluß. Oft Gähnen und Seufzen, Verlangen tief durchzuatmen. Magenschmerzen, Leeregefühl im Magen, nicht besser durch Essen. Hungergefühl mit Übelkeit – dabei wird leichte Speise schlechter vertragen oder erbrochen, schwer verdauliche Nahrung wird toleriert. Magenschmerzen und Aufstoßen besser durch Essen. Empfindung, als hinge der Magen herab.

Anwendung: LM VI–XXX dil.; C 30 (D 30)/C 200 glob.

Chronische Magenstörungen

Wenn ein Patient trotz gutgewählter Arznei und korrekter Einnahme die akute Störung nicht endgültig überwindet, sollten wir unser Ergebnis der Anamnese und Diagnostik kritisch kontrollieren. Ehe wir neue und bessere Symptome der Krankheit suchen, müssen wir uns fragen, »was an jedem einzelnen Krankheitsfalle insbesondere zu heilen ist« (Krankheitserkenntnis, Indikation ...) (H., Organon, § 3; vgl. auch Bd. I, S. 86, Lange Wege).
Bemühung um »Krankheitserkenntnis« zwingt den Arzt *und* den Patienten, daß sie sich *gemeinsam* um die »Hindernisse der Genesung« (Organon, § 3) kümmern. Diese Hindernisse können veranlaßt sein durch unzweckmäßiges, aber korrigierbares Verhalten (falsche Eßgewohnheiten, Mißbrauch von Alkohol, Nikotin, Medikamenten) – oder sie sind in der *Person* des Kranken *fixiert.* (Organneurose, konstitutionelle Verhaltensweise, psychosomatische Funktionsstörungen). Zwischen diesen zwei Bereichen gibt es selbstverständlich fließende Übergänge, bei Suchtkranken (Freßsucht, Alkoholiker (u. a.) sind beide eine untrennbare Einheit.

Ätiologische Faktoren

▸ Folge von zu vieler und zu schwerer Nahrung

Im Kapitel »Akute Magenstörungen« (siehe S. 343) wurden schon die Arzneimittelbilder von

Antimonium crudum (siehe S. 344)
Bryonia (siehe S. 344)
Nux vomica (siehe S. 343)

besprochen. Die kurzen Charakterisierungen dieser Mittel gelten auch für die chronischen Magenstörungen. Wenn ein Mensch als mürrischer Vielfraß (*Antimonium crudum*) bezeichnet wird und bei *Bryonia* darauf verwiesen wird, daß besonders ärgerliche, reizbare Menschen diese Arznei benötigen oder überaktive Manager oft *Nux vomica* erhalten, so soll das auf die psychophysische Verflechtung bei vielen Magenkrankheiten hinweisen. Dem letzten, noch nicht besprochenen Mittel dieser Gruppe wird etwas überzeichnet und klischeeartig folgende

Charakterisierung zugeordnet: Fett, faul, verstopft, gefräßig und traurig.

Graphites

Diese Charakterisierung beschreibt den voll ausgebildeten Graphit-Typ. Durch die Gefräßigkeit in Verbindung mit träger Magen- und Darmfunktion kommt es zu dyspeptischen Beschwerden mit Übelkeit und Erbrechen. Widerwille gegen Fleisch, Süßigkeiten machen Übelkeit, Fett wird schlecht vertragen.
Brennende Magenschmerzen mit Hunger; Sodbrennen; Magenschmerzen zeitweilig erleichtert durch Essen, durch warme Speisen und Getränke, durch warmen Leibwickel. Während und kurz nach dem Essen geht es besser, einige Stunden nach dem Essen aber schlechter (wie *Nux vomica*, etwa ein bis zwei Stunden nach dem Essen).
Völle im Leib mit festsitzenden Winden, muß die Kleidung lockern; vor Abgang von übelriechenden Winden starke Blähungskoliken. Kein Stuhldrang, atonische Obstipation; große, knotige Stühle mit viel Schleim, manchmal auch Durchfall, stinkend, sauer.
Obschon der Patient im ganzen frostig ist, verträgt er große Hitze im Sommer oder in geschlossenen Räumen schlecht.
Anwendung: Reihe von C 6 (D 12) – C 1000 tabl.

▸ Folge von Alkohol

Bei chronischen Störungen, die durch Alkohol ausgelöst werden, sind dienlich

Nux vomica (siehe S. 343)
Kalium bichromicum (siehe S. 346)

Außerdem

Acidum sulfuricum

Alles muß rasch geschehen; diese Patienten haben keine Zeit. Fühlen sich schwach und haben das Empfinden des inneren Zitterns, aber keinen sichtbaren Tremor. Bei Magenstörung der *Trinker* tritt dieses Symptom besonders deutlich auf, aber auch bei anderen entkräfteten Patienten. Starkes, hyperazides Sodbrennen, saures Aufstoßen und Erbrechen wie *Iris* (siehe S. 358) und *Robinia* (siehe S. 358). Kinder riechen im ganzen sauer. Gefühl der Kälte im Magen, schlimmer durch Wasser, aber besser durch Alkohol. Empfindung, als wenn der Magen erschlafft wäre.
Anwendung: C 6 (D·12) – C 30 (D 30) dil.; LM VI – XVIII dil.

▸ Folgen von Medikamenten- oder Nikotinabusus

Sie können oft ausgeglichen werden durch das schon oft benannte

Nux vomica (siehe S. 343)

Sulfur gleicht Mißbrauch und Unterdrückung durch Arzneien aus, während *Tabacum* in tiefen Potenzen isopathisch auf Beschwerden durch Rauchen einwirkt, in hoher Potenzierung manchmal die Sucht beeinflußt.

Sulfur

Schwefel bringt unterdrückte Reaktionen wieder in Gang und scheidet Toxine aus. Wenn in der Vorgeschichte einer Magen-Darm-Erkrankung eine Unterdrückung, d. h. eine fehlgeleitete Therapie, neue Krankheitssymptome produziert hat, muß man an Schwefel denken; besonders nach Mißbrauch von Antineuralgika, Laxantien, Antibiotika, nach äußerlicher Behandlung von Hauterkrankungen. *Sulfur* klärt die Symptome und bringt unterdrückte Ausscheidungen an die Oberfläche durch Ausscheidungskrisen über Haut, Schleimhaut, Bronchien.
– Typische Sulfur-Symptome im Magen-Darm-Bereich: Trinkt viel, ißt wenig; Heißhunger mit Schwäche 11 Uhr. Abneigung gegen Fleisch, Milch, Saures; Milch macht Erbrechen. Verlangen nach

Süßem (wie *Argentum nitricum* und *Lycopodium*), wird aber nicht vertragen und macht Sodbrennen. Verlangen nach konzentrierten Alkoholika.
Foetor ex ore morgens und schlimmer nach dem Essen; Zunge weiß belegt, Ränder und Spitze rot. Oberbauchbeschwerden mit Kongestion der Leber und Stauungen im Pfortaderkreislauf; Leber druckschmerzhaft, evtl. vergrößert. Übelriechende Winde und Stühle (nach Schwefelwasserstoff). Verstopfung wechselt mit Durchfall; Durchfall treibt am Morgen aus dem Bett, macht After wund. Durchfall und saures Aufstoßen schlimmer durch Milch und Süßes. Hämorrhoiden bluten und brennen; perianales Ekzem; After sehr rot.
Anwendung: Reihe von C 6 (D 12)– C 1000 tabl.; LM VI–XVIII dil.

Tabacum

Als Folge von Tabakmißbrauch treten Übelkeit, Erbrechen, Schwindel und Kältegefühl auf. Chronisch rezidivierende Gastritis bei Rauchern; Magenschmerzen erstrecken sich vom Mageneingang bis in den linken Arm.
Anwendung: LM VI–XVIII dil.; C 30 (D 30) tabl.

▸ **Folge von hastigem Essen**

Die hastigen Esser benützen gern ein geflügeltes, aber falsches Wort: »Wie man arbeitet, so ißt man.« Wenn man lange genug diesem Spruch gefolgt ist und mit hastiger Arbeit und hastigem Schlingen krank geworden ist, kann man es dann auch anders versuchen: »Gut gekaut, ist halb verdaut!«
Die hastigen Schlinger sind oft rastlose, ratlose, ängstliche Menschen – ein Blick auf die Arzneimittelbilder der entsprechenden Mittel zeigt es: Wir hörten eben bei

Acidum sulfuricum (siehe S. 350) von den hastigen, ungeduldigen, schwachen und zittrigen Alkoholikern. Weitere Arzneimittel in dieser Gruppe sind:

Argentum nitricum
Hepar sulfuris
Lachesis

Argentum nitricum

Immer in ängstlicher Unruhe und Eile; Angst vor kommenden Ereignissen. Nervöse Menschen, die hastig essen; Luftschlucker mit quälendem Aufstoßen. Starkes Verlangen nach Süßigkeiten; danach Aufstoßen, Sodbrennen, Durchfälle und Magenschmerzen.
Der Magen ist schmerzhaft aufgebläht; stechender, evtl. splitterartiger Schmerz, krampfig, strahlt nach allen Seiten aus und wird besser durch Krümmen. Zittern und Pulsieren in der Magengegend; stichartiger Schmerz im linken Hypochondrium. Alle emotionalen Belastungen bringen das Magen-Darm-System in Unordnung: Entzündungen bis zur Geschwürbildung (Ulcus ventriculi, Ulcus duodeni), Durchfälle vor Ereignissen.
Der Patient ist im ganzen frostig, aber verträgt Wärme nicht gut, fühlt sich in frischer Luft wohler.
Anwendung: LM XIV–XVIII dil.

Hepar sulfuris

Heftiger, ungeduldiger, hastiger Mensch mit Überempfindlichkeit gegen Schmerzen und sehr kälteempfindlich. Foetor ex ore mit reichlichem Speichelfluß. Starkes Verlangen nach Reizmitteln (Alkohol, pikante Gewürze, Saures). Abneigung gegen Fette. Starker Durst; nagender Hungerschmerz, fühlt sich dabei elend und leer. Luftaufstoßen, geschmacklos. Schwere und Druck im Magen, auch nach leichter Speise; Auftreibung des Magens, will nichts Enges um den Leib.
Anwendung: Reihe von C 6 (D 12)– C 1000 tabl.

Lachesis

Wenn man jemanden in Gesellschaft sieht, der kaum an sich halten kann beim gemeinsamen Essen und vorzeitig anfängt, dann denken Sie an *Lachesis*. Nagender Druck im Magen, besser durch Essen. Zunge oft rot, rissig, geschwollen, evtl. brennende Empfindung. Magengrube sehr druckempfindlich, kann nichts Enges um den Leib und am Hals vertragen. Starkes Verlangen nach Alkoholika. Traurig am Morgen, lebhaft am Abend. Rededrang, eifersüchtig, mißtrauisch.

Anwendung: LM XIV/XVIII–XXX dil.; C 30 (D 30)–C 200 dil.

»Nervöser Magen«

(Organneurose, psychosomatische Funktionsstörung bei typischer Verhaltensweise der Person)

Im vorangehenden Kapitel wurde bei der Beschreibung der Arzneimittel für hastige Menschen, die ihr Essen im Tempo verschlingen, schon auf die psychosomatische Verflechtung bei Magenkrankheiten hingewiesen.

Man kann etwas überspitzt sagen: Nach Ärger bekommt ein zu Ärger und Zorn geneigter Mensch auch besonders »ärgerliche Magenschmerzen« – entsprechend dem Gesetz der Ähnlichkeit müssen diese Menschen auch ein »ärgerliches Mittel« bekommen.

▶ Der ärgerliche, zornige Mensch (Magenschmerzen nach Ärger)

Wenn die leibliche Symptomatik dazu paßt, denken wir hier an die schon besprochenen »Ärger-Mittel«:

Bryonia (siehe S. 344)
Colocynthis (siehe S. 348)
Chamomilla (siehe S. 348) und
Staphisagria (siehe S. 348)
Sulfur (siehe S. 350)

▶ Der reizbare Mensch (Magenschmerzen nach Aufregung)

Chamomilla (siehe S. 348)
Nux vomica (siehe S. 343)

passen hier oft, außerdem

Sepia

Typisch sind bei dieser Arznei Wechselzustände: Phasen mit gesteigerter Erregung, Reizbarkeit, Ablehnung und Haß gegen die Familie, gegen Mann und Kinder, wechseln mit trauriger Gleichgültigkeit; Beruf und Familie interessieren nicht mehr; kapselt sich ab, sucht die Einsamkeit, lehnt Trost ab.

Übelkeit mit starker Geruchsempfindlichkeit (besonders in der Schwangerschaft), kann wechseln mit Heißhunger und ohnmachtähnlicher Schwäche. Gefühl von Erschöpfung, von Leere und Schwäche im Magen. Druckgefühl im Magen nach dem Essen – paradox dazu: bessert sich durch Essen. Abneigung gegen fette Nahrung, gegen gekochte Milch, gegen Fleisch. Verlangen nach Wein, nach Essig. Durchfall nach Milch. Verstopfung mit vergeblichem Drang (wie *Nux vomica*). Knollengefühl im Mastdarm, auch weicher Stuhl wird nicht leicht entleert.

Anwendung: LM VI–XVIII dil.; C 6 (D 12)–C 200 tabl.

▶ Der Leidende (Magenschmerzen nach Enttäuschung oder Kränkung)

Die psychische Reaktion auf Enttäuschungen oder Kränkungen kann je nach der Veranlagung unterschiedlich ausfallen. Die Reizbaren und Zornigen reagieren entsprechend ihrer Anlage (z. B. *Nux vomica*). Hier möchte ich hinweisen auf Menschen, die zu *stillem Gram* neigen (*Ignatia*, siehe S. 349) oder *schwermütig*, *weinerlich*, langsam und *träge* sind (*Carbo vegetabilis*, siehe S. 345).
Zu dieser Gruppe gehören auch Patien-

ten, deren Denken und Fühlen immer wieder um eine alte Enttäuschung und Kränkung herumkreist.

Natrium muriaticum (Natrium chloricum)

Traurig, in sich gekehrt; zeigt nach außen selten seine innere Regung; weint für sich in der Stille; weint, wenn er glaubt, bedauert zu werden (EK 95, KK I/144). Seelische Affekte wirken sehr tief und nachhaltig; kommt nicht darüber hinweg und läßt sich nicht trösten; wird zornig durch Trost.

Viele körperliche Beschwerden nehmen ihren Anfang von emotionalen Einflüssen wie Schreck, Ärger, vor allem von Kummer, Sorgen, Kränkungen, Heimweh, unglücklicher Liebe.

Heftiges, saures Aufstoßen mehrere Stunden nach dem Essen; verschlimmert oder ausgelöst durch fette Nahrung oder Milch.

Schmerzen im Leib mit Übelkeit, Ängstlichkeit, Zittern im ganzen Körper; Krämpfe im Leib mit Erbrechen.

Schwächegefühl im Magen mit nervlicher Erschöpfung, Schwere und Völle. Brennende, stechende, drückende Schmerzen; Schmerzen oft ein bis zwei Stunden nach dem Essen; schlimmer durch beengende Kleidung um den Rumpf. Kältegefühl im Magen. Abneigung gegen Brot; Verlangen nach Salz. Gewichtsabnahme bei gutem Appetit.

Nicht nur bei nervösem Magen indiziert – bei psychischer Übereinstimmung sehr gute Erfolge bei Ulcus ventriculi und duodeni, bei Sodbrennen.

Anwendung: LM XVIII–XXX dil.; Reihe von C 30 (D 30)–10000 tabl.

▸ Der Ängstliche

Patienten mit deutlicher Erwartungsangst, mit Angst *vor* Ereignissen oder phobischen Ängsten projizieren ihre Empfindungen oft in den Bauchraum (Schmerzen, Durchfall).

Argentum nitricum (siehe S. 351)

Diese Arznei hilft, wenn stechende Schmerzen und Verlangen nach Süßem vorhanden sind. Das zweite wichtige Mittel bei solchen Patienten ist

Arsenicum album (vgl. S. 347)

Brennende, nächtliche Schmerzen mit Angstgefühl in der Magengrube. Ausgeprägte *existentielle* Angst, schlimmer beim Alleinsein; Angst vor dem Tode; Verzweiflung bis zum Suizid (Gas, Erhängen, Messer). Pedantische Ordnungsliebe, sehr korrekt, aber auch geizig, egozentrisch, kleinmütig bis zur Feigheit, evtl. auch boshaft. Motorische Unruhe und Schwäche.

Übelkeit durch den Geruch oder Anblick von Speisen. Viel Durst; verlangt häufiger kleine Mengen zum Trinken, warmes Getränk ist besser. Die Schmerzen sind schlimmer nachts, 1–3 Uhr, und 13–14 Uhr; oft periodische Verschlimmerung alle sieben oder 14 Tage. Vegetarische Ernährung und wäßrige Früchte werden nicht gut vertragen. Abneigung gegen fette und schwere Speisen, gegen Fleisch und Süßigkeiten. Verlangen nach Milch, Brot, Alkohol.

Bei entsprechenden psychischen Symptomen oft indiziert bei Ulcus ventriculi oder duodeni, bei Magenneurose.

Anwendung: LM XIV–XVIII; C 30 (D 30)–C 200 dil.

> **MEMO**
> Wegen der vorhandenen Schwäche nicht höhere Potenzen geben!

Die Ulkuskrankheit

Ulcus ventriculi et duodeni (Magen- und Zwölffingerdarmgeschwür)

Von der Entzündung über die nervösen Magen-Darm-Störungen bis zur Bildung

von Geschwüren bestehen gleitende Übergänge und funktionelle ätiologische und therapeutische Gemeinsamkeiten. Das Ulkus ist die Endstufe der gleichen krankhaften Entwicklung.
Wir treffen in diesem Kapitel eine ganze Reihe von Arzneimitteln, die wir schon besprochen haben:
Auf den psychosomatischen Hintergrund wurde schon hingewiesen bei

Argentum nitricum (siehe S. 351)
Arsenicum album (siehe S. 353)
Natrium muriaticum (siehe S. 353)

Anacardium orientale

Anacardium ist ein Mittel für funktionell-nervlich ausgelöste Magenbeschwerden, deren psychosomatische Ätiologie in einer geistigen Überforderung (mehr wollen als können!) oder in einer Ich-Spaltung zu suchen ist.
Gedächtnisschwäche, kann nichts behalten; nimmt das Gelesene nicht mehr auf; unentschlossen, kann sich nicht entscheiden. Liegen, Essen und Wärme sind der einzige Trost gegen das Gefühl, völlig zu versagen.
Durch egozentrische Abwehrhaltung kommt es zu: Reizbarkeit, Aggressivität, Zornausbrüchen, Grobheit, Bosheit, Fluchen bis hin zur Tätlichkeit gegen Menschen, Sachen und sich selbst. Suizid durch Schußwaffen. Verlust aller moralischen Empfindungen, grausam und herzlos. Ich-Spaltung mit Illusionen und Sinnestäuschungen: empfindet sich als doppelt; hat zwei Willen, die sich widerstreiten; mißtrauisch, ist nur von Feinden umgeben.
Essen ist in dieser Situation der große Tröster – das in die rauhe Welt entlassene »Kind« wird gestillt. Von daher verstehen wir das bedeutende Leitsymptom von *Anacardium*: Essen bessert alle Beschwerden.
Magen-Darm-Symptomatik: Drückende, krampfhafte, ziehende Schmerzen, die während des Essens besser sind und etwa nach 2 Stunden wiederkommen.

Im Enddarm Empfindung, als ob ein Pflock verstopfen würde, selbst weicher Stuhl geht nicht ab (vgl. *Alumina*).

Anwendung: LM VI–XVIII dil.
Bei floridem Ulkus kurzfristig, etwa 6 Tage, zweimal täglich D 6 dil.

Bismutum subnitricum

Unzufriedene, ängstliche, klagende, unruhige Menschen, die Gesellschaft brauchen. Krampfige, brennende Schmerzen im Oberbauch mit Druck auf kleiner Stelle; *Ausstrahlung* von vorn nach hinten zur *Wirbelsäule*. Schmerzen werden *besser* durch Rückwärtsbiegen; kaltes Getränk bessert nur kurzfristig, führt meist zum Erbrechen; Erbrechen mit Würgen und Schmerzen, behält besser feste Nahrung und erbricht Flüssigkeiten. Übelriechendes Aufstoßen, schmeckt noch nach der Nahrung des Vortages. Das von *Hahnemann* geprüfte Mittel (RAL, Bd. VI, 1827) ist in der gegenwärtigen Pharmakologie ein großes Modemittel bei Magen-Darm-Geschwüren geworden.* Die behauptete bakterielle »Causa« der Ulzeration durch Campylobakter ist nach biologischer Einsicht sicher nur ein Teileffekt in einem multifaktoriellen Geschehen – das »Terrain ist alles« (*Claude Bernard*).

Anwendung: C 6 (D 12) tabl. (erst ab D 8 flüssige Potenzen herstellbar).

Cadmium sulfuricum

Tiefwirkendes Mittel bei ulzerierenden Magenleiden mit starker Druckempfindlichkeit des Oberbauches. Große Erschöpfung und Hinfälligkeit mit brennenden Magenschmerzen und allgemeine Eiseskälte (*Arsenicum album*). Der Arsen-Patient ist aber sehr unruhig; dagegen hat *Cadmium* Verlangen, sich ruhig zu verhalten.

---

* Verwendet werden heute außer Wismut-Nitrat auch andere Wismut-Salze (Aluminat, Carbonat, Salizylat).

Starke Übelkeit, dunkles Erbrechen, saures Erbrechen, Bluterbrechen. Starker Durst, Speichelfluß mit Brechwürfen. Chronische Magenschmerzen bei Alkoholikern. Gutes Palliativ bei Magenkarzinom, bessert den Allgemeinzustand und das Erbrechen.

Anwendung: C 6 (D 12) – C 30 (D 30) tabl.

Calcium carbonicum Hahnemanni

Sehr träge Magen- und Darmfunktion; saures Aufstoßen, saures Erbrechen, saurer unverdauter träger Stuhlgang. Magengegend aufgetrieben, verträgt nichts Enges um den Bauch (vgl. *Lycopodium, Lachesis*). Krampfige Magenschmerzen.
Geringe Diätfehler, vor allem Milch und kalte Getränke, lösen Magenschmerzen und Durchfallkrisen aus. Abneigung gegen Fleisch, gekochte Nahrung, heißes Essen, fette Speisen. Verlangen nach kalten Getränken, die aber nicht gut bekommen. Verlangen nach Eiern, Kinder möchten auch unverdauliche Dinge und Süßigkeiten.
Mangelnde Anpassungsfähigkeit in der rauhen Welt. Träumt von vergeblichen Anstrengungen. Angst, allein gelassen zu werden, Kind will bei der Mutter bleiben. Daraus resultieren psychosomatisch erklärbare Ulzera bei typenmäßiger Übersäuerung.

Anwendung: Reihe von C 6 (D 12) – C 200 tabl.

Hydrastis

Hydrastis gehört in die Reihe der destruktiven Mittel; sie ist eine der wenigen pflanzlichen Arzneien, von denen Krebsheilungen berichtet werden.
Fahlgelbe Gesichtsfarbe mit Schwächegefühl. Bitterer Mundgeschmack mit fadenziehendem Speichel. Hunger mit Vernichtungsgefühl und gleichzeitig Abscheu gegen Nahrung. Saures, stinkendes Aufstoßen, Erbrechen von *fadenziehendem Schleim*; Erbrechen fast jeder Nahrung außer Milch und Wasser.
Brennende, dumpfe, anhaltende Magenschmerzen; Gefühl, als ob ein Gewicht im Magen liegen würde, als ob der Magen ein leerer Sack wäre. Senkungsgefühl. Langsame Verdauung, noch lange nach dem Essen Völlegefühl. Verträgt kein Brot und Gemüse.

Anwendung: C 6 (D 12) – C 30 (D 30) dil.; LM VI – XVIII dil.

Kalium bichromicum

Paßt besonders gut bei frostigen, dicken Menschen, die Verlangen nach Bier und säuerlichen Getränken haben, diese aber nicht vertragen. Bald nach dem Essen (wie *Nux moschata*) haben sie Völlegefühl und brennende Magenschmerzen, Übelkeit und oft saures Erbrechen mit fadenziehendem Schleim. Die Zunge ist an der Basis schmutzig-gelblich belegt oder bei chronischen Prozessen trocken, glatt oder rissig mit Zahneindrücken.
Es können sich runde Ulzera am Magen bilden, wie mit dem Locheisen gestanzt (Ulcus rotundum). Ausstrahlung des Schmerzes zum Rücken (wie *Bismutum subnitricum*). Abneigung gegen Fleisch; appetitlos am Morgen.
Mit den Magenschmerzen tritt öfter ein rechtsseitiger supraorbitaler Kopfschmerz auf.

Anwendung: C 6 (D 12) – C 9 (D 18) tabl.

Lycopodium

Die Magen-Darm-Beschwerden muß man im Zusammenhang mit der ausgeprägten Leberwirkung dieses Mittels sehen.
Auftreibung und Völle sofort nach dem Essen. Starker Hunger, kann sich wegen der Völle nicht sattessen. Oberbauch geschwollen, empfindlich gegen Berührung und enge Kleidung. Druck und Schwere im Magen nach dem Essen mit Behinderung der Atmung; zusammendrückender

Schmerz; Empfindung, als ob der Magen von beiden Seiten zusammengedrückt wird, schlimmer durch Vorwärtsbeugen (d. h. durch Beengung) und besser durch Bewegung. Nagende, kneifende, stechende Schmerzen im Oberbauch und Magen; erstrecken sich zum Rücken und zu den Schultern; mit Atembeklemmung, mit Furcht und Angst in der Brust; Seufzen; sehr starke Schmerzen im Oberbauch und in der Brust, als ob es platzen würde, als ob die Speiseröhre gedrückt oder gedreht würde. Schmerzanfälle entstehen durch körperliche Anstrengung, psychische Belastung, Kälte und Essen (nach *Hering*, G. S., Bd. 7).

Anwendung: Reihe von C 6 (D 12)– C 200 tabl.; LM VI–XVIII dil.

Ornithogalum

Magenschmerzen bei Durchtritt des Mageninhaltes durch den Pylorus. Der Patient hat das Gefühl, als wenn der Magen sich nicht entleeren würde – Auftreibung des Magens; übelriechendes Aufstoßen, evtl. Erbrechen von sauren oder kaffeesatzartigen Massen (vgl. *Kreosotum*); Erbrechen erleichtert. Schmerz und Übelkeit wiederholen sich nachts. Warme Getränke bessern, kalte verschlimmern. Schmerzen strahlen zum Brustraum aus. Bei länger dauerndem Zustand treten Erschöpfung, Depression und Marasmus auf.
Indikation: Pylorusnahes Ulkus; stenosierendes Ulkus am Pylorus; Pylorus-Ca (als Palliativum).

Anwendung: D 3–D 6 dil.

Petroleum

Weißbelegte Zunge mit üblem Mundgeruch. »Heftige Magenschmerzen, die sich in die Brust ausdehnen, dabei Schweiß und Übelkeit; die Schmerzen kommen nachts, morgens, nach dem Aufstehen, vor dem Essen; nachmittags gegen 17 Uhr; bei regelmäßigem Essen tritt kein Schmerz auf; im Gegenteil, wenn der Schmerz bei leerem Magen auftritt, wird er durch Essen verhindert.« (nach *Hering*).
Starke Geruchsempfindlichkeit und Übelkeit. Übelkeit besser durch Essen, Heißhunger, muß nachts aufstehen und etwas essen (*Psorinum, Phosphorus*). Abneigung gegen fette Nahrung und Fleisch. Verträgt Kohl und Sauerkraut nicht.

Anwendung: C 6 (D 12)–C 30 (D 30) dil.; LM VI–XVIII dil.

Phosphorus

Zahnfleisch *blutet leicht*; Zunge trocken, weiß oder sehr rot und glänzend mit *brennender* Empfindung. Starker Durst auf kaltes Wasser; wird erbrochen, sobald es im Magen warm geworden ist. Saurer Geschmack, Sodbrennen. *Brennende* Magenschmerzen mit saurem Aufstoßen; besser durch kaltes Getränk, manchmal besser durch Essen. Anfallsweise Heißhunger, muß nachts aufstehen und essen, kann hungrig nicht schlafen. Dyspeptische Beschwerden nach Übermüdung und Erschöpfung; ist rasch erschöpft, aber kurzer Schlaf erfrischt.
Oft Abneigung gegen Fleisch und zu fette Nahrung. *Phosphor* macht Degeneration und Zerstörung – kann auch dienlich sein bei Leber-Atrophie, Pankreatitis, Magenblutung, besonders bei blutendem Ulkus.

Anwendung: C 6 (D 12)–C 30 (D 30); LM VI–XVIII dil.

Uranium nitricum

Nagender oder brennender Bauchschmerz mit Besserung durch Essen, dabei Gewichtsabnahme und viel Durst. Starke Gasbildung im Bauch (vgl. *Lycopodium*). Trockene Zunge trotz reichlichen Trinkens; Abneigung gegen Fleisch. Trotz guten Appetites kommt es zur Gewichtsabnahme (vgl. *Jodum*).

Plötzlich auftretende nagende Magenschmerzen, besser durch Essen, dabei oft Rückenschmerzen (vgl. *Bismutum subnitricum*). Magenblutung, pylorusnahe Ulzera. Stuhlverstopfung, manchmal kolikartiger Stuhldrang. Sehr mürrisch, arbeitsunlustig, besonders am Morgen (vgl. *Nux vomica*).

Anwendung: C 6 (D 12) dil. (zur Zeit bei uns nicht im Handel).

Sodbrennen

Nach *einem* Symptom läßt sich keine klinische Diagnose und keine homöopathische Arznei ermitteln.

Trotzdem sind bei der Ad-hoc-Entscheidung wichtige Leitsymptome manchmal bedeutungsvoll und führen zu einer *Mittelgruppe*. Die Differenzierung der einzelnen Arzneien innerhalb der Gruppe ist ein guter Lernprozeß. Selbst die vordergründig banal erscheinende Trennung in hyperazide und hypazide Formen lehrt uns, daß der *Mangel an Säure* den Meteorismus begünstigt – *diese* Mittel haben in ihrem Arzneimittelbild Völle, Gasbauch (EK 548, Ausdehnung; KK III/527, Flatulenz) und Abneigung gegen Fleisch (EK 483; KK III/417).

Übersicht

Vgl. EK 532, KK III/471, 472

Hyperazide Form	S. 358	Acidum sulfuricum
		Antimonium crudum
		Natrium muriaticum
		Nux vomica
		Phosphorus
		Iris
		Robinia
		Natrium phosphoricum
Hypazide Form	S. 358	Graphites
		Lycopodium
		Carbo vegetabilis
		China
Bei Alkoholikern	S. 359	Acidum sulfuricum
		Nux vomica
		Daphne indica

▸ **Hyperazide Form**

Die ersten fünf Mittel sind in den Vorkapiteln schon eingehend besprochen worden. Die beiden pflanzlichen Arzneien *Iris* und *Robinia* sind neben *Natrium phosphoricum* sehr verläßliche Heilmittel; sie enthalten keine säurebindende oder neutralisierende Substanz. Sie regulieren den Säuregehalt.

Iris versicolor

Sodbrennen mit starkem Speichelfluß. *Iris* wirkt auf Magen, Darm, Pankreas, Speicheldrüsen. Gute Wirkung bei saurer Dyspepsie mit Erbrechen von saurem, dickem, *fadenziehendem Schleim*. Der Schleim reizt durch seinen Säuregehalt Schlund, Mund und Zunge, aber *nicht* die Zähne (wie *Robinia*).
Oft verbunden mit migräneartigem Kopfschmerz (Sehstörung, Urina spastica) und habitueller Obstipation. Sonntags-Migräne. Bei akuter oder chronischer Pankreatitis treten Schmerzen im Epigastrium und linkem Hypochondrium auf. Druckschmerz über dem Pankreas (links oberhalb Nabel) mit Übelkeit, saurem Erbrechen und fettigen Stühlen von pastenartiger Beschaffenheit.
Bewährt bei Migräne mit Magen-Darm-Beschwerden, Pankreas-Störungen.

Anwendung: Bei Magen-Darm-Symptomen D 6–C 6 (D 12) dil.; bei Migräne C 30 dil. oder LM XVIII dil. (s. S. 274).

Robinia pseudacacia

Sodbrennen mit Aufstoßen von saurer Magenflüssigkeit, macht die Zähne stumpf. Hyperazide Magenbeschwerden mit Unverträglichkeit von Fett; Verschlimmerung nachts; mit Stirn- oder Schläfenkopfschmerz. Brennschmerz im Magen mit Ausstrahlung zwischen die Schulterblätter. Bewährt bei Hyperazidität; hyperazide Gastritis; saure Durchfälle bei Kindern mit saurem Körpergeruch.

Anwendung: D 4/D 6 dil.

Natrium phosphoricum

Sodbrennen mit saurem Aufstoßen, saurem Erbrechen und sauren Stühlen. Milch, Butter, Fett, kalte Getränke und Speisen, saure Nahrung (Früchte und Essig) und Süßigkeiten lösen diese Zustände aus. Paßt besonders bei erschöpften, muskelschwachen Menschen mit Neigung zu gichtisch-rheumatischen Leiden; Hyperurikämie, Oxalurie.
Bei dyspeptischen Beschwerden hat der *Zungengrund*, evtl. auch der Gaumen, einen *gelben*, cremeartigen *Belag*. Bei katarrhalischen Zuständen fällt goldgelbe Absonderung auf (Auge, Nase, Rachen, Tonsillen). Die goldgelbe Farbe und der saure Geruch der Absonderung sind für *Natrium phosphoricum* charakteristisch, selbst Fluor vaginalis kann gelb und sauer sein. Skleren oft gelb, subikterisch; Hautausschläge haben gelbliche Krusten. Bewährt bei Sodbrennen mit saurer Dyspepsie, besonders bei gichtisch-rheumatischer Diathese.

Anwendung: C 6 (D 12) tabl.

▸ **Hypazide Form**

Graphites (siehe S. 350)
Lycopodium (siehe S. 355)
Carbo vegetabilis (siehe S. 345)
wurden schon ausführlich dargestellt. *China* folgt anschließend.
Im Vorspann wurde schon darauf hingewiesen, daß bei Hypazidität vermehrter Gasbauch auftritt. An dieser Stelle ein praktischer Hinweis und mnemotechnische Hilfe zur Differenzierung von *Lycopodium*, *Carbo* und *China*. Die Auftreibung des Leibes hat verschiedene Form und Verteilung; bei *China* ist alles dick; bei *Carbo* ist der Oberbauch besonders vorgewölbt; bei *Lycopodium* ist der Unter- und Mittelbauch ausgeprägt voll.

China

Der Leib ist vom Epigastrium bis zum Unterbauch aufgetrieben; sichtbarer Blähbauch. Rumpeln und Kollern im Bauch mit übelriechendem Flatus, oft festsitzende Winde. Blähungskoliken sind besser durch Krümmen. Schmerzen im Leber- und Milzbereich, der ganze Leib ist sehr berührungsempfindlich. Der Ablauf der Verdauungsfunktionen geht sehr langsam, eine Mahlzeit treibt die andere aus dem Magen. Das volle Gefühl nimmt durch geringe Mengen Flüssigkeit oder Nahrung rasch zu. *Luftaufstoßen*; Aufstoßen schmeckt nach der letzten Mahlzeit; saures Aufstoßen, besonders nach Milch, Obst, Tee; Erbrechen von unverdauter Nahrung. Sodbrennen, besonders nachmittags. Kältegefühl im Magen. Verstärkter Hunger, nachts; oder völlig appetitlos. *Verlangen:* Konzentrierte Alkoholika, süß, sauer, geröstete Kaffeebohnen, kaltes Wasser – oft nur kleine Schlucke, stark gewürzte Nahrung, fast krankhaftes Verlangen nach Schleckereien. *Abneigung:* Brot, Bier, Butter, Fleisch, fette Speisen, warmes Essen oder Trinken, Kaffee.

Stuhlgang oft weich, trotzdem schwierige Entleerung (wie *Alumina, Platina*). Im Stuhl viel Unverdautes; schaumiger, gelber Stuhl. Sehr bewährt bei Infekten mit entsprechender Darmbeteiligung, bei Leber-Galle-Erkrankungen, bei Gastroduodenitis, bei chronischer Dyspepsie mit Sodbrennen.

Anwendung: D 6/C 6 (D 12) – C 30 (D 30) dil.

▶ Bei Alkoholikern

Hier ist Sodbrennen ein häufiges Symptom. Die Therapie soll nicht den Leidensdruck verringern und damit den Konsum steigern, sondern durch zentrale Regulation die Sucht beeinflussen.
Bewährte Mittel sind die schon bekannten

Acidum sulfuricum (siehe S. 350)
Nux vomica (siehe S. 343)

Daphne indica (Indischer Seidelbast)

Magenschmerzen und Sodbrennen schlimmer durch Alkohol. Dabei besteht starkes Verlangen nach Rauchen. Übler Mundgeruch; Zunge oft nur einseitig belegt. Auf die Neigung zu Illusionen und späteren dementen Wahngebilden bei Alkoholikern weisen typische Träume von Katzen (schwarze Katzen!). Empfindung, als seien einzelne Teile des Körpers abgetrennt (besonders am Kopf).

Anwendung: C 6 (D 12) – C 30 (D 30) dil.

Colon irritabile (Reizkolon)

Unter diesem Oberbegriff werden in der klinischen Medizin sogenannte neurovegetative Funktionsstörungen zusammengefaßt, die sich vorwiegend im Dickdarm lokalisieren.

Die umfassende homöopathische Fallaufnahme mit *biographischer Anamnese* (vgl. Bd. I, S. 69) zeigt bei diesen Patienten eine Vielzahl von auslösenden und bedingenden Faktoren:
- Konstitutionelle vegetative Stigmatisierung mit feucht-kalten Händen, Dermographismus, neurotische Veranlagung;
- Berufs- und Umwelteinflüsse, sitzende Lebensweise, Überlastungen mit unbefriedigtem Ehrgeiz, seelische Erregung und Konflikte in Familie und Beruf (Ärger, Beleidigung, Kränkung);
- Fehlernährung, Übermaß an Reizstoffen, Alkohol, Nikotin und Abführmitteln, Arzneimittelmißbrauch;
- Unverträglichkeit von Nahrungsmitteln, z. B. Milch, Eier, Käse, (Allergie);
- Darminfekte mit pathologischer Darmflora.

Das allgemeine klinische Krankheitsbild wird charakterisiert durch
- krampfige Leibschmerzen, die meist mehr im linken Unter- und Oberbauch (Colon descendens), aber auch im Colon ascendens oder transversum lokalisiert sind,
- Tympanie mit Zwerchfellhochstand, Luftaufstoßen, Blähsucht,
- reflektorische Herzbeschwerden,

Übersicht

Vgl. in den Repertorien:
Flatulenz, Auftreibung im Bauch:	EK 548 (Ausdehnung), KK III/527
tympanitisch:	EK 549, KK III/528
Hypochondrien:	EK 549, KK III/529
Bauchschmerzen, Modalitäten:	EK 562 ff., KK III/539 ff.
Hypochondrien:	EK 568, KK III/553
krampfend:	EK 582ff., KK III/578
Obstipation wechselt mit Diarrhö:	EK 635, KK III/616
Rectum, Schleimhaut, Entzündung:	EK 619, KK III/619
Stuhl, Schleimig:	EK 644 f., KK III/662
Membranen:	EK 643 (Häutchenartig), KK III/651
Schleimhautfetzen:	KK III/651

Vorwiegend Spastik mit Meteorismus . . . . . . S. 361   Asa foetida
                                                                                        Nux moschata
                                                                                        Argentum nitricum
                                                                                        Nux vomica

Vorwiegend Schleimsekretion
Colica mucosa und Colica membranacea . . . . . S. 362   Aethiops antimonialis
                                                                                        Colchicum autumnale
                                                                                        Hydrastis canadensis
                                                                                        Kalium phosphoricum
                                                                                        Magnesium muriaticum

- Durchfälle wechselnd mit Verstopfung,
- Wechsel und Zusammenspiel von Spastik des Darmes mit vermehrter Schleimabsonderung:
gallertartiger Schleim → Colica mucosa, Schleimfetzen mit Membranen → Colica membranacea.

▸ **Vorwiegend Spastik mit Meteorismus**

Bei diesen Arzneien treten gehäuft Symptome auf, die als viszeroviszerale Reflexe aufgefaßt werden: Roemheld-Syndrom, Angina pectoris falsa, Herzrhythmusstörungen.

Asa foetida

Schnell wechselnde Stimmungslage zwischen Lachen und ängstlicher Traurigkeit. Übertriebene hypochondrische Schilderung der Symptome. »Böse Vorahnungen scheinen vom Bauche aus aufzusteigen.« (*Hering*). Meine unqualifizierte Übersetzung dieses neurotischen Erlebnisses: Flatus in cerebro.
Vieles steigt von unten nach oben: vom Darm über Abdomen zu Brust, Herz und Kopf; vom Magen steigt ein Ballgefühl bis in den Hals.
Hartnäckige Verstopfung mit krampfigen Leibschmerzen und aufgeblähtem Leib. Wäßriger Durchfall mit *widerwärtigem Geruch*. Völlegefühl im Oberbauch mit *übelriechendem Aufstoßen*.
Nach dem Essen sehr erschöpft mit Druck und Völle im Oberbauch, dabei kurzatmig mit Hitzegefühl im Gesicht; Druck in der Brust und kleiner, schneller, *unregelmäßiger Puls*; Extrasystolie.

MEMO
Deutscher Name dieser Pflanze ist »Stinkasant«.

Anwendung: C 6 (D 12) – C 30 (D 30) dil.

Nux moschata

Wechselhafter, »hysterischer« Charakter. Lachen und Weinen dicht nacheinander; verwirrt. Nach psychischer Überforderung treten Magenbeschwerden oder Störungen im Darm auf. Beim Stuhlgang ohnmächtiges Gefühl; Stuhl kann nicht entleert werden, obschon er weich ist; dünner, gelber Stuhl wie Rührei, mit unverdauten Nahrungsresten; Durchfall nach kaltem Getränk, nach gekochter Milch. Leib sehr aufgetrieben, besonders nach dem Essen, nach der geringsten psychischen Erregung; Schluckauf; ausgeprägter Gasbauch, entleert sich durch laute Rülpser.

Anwendung: LM XIV, XVIII–XXX dil.

Argentum nitricum

Immer in ängstlicher Unruhe und Eile; Angst vor kommenden Ereignissen; phobische Ängste; »verdeckte irrationale Motive des Handelns« (*Boericke*).
Wäßriger Stuhl, entleert sich geräuschvoll mit vielen Winden; enthält fasrigen Schleim; übelriechend. Verlangen nach Süßigkeiten, aber verträgt sie nicht. *Stuhldrang vor Ereignissen, vor Prüfungen*. Starker Meteorismus mit kolikartigen Schmerzen. Herzklopfen mit unregelmäßigem Puls, schlimmer bei Rechtslage; anginöse Herzschmerzen, schlimmer nachts.

Anwendung: Reihe von C 30 (D 30) – C 1000 tabl.; LM VI–XXX dil.

Nux vomica

Reizbarer, überempfindlicher Patient. Kann nicht entspannen, ehrgeizig und zornig; Magen-Darm-Beschwerden sind oft Folge von *enttäuschtem Ehrgeiz* oder treten *nach Zorn* auf. Spastische Obstipation, Drang ohne Erfolg; Gefühl, als bliebe ein Teil zurück, Verkrampfung im Rektum. Durchfall nach zu reichlichem Essen; Verstopfung mit Durchfall im Wechsel, besonders nach Abführmittelabusus. Leib aufgetrieben; kolikartige Schmerzen mit Druck nach oben, machen Atembeklemmung.

Anwendung: LM VI–XVIII dil.; Reihe von C 30 (D 30)–C 1000 tabl.

▸ Vorwiegend Schleimsekretion

▷ Colica mucosa und Colica membranacea

Diese Sonderform des Reizkolons wird auch als »Asthma des Darmes« bezeichnet. Die übermäßige Schleimproduktion und die Spastik weisen darauf hin. Sicher sind auch hyperergische, allergische Faktoren beteiligt.

Aethiops antimonialis

Bewährte Indikation (nach *Stiegele*): Hauptmittel bei der Colica mucosa und Colica membranacea.
Anfallsweise gallertige, schleimige Stühle mit Schleimfetzen oder Membranen in Nudel- oder Bandwurmform. Nach Diätfehlern, Kälteeinwirkung, besonders aber als *Folge seelischer Erregung oder Konflikte* treten schmerzhafte Anfälle mit Tenesmen auf; dabei kann die Obstipation in Durchfall umschlagen.

Anwendung: D 6–C 6 (D 12) tabl.

Colchicum autumnale

Schmerzhafter Stuhlgang mit gallertartigem Schleim, evtl. weiße nudelartige Schleimfäden, besonders bei gichtisch-rheumatischer Konstitution. Oft erfolgloser Stuhldrang; kann den im Rektum angesammelten Kot nicht entleeren. Der Leib ist aufgetrieben, Kollern im Bauch.

Übelkeit mit *Überempfindlichkeit gegen Gerüche*, besonders gegen Küchengeruch oder schon beim Denken an Speisen. Rasch erschöpft mit innerem Kältegefühl und Kollapsneigung, besonders nach Stuhlgang. Verlangen nach Ruhe, Wärme und scharfen alkoholischen Getränken. Auffallend bei diesem Mittel ist die Kollapsneigung nach dem Stuhlgang und die starke Geruchsüberempfindlichkeit.

Anwendung: C 6 (D 12) dil.

Hydrastis canadensis

Traurige, niedergeschlagene Stimmung oder auch reizbar und ärgerlich. Erschöpfte Menschen mit großer Schwäche und Kräfteverfall. Stuhl mit zähklebrigem, *fadenziehendem Schleim*. Entweder harte Stühle mit gelblichem Schleim oder Durchfall, treibt oft um 7 Uhr aus dem Bett. Schmerz bei und noch lange nach dem Stuhlgang. Anus oft rissig, evtl. Prolaps. Oft Folge von Abführmittelmißbrauch.

Anwendung: C 6 (D 12) dil.

Kalium phosphoricum

Depressive, mutlose, schüchterne Stimmung; die leichteste Arbeit erscheint wie eine schwere Aufgabe. Folge von Erregung, Überarbeitung, Sorgen.
Stuhlgang schleimig mit auffallendem, eitrigem Geruch; danach *körperliche Schwäche*. Die akuten Anfälle treten mit Kolikschmerzen auf, die eine große Erschöpfung auslösen; verlangt trotzdem Nahrung.

Anwendung: Reihe von C 6 (D 12)–C 1000 tabl.

Magnesium muriaticum (Magnesiumchlorid)

Wehmütige, weinerliche, ängstliche Stimmung, aber auch reizbar und ruhelos.

Stühle grauweiß, acholisch, bröckelig mit reichlichem Schleim. Paßt besonders bei Frauen mit nervösen »hysterischen« Beschwerden und Leberbelastungen. Leib aufgetrieben mit Leberstauungen, kann nicht auf der rechten Seite liegen. Menscs schwarz, klumpig; starke Erregung bei der Periode. Zwerchfellhochstand mit Atemnot und Herzklopfen. Oft Unverträglichkeit von Milch; Heißhunger, weiß aber nicht, was sie essen soll; jede Speise belästigt; Verlangen nach Süßem.

Anwendung: Reihe von C 6 (D 12)– C 1000 tabl.

Colitis ulcerosa

Die Colitis ulcerosa wird definiert als idiopathische ulzerierende Kolitis. Sie ist eine chronisch rezidivierende Entzündung des Dickdarmes mit Hyperämie, Schwellung und Ulzeration der Mukosa und Submukosa des Enddarms.

Ätiologie: Einheitliche Ursache nicht bekannt.
Auslösende Faktoren: Infekte (Pilze, Viren, Bakterien), Nahrungsmittelallergie, Immunologische Störungen, Autoaggressionen, psychosomatische Störungen.
Verlauf: sehr wechselnd von hochakut über chronisch rezidivierend bis zur isolierten chronischen Proktitis.

Übersicht		
Vgl. in den Repertorien:		
Bauchschmerzen (Kolik) während Durchfall:	EK 562/563, KK III/543	
Diarrhö:	EK 613 ff., KK III/603 ff.	
Stuhlbeschaffenheit:	EK 639 ff., KK III/651 ff.	
Akute und subakute Phase	S. 363	Mercurius solubilis Mercurius corrosivus Mercurius cyanatus Acidum nitricum Aloe socotrina Podophyllum
Chronische Phase	S. 365	Arsenicum album Argentum nitricum Natrium muriaticum Sulfur

▶ **Akute und subakute Phase**

Das klinische Krankheitsbild und die individuellen Symptome der meisten Kranken decken sich mit dem Arzneimittelbild von *Quecksilber* (*Mercurius, Hydrargyrum*). Je nach Ablauf der Kolitis werden die folgenden Quecksilbersalze verwendet. In der Schwere der Krankheitsbilder besteht eine Steigerung von *Mercurius solubilis* bis zu *Mercurius cyanatus*.

Mercurius solubilis Hahnemanni

Durchfälle mit Tenesmen und *schleimig-eitrigen* Stühlen; nächtliche Verschlimmerungen, nächtliche Schweiße mit ängstlicher Unruhe. Hastiges, unbeherrschtes, exaltiertes Benehmen. Starke Empfindlichkeit gegen Wärme und Kälte, Foetor ex ore, Zunge zeigt am Rande Zahneindrücke. Nach dem Stuhlgang bleibt das Gefühl, nicht fertig zu sein.

Anwendung: C 6 (D 12)–C 30 (D 30) tabl.

> **MEMO**
>
> Quecksilber ist toxisch bis einschließlich D 6!

Mercurius corrosivus (Sublimat, Hydrargyrum bichloratum)

Durchfälle mit Tenesmen und *schleimig-blutigen* Stühlen.

Anwendung: C 6 (D 12)–C 30 (D 30) tabl.

> **MEMO**
>
> Der Name »corrosivus« deutet auf die stärkere *ulzerierende* Wirkung, deshalb *mehr Blut* im Stuhl.

Mercurius cyanatus

Toxischer Zustand bei hochakuter Kolitis. Durchfälle mit *unerträglichem Schmerz*. Blutige, wäßrige, übelriechende Stühle. Patient ist blaß und kalt, kalte Schweiße; Atemnot; zunehmende Entkräftung, starke Hinfälligkeit. Übrige Symptomatik siehe *Mercurius solubilis Hahnemanni*.

Anwendung: C 6 (D 12)–C 30 (D 30) tabl.

Acidum nitricum

Durchfälle mit schneidendem, splitterartigem Schmerz und/oder Tenesmen. Stuhl ist *schleimig-blutig* oder *rein blutig*, stinkend und brennend; oft heftiger Schmerz *nach* dem Stuhlgang. Leib aufgetrieben mit Kollern und Blähungen, Koliken. After gereizt, nässend; blutende Hämorrhoiden; evtl. Analfissuren. Traurig, schwermütig, verdrießlich oder sehr reizbar, ängstlich besorgt; Wutanfälle, Zorn und Rachsucht; kann unangenehme Gedanken nicht loswerden; will nicht allein sein.

Anwendung: LM VI–XVIII dil.

Aloe socotrina

Unsicherheit im Sphincter ani – weiß nicht, ob Blähungen oder Stuhl abgehen. Stuhlgang kommt gelbweiß am Morgen, nach dem Essen oder Trinken. Der Stuhl ist dünn, selten Verstopfung; wird heiß empfunden, ist stinkend und macht wunden After. Heiße Blähungen gehen unkontrolliert mit Stuhl ab; Stuhl enthält viel Schleim, evtl. Blut, Vollheitsgefühl im Rektum, »als ob es mit heißer Flüssigkeit gefüllt wäre«. Leib zum Platzen aufgetrieben; Schwere mit Völle und abwärts drängendem, kolikartigem Schmerz. Rechter Oberbauch voll und gespannt; Pfortaderstauung; Stechen und Schneiden in der Leber- und Nabelgegend mit Kopfkongestion; Lippen sehr

rot. Ruhelos, hypochondrisch, Todesgedanken.
Indikation: Colitis ulcerosa oder auch Colica mucosa mit Unsicherheit des Sphinkters und Pfortaderstauungen.

Anwendung: C 6 (D 12) – C 30 (D 30) dil.

Podophyllum

Der Stuhl entleert sich gußartig, mit Getöse (Hydrantenstuhl); er ist weich, schleimig, stinkend oder auch wäßrig mit gallertartigem Schleim; Durchfall wechselt mit Verstopfung. Lebergegend schmerzhaft, besser durch Reiben der Leber (wie *Ptelea*). Meist sehr niedergeschlagene, trübe Stimmung.
Gute Wirkung auch bei der Colica mucosa (bei M. *Crohn*?).

Anwendung (nach Voisin): Starke Gallensekretion und Durchfall: C 4/5; Wechsel von Durchfall mit Obstipation: C 6/7; vorwiegend Obstipation: C 9 dil.

▶ **Chronische Phase**

Die biographische Anamnese ist seit *Hahnemann* eine verbindliche Notwendigkeit für die Behandlung jeder chronischen Krankheit. Damit entdeckt man fast immer seelische Konflikte. *Hahnemann* hat 170 Jahre vor der Psychosomatik gefordert, daß die Gemüts- und Geistessymptome den ersten Rang vor den körperlichen Symptomen einnehmen. Er erkannte, daß körperliche Krankheit *Folge* einer Störung der »geistartigen Lebenskraft« ist.
Angst, Kummer, Gram, Demütigungen, Kränkungen sind ätiologische Faktoren bei der Entstehung der Colitis ulcerosa.

Arsen
Phosphor
Argentum nitricum
Natrium muriaticum
Sulfur

haben im Arzneimittelbild sowohl organotrope Beziehungen zum Enddarm, als auch die psychischen Eigenheiten, die wir bei diesen Kranken oft finden.
Diese Mittel müssen in Arzneimittellehren im einzelnen studiert werden. Eine Kurzfassung ist nicht möglich, da die Gesamtheit der Symptome die Wahl entscheidet.

Leber – Galle

Die Verflechtung zwischen krankhaften Störungen und psychischen Belastungen ist im Leber-Galle-Gebiet so deutlich, daß selbst die Umgangssprache dieses *wechselseitige Miteinander* ausdrückt: »Jemand hat sich gelbgeärgert« – »Ihr läuft die Galle über« – »Ihm ist eine Laus über die Leber gelaufen« – »Er hat einen galligen Charakter«. Ärger und Zorn lösen meist *plötzliche* Schmerzen und Entzündungen aus. Kummer und Sorge nagen lange Zeit scheinbar unauffällig und führen eher zu degenerativen Erkrankungen. Der akute Ärger wirkt deutlicher in der ergotropen Phase der *Gallenabsonderung* – der langanhaltende Kummer, schwere Sorgen und Kränkungen beeinflussen ausgeprägter die trophotrope Phase der Leberfunktion.

Die alte *griechische Temperamentenlehre* (vgl. Bd. I, S. 157 ff.) hat diese Beobachtung sehr lebendig erkannt und spricht von Menschen mit cholerischer oder melancholischer Stimmung (cholé = Galle).

Der psychische »Schmerz« der Galle ist scharf, schnell und wirkt sich mehr als Krampf und Kolik aus (z. B. *Colocynthis*). Der »Schmerz« der Leber äußert sich als Müdigkeit und Traurigkeit – oder als Entzündung und/oder Zirrhose (z. B. *Chelidonium, Aurum*).

Krankheiten der Gallenwege

Übersicht

Vgl. in den Repertorien:
EK 572 (Kolik), KK III/558 (Gallen-Kolik)
Sonstiges verstreut in Kapitel »Schmerzen, Orte« unter Hypochondrien EK 569–570, KK III/554–556;
Schmerzen, Empfindungen, Art der Schmerzen in der Rubrik Hypochondrien EK 560–602, KK III/567–602.

Gallenkolik
Behandlung im akuten Anfall
Wie verhält sich der Patient?

Liegt ruhig	S. 368	Bryonia Berberis vulgaris Belladonna
Wirft sich hin und her	S. 369	Chamomilla
Krümmt sich zusammen	S. 369	Colocynthis Magnesium-phosphoricum
Liegt überstreckt	S. 370	Belladonna
Läuft aufrecht	S. 370	Dioscorea
Völlig erschöpft	S. 370	Antimonium tartaricum

Cholelithiasis, nach Anfällen		
Anregung der Cholerese	S. 370	Chelidonium Podophyllum China
Behandlung der Steindiathese	S. 370	Berberis vulgaris Taraxacum Lycopodium Natrium sulfuricum
Postcholektomiesyndrom		
Stechender Schmerz	S. 371	Chelidonium China
Brennender Schmerz	S. 372	Leptandra
Kneifender Schmerz	S. 372	Chionanthus
Cholezystitis		
Akut	S. 372	Pyrogenium Baptisia
Subakut	S. 372	Mercurius dulcis Berberis vulgaris Bryonia Chelidonium
Rezidivierend	S. 373	Carduus marianus China Leptandra Mercurius dulcis Natrium sulfuricum

Gallenkolik, Dyskinesie

Der Anlaß für krampfige Schmerzen im rechten Oberbauch reicht von der Steinkolik über psychosomatische Dyskinesien durch Ärger und Zorn bis zur malignen Entartung.

Die gute Anamnese und gezielte Untersuchung führen meist zur diagnostischen Klärung.

Bei einer sehr starken Kolik ist die Injektion eines schmerz- und krampflösenden Mittels nicht immer zu vermeiden. Die gekonnte *Neuraltherapie* im Segmentbereich oder über Fernpunkte gibt sehr schnelle Entspannung. Die arzneiliche homöopathische Therapie wirkt manchmal erstaunlich rasch, wenn die anatomischen Veränderungen es zulassen und es gelingt, die treffenden Mittel schnell zu finden.

▶ Akuter Anfall

Bei einer akuten Notfallsituation können wir den Kranken nicht mit einer langen Anamnese quälen. Hier hilft genaue *Beobachtung der Verhaltensweise* des Patienten und Grundkenntnis der in Frage kommenden Arzneimittel. Dadurch kommen wir rasch und sicher zur Arzneimittelwahl.

▷ Patient liegt ruhig

Wenn Patienten sich in einer solchen Situation nicht bewegen, da jede *Lageänderung den Schmerz verstärkt*, so ist das ein Hinweis auf:

Bryonia

Folge von Ärger, jede Bewegung verschlimmert. Trockener Mund und viel Durst. Ärgerliche, gereizte Stimmung. Liegt ganz still, da jede Bewegung den Schmerz verstärkt. Bauch beim leichten Abtasten schon empfindlich – großflächiger, langsamer Druck wird besser vertragen. Trockener, harter, voluminöser Stuhl.
Anwendung: C 6 (D 12) – C 30 dil.

Berberis vulgaris

Stechende Schmerzen mit Ausstrahlung zum Magen, zur Flanke und Niere; *schlechter* durch Druck und *Bewegung*. Sehr trockener Mund. Häufiger Stuhldrang; Durchfall, lehmfarbige Stühle mit reißenden, brennenden Schmerzen am After.
Anwendung: C 30 glob.

Belladonna

Plötzlich auftretender Schmerz – Folge von Schreck, Ärger, Abkühlung. Schreckhafte, weite Pupillen mit Klopfen in den Karotiden. Gesicht oft rot und schweißig, heiß; Füße kalt. Mund trocken, starker Durst (Atropin macht trockene Schleimhäute). *Vermeidet jede Erschütterung* und Berührung; empfindet die kleinste Erschütterung im schmerzenden Teil. Die kolikartigen Schmerzen bessern sich durch *Überstrecken nach hinten*; Ausstrahlung zum Rücken und Hals, schlimmer durch Rechtslage.
Anwendung: C 6 (D 12) dil.; Methode 1.

▷ Patient wirft sich hin und her

Eine völlig andere Verhaltensweise sehen wir bei Patienten, die sich ruhelos hin- und herwerfen. Verordnen Sie in diesen Fällen

Chamomilla

Überempfindlicher, reizbarer, übelgelaunter Patient, der sich *ruhelos hin- und herwälzt*. Unerträgliche Schmerzen. *Folge von Ärger*.
Durchfall; fauliges Aufstoßen; Zunge gelb; galliges Erbrechen mit gelbem Schleim. Eine Wange rot, heißer Schweiß.
Anwendung: C 30 glob. oder dil.

▷ Patient krümmt sich

Einige Patienten krümmen sich im Schmerz fest zusammen oder liegen im Bett mit angezogenen Beinen, wie ein Hund zusammengerollt.

Colocynthis

Zermalmender, krallender Kolikschmerz, der durch Zusammenkrümmen besser wird. *Folge von Ärger, Schreck* und *Kälte*. Sehr ärgerlich und ungeduldig. Gallenkoliken kommen plötzlich und zwingen zum Zusammenkrümmen; Gegendruck mit den Händen und Liegen auf der rechten Seite und Wärme bessern.
Durchfall wäßrig, stinkend. Urin riecht widerlich; Ausscheidung von Uraten (harnsaure Diathese!). Häufig linksseitiger Kopfschmerz, Gelenkbeschwerden und Neuralgien.
Anwendung: C 30 glob. oder auch aufgelöst nach Methode 1.

Magnesium phosphoricum

Krampfartige, anfallsweise Schmerzen, die plötzlich beginnen und plötzlich aufhören. Krümmen, fester Druck auf den Leib und Wärme bessern; Kälte verschlimmert. Die Kolik wird oft auch ausgelöst durch Kaltwerden.
Anwendung: C 6 (D 12) – C 30 glob. nach Methode 1, alle 5 Min. einen Eierlöffel voll eingeben.

370 Leber – Galle

▷ **Patienten liegen überstreckt**

Gegen diese gekrümmtliegenden heben sich die *nach rückwärts überstreckten* Patienten deutlich ab.

Belladonna (siehe S. 369)

Liegt überstreckt in einer Opisthotonus-Stellung, aber ganz ruhig im Bett.

▷ **Patienten laufen aufrecht**

Dioscorea

Die scharfen Schmerzen werden *besser durch Strecken*, Druck und *Laufen*. Dioscorea-Schmerzen strahlen wie bei *Berberis* aus, aber weiter bis in die Brust, Rücken und Arme.
Oft starke Hämorrhoiden, die wie rote Trauben beim Stuhlgang vorfallen. Durchfall mit nachfolgender Erschöpfung; Stuhl und Winde werden sehr heiß empfunden.
Anwendung: C 6 (D 12) – C 30 glob. nach Methode 1.

▷ **Patienten sind völlig erschöpft**

Bei schwerem Krankheitsbild mit *Erschöpfung*, *Kreislaufkollaps*, tödlicher Schwäche mit Übelkeit hilft der *Brechweinstein*.

Antimonium tartaricum
(alter Name: Tartarus emeticus)

Elendigliche Übelkeit mit Brechwürgen; Erbrechen bis zur Erschöpfung, Übelkeit mit Kollaps; kalter, klebriger Schweiß Evtl. Durchfall. Facies hippocratica, ruhelos und ängstlich. Verlangen nach kaltem Wasser; Wärme sehr unangenehm. Krampfartige Schmerzen im Oberbauch mit Völle und Druckgefühl.
Anwendung: C 30 glob., Methode 1.

Cholelithiasis (Steingallenblase)

▶ Anfallsfreie Phase, Anregung der Cholerese

Bei Ablehnung oder Unmöglichkeit der Operation können wir Rezidive und die Neubildung oder Vergrößerung von Steinen vermeiden durch Anregen der Cholerese.

Chelidonium

Typisch ist Schmerz am unteren inneren Winkel des rechten Schulterblattes; evtl. Supraorbitalneuralgie rechts. Gelbe Zunge mit Zahnabdrücken; Übelkeit, rasches Erbrechen. Wechsel zwischen Durchfall und Verstopfung; bei Verstopfung runde Bälle wie Schafskot. Starke *Lethargie* und *Müdigkeit*. Subikterische oder ikterische Hautfarbe.
Anwendung: D 4 – C 6 (D 12) dil.

Podophyllum

Wäßrige, *gußartige Stühle* mit gallertigem Schleim. Viel Durst auf große Mengen Wasser (wie *Bryonia*); Brechreiz; Leib aufgetrieben mit starkem Schwächegefühl. Leber sehr schmerzhaft.
Anwendung: C 6 (D 12) – C 30 dil.

China

Leib stark aufgetrieben mit innerlichem Kältegefühl. Viel Aufstoßen, aber erleichtert nicht. Bitterer Mundgeschmack. Hungrig, aber kein Appetit. Im ganzen sehr erschöpft und reizbar. Kälteempfindlich.
Anwendung: C 6 (D 12) dil.

▶ Steindiathese

Über die Entstehung von Gallensteinen gibt es viele Theorien – oft ist ein Bündel von Einzelfaktoren verantwortlich, die konstitutionelle Veranlagung ist sehr bedeutungsvoll. Mit homöopathischer Therapie läßt sich diese *lithämische (harnsaure) Diathese* (vgl. Bd. I, S. 169, 182) beeinflussen.

Berberis vulgaris

»Steinreiche Patienten« mit stechenden *ausstrahlenden* Schmerzen von der Flanke zur Galle. Harnsaure Diathese. Alle Berberisschmerzen strahlen aus: vom Nierenlager zur Leiste, vom rechten Oberbauch zum Nabel, oft gleichzeitig Schmerzen an Galle, Niere, Gelenken, Schmerzen wechseln rasch den Ort. Wirkt gut bei korpulenten Menschen, die vom guten Leben *etwas halten*.
Klebriger, verminderter Speichel (»wie Watte«); Zunge wird wie verbrüht empfunden. Häufiger Stuhldrang, lehmfarbige Stühle mit reißenden Schmerzen am After. Urin enthält viel Schleim mit hellrotem Sediment.

Anwendung: D 3 – C 30 dil.

Taraxacum

Typisch ist eine sehr schmerzhafte Landkartenzunge und wundes Gefühl in der Lebergegend; tympanitischer Bauch; Empfindung, als ob im Bauch Blasen platzen würden. Stuhl schwierig zu entleeren oder gallige Durchfälle. (*Carduus* hat mehr Verstopfung – *Taraxacum* eher Durchfall.) Viel Frösteln, schlimmer nach dem Essen oder Trinken. Fieber am Abend mit kalten Händen und kalter Nase; beim Einschlafen Kopfschweiß mit nachfolgender Erschöpfung – viel Durst und häufiger Harndrang; von *Hahnemann* auch bei Diabetes empfohlen.
Stechende und drückende Kopfschmerzen; sonderliches Symptom: Der rechte Kopfwendermuskel (Musculus sternocleidomastoideus) ist sehr berührungsempfindlich.

Anwendung: D 4 – C 6 (D 12) dil.

Lycopodium

Muskelschwacher, faltenreicher, trockener Patient; wirkt vorzeitig gealtert. Oft intelligent. Überdeckt sein geringes Selbstvertrauen durch aufbrausende, ärgerliche Reizbarkeit und dogmatische Starre; verträgt keinen Widerspruch; »dauernde Furcht vor Zusammenbruch unter Belastung« (*Boericke*); Leber druckempfindlich, verträgt nichts Enges am Rumpf; starker Meteorismus, besonders im Unterbauch.

Anwendung: Reihe von C 6 (D 12) – C 200 tabl.

Natrium sulfuricum

Leber sehr berührungsempfindlich mit stechenden, scharfen Schmerzen, schlimmer durch Linksseitenlage. Leib sehr aufgetrieben; Blähungskolik im Colon ascendens.
Durchfall morgens beim Aufstehen (wie *Bryonia* bei Beginn der Bewegung) oder nach dem Frühstück. Stuhlmenge auffallend groß. Fühlt sich im ganzen besser bei trockenem, warmem Wetter; schlechter bei Regen, an Flüssen, in feuchten Wohnungen. Gemütsmäßig sehr empfindlich – Musik macht traurig.

Anwendung: Reihe von C 6 (D 12) – C 1000 tabl.

Postcholektomiesyndrom

Leider läßt es sich nicht wegdiskutieren, daß einige Patienten, trotz exakter operativer Behandlung, noch Schmerzanfälle haben. Um das passende Mittel zu finden, sollte man die *Art des Schmerzes*, den *Ort* und die *Richtung seiner Ausstrahlung* genau erforschen:

▸ Stechender Schmerz

Chelidonium

Stechender Schmerz im rechten Oberbauch, strahlt zum Rücken, zur unteren Spitze des rechten Schulterblattes aus. Oder: Wie ein Druck auf der rechten Schulter.

Oder: Gefühl der Zusammenschnürung quer über den Oberbauch, wie mit einem Band.
Oder: Supraorbitalneuralgie rechts.
Anwendung: D 4–C 30 dil.

China

Stechender Schmerz im Unterbauch oder rechten Hypochondrium. Leib sehr aufgetrieben mit innerem Kältegefühl.
Anwendung: D 6–C 6 (D 12) dil.

▸ Brennender Schmerz

Leptandra

Brennende Schmerzen, ausstrahlend zum Magen und über rechte kurze Rippe oder zur Wirbelsäule.
Schlimmer beim Liegen auf der rechten Seite, besser beim Liegen auf dem Magen.
Anwendung: D 4–D 6 dil.

▸ Kneifender Schmerz

Chionanthus

Kneifende Schmerzen im Nabelgebiet, als ob eine Schnur eng zusammengezogen würde, die sich nach einer Zeit wieder lockert, oder: viel Stirnkopfschmerzen über der Nasenwurzel.
Anwendung: D 4–D 6 dil.

Cholezystitis

▸ Akute Entzündung

Sie verlangt bei dramatischem Verlauf Arzneimittel, die dem septischen Zustand dieser Kranken entsprechen. Dadurch lassen sich oft Antibiotika vermeiden oder einschränken.

Pyrogenium

Septische Entzündung mit Diskrepanz zwischen Puls und Fieber: Puls sehr schnell – Temperatur mäßig *oder*: Temperatur hoch – Puls langsam. Starke Unruhe mit zerschlagenem Gefühl; empfindet das Bett wie zu hart (wie *Arnica*); wechselt dauernd die Lage. Fieberschübe beginnen mit kaltem Schauer im Rücken, Frieren und Schüttelfrost noch bei hohem Fieber und Schweiß. Zunge sehr trocken, rot, starker Durst. Leib aufgetrieben, tympanitisch. Alle Absonderungen stinken aashaft (Stuhl, Erbrochenes, Mund).
Anwendung: LM VI–XIV dil.

Baptisia

Hochfieberhafter Zustand mit erregter Unruhe schlägt rasch um in starke Schwäche bis zur Gleichgültigkeit. Dumpfe Schmerzen im Leber-Galle-Bereich. Übelriechender Durchfall mit Rumpeln im Bauch. Zunge: in der Mitte dunkler Streifen und rote Ränder. Starkes Hitzegefühl (*Pyrogenium* hat mehr Frost).
Anwendung: C 6 (D 12)–C 30 dil.

Diese beiden Mittel werden bei der septischen Form der Cholezystitis eingesetzt, sie bewähren sich außerordentlich gut auch bei der Cholangitis.

▸ Subakuter Verlauf

Mercurius dulcis (Calomel)

Wurde früher allopathisch als galletreibendes und laxierendes Mittel verwendet.
Typische Symptome: Unangenehmer Mundgeruch, wundes Zahnfleisch, vermehrter Speichelfluß, schleimige grüne Stühle, oft vermehrter Stuhldrang mit wundem, brennendem Anus. Müde, erschöpft, schlechter Ernährungszustand. Gute Wirkung bei Cholangitis, rezidivierender Cholezystitis und auch Postcholektomiesyndrom.
Anwendung: C 6 (D 12)–C 30 tabl.

Berberis vulgaris

Sehr trockener Mund, wenig Speichel, bitterer Mundgeschmack. *Stechende* Schmerzen in der Gallengegend, die von dort ausstrahlen zur Niere, zur Flanke. Verstopfung oder Durchfall, lehmfarbige Stühle; brennende Schmerzen am After.

Anwendung: D 3–D 6 dil.

Bryonia (siehe S. 369)

Trockener Mund mit Verlangen nach kaltem Getränk; weißbelegte Zunge; trinkt in größeren Abständen viel auf einmal. Übelkeit mit galligem Erbrechen; Oberbauch aufgetrieben, druckempfindlich. Oft Folge von Ärger, nervlicher Erregung, Kälte. Bei Schmerzen ärgerlich und gereizt.

Anwendung: D 4–C 30 dil.

Chelidonium

Drückende, *stechende* Schmerzen im rechten Oberbauch mit Ausstrahlung zur letzten Rippe, zur rechten Schulter, zum rechten Schulterblatt. – Trockener Stuhl oder hellgelber Durchfall mit Stechen im After. – Kältegefühl mit frostigem Schauer.

Anwendung: D 4–C 30 dil.

▶ Rezidivierender Verlauf

Carduus marianus

Völlegefühl im rechten Oberbauch mit krampfartigen Schmerzen; Übelkeit, Brechreiz. Leber gestaut, besonders linker Leberlappen vergrößert und druckschmerzhaft. – Neigung zu Verstopfung oder (seltener) hellgelber Durchfall.

Anwendung: D 4 dil.

Leptandra

Brennende oder stechende Schmerzen im Oberbauch mit Ausstrahlung über letzte Rippe zur Wirbelsäule; dabei innerliches Frostgefühl. – Oft Stirnkopfschmerz mit Schwindel. Zunge dick gelb oder schwarz belegt. Durchfälle stinkend – manchmal fast teerartig. Auffallendes psychisches Symptom: starke Hoffnungslosigkeit und innere Schwäche.

Anwendung: D 3–C 6 (D 12) dil.

Mercurius dulcis (siehe S. 372)

Natrium sulfuricum (siehe S. 371)

Krankheiten der Leber

Übersicht

Allgemeines: *EK 558, KK III/536*
Entzündung: *EK 552, KK III/535*
Degenerative Prozesse
   Atrophie: *EK 547, KK III/535*
   Zirrhose: *EK 551, KK III/535*
   Fettige Degeneration: *EK 552, KK III/535*
   Schwellung: *EK 603, KK III/536*
   Vergrößerung: *EK 606, KK III/536*
   Verhärtung: *EK 553 (hart), KK III/536*
Schmerzen
   Ort, Leber: *EK 571/72, KK III/558*
   Art der Schmerzen: *EK 560–602, KK III/567–602*
   Diese Angaben sind verstreut in der Unterrubrik »Hypochondrien«.

Hepatitis

   Auslösung durch Ärger oder Zorn . . . S. 375   Bryonia
                                                                 Chamomilla
                                                                 Colocynthis

   Bei akutem Verlauf . . . . S. 375   Chelidonium
   (»katarrhalische Form«, oft Typ A)   Podophyllum
                                                                 Mercurius dulcis
                                                                 Chionanthus
                                                                 China
                                                                 Digitalis
                                                                 Carduus marianus
                                                                 Dolichos pruriens

   Aggressiver Verlauf . . . . S. 377   Phosphorus
   (oft Typ B, Non A–Non B)   Lachesis
                                                                  Crotalus horridus

   Leberinsuffizienz . . . . S. 378   Lycopodium
                                                                  Sulfur
                                                                  Sepia
                                                                  Chelidonium
                                                                  Carduus marianus
                                                                  Taraxacum

Leberzirrhose

   Harte, große Leber . . . . S. 379   Aurum metallicum
                                                                  Jodum
                                                                  Magnesium muriaticum
                                                                  Lycopodium
                                                                  Phosphorus
                                                                  China

   Atrophische Zirrhose . . . . S. 380   Plumbum

   Folge von Alkohol . . . . S. 380   Nux vomica
                                                                  Lachesis

Fettleber	S. 380	Phosphorus Magnesium muriaticum Thuja Natrium sulfuricum Lycopodium
Ohne typische Ätiologie	S. 381	Aqua Quassiae Aqua nucis vomicae Carduus marianus Taraxacum

Hepatitis

Der Volksmund spricht sich mit seiner Formulierung »Jemand hat sich gelb geärgert« – »ihm läuft die Galle über« sehr deutlich für die psychosomatische Verflechtung zwischen Ärger, Zorn und Galle-Leber-Erkrankungen aus.

In der Anamnese müssen wir immer wieder die Veranlassung einer Störung erforschen. Die uns bekannte virale Genese sollten wir nicht monoman strapazieren. Zum Angehen der viralen Infektion gehören auch endogene Faktoren. Die homöopathische Arzneiwahl wird durch solche personale ätiologische Symptome (Folge von . . .) ausgerichtet.

▸ Folge von Ärger, Zorn

Die drei großen Ärger-Mittel *Bryonia, Chamomilla, Colocynthis*, die wir schon im Kapitel »Galle« (S. 367) kennenlernten, sind oft Mittel des Anfanges auch bei Entzündungen der Leber.

Bryonia (siehe S. 369)

Leber sehr druckempfindlich bei der abtastenden Untersuchung, besonders wenn man mit der Hand tiefer palpiert und wieder losläßt. In diesem Auf- und Abbewegen findet die typische *Bryonia*-Modalität »Bewegung verschlimmert« ihre lokale Entsprechung. Leberkapselschmerz bei tiefer Aus- und Einatmung ist ein adäquates Symptom.

Anwendung: C 6 (D 12) – C 30 dil.
Je deutlicher die ärgerliche Stimmung, desto höher potenzieren.

Chamomilla (siehe S. 369)

Von den oben angegebenen Symptomen ist hier das gallige Erbrechen, der heiße Schweiß und die motorische Unruhe besonders bemerkenswert. Die heftige exaltierte Gemütsverfassung gehört selbstverständlich zu dieser Arznei hinzu.

Anwendung: C 6 (D 12) – C 30 dil.

Colocynthis (siehe S. 369)

Besserung durch Zusammenkrümmen und feucht-heiße Packungen. Ärgerliche, empörte Gereiztheit auf Fragen der Angehörigen oder des Pflegepersonals.

Anwendung: C 6 (D 12) – C 30 dil.

▸ Akuter Verlauf

Hier handelt es sich meist um die »katarrhalische« Form vom Typ A. Die nichtalphabetische Reihenfolge der folgenden Mittel soll die besonders häufig gebrauchten Arzneien hervorheben. Die meisten von ihnen sind im Kapitel »Galle« (S. 367 ff.) schon beschrieben worden, so daß hier kurze Hinweise genügen.

Chelidonium (siehe S. 370)

Sehr *gelb belegte Zunge* mit Zahneindrücken. Wechsel von Verstopfung zu Durchfall. Verlangen nach heißen Getränken, oft besser heiße Milch und warme Nahrung. Die bei vielen Hepatitis-Kranken deutlich *depressive* Stimmungslage ist bei diesem Mittel besonders ausgeprägt, geht in ein lethargisches Hindämmern über.

> **MEMO**
>
> *Chelidonium* gehört in die Familie der Papaveraceen – wie der *Schlafmohn* (Opium!).

Anwendung: D 4 – C 30 dil. Folgt oft gut nach *Bryonia*.

Podophyllum (siehe S. 370)

Weißbelegte Zunge. Wechsel von Verstopfung und Durchfall; bei weichem Stuhl gußartige Entleerung (Hydrantenstuhl). Liegt bei Leibschmerzen am liebsten auf dem Bauch.

Anwendung: D 6 – C 6 (D 12) dil.

Mercurius dulcis (siehe S. 372)

Sehr *dunkelbelegte Zunge*, evtl. sogar fast schwarz. Unangenehmer Mundgeruch mit vermehrtem Speichelfluß, Zahnfleisch oft wund mit schmierigem Belag; Übelkeit mit Brechreiz. Breiige bis wäßrige Stühle werden in kleinen Mengen mit häufigem Drang entleert. Wundes, brennendes Empfinden am After.

Anwendung: C 6 (D 12) – C 9 tabl.

> **MEMO**
>
> Quecksilber ist noch toxisch bis D 6!

Chionanthus (siehe S. 372)

Verdickte *Zunge mit gelblichem Belag.* Trockener Mund; die Trockenheit bleibt auch trotz Trinkens. Leber vergrößert und schmerzhaft. Stuhl wie feuchter Lehm, pastenartig oder Verstopfung. Kneifende Schmerzen in den Därmen. Dumpfer Kopfschmerz.

Anwendung: D 4 – D 6 dil.

China (siehe S. 370)

Dicker, schmutziger Belag auf der Zunge mit Brennen der Zungenspitze und vermehrtem Speichelfluß; bitterer Mundgeschmack. Der ganze Leib ist aufgetrieben; Kältegefühl im Bauch. Das Völlegefühl im Leib wird nicht erleichtert durch Aufstoßen von Luft oder bitterer Flüssigkeit.

Anwendung: C 6 (D 12) – C 30 dil.

Digitalis

Die allopathische Pharmakologie beschränkt die Wirkung dieser Droge auf den Bereich »Insuffizientes Herz mit schnellem Puls«. Um das Herz zu dieser Reaktion zu zwingen, werden erhebliche Dosen verwendet, die je nach Ausgangslage des Patienten dicht an der toxischen Grenze liegen. Das homöopathische Arzneiprüfungsbild zeigt in der minimalen Dosis eine Reihe von Lebersymptomen mit *langsamem Puls*; Übelkeit schon durch Anblick oder Geruch von Speisen; Übelkeit mit Erbrechen – aber keine Besserung nach dem Erbrechen. Fühlt sich elend wie zum Sterben. Leber vergrößert, schmerzhaft, wundes Gefühl in der Leber. Heller, aschenfarbiger, dünner Stuhl. Starkes Hautjucken.

Anwendung: C 6 (D 12) – C 30 dil.

Carduus marianus (siehe S. 373)

Völle im Oberbauch; linker Leberlappen oft besonders empfindlich. Verstopfung, Stuhl verknotet, manchmal wechselnd mit Durchfall. Hautjucken.
Sehr niedergeschlagen und apathisch. Schwindel mit Neigung, nach vorn zu fallen. Neigung zu Hämorrhagien: Nasenbluten, blutende Hämorrhoiden.
Sehr breit wirkendes Mittel auf Leberparenchym und Pfortaderkreislauf, dadurch dienlich bei Virushepatitis, Leberinsuffizienz und Leberzirrhose.

Anwendung: D 2 – D 4 dil.

Dolichos pruriens

Der deutsche Name »Juckbohne« weist schon auf die Hauptsymptomatik hin. Wirkt außerordentlich gut bei Jucken hepatischen Ursprunges, besonders ausgeprägt in der Bettwärme. Leib sehr aufgetrieben. Verstopfung; helle, fast weiße Stühle; brennende Hämorrhoiden.
Anwendung: D 4–C 6 (D 12) dil.

▸ Aggressiver Verlauf

Bei länger als zwei Wochen anhaltendem Ikterus, bei hohen Transaminasewerten mit entsprechendem Tastbefund an der Leber und stark beeinträchtigtem Allgemeinzustand sollte man in einer neuen Fallaufnahme die Symptomatologie nochmals überprüfen und ein passendes Folgemittel einsetzen. Hier fällt die Arzneiwahl oft auf *Phosphor* oder ein Schlangengift (*Lachesis, Crotalus*).

Phosphorus

Mit toxischer Dosis von *Phosphor* erzeugt man eine gelbe Leberatrophie. Zunge trocken, glatt, rot oder dünn weiß belegt. Zahnfleisch geschwollen, *blutet rasch*. – Leber vergrößert, evtl. Milzschwellung. Leib hart, gespannt. Brennen im Magen, starker Durst, Verlangen nach kalten Getränken. – Appetitlosigkeit wechselt mit gutem Appetit; zittrige Schwäche bei leerem Magen, besser nach Essen. Verstopfung oder Durchfall. Kot dünn, zusammengepreßt auf Bleistiftdicke oder schleimiger Durchfall, besonders morgens; Brennen im After mit Gefühl, als ob der Anus offen stände; Blut im Stuhl; sehr erschöpft nach dem Stuhlgang. – Blutungsneigung; Ekchymosen; Spontanhämatome; Nasenbluten. Palmarerythem. – Herzklopfen bei Linkslage, kann nicht links liegen, Puls beschleunigt und schwach.

Nervlich leicht erregbar und schnell erschöpft.
Anwendung: LM VI dil.; Reihe von D 6–C 30 tabl.
Vorsichtig dosieren bei Tuberkulinikern!

Lachesis

Aus der Toxikologie ist bekannt, daß nach Schlangenbissen langanhaltender, hepatischer oder hämolytischer Ikterus entsteht. Trockene, rissige, geschwollene Zunge, oft mit *roter Spitze*. Unangenehmer Mundgeschmack; Zahnfleisch schwammig, blutet leicht. – Leber sehr druckempfindlich, mag keine enge Kleidung um die Taille und um den Hals. Leib aufgetrieben. – Durchfall mit Gefühl, als ob der After zusammengeschnürt wäre oder pulsierender, hämmernder Schmerz. Blutende, blaurote Hämorrhoiden. Blutungsneigung, Ekchymosen. Ohnmachtähnliche Schwächezustände mit kalten Extremitäten. – Verträgt keine Wärme, heißes Wetter, warme enge Räume. Verlangen nach frischer, kühler Luft. Allgemeinzustand oft schlechter am Morgen, schläft in die Beschwerden hinein. Dienlich bei *Alkoholleber*.
Anwendung: LM VI–XIV dil.; C 6 (D 12)–C 30 dil.

> **MEMO**
>
> Provoziert evtl. Blutung, wenn es zu tief gegeben wird. Toxische Grenze etwa bei D 8!

Crotalus horridus

Die Basissymptomatik hat viel Ähnlichkeit mit *Lachesis*. – Die Blutungsbereitschaft, das beeinträchtigte Allgemeinbefinden und die Hinfälligkeit sind bei *Crotalus* deutlicher. – Auffallende Schwellung der Zunge oder starkes *Schwellungsgefühl; rote glatte* Zunge, wie lakkiert, äußere Partie feucht, die Mitte trocken. – Extreme Übelkeit mit Erbrechen, das Erbrochene enthält Beimengungen von Galle oder Blut.

Anwendung: LM VI–XVIII dil.; C 6 (D 12)–C 30 dil.

> **MEMO**
> Toxische Grenze etwa bei D 8 dil.

Leberinsuffizienz

Diese allgemeine Benennung einer Leistungsminderung der Leberfunktion ist keine pathogenetisch einheitliche Diagnose; sie gibt auch keinen Hinweis für die Therapie, weder für die allopathische noch homöopathische Verordnung.
Bei einem so weit gespannten Syndrombegriff muß die Fallaufnahme sich um die hochwertigen personalen Symptome und die Biographie des Kranken bemühen. Der kurze Weg der Arzneifindung reicht nicht aus (vgl. Bd. I, S. 80).
Aus der Vielzahl der möglichen Mittel habe ich eine bescheidene Auswahl zusammengestellt: Drei große, sehr »vielnützige Mittel« (*Lycopodium – Sulfur – Sepia*) und drei Arzneien mit betonter Lebersymptomatik (*Chelidonium – Carduus marianus – Taraxacum*).

Lycopodium (siehe S. 371)

Muskelschwacher, faltenreicher, trockener Patient; wirkt vorzeitig gealtert. Oft intelligent. Überdeckt sein geringes Selbstvertrauen durch aufbrausende, ärgerliche Reizbarkeit und dogmatische Starre; verträgt keinen Widerspruch; »dauernde Furcht vor Zusammenbruch unter Belastung« (*Boericke*).
Obschon der Patient frostig ist, verträgt er Hitze und warme Räume schlecht und verlangt nach Bewegung in frischer Luft. Obschon der Patient schlecht fasten kann (z. B. Kopfschmerz bei Hunger), ist er nach wenigen Bissen voll und satt.
Leber druckempfindlich, verträgt nichts Enges am Rumpf; trägt lieber Hosenträger als Gürtel, löst den Rock- oder Hosenbund. Starker Meteorismus, besonders im *Unterbauch* (*Carbo* im *Oberbauch*). Gärungen und Blähungen schaffen im Leib »wie von arbeitender Hefe« (*Boericke*). – Allgemeine Verschlechterungszeit 16–20 Uhr – dies ist die Umschaltzeit in der Leberrhythmik (vgl. Bd. I, S. 49, 52–57, 66, Biorhythmik).

Anwendung: Reihe von C 6 (D 12)– C 200 tabl.

Sulfur

Reizbar, ärgerlich oder traurig, mürrisch. Abneigung gegen Arbeit; Neigung zum Spinnen leerer Illusionen; »kindische Launenhaftigkeit bei Erwachsenen« (*Boericke*); sehr egozentrisch, nimmt wenig Rücksicht auf andere.
Schmerzen im Lebergebiet, oft brennende Schmerzen; Leber sehr druckempfindlich. Fühlt sich gegen 11 Uhr schwach und kraftlos und muß etwas essen. Verlangen nach Süßigkeiten, die aber Sodbrennen und Übelkeit verursachen. – Durchfall brennend und scharf, übelriechend, treibt oft früh aus dem Bett, oder auch Verstopfung mit erfolglosem Drang. Alle Körperöffnungen sind auffallend rot. After oft wund; brennende Hämorrhoiden.

Anwendung: Reihe von C 6 (D 12)– C 100 tabl.

Sepia

Reizbarer, leicht gekränkter Mensch, traurig, weint beim Erzählen der Symptome (wie *Pulsatilla, Natrium muriaticum*). Gleichgültig gegen die am meisten geliebten Menschen. – Leeregefühl im Magen, nicht besser durch Essen; Übelkeit schon bei Geruch oder Anblick der

Speisen, Übelkeit vor dem Frühstück und Neigung zum Erbrechen nach dem Essen. Widerwille gegen Fett, Verlangen nach Saurem. Leber schmerzhaft, besser durch Liegen auf der rechten Seite. Braune Flecken im Gesicht und am Bauch. Gefühl, als ob alles nach unten drängen wolle (ähnlich *Lilium*). Urin hat deutlich roten Satz.

Anwendung: LM VI–XVIII dil.

Chelidonium (siehe S. 373)

Carduus marianus (siehe S. 373)

Taraxacum

Wundes Gefühl in der Lebergegend. Tympanitischer Bauch – Empfindung, als ob im Bauch Blasen platzen würden. Stuhl schwierig zu entleeren oder auch gallige Durchfälle. *Carduus* hat mehr Verstopfung, *Taraxacum* eher Durchfall. Oft sehr deutliches Mundsymptom: Sehr schmerzhafte Landkartenzunge (EK 420–KK III/256). Anregende Wirkung auf die Gallensekretion und die Harnausscheidung (Hepatonephrotisches Syndrom). – Häufige stechende Gelenkbeschwerden in der Ruhe, die bei Bewegung besser werden; Unruhe in den Beinen. Viel Frösteln, schlimmer nach dem Essen oder Trinken; Fieber am Abend mit kalten Händen und kalter Nase. Beim Einschlafen Kopfschweiß mit nachfolgender Erschöpfung. – Viel Durst und häufiger Harndrang. Von *Hahnemann* bei Diabetes empfohlen. Günstige Wirkung bei chronischen Ekzemen (Urtinktur).

Anwendung: D 2–D 6 dil.

Leberzirrhose

Die folgende Gliederung sollte nicht verstanden werden als absolute Trennung mit Ausschließlichkeitsanspruch einer Arznei für eine bestimmte Form oder Ätiologie der Zirrhose. Ich muß immer wieder betonen, daß die besonderen Symptome eines Patienten allein die Arzneiwahl bestimmen. Jede Teilung und Zuordnung sollte nur als didaktische Hilfe verstanden werden.

▸ Bei harter, großer Leber

Aurum metallicum

Oft vollblütige kongestionierte Patienten mit trauriger Stimmungslage; Selbstmordgedanken, möchten nicht mehr leben, Gedanken an den Tod erfreuen. – Cholerisch, aufbrausend, gereizt, wenn man ihn in seinen dunklen Gedanken stört; Widerspruch reizt. Übler Mundgeruch, bitterer Mundgeschmack. Oberbauch aufgetrieben. Leber vergrößert, hart. Brennende oder schneidende Schmerzen im rechten Oberbauch; krampfige Schmerzen mit reichlichen Blähungen; Schweregefühl im Leib mit eiskalten Händen und Füßen – und Blutandrang zum Kopf. – Abneigung gegen schwere Speisen, besonders gegen Fleisch. Verlangen nach Milch, Kaffee, Alkohol. – Übelriechende Blähungen; entweder nächtliche Durchfälle mit Brennen am After oder Verstopfung mit harten, knotigen Stühlen und sehr großen Stuhlmengen. – Trüber, grünlichbrauner Urin.

Anwendung: Reihe von C 6 (D 12) – C 1000 tabl.

Jodum

Sehr ungeduldige Patienten, finden nirgendwo Ruhe, finden keinen Schlaf, möchten trotz der Schwäche herumlaufen. Mager, unruhig, mit Unverträglichkeit von Wärme und Besserung der nervösen Unruhe durch Essen. Haut braungelb, wie ausgetrocknet. Leberregion sehr druckempfindlich, schmerzhaft; Schmerzen strahlen zum Schulterblatt aus. Ständige Übelkeit, besonders nach dem Essen. Durchfall wechselt mit Verstopfung. Sehr scharfer, ätzender Urin.

Anwendung: C 6 (D 12) – C 30 tabl.

Magnesium muriaticum

Leber vergrößert mit Meteorismus, evtl. Aszites. Pressender Schmerz in der Leberregion mit Ausstrahlung zur Wirbelsäule und zum Oberbauch. Schmerz verstärkt sich beim Liegen auf der rechten Seite. – Gelbe Zunge; Gefühl, als ob die Zunge verbrannt wäre. – Aufstoßen mit Geschmack nach faulen Eiern. Verträgt keine Milch, Abneigung gegen Milch. – Trockener, krümelnder Stuhl; knotig wie Schafskot. – Funktionelle Herzbeschwerden; Herzklopfen mit krampfigen Schmerzen beim Sitzen, schlimmer in der Ruhe.

Anwendung: Reihe von D 6, C 6 (D 12) – C 200 tabl.

Lycopodium (siehe S. 378)

Phosphor (siehe S. 377)

China (siehe S. 376)

▸ Bei atrophischer Zirrhose

Plumbum

Meist magere, erschöpfte, verstopfte Patienten.
In der Leberregion brennende, stechende, krampfige Schmerzen mit Ausstrahlung zur Wirbelsäule. Reiben der Leber bessert den Schmerz. Empfindung, als ob der Leib nach innen gezogen würde. – Stuhlgang nur jeden dritten, vierten Tag; knollige Stühle, wie Schafskot; Entleerung nur mit großer Anstrengung möglich, dabei Empfindung, als ob der After verkrampft wäre; nach Abgang von hartem Stuhl manchmal noch eine weiche Entleerung. Die chronische Lebererkrankung ist manchmal verbunden mit Hypertonie bei sehr blassem Gesicht.

Anwendung: C 9 – C 30 tabl.

▸ Folge von Alkohol

Hier ist im Anfang oft *Nux vomica* und danach *Lachesis* angezeigt.

Nux vomica

Reizbare, heftige, zornige Patienten mit Verlangen nach Stimulantien.
Nux ist oft indiziert bei Folgezuständen, die durch toxische Stoffe hervorgerufen werden oder durch Unverträglichkeit massiver Arzneireize entstehen.

Anwendung: D 4 im Anfang, wenn die Leberentgiftung im Vordergrund steht. Später C 30 – C 1000 dil. in seltenen Einzelgaben, um das Verlangen nach Alkohol und Stimulantien zu reduzieren.

Lachesis

Graugelber Teint, oft livide Lippen. – Leber vergrößert, stark berührungsempfindlich. Leib sehr aufgetrieben, druckempfindlich. Duldet nichts Enges am Leib und am Hals. – Zunge rot, wie lakkiert. Stuhl sehr übelriechend, blaurote Hämorrhoiden.

Anwendung: (Vgl. auch S. 377) LM VI – XIV dil.; C 6 (D 12) – C 30 dil.

▸ Fettleber

Sie benötigt oft

Phosphorus (siehe S. 377) oder

Magnesium muriaticum (siehe S. 380)

Die diätetische Führung unter Berücksichtigung der Risikofaktoren (Diabetes, Hypercholesterinämie, Hyperlipidämie, Hyperurikämie) ist unerläßlich für den Erfolg der arzneilichen Behandlung.
Die Kenntnis der *Hahnemann*schen Grundformen der chronischen Krankheiten gibt uns Hinweise, daß diese Risikofaktoren auch bei der *Sykose* (vgl. Bd. I, Sachwortverzeichnis) bestimmend sind. Dadurch öffnet sich uns ein besseres konstitutionelles und therapeutisches Verständnis zu

Thuja
Natrium sulfuricum
Lycopodium

und deren Anwendung bei solchen hypertrophischen Leberkrankheiten.

▸ Ohne typische Ätiologie

Bei sehr *symptomarmen* Krankheitsfällen, bei denen wir auch keine überzeugende Ähnlichkeit zu einem uns bekannten Arzneimittelbild ermitteln können, sind die folgenden Arzneien in tiefer Potenzierung oder Urtinktur nicht zu verachten. Beide wurden von *Rademacher* (47) eingeführt.

Aqua Quassiae

Phytotherapeutisches Mittel, bewährt bei Zirrhose mit verringerter Harnausscheidung, evtl. mit Aszites. Keine homöopathische Arzneimittelprüfung.

Anwendung: 3mal tägl. – maximal 1 Kaffeelöffel voll.

Aqua nucis vomicae

Entspricht im wesentlichen dem Arzneimittelbild von *Nux vomica*. In der Kombination mit Aqua Quassiae bewährt bei Zirrhose mit Aszites.

Anwendung: 3mal tägl. 10 Tropfen.

Carduus marianus (siehe S. 373)

Die Mariendistel hat durch die Erforschung der Inhaltsstoffe das etwas verspätete, aber allem Anschein lohnende Interesse der pharmazeutischen Industrie gewonnen.

Anwendung: ∅–D 2 dil. oder höher potenziert bei guter Übereinstimmung mit dem Arzneimittelbild.

Taraxacum (siehe S. 379)

Der Löwenzahn ist altes bewährtes Pflanzenheilmittel mit Bitterstoffen und ausgezeichneter cholagoger Wirkung.

Anwendung: ∅–D 4 dil. oder höher potenziert bei guter Übereinstimmung.

Harnorgane

Entzündliche Erkrankungen der Harnwege

Eingehende Anamnese und saubere Diagnostik sind Vorbedingungen arzneilicher Therapie. Abflußhindernisse, Mißbildungen, Stoffwechselstörungen müssen erkannt werden. Krankheitsverlauf, Art, Ort und Auslösung der Schmerzempfindungen, Beschaffenheit des Harnes, Häufigkeit und Intensität des Harndranges prägen das individuelle Krankheitsbild.

Für die Arzneiwahl ist es nicht so wichtig, welche Bakterien beteiligt sind. Entscheidend ist das »Terrain«, das den Nährboden für diese Keime abgibt. Ziel der Behandlung ist es, durch Steigerung der körpereigenen Abwehrleistungen dieses Terrain zu ändern. Dazu gehören auch: Regulierung der Darmfunktion (Darmflora!), Beseitigung des chronischen Kaltfußes, Vermeidung der Abkühlung in der Lumbalgegend, Ausschaltung von Störherden im körperlichen und seelischen Bereich.

Eine Reihe von Arzneimitteln, die sich häufig bewähren, habe ich nach Krankheitsverlauf und Ätiologie geordnet.

Übersicht

Vgl. in den Repertorien:
Harnblase
Urinieren, Entleerung: EK 658 ff., KK III/670 ff.
Entzündung: EK 649, KK III/685
Katarrh: EK 653, KK III/686
Harndrang: EK 649 ff., KK III/678 ff.
Harnverhaltung, Lähmung: EK 653 (Paralyse), KK III/683 ff. (Lähmung)
Harnröhre
Entzündung: EK 676, KK III/692
Schmerzen: EK 678 ff., KK III/706
Urin
Aussehen: KK III/715
Beimengungen (Blut, Eiweiß,
Gallenfarbstoffe, Zucker,
Zylinder):   EK 686–697, KK III//717–719
Farbe: EK 687, KK III/720
Geruch: EK 689, KK III/723
Sediment: EK 692, KK III/726

Akuter Verlauf
Folgen von Kälte, Allgemeininfekten und Stoffwechselbelastungen, Traumafolgen

    Plötzlicher Beginn . . . . S. 384   Aconitum
                                                    Belladonna

    Brennender Schmerz . . . . S. 385   Cantharis
                                                    Cannabis sativa

    Folge von Kälte und Nässe . . . . S. 385   Dulcamara
                                                    Pulsatilla

Krampfiger Harndrang	S. 385	Colocynthis Nux vomica Mercurius corrosivus
Folge von Verletzungen	S. 386	Arnica Hamamelis Staphisagria

Subakuter Verlauf
Folgen von Stoffwechselvorgängen mit Ausscheidung von Uraten, Oxalaten, Phosphaten

Harnsaure Diathese	S. 387	Acidum benzoicum Acidum nitricum Equisetum Berberis
Dysurie, Entleerungsstörung	S. 387	Chimaphila Sabal serrulata Populus tremuloides Pareira brava

Chronisch-rezidivierende Entzündungen
Im Einzelfall können alle Konstitutionsmittel in Frage kommen, besonders häufig aber Arzneien, die Bezug zur Sykose und zur harnsauren Diathese haben

Harnsaure Diathese	S. 388	Medorrhinum Thuja Acidum nitricum Lycopodium
Sonstige Mittel	S. 389	Calcium carbonicum Natrium muriaticum Sepia Argentum nitricum

▶ **Akuter Verlauf**

Folgen von Kälte, Allgemeininfekten und Stoffwechselbelastungen, Traumafolgen.

▷ **Plötzlicher Beginn**

Aconitum und *Belladonna* sind die Mittel der Wahl.

Aconitum napellus

Stürmischer Beginn mit Fieber ohne Schweiß, Folge von trocken-kaltem Wind (Ostwind). Unerträgliche brennende Schmerzen am Blasenhals und in der Urethra mit ständigem Harndrang. Nächtliche Verschlimmerung mit Angst und Unruhe. Angst bei Beginn der Harnentleerung. Urin wird heiß empfunden und ist anfangs spärlich und rötlich, evtl. Harnverhaltung mit Schreien und Unruhe.

Anwendung: C 6 (D 12) – C 30 dil. nach Methode 1.

Belladonna

Rascher Beginn mit fiebriger Hitze und Schweiß. Folge von Abkühlung durch Wechsel von warm zu kalt. Roter Kopf mit pulsierenden Gefäßen, weite Pupillen, reichlicher Schweiß am Körper mit kalten Extremitäten; will zugedeckt bleiben, da er sonst friert.
Brennende Schmerzen im Blasenhals, *Blasentenesmen*; evtl. Harnverhaltung oder auch reichlicher Urin. Blasengegend sehr berührungsempfindlich und

schmerzhaft bei Erschütterung des Körpers.
Anwendung: C 6 (D 12) – C 30 dil. nach Methode 1.

▷ Starke brennende Schmerzen

Cantharis

Unerträgliches Brennen mit dauerndem Harndrang. Schmerzen vor, während und nach dem Urinieren. *Harn geht nur tropfenweise ab.* Urin enthält Schleim, reichlich Blasenepithelien, Zylinder, Eiweiß, evtl. Blut.
Kaffee verstärkt die Schmerzen. Öfter brennender Durst mit Abneigung gegen Trinken, aber auch unstillbarer Durst.
Anwendung: C 6 (D 12) – C 30 dil. nach Methode 1.

Cannabis sativa (Hanf)
(enthält keine suchterzeugenden Alkaloide wie *Cannabis indica*)

Stechende und brennende Schmerzen, besonders in der Urethra.
Cantharis und *Cannabis* sind ähnlich. Bei *Cantharis* ist der brennende Schmerz deutlicher.
Schmerz am Ende der Miktion, strahlt von der Urethra zur Blase und zum Rücken. Muß beim Urinieren breitbeinig stehen.
Ständiger Harndrang, evtl. spastischer Sphinkterverschluß. Eitriger Schleim. Früher zur Behandlung der gonorrhoischen Urethritis verwendet.
Anwendung: C 6 (D 12) dil.

▷ Folge von Kälte und Nässe

Das Blasen-Nieren-System ist störanfällig durch Kälte, Durchnässung, Liegen auf feuchtkaltem Boden, Abkühlung im nassen Badeanzug. Wenn die Anamnese diese Ätiologie aufdeckt, denken wir zuerst an *Dulcamara* oder *Pulsatilla*.

Dulcamara

Bei Dulcamara bessert sich alles durch Wärme, im warmen Bett. Reizblase bei Kälte (wie *Petroselinum*). Schmerzhaftes Urinieren mit Brennen an der Urethramündung. Urin ist trüb und hat schleimiges, evtl. eitriges Sediment. Harnverhaltung durch Waten in kaltem Wasser.
Anwendung: D 4 – C 6 (D 12) dil.

Pulsatilla

Folgen von kalten Füßen und Durchnässung, Druckempfindung oder Kolikschmerz *vor* der Miktion; *nach* dem Urinieren *krampfiger Schmerz* im Blasenhals, ausstrahlend zum Damm und zu den Oberschenkeln. Vermehrter Harndrang auch noch nach dem Wasserlassen. *Pulsatilla* ist besonders indiziert, wenn die Gesamtsymptomatik zu diesem Mittel paßt: Wechselnde Symptome, wenig Durst, launisch, rasch weinerlich. Zuspruch und Trost verlangende Charaktere. Sie fühlen sich besser in frischer Luft, obwohl sie frostig sind.
Anwendung: D 4 – C 30 dil.

▷ Krampfiger Harndrang

Bei akuten Entzündungen ist der gehäufte Harndrang mit *krampfigen Schmerzen* ein auffallendes und sehr lästiges Symptom: *Colocynthis, Nux vomica*. Dieses spastische Geschehen steigert sich zum Tenesmus mit schleimigeitrigem, evtl. blutigem Urin bei *Mercurius corrosivus*, da eine tiefgehende Entzündung der Blasenschleimhaut besteht.

> **MEMO**
> Quecksilber ist aggressiv!

Colocynthis

Beim Urinieren Schmerzen im ganzen Bauch, *besser durch Krümmen*. Urin

riecht sehr stark, stinkend; evtl. roter Satz. Häufiger Drang, kleine Mengen. Klebrige Absonderung aus der Urethra. Folgen von Kaltwerden, besonders an kühlen Abenden nach warmen Tagen.
Im Charakter heftig und ärgerlich, schnell empört.

Anwendung: C 6 (D 12) – C 30 dil.

Nux vomica

Spastische Beschwerden als Folge von nervlich belastender Lebensweise. Besonders indiziert, wenn die Gesamtsymptomatik auf die typische Konstitution des Nux-Patienten hinweist: rasch, aktiv, nervös, reizbar, heftig. Diese Veranlagung verstärkt sich durch die Reizüberflutung des modernen Großstadtmenschen, sitzende Lebensweise, Hast, zu schwere Nahrung, Genußmittel- und Arzneimißbrauch, unausgeglichenen Tag/Nacht-Rhythmus, mangelnde Warm/Kalt-Anpassung.
Diese Patienten sind sehr kälteempfindlich, besonders gegen Luftzug. Reizblase bei geringer Abkühlung der Füße, nach Bier und Most. Erfolgloser Drang zum Urinieren, Spasmen und Strangurie.

Anwendung: C 6 (D 12) – C 200 dil.; LM VI – XVIII dil.

Mercurius corrosivus

Anhaltender Tenesmus mit schleimig-eitrigem Urin.
Fieber mit nächtlichen lästigen Schweißen. Schleimig-eitrige Absonderung, trüber roter Urin, Albuminurie, Leukurie, Zylindrurie.
Starkes Brennen in der Urethra, Urin heiß, spärlich, unterdrückt oder blutig. *Schweißausbruch nach der Miktion.*

Anwendung: C 6 (D 12) – C 30 tabl.

▷ Folge von Verletzungen

Entzündungen nach Verletzungen im Harnsystem verlangen u. a. *Arnica* oder *Hamamelis*. Erinnert sei auch an *Staphisagria* (vgl. Kapitel »Physisches Trauma«, S. 432) bei Folgen nach Nierensteinoperationen, nach Entbindungen, nach kleinen Verletzungen der Harnröhrenmündung, vor allen Dingen bei der Frau.

Arnica

Folge von operativen Eingriffen, Katheterisieren, Quetschung, Steinabgang. Die Symptome im Urogenitalbereich sind nicht sehr typisch. Hinweisend ist allein die *Ätiologie der Störung.* So läßt sich oft auch das Nachträufeln von Harn nach Prostata-Operation mit *Arnica* beheben.

Anwendung: C 6 (D 12) dil.

Hamamelis

Kommt es nach Verletzungen zu *Blutungen*, dann ist *Hamamelis* recht hilfreich. Hämaturie und Strangurie. Verstärkter Harndrang.

Anwendung: ∅ – D 6 dil.

Staphisagria

Häufiger Harndrang, Entleerung oft erschwert, vergeblicher Harndrang bis zur Harnverhaltung, evtl. nur tropfenweise Entleerung bei Entzündungen nach Nierenstein-Operationen und nach Entbindungen.
In der alten Arzneimittellehre werden dysurische Symptome verzeichnet, die damals bei frisch verheirateten Frauen auftreten.
Entsprechend den Änderungen im Sexualverhalten muß man bei mancher fälschlicherweise diagnostizierten Zystitis und Urethritis an solche dysurischen Symptome auch bei anderer Lebenssituation denken. *Staphisagria* hat in seiner Gesamtsymptomatik: Folgen nach sexuellen Exzessen, schlechter nach Koitus, ist oft mit sexuellen Gedanken beschäftigt.

Anwendung: C 30 und höher dil., LM XVIII dil.

▶ Subakuter Verlauf

Folgen von Stoffwechselvorgängen mit Ausscheidung von Uraten, Oxalaten, Phosphaten.
Subakute Entzündungen entstehen, wenn der Organismus keine ausreichende Immunabwehr gegen eindringende Bakterien schafft. Die für solche Zustände passenden Arzneimittel zeigen in ihrer Symptomatologie vermehrte Ausscheidungen von Uraten, Oxalaten, Phosphaten *und* Gelenkbeschwerden.

▷ Harnsaure Diathese

Diese Kombination von Symptomen weist auf die *gichtisch-rheumatische* oder *harnsaure Diathese*.
Entsprechende Mittel sind die beiden Säuren *Acidum benzoicum, Acidum nitricum* und die pflanzlichen Arzneien Schachtelhalm (*Equisetum*) und Berberitze (*Berberis vulgaris*).

Acidum benzoicum

Die Störungen im Harnsystem sind Teil der gichtisch-rheumatischen Diathese. Vermehrte Ausscheidung von Uraten und Hippursäure. Dunkler, stinkender Urin – wie Pferdeharn (ammoniakalisch). Urin ist scharf, macht wund. Harnträufeln, Schmerzen in der Nierengegend. Wandernde Schmerzen in Muskeln und Gelenken, an Sehnenscheiden; Gichtknoten; Ganglion Handgelenk.

Anwendung: D 6 – C 6 (D 12) dil.

Acidum nitricum

Splitterartiger, stechender Schmerz in der Harnröhre bei übelriechendem Harn (wie Pferdeharn). Harn enthält Eiweiß und Zylinder, oft Erythrozyten. Sonderliche Empfindung bei der Miktion: Harn wird in der Urethra kalt empfunden. – Reichliche, übelriechende Schweiße. Gelenke steif und schmerzhaft, besser durch Erschütterungen beim Fahren. Harnsaure Diathese.

Anwendung: C 6 (D 12) – C 30 dil.; LM VI – XVIII dil.

Equisetum arvense, Equisetum hiemale

Beide Arzneimittel sind gleich.
Gefühl, als sei die Blase zu voll. Dieses Völlegefühl wird oft *nicht* besser nach Urinieren. Stechende, brennende Schmerzen in der Urethra. Imperativer Harndrang. Harn trüb, viel Schleim, Urate; Enuresis bei Kindern.

Anwendung: Tee, ⌀ – D 4 dil.

Berberis vulgaris

Die ungenügende Funktion der Leber führt zur Überlastung der Nieren und damit zu Steinbildungen und Reizerscheinungen an Blase und Urethra. Lendenschmerz, strahlt längs des Harnleiters in Blase und Urethra aus. Schneidender Schmerz in der Harnröhre mit Ausstrahlung in Hoden und Oberschenkel. Die *ausstrahlenden* Schmerzen sind typisch für *Berberis*. – Vermehrter Harndrang. Urin wechselt oft die Farbe, ist mal wasserhell, mal stark konzentriert mit gelbem oder rotem Sediment und Schleimbeimengung.

Anwendung: D 3 – D 6 dil.

▷ Dysurie, Entleerungsstörung

Dieser klinischen Syndrombezeichnung stelle ich eine Gruppe von pflanzlichen Mitteln gegenüber, die als gemeinsam auffallendes Symptom eine *Entleerungsstörung* bei der Miktion haben. (Vgl. Kapitel »Prostata«, S. 406)
Die klinische Erfahrung zeigt, daß zwar öfter eine mechanische Abflußbehinderung vorliegt, daß aber auch funktionale Wechselwirkungen zwischen Entzündung und Spasmus bestehen. Darüber hinaus gibt es eine Reihe von psychosomatischen Verflechtungen zu diesen Ent-

leerungsstörungen, z. B. Störungen in der Sexualität (*Staphisagria*) oder eigenartige Symptome, wie z. B. »kann nicht in Gegenwart anderer entleeren« (*Natrium muriaticum*).

Chimaphila umbellata

Heftiger und verstärkter Harndrang, brennende Schmerzen während und nach der Miktion von der Blase zur Harnröhrenmündung. Im Nierenlager dumpfer Druck mit Flattergefühl, vibrierend. Ballgefühl in der Darmregion.
Muß pressen beim Urinieren, entleert besser mit gespreizten Beinen und vorgeneigtem Oberkörper. Dicker, fadenziehender Schleim bei spärlichem Urin.
Anwendung: Ø – D 6 dil.

Sabal serrulata

Stechende Schmerzen beim Urinieren; dabei oft die Empfindung, als sei die Harnröhre zu eng.
Gehäufter Harndrang, besonders nachts mit dem Gefühl, als ob die Blase und der ganze Unterleib zu voll wären. Trüber, schleimiger, evtl. auch blutiger Urin. Sediment: reichlich Urate.
Anwendung: Ø – D 3 dil. bei Prostata-Erkrankungen;
D 3 – D 6 dil. bei Blasenentzündungen.

Populus tremuloides

Nach der Miktion Schmerz hinter dem Schambein. Bei der Miktion starke Schmerzen, oft *brennender* Schmerz. Heftige Tenesmen. Urin: schleimig-eitrig.
Indikation: Zystitis in der Schwangerschaft, bei alten Menschen, bei Prostatavergrößerungen, nach Operation an Blase und Harnleiter.
Anwendung: Ø – D 4 dil.

Pareira brava

Harnentleerung nur nach starkem Pressen, *muß sich* dabei *krümmen* oder sich *kauern*. Empfindung, als ob die Blase überdehnt wäre. Häufiger Drang mit Schmerzen, die in Oberschenkel und Penis ausstrahlen. Jucken in der Urethra. Nachträufeln nach der Miktion.
Urin riecht streng, nach Ammoniak; enthält eitrigen Schleim; reichlich Ziegelmehlsediment.
Indikation: Dysurie bei starker Entzündung, besonders bei Steinleiden. Harnverhaltung nach der Entbindung.
Anwendung: Ø – D 6 dil.

▸ Chronisch-rezidivierende Entzündungen

Sie verlangen tief wirkende konstitutionelle Arzneien, besonders Mittel, die Beziehung zur Sykose und zur harnsauren Diathese haben. (Vgl. Bd. I, S. 196).
Die Arzneiwahl stützt sich bei diesen Zuständen weniger auf die organotrope als auf die personotrope Symptomatik.

▷ Harnsaure Diathese

Medorrhinum
(vgl. dieses Arzneibild in Bd. I, S. 172)

Hastig, vergeßlich – schlecht am Morgen, besser abends. Entzündungen an Blase, Niere, Prostata, Adnexen – oft kombiniert mit rheumatischen Gelenkbeschwerden. Harndrang vermehrt in der Nacht; schwacher Harnstrahl, evtl. nächtliche Inkontinenz. Enuresis nocturna bei Kindern und alten Menschen.
Urin riecht übel, stinkend, ammoniakalisch; dunkelgelb, direkt nach der Miktion ist der Urin klar, bekommt beim Stehen eine dünne Fetthaut; Albuminurie, Zylinder.
Anwendung: LM VI–XVIII dil. – bei älteren Menschen vorsichtig mit 1–2 Tropfen tgl. beginnen und nur langsam steigern.

Thuja

Häufiger Harndrang, schneidende brennende Schmerzen in der Harnröhre. *Harnstrahl* wird *unterbrochen*, Nachtröpfeln.
Sonderliches Symptom; als ob nach der Miktion noch ein Tropfen von Urin durch die Harnröhre liefe; Kälteschauer beim Urinieren.
Anwendung: C 6 (D 12) dil. bei ausgeprägter organotroper Symptomatik und noch nicht zu langer Erkrankung; C 200 bei deutlicher personaler Übereinstimmung 1 Gabe, frühestens nach 4 Wochen wiederholen.

Acidum nitricum (s. S. 387)

Lycopodium

Obwohl *Hahnemann* dieses Mittel in die Gruppe der psorischen Arzneien einordnet, bewährt es sich bei Störungen, die Bezug zur harnsauren Diathese haben (Bd. I, S. 182/183).
Klinische Symptome: Hyperurikämie, Hypercholesterinämie. Disharmonie zwischen ergotroper und trophotroper Leberfunktion. Daraus erklärt sich die auffallende zeitliche Verschlechterung (16–20 Uhr) des Allgemeinzustandes und mancher Einzelsymptome in der Umschaltzeit des Leberstoffwechsels von der Tag- zur Nachtphase (vgl. Bd. I, S. 49, 52–57, 66, Biorhythmik).
Hepatorenale Insuffizienz und rheumatische Beschwerden. Von den letzten beiden klinischen Begriffen läßt sich die Beobachtung ableiten, daß die rheumatischen Beschwerden und Kopfschmerzen besser werden, wenn der Urin reichlich rotes Sediment enthält, wenn also die renale Ausscheidung von harnpflichtigen Stoffen besser wird.
Organotrope Symptomatik: Häufiger Harndrang, besonders nachts, manchmal vergeblicher Drang.
Harnstrahl langsam, schwach und wird gelegentlich durch Sphinkterkrampf unterbrochen; muß öfter warten, bis es läuft; hilft durch Pressen nach.
Schneidender, stechender, brennender Schmerz bei und während des Wassermachens. Kinder schreien schon *vor* der Miktion, besonders wenn roter Satz im Urin ist.
Urin übelriechend, scharf; dunkel mit rotem, sandigem Sediment, manchmal schaumig, milchig-getrübt, reichlich Leukozyten.
Anwendung: Reihe von C 6 (D 12)– C 1000 tabl:; LM VI–XXX dil.

● **Sonstige Mittel**

Calcium carbonicum

Kennwort: Verzögerte Entwicklung, dauernd erkältet.
Wird vor allem in der Kinderpraxis benötigt, wenn träge, pastöse, lymphatische Kinder mit kaltem Schweißfuß immer wieder rezidivierende Blasenentzündungen bekommen. Typisch ist: Urin riecht *sauer* und enthält *weißes* Sediment. Reizblase bei kaltem Wetter, Neigung zu Enuresis nocturna.
Anwendung: Reihe von C 6 (D 12)– C 1000 tabl.

Natrium muriaticum

In sich verschlossen – kann sich von altem Kummer nicht lösen. Dieses Mittel hat ein apartes Symptom: kann nicht in Gegenwart anderer urinieren. Dieses kleine urologische Symptom erscheint auf den ersten Eindruck hin etwas unwissenschaftlich – aber es spiegelt deutlich die psychische Gesamtverfassung: gehört nicht zur »Herde«; immer auf Distanz zu anderen Menschen; introvertiert, lehnt Trost ab, da ein anderer sich nicht einmischen soll.
Anwendung: Reihe von C 30–C 1000 dil.;
LM XIV–XXX dil.

Sepia

Häufiger plötzlicher Harndrang; muß sofort urinieren, oder: vergeblicher Drang, erschwerte Entleerung; muß lange warten, bis es läuft; muß lange pressen. »Starker Drang zum Harnen mit schmerzhaftem Drängen im Becken...« (H. CK. Bd. 5, Symp. 820).
»Nachts träumt es ihm, er harne in das Nachtgeschirr, währenddessen er den Harn ins Bett gehen ließ.« (H. CK. Bd. 5, Symp. 827). Urin: trüb, übelriechend, roter Satz.
Allgemeinsymptome: Gefühl von Senkung und Abwärtsdrängen der Baucheingeweide, besonders der Gebärmutter. Venöse Stase.
Chronische Pyelonephritis mit Koliurie, mit trübem, stinkendem Urin (*Voisin*). Enuresis im ersten Schlaf.

Anwendung: C 6 (D 12) – C 30 dil. und höher.

Argentum nitricum

Den typischen Argentum-Schmerz finden wir auch im urologischen Bereich: »Geschwüriger Schmerz im mittleren Teil der Harnröhre, *wie von einem Splitter*«.
Brennender Schmerz in der Harnröhre beim Urinieren, gehäufter Harndrang, muß manchmal pressen, damit es läuft, oder auch unfreiwillige Entleerung. Vergeblicher Harndrang, aber sobald er aufhört zu pressen, gehen Stuhl und Urin unwillkürlich ab.
Empfindung, als ob *nach* Miktion noch Tropfen in der Urethra zurückblieben. Harninkontinenz am Tage und in der Nacht, geteilter Harnstrahl, tropfenweise Entleerung.
Urin: Eiweiß, Epithelien, dunkler, rötlicher Satz, Urate.

Anwendung: C 6 (D 12) – C 30 dil.

Blasen- und Nierensteine

Die Behandlung stellt uns drei Aufgaben:
- Schmerzstillung während der Kolik; dabei soll nach Möglichkeit die Geburt des Steines gefördert werden.
- Beseitigung des Steines (Schlinge, Operation, Zerstrümmern, Auflösen, Austreiben).
- Verhütung von Rezidiven. Damit ist die Aufgabe gelöst, die *Hahnemann* der Heilkunst stellt: Wirklich heilen!

Übersicht

Vgl. in den Repertorien:
Blasensteine: EK 658, KK, III/685 (Schleimhaut)
Nierensteine: EK 695, KK III/728 (Sediment)

Behandlung während der Kolik . . . . S. 392 EK 669 ff., KK III/697 ff. (Krampfige oder andere vorherrschende Schmerzen)	Belladonna Colocynthis Dioscorea Berberis Cantharis Coccus cacti
Behandlung nach der Kolik	
Oxalatsteine bzw. Oxalatsediment . . . . . S. 392 EK 604 (oxalsaure Kalke), KK III/728 (Oxalate)	Asparagus Acidum nitricum Acidum oxalicum Terebinthina
Phosphatsteine bzw. Phosphatsediment . . S. 393 EK 694, KK III/728	Calcium phosphoricum Acidum phosphoricum Phosphorus Rubia tinctorum Sarsaparilla
Uratsteine bzw. Uratsediment . . . . S. 394	Calcium carbonicum Acidum benzoicum Berberis Lithium carbonicum Lycopodium Solidago

---

Behandlung während der Kolik

Bei starken Schmerzen i.v.-Injektion von Kombinationspräparaten (Spasmolytikum und Antineuralgikum). Je nach Situation läßt sich auch der Schmerz durch Neuraltherapie erleichtern oder beheben: Intrakutane Quaddelung im Bereich der Schmerzzonen mit

Xylocain 1/2 % u. a.

evtl. kombiniert mit

Berberis D 3 Amp.

Zusätzlich oder oft allein beherrscht die sicher ausgewählte homöopathische Arznei den Schmerz und fördert vor allem den Steinabgang.

Am häufigsten bewähren sich hier die allgemeinen *krampflösenden Arzneien*, die auch bei anderen Spasmen dienlich sind (vgl. Gallenkolik, S. 368).

Belladonna

Sehr plötzlich auftretende *klopfende Schmerzen* im Bereich von Nierenlager, Flanke, Harnleiter. Druck auf Nierenlager sehr schmerzhaft, *verträgt keine Erschütterungen*. – Bei Schmerzen Gesicht heiß, evtl. rot, Extremitäten kalt, Puls voll und schnell.

Anwendung: C 6 (D 12) dil.; Methode 1.

Colocynthis

Krampfender, heftiger, zermalmender *Schmerz, der zum Krümmen* zwingt. – Brennschmerz beim Urinieren; häufiger Harndrang, rotes Sediment, Blasentenesmen.

Anwendung: C 6 (D 12) dil.; Methode 1.

Dioscorea

Krampfschmerz, der zum *Überstrecken* zwingt. »Betäubender Schmerz auf kleiner Stelle am rechten Becken; Schmerzen strahlen aus zur Niere, zum rechten Bein, zum rechten Hoden. Kalter Schweiß.« (Etwas verkürzt, nach *Hering*).

Anwendung: ∅ – D 6 dil., evtl. nach Methode 1.

Zusätzlich zu diesen drei allgemeinen Krampfmitteln merken wir uns:

Berberis vulgaris

Typisch ist die *weite Ausstrahlung der Schmerzen*, und zwar nach allen Seiten von der Nierengegend aus über den Harnleiter zur Blase, Harnröhre, Hoden, Oberschenkel, Knie. – Urin enthält dicken Schleim mit rotem Sediment.

Anwendung: ∅, D 3 – D 6 dil.

Cantharis

Schneidender, *brennender*, reißender, zusammenziehender *Schmerz* vom Nierenlager zur Blase, zum Penis. Unerträglicher Tenesmus (*Boericke*). Dauernder Harndrang mit blutigem Urin.

Anwendung: C 6 (D 12) dil.

Coccus cacti

Stechender, ziehender, schneidender, krampfiger *Schmerz* vom Nierenlager aus längs des Harnleiters zur Blase und Harnröhre. – Häufiger Harndrang; der Harn ist dick, trüb, dunkel, schleimhaltig, evtl. blutig. – Geruch ammoniakalisch oder aashaft, faulig. Uratsediment.

Anwendung: D 3 – D 6 tabl.

Behandlung nach der Kolik

Selbstverständlich diagnostisch abklären: Wo sitzt der Stein, wie groß, wie geformt, woraus besteht er, Komplikationen? Danach Entscheidung über die im Einzelfall erforderliche Therapieform. Wenn konservative Behandlung aussichtsreich erscheint, sollte man einen längeren Versuch mit unserer Therapie wagen. Ich habe danach schon viele Steinabgänge auf natürliche Weise erlebt.

Homöopathische Therapie hat besonders gute Chancen bei der Verhütung von Rezidiven. Heilung der Steindiathese muß das Ziel sein!

Die Sykose nach *Hahnemann* (vgl. Bd. I, S. 185) ist die Grundlage der gichtisch-rheumatisch-lithämischen Diathese. Dies erklärt, warum viele der folgenden Arzneien sowohl im Nieren-Blasen-System als auch auf die Gelenkfunktionen wirken.

Die meisten Steine enthalten Kalksalze – das heißt aber für die Therapie, daß wir den Kalkstoffwechsel in Ordnung bringen müssen, um Rezidive auszuschließen:

Calcium carbonicum (vorwiegend *Urat*-Steine) oder

Calcium phosphoricum (vorwiegend *Phosphat*-Steine)

sind oft wichtige Mittel.
Wenn der Patient einen abgegangenen Stein verwahrt hat, kann man diesen im Mörser verreiben und als *Isopathikum* potenziert von D 3 bis C 6 (D 12) anwenden. Entsprechend kann man durch langes Zentrifugieren des Urines das Restsediment gewinnen und daraus das Isopathikum potenziert herstellen.
Das Harnsediment gibt uns fast immer Aufschluß, welche Kristalle vorwiegend ausgeschieden werden. Nach der Klassifizierung in Oxalat-, Phosphat- oder Uratsteine lassen sich die Diät und die Arzneifindung für den Einzelfall differenzieren.

▶ Oxalatsteine

Asparagus

In tiefer Potenzierung wird die phytotherapeutische Wirkung des Spargels ausgenutzt: *Anregung* der *Harnausscheidung*, Nierendrainage. Besonders günstig bei Pyurie, Leukozyturie, reichlich Schleimbeimengungen.
Auffallende Symptomatik: Schmerzen in der linken Schulter mit Herzklopfen und schwachem Puls bei Blasen-Nieren-Erkrankungen, besonders Steinleiden.
Anwendung: Zur Diurese D 1–D 6, bei Herzbeschwerden D 6 dil.

Acidum nitricum

Spärlicher, dunkler, übelriechender Urin, wie Pferdeharn. Schneidender oder *spitzig stechender Schmerz* in der Urethra mit brennenden Nachschmerzen nach dem Urinieren. Urin enthält reichlich Oxalate.
Anwendung: C 6 (D 12)–C 200 dil.

Acidum oxalicum

Schmerzen in der Nierengegend, häufiges und reichliches Urinieren. Muß sofort urinieren, sobald er daran denkt. Daran erkennen wir die typische Symptomatik von *Acidum oxalicum*: Denken an seine Beschwerden löst diese aus. – Urin enthält reichlich Oxalate.
Anwendung: C 6 (D 12)–C 30 dil.

Terebinthina

Ziehende und brennende Schmerzen in der Nierengegend. Nierenlager sehr druckempfindlich. Harn trüb, enthält oft Blut, Schleim, Albumin. – Veilchenartiger Geruch.
Anwendung: D 3–C 6 (D 12) dil.

▶ Phosphatsteine (Meist alkalischer Urin)

Calcium phosphoricum

Ist ein oft angezeigtes konstitutionelles Mittel. Dunkler Urin mit durchdringendem Geruch. Starke Schmerzen im Nierengebiet, beim Anheben eines Gegenstandes oder beim Naseschneuzen (= verstärkter innerer Überdruck). – Häufige Urinentleerung mit Schwächegefühl.
Anwendung: Reihe von C 6 (D 12)–C 1000 tabl.

Acidum phosphoricum

Allgemeine Schwäche mit Erschöpfung. Häufiges nächtliches Urinieren. – Reichlich Phosphate im Urin; besonders indiziert bei Diabetikern mit Phosphatsteinen.
Anwendung: D 3–C 6 (D 12) dil.

Phosphorus

Nierensteine mit Entzündungen im Nierenbecken und in den ableitenden Harnwegen. – Urin enthält viele Beimengungen von Sedimenten: grauer oder roter

Sand; Blasen- und/oder Nierenepithelien; Schleim, Eiweiß, Blut, Phosphaturie.

Anwendung: C 6 (D 12) – C 200 dil. oder LM VI – XVIII dil.

Rubia tinctorum

Es kann bei Phosphat-, evtl. auch bei Oxalatsteinen ein Versuch gemacht werden, die Steine zu zerbröckeln und auszutreiben.

Methode (nach *Mezger*, etwas modifiziert):
1. Zuerst Harn ansäuern
   Rp. Magnes. borocitric.
   Sacch. lactis
   aa.ad 100.
   S. zweimal tgl. 1 Teelöffel voll in einem Glas Wasser lösen und langsam im Gehen trinken.
2. *Rubia tinctorum* ∅ 3mal tgl. 10 – 20 Tropfen einnehmen, bis der Urin rot wird, etwa 2 Wochen lang.
3. *Calcium phosphoricum* C 200 – 1 Tabl., evtl. nach einem Monat 1 Tabl. C 1000.
4. 2mal wöchentlich heiße Kompressen auf die Nierengegend für etwa 1 Stunde.
   Während dieser Zeit 3/4 Ltr. heißen Brennesseltee trinken lassen. Am wirksamsten ist dieser Tee, wenn man die Brennessel frisch sammelt und bald (spätestens innerhalb 2 Stunden) mit kochendem Wasser aufbrüht; 20 Minuten ziehen lassen, dann abseihen. Die kleine Brennessel (Urtica urens) ist wirkungsvoller als die große (Urtica dioica).

Diese Kur etwa 2 Wochen durchführen, 1 Woche Pause, mehrmals je nach Erfolg wiederholen.

Sarsaparilla

Besonders indiziert, wenn bei Steinträgern deutliche Pyurie mit Zystitis und/oder Pyelonephritis auftritt. Krampfige, brennende Schmerzen bei und besonders nach der Miktion. Meist magere Patienten oder zumindest Abmagerung des Oberkörpers.
Sonderliches Symptom: Harnentleerung schlechter im Sitzen, besser im Stehen.

Anwendung: D 6 – C 6 (D 12) dil.

▸ **Uratsteine**

Uratsteine treten besonders gehäuft auf bei Patienten mit harnsaurer Diathese und Hyperurikämie mit entsprechenden Gelenkbeschwerden.
Als Konstitutionsmittel paßt öfter

Calcium carbonicum

In Hochpotenzen C 30 – C 1000 in seltenen Gaben verordnen, nicht oft wiederholen!

Acidum benzoicum

Dunkler, übelriechender Urin, *scharfer Geruch wie Pferdeharn* (wie *Acidum nitricum*) oder intensiver Uringeruch, der an der Wäsche haftet. – Wandernde rheumatische Schmerzen, besonders Lumbalgegend, große Zehe, Achillessehne. – Vermehrte Ausscheidung von Hippursäure.

Anwendung: D 6 – C 6 (D 12) dil.

Berberis vulgaris (siehe S. 392)

Deutliche Beziehung zur *harnsauren Diathese* und zum Leberstoffwechsel. – Steinbildung im Nierensystem und/oder in der Gallenblase.

Anwendung: ∅ – D 6 dil.

Lithium carbonicum

Krampfige Schmerzen in Blase und Harnröhre, ausstrahlend in die Hoden. – *Uratablagerung an den Gelenken* mit entsprechenden chronischen *Gelenkschmerzen*, oft *Herzschmerzen*.
Sonderliches Symptom: Herzschmerzen morgens, besser durch Harnlassen.

Anwendung: D 3 – C 6 (D 12) tabl.

Lycopodium

In diesem Arzneimittelbild erkennen wir die funktionelle Verflechtung der beiden wichtigen Ausscheidungsorgane: Leber und Niere. Bei ungenügender Entgiftungsfunktion bilden sich Steine oder es kommt zu Ablagerungen an den Gelenken. Die *Gelenkschmerzen werden besser*, sobald der Harn einen rötlichen Satz enthält, d. h. sobald die Niere vermehrt Stoffwechselschlacken ausscheidet. – Rechtsseitige Nierenkolik.

Anwendung: C 6 (D 12)–C 1000 tabl.; LM XVIII dil.

Solidago

Indiziert bei *geringer Harnausscheidung* mit rötlichbraunem Sediment, Schleim, Eiweiß. Urin riecht übel. Schmerzen im Nierenlager, ausstrahlend zum Bauch, zur Blase oder in die Beine.

Auffallendes Symptom: »Bitterer Mundgeschmack, besonders nachts, belegte Zunge, mit spärlichem braunen, sauren Urin.« (*Boericke*).

Anwendung: ∅–D 6 dil.

Enuresis nocturna

Bettnässen, unwillkürliche Harnentleerung im Schlaf

Vor jeder Behandlung sollte geklärt werden, ob Mißbildungen (Reflux?) oder ein schwerer Harninfekt vorliegen.

Die moderne psychosomatische Betrachtungsweise bestätigt die schon von *Hahnemann* vor 180 Jahren ausgesprochene Wahrheit, daß viele krankhafte Störungen »vom Gemüte aus Anfang und Fortgang nehmen, durch anhaltenden Kummer, Kränkung, Ärgernis, Beleidigungen und große, häufige Veranlassungen zu Furcht und Schreck« (Organon, § 225).

Übersicht

Vgl. EK 662, KK III/675, SR I/12 ff.

Psychisches Trauma

Folge von Angst vor kommenden Ereignissen	S. 397	Argentum nitricum
Folge von Erregung	S. 397	Gelsemium Belladonna
Folge von Heimweh	S. 397	Capsicum
Folge von Kränkung	S. 397	Staphisagria
Folge von Kummer, Enttäuschung	S. 398	Ignatia Natrium muriaticum
Folge von Liebesentzug	S. 398	Silicea
Folge von mangelnder Anerkennung	S. 398	Causticum
Folge von häufigem Tadel	S. 398	Pulsatilla
Folge von Schreck	S. 398	Opium

Konstitutionsbehandlung

Lymphatische Diathese, Psora	S. 399	Calcium carbonicum Ferrum metallicum Kalium phosphoricum Magnesium phosphoricum Sulfur
Skrofulöse Diathese, Tuberkulinie	S. 399	Tuberkulin-Nosoden: besonders aber Tuberculocidinum Klebs Tuberculinum Koch-Alt
Harnsaure Diathese, Sykose	S. 400	Medorrhinum
Dyskrasische Diathese, Syphilinie	S. 400	Arsenicum album Kreosotum
Sonstige bewährte Arzneimittel	S. 400	Acidum benzoicum Dulcamara Equisetum Cina

Die Psychosomatik hat in vielen Fällen von Bettnässen Beweise erbracht, daß frühkindliche Konfliktsituationen ein entscheidendes psychisches Trauma darstellen. Bei entsprechender Disposition kann sich daraus diese Funktionsstörung entwickeln. Wenn es in der eingehenden Anamnese und Fremdanamnese (Eltern u. a.) gelingt, die Art des psychischen Traumas zu erkennen, so haben wir ein wesentliches und auffallendes Symptom zur Arzneimittelfindung.

Über der psychischen Exploration dürfen wir aber den leiblichen Aspekt und die körperliche Symptomatik nicht vergessen. Deshalb orientiert sich die Arzneiwahl an zwei Fragen:
– Wodurch wurde das Bettnässen in diesem Einzelfall ausgelöst – Ätiologie? Psychischer Konflikt?
– Welche konstitutionellen Besonderheiten bestehen bei diesem Kinde – welche eigenheitliche charakteristische Symptomatik?

Psychisches Trauma

▶ Folge von Angst vor kommenden Ereignissen

Argentum nitricum

Eilige, hastige Kinder; wirken älter, als es dem Lebensalter entspricht. Öfter Entzündungen im Harnsystem mit Brennen und splitterartigem Schmerz. Geringe Urinmenge, meist dunkel. Nachtröpfeln am Tage und Enuresis in der Nacht. Neigung zu phobischen Ängsten: fürchtet, zu spät zu kommen. Kinder gehen deshalb zu früh aus dem Hause, damit sie pünktlich in der Schule sind. Enuresis *vor* Reisen, *vor* Prüfungen, *vor* Ereignissen.

Anwendung: C 30, C 200 tabl. oder glob., LM VI–XVIII dil.

▶ Folge von Erregung

Gelsemium

Sensitive Kinder mit Lampenfieber; Hände zittern vor *Erregung*. Reichlicher, wasserheller Urin (Urina spastica). Schlaf meist schlecht, am Tage häufiges Gähnen. Schlimmer bei feuchtem Wetter, Nebel, vor Gewitter. Enuresis bei Gefühlserregungen, beim Beginn eines Ereignisses (Startschwierigkeiten) oder auch nach Ereignissen.

Anwendung: C 6 (D 12) – C 30 dil.

Belladonna

Kräftige, leicht erregbare Kinder mit großen interessanten Augen und lebhaftem Wechsel der Pupillenweite. Häufige kleine Entleerungen, oft auch am Tage nicht dicht. Sehr geräuschempfindlich. Schreien im Schlaf.

Anwendung: C 6 (D 12) – C 30 dil.

▶ Folge von Heimweh

Capsicum

Verdrießliche, frostige, schlaffe, gutgenährte Kinder mit roten Wangen. Man sieht ihnen den Kummer und das Heimweh nicht an. Neigung zu Schlafstörungen, Eiterungsneigung. Gehäufter Harndrang mit Brennen vor, während und nach der Miktion. Enuresis bei Heimkindern, bei Kindern mit zerbrochener Familie, im Sommerurlaub in fremder Umgebung.

Anwendung: C 30, C 200 glob.

▶ Folge von Kränkung

Staphisagria

Frißt Kränkungen, wirkliche oder vermeintliche Ungerechtigkeiten und Beleidigungen in sich hinein und reagiert nach einiger Zeit heftig mit Wutausbruch. Ein solcher Protest- und Wutausbruch kann auch die Enuresis sein. Launisch, verdrießlich, verlangt Sachen und wirft sie weg. Gerstenkörner, Neigung zu Onanie. Allgemein besser durch Wärme. Enuresis bei sexuell sehr erregten Kindern.

Anwendung: C 30, C 200–LM XIV/XVIII dil.

▸ **Folge von Kummer, Enttäuschung**

Ignatia

Kinder mit stillem Kummer. Reizbar, aber in der Stimmung rasch wechselnd. Sehr empfindsam, Seufzen und Schluchzen. Zuckungen im Gesicht und beim Einschlafen. Widersprüchliche Symptome.
Enuresis mit vorwiegend psychischer, etwas verworrener Symptomatik.

Anwendung: C 30, C 200 –LM XIV/XVIII dil.

Natrium muriaticum

In sich verschlossene, introvertierte Kinder mit Inkontinenz am Tage, beim Husten und Schnellaufen. Oft traurig, weint nachts, läßt sich nicht trösten; will nicht bemitleidet werden.
Sonderliches Symptom: Kann in Gegenwart Fremder keinen Urin lassen.

Anwendung: C 30, C 200, C 1000 tabl. in seltenen Gaben.

▸ **Folge von Liebesentzug**

Silicea

Frostige Kinder mit übelriechendem Fußschweiß. Charakter: Sanft, nachgiebig, überängstlich, traurig – aber auch eigensinnig; weinen, wenn man freundlich mit ihnen spricht, brauchen Liebe und Halt.
Schwache Blase, vermehrter Harndrang, heller Urin oder rotes, evtl. gelbliches Sediment.

Anwendung: Reihe von C 6 (D 12)– C 200 tabl.

▸ **Folge von mangelnder Anerkennung, fehlender Sympathie**

Causticum

Sehr mitleidige Kinder, abhängig von Sympathie und Wohlwollen, brauchen viel Zuwendung. Ängstlich nachts, wollen nicht allein schlafen.
Einnässen *im ersten Schlaf*; aber oft auch am Tage nicht völlig dicht, einige Tropfen gehen bei Erschütterungen (Lachen, Springen, Turnen) unbemerkt ab.
Schlechter bei trockenem Wetter und kalter Witterung, besser im Sommer. Mögen oft nichts Süßes, kein gekochtes Fleisch, aber Geräuchertes gern.
Evtl. auch Einkoten. Stuhlentleerung im Stehen besser! Selbst harter Stuhl geht ohne Kontrolle ab.

Anwendung: Reihe von C 6 (D 12)– C 200 dil.

▸ **Folge von häufigem Tadel**

Pulsatilla

Wechselnde Stimmung, rasch getröstet; launisch. Fröstelig, aber nicht gern warme Räume; Verlangen nach frischer Luft.
Milde, dicke Absonderungen. Schläft mit Armen über dem Kopf. Reizblase oder gehäufter Harndrang. Bei kalten Füßen Zystitis, schlimmer nach kaltem Bad.

Anwendung: C 30–C 200 dil.

▸ **Folge von Schreck**

Opium

Rotes Gesicht bei Erregung, heiße Schweiße. Atonische Obstipation mit trockenen, harten, schwarzen Kotballen; Schafskot.
Zuckungen im Gesicht, »besonders der Mundecken« (*Boericke*). Angstvolle, sorgenvolle Träume. Träumt von Katzen

(SR III/251), von Krieg, von Hunden (*Boericke*).
Auch indiziert bei Stottern, ausgelöst durch Schreck.
Anwendung: C 30/C 200 glob.; LM VI–XXX dil.

- **Konstitutionsmittel**

Wenn die Anamnese keine sichere psychische Konfliktsituation ermitteln kann, sollte man über die Gesamtheit der konstitutionellen Symptome und Zeichen das individuell passende Mittel finden.
Die meisten Enuresis-Kinder haben eine lymphatische Veranlagung oder sind tuberkulinisch belastet.
Eine vollständige Beschreibung dieser Arzneimittel würde den Rahmen sprengen – einige Hinweise sollen hier genügen.

▸ Lymphatische Diathese – Psora

Calcium carbonicum

Alles kommt etwas spät: Lernt spät sprechen und laufen, wird spät sauber und zahnt verzögert.
Pastöses, frostiges, lymphatisches Kind mit dickem Leib und großem Kopf; Schweiß am Hinterkopf während der Nacht und bei geringen Anstrengungen. Starke Mutterbindung, Nesthocker – will gern Kleinkind bleiben.
Angst, daß es *alleingelassen* wird. In dieser Situation ist die Enuresis nocturna ein Hilferuf: Ich bin ja noch so klein, laßt mich nicht allein.
Anwendung: Reihe von C 6 (D 12)– C 1000 tabl.

Ferrum metallicum

Schnell erregt; die Gesichtsfarbe wechselt bei Erregung sehr rasch von blaß bis hellrot mit roten Flecken an der Halspartie. Enuresis am Tage und nachts.
Anwendung: Reihe von D 6–C 1000 tabl.

Kalium phosphoricum

Erschöpfung durch körperliche oder psychische Überanstrengung oder als Folge von langdauernder, zehrender Krankheit.
Apathisch und reizbar im Wechsel. Frostig.
Anwendung: Reihe von C 30–C 200 tabl.

Magnesium phosphoricum

Neigt zu krampfigen oder schneidenden Leibschmerzen, die durch Wärme besser werden.
Nächtliches Einnässen nach Erregung, unruhiger Schlaf. Trinkt viel und entleert große Mengen Urin, oft Phosphate im Sediment.
Anwendung: Reihe von C 6 (D 12)– C 1000 tabl.

Sulfur

Reizbare und verdrießliche Kinder. Rauhe, unreine Haut, sieht ungepflegt aus. Wirres, struppiges Haar. Abneigung gegen Wasser, gegen Ordnung. Enuresis ist bei diesen Kindern oft auch Protest gegen alles, was nach Drill aussieht.
Anwendung: Reihe von C 6–C 1000 tabl.

▸ Skrofulöse Diathese – Tuberkulinie

Tuberkulinische Kinder reagieren häufig auf psychische Konfliktsituationen mit Inkontinenz.
Je nach individueller Symptomatik und differenzierter Kenntnis der Arzneimittelbilder könnten im Grunde alle Tuberkulin-Nosoden in Frage kommen. Am häufigsten werden gebraucht:

Tuberculocidinum Klebs oder **Tuberculinum Koch**

Für *Koch-Alt* ist auffällig, daß die Kinder bei gesteigertem Appetit und sehr hektischem Wesen mit Gewichtsabnahme reagieren. Für alle Tuberkulin-Nosoden gültige Grundsymptomatik: unbeständig mit Heftigkeit; Neigung zu derben Ausdrücken. Nervige Unruhe. Angst vor großen Tieren (Pferde, Kühe), vor Hunden. Beginnt im Spiel alles, führt nichts zu Ende. Schlimmer im warmen Zimmer, bei feuchtwarmem Wetter, vor Gewitter.

Anwendung: C 30, C 200 dil. oder bei starker Unruhe mit Schweiß LM VI–XXX dil.

> **MEMO**
>
> Keine Tuberkulin-Nosoden bei noch aktiver Tuberkulose.

▸ **Harnsaure Diathese – Sykose**

Von den sykotischen Mitteln kommt am ehesten *Medorrhinum* in Frage.

Medorrhinum

Sehr große Urinmengen. Dieses Symptom weist auf die charakteristische Eigenart der sykotischen Patienten: überschießende Reaktionen. Der Urin riecht scharf, ammoniakalisch und ist sehr dunkel. Kinder haben große Furcht im Dunkeln, »als ob jemand hinter ihnen sei«.

Anwendung: C 30, C 200 oder LM XIV–XVIII dil.

▸ **Dyskrasische Diathese – Syphilinie**

Diese Diathese kommt bei Kindern und jungen Menschen seltener vor. Deshalb finden wir bei diesem Krankheitsbild, das vorwiegend im frühen Lebensalter auftritt, die zugehörigen Arzneimittel seltener indiziert. Aus dieser Gruppe haben sich mir bewährt *Arsenicum album* und *Kreosotum*.

Arsenicum album

Angst mit Ruhelosigkeit und nächtlicher Verschlimmerung. Auffallend ist der ruhelose Schlaf mit plötzlichem Aufschrecken durch angstbetonte Träume.

Anwendung: LM XVIII, abends 2 Tropfen.

Kreosotum

Enuresis im ersten Schlaf; ist im ersten Schlaf kaum wachzukriegen; träumt vom Urinieren; bleierner Schlaf.
Harnmenge sehr reichlich und hell. Harn oft übelriechend. Rasch gewachsene, aber schlecht entwickelte Kinder. Launisch, reizbar, verlangt alles mögliche und wirft es dann weg.
Rascher Zahnverfall; Zähne brechen am Hals ab und werden schwarz. Kleine Wunden bluten stark und lange. Ätzende, brennende und übelriechende Absonderungen.

Anwendung: C 6 (D 12)–C 30 dil.

● **Sonstige bewährte Arzneimittel**

Die folgenden Mittel können wir anhand charakteristischer einzelner Leitsymptome oder bei bestimmten typischen Indikationen anwenden.

Acidum benzoicum

Auffallend dunkler, scharfer, wundmachender Urin; stechender Geruch, wie Pferdeharn, wie Salmiakgeist.

Anwendung: C 6 (D 12) dil.

Dulcamara

Reizblase oder Entzündung als Folge feuchter Kälte. Enuresis tritt nur auf, wenn Kinder auf kaltem, feuchtem Boden gesessen haben, nach dem Baden das nasse Badezeug nicht wechselten, oder bei plötzlichem Wetterwechsel von warm zu kalt.

Anwendung: D 6 dil.

Equisetum arvense oder
Equisetum hiemale

Arzneiwirkung dieser beiden Mittel wahrscheinlich identisch. Bettnässen ist schon zur Gewohnheit geworden. Bei etwas indolenten Kindern tritt Enuresis im ersten Schlaf auf; auch am Tage häufiger Drang.

Anwendung: D 6–C 6 (D 12) dil.
∅–D 4 wirkt harntreibend, bei Entzündung diese Potenzen verwenden.

Cina

»Wurmkinder«, die immer wieder Oxyuren oder Askariden haben.
Hungrige, ärgerliche, reizbare Kinder. Zähneknirschen nachts, wollen geschaukelt, aber nicht berührt werden. Verlangen vieles, aber lehnen das Angebotene ab.
Große Urinmengen.

Anwendung: C 6 (D 12)–C 30 dil.

Geschlechtsorgane

Prostata

Dieses Organ hat vielfältige Beziehungen zur Nachbarschaft (Blase, Urethra, Sexualorgane, Enddarm) und ist funktionell abhängig von der hormonalen Steuerung. Deutliche nervale, segmentale Projektionsfelder finden wir am Damm und Sakrum,

---

Übersicht

In den Repertorien finden Sie folgende hinweisende Rubriken:
Prostata, allgemein: EK 672, KK III/667–668
  Schmerz, Empfindung: EK 672/673, KK III/700–701
Entleerungsstörung der Blase
  Tröpfeln bei vergrößerter Prostata: EK 661, KK III/674
  Strahl unterbrochen: EK 664, KK III/674 (kurzes Spritzen)
Harnverhaltung
  alte Männer: EK 665, KK III/684
  bei vergrößerter Prostata: EK 665, KK III/684 (Prostatahypertrophie)

Entzündung, Prostatitis

  Akut . . . . S. 404   Belladonna
                                             Mercurius solubilis

  Subakut . . . . S. 404   Pulsatilla
                                             Chimaphila
                                             Sabal serrulata

Kongestive Vergrößerungen
Benigne Prostatahypertrophie . . S. 405   Conium
                                             Ferrum picrinicum
                                             Lycopodium
                                             Selenium
                                             Sepia
                                             Staphisagria
                                             Thuja

Tumorbildung
  Prostataadenom

    Miktionsstörungen . . . . . . S. 407   Clematis recta
                                             Digitalis purpurea
                                             Pareira brava
                                             Populus tremuloides

    Konstitutionsmittel . . . . . . S. 408   Thuja
                                             Ferrum picrinicum
                                             Acidum nitricum
                                             Aurum metallicum
                                             Aurum muriaticum natronatum
                                             Barium carbonicum
                                             Calcium carbonicum

in der Lumbalregion und an den Beinen. Darüber hinaus ist es für den ganzheitlich beobachtenden Arzt kein Geheimnis, daß chronische Störfelder (Appendix, Darm, Dysbiose, Kieferhöhle, Zähne, Tonsillen u. a.) und psychosomatische Einflüsse für chronische Entzündungen mitverantwortlich sind.

Deshalb muß sich jede Therapie von den Scheuklappen der Organbehandlung lösen. Die *Hahnemann*sche Anamnesetechnik erfaßt über die Gesamtheit der Symptome viele dieser ätiologischen Beziehungen und kann durch die homöopathische Arznei mit ihrem breiten Wirkungsspektrum manche chronische Entzündung und beginnende Adenombildungen heilen.

Drei abgrenzbare Erkrankungsformen sind besonders wichtig:
- *Entzündung der Drüse:* bakteriell, viral und als Begleitreaktion einer Entzündung der anatomischen Nachbarschaft oder durch lymphogene, humorale oder nervale Fernwirkung entstanden;
- *Kongestive Vergrößerung:* meist psychosomatische Veranlassung, Organneurose, Disharmonie in der Vita sexualis;
- *Tumoren:* besonders häufig Prostataadenom, seltener Prostatakarzinom.

Die differentialdiagnostische Abklärung dieser drei Funktionszustände ist zur Beurteilung der anamnestischen Angaben hier besonders wichtig, weil die organbezogene Symptomatik bei allen drei Formen sehr ähnlich sein kann.

Diagnostik und Gesamtheit der Symptomatik ermöglichen zusammen die Entscheidung der Behandlungsmethode (arzneilich, operativ, verbal) und sind Grundlage für die korrekte homöopathische Arzneiwahl.

Die Endzustände mit mechanischer Behinderung der Blasenentleerung, wie sie vor allem beim Adenom vorliegen, verlangen mechanische, evtl. operative Maßnahmen. In dieser Phase kann arzneiliche Therapie zusätzlich angewendet werden.

Entzündung, Prostatitis

▶ Akute Entzündung

Die heftige akute, schnell beginnende Entzündung verlangt *Belladonna* oder *Mercurius solubilis*.

Für *Belladonna* spricht der plötzliche Beginn mit Schwellungsgefühl der Prostata, während der Harntenesmus auf *Mercur* hinweist.

Belladonna

Erstes Mittel bei rasch beginnender Entzündung mit Schwellungsgefühl und klopfendem Schmerz.

Fieber mit Hitze im Kopfgebiet bei kalten Extremitäten. Häufiger Harndrang, evtl. Brennen in der Harnröhre beim Wasserlassen.

Anwendung: C 6 (D 12) dil.

Mercurius solubilis

Bei akuten Entzündungen: Hitze mit Schweiß und Frösteln. Nächtliche Schweiße mit allgemeiner Unruhe. Vermehrter Harndrang bis zum Blasentenesmus. Schneidende, kneifende Schmerzen im Unterbauch mit starkem Zwängen zum Urinieren, es entleeren sich aber nur einige Tropfen. Postgonorrhoische Prostatitis.

Anwendung: C 6 (D 12)–C 30 tabl.

▶ Subakute Entzündungen

Etwas weniger dramatisch verlaufende Entzündungen, auch die subakute Prostatitis und Restzustände alter Entzündungen lassen sich durch die folgenden Mittel therapieren:

Pulsatilla

Hitzeempfindung am Damm mit Druckgefühl, häufiger und oft ergebnisloser Harndrang.
Zusammenziehender Schmerz mit Ausstrahlung zur Blase. Druckgefühl »wie von einem Stein«. Akute bis subakute Entzündung. Begleittherapie bei gonorrhoischer Prostatitis. Restzustand nach Antibiotikatherapie.
Anwendung: C 6 (D 12) – C 30 dil.

Chimaphila

Sonderliche Empfindung: als ob man auf einem Ball sitzt oder Kugelgefühl (wie *Sepia*).
Empfindung einer Schwellung oder Vergrößerung im Dammbereich. »Unfähig zu urinieren, wenn er nicht mit gespreizten Beinen steht und den Körper vorwärtsbeugt« (*Hering*). Beginnendes Adenom mit Entleerungsstörung der Blase.
Anwendung: D 4 – C 6 (d 12) dil.

Sabal serrulata

Sehr breite organotrope Beziehung zu den Urogenital-Organen. Nächtliche Pollakisurie, nächtliche schmerzhafte Erektionen. Reduzierte Potenz. Kältegefühl der Geschlechtsorgane. Schmerzen bei der Ejakulation. Kreuzschmerz nach Koitus. Entzündung, Kongestion, Adenom der Prostata. Nebenhodenentzündung, Zystitis, sexualneurotische Beschwerden. Bei Harnsperre: Sabal D 1 und Digitalis D 2 je 8 Tropfen ersetzen manchmal den Katheter.
Anwendung: ∅ bis D 6 dil.

Kongestive Vergrößerungen

Bei der rektalen Untersuchung tastet man das Organ allseitig vergrößert, weich und fast immer sehr druckempfindlich.
Auffallend ist oft das Mißverhältnis zwischen der ausgeprägten subjektiven Mißempfindung und dem objektivierbaren Befund – ein Hinweis, daß es sich um psychosomatische oder nervale Regulationsstörungen handelt (vgl. Vorspann zu diesem Thema).
Die Arzneiwahl stützt sich in diesen Fällen auf die Gesamtheit der Symptome, d. h. auf die Phänomene der ganzen Person.

Conium

»Krankhafte Folgen von Unterdrückung der Libido oder Nichtbefriedigung des sexuellen Verlangens« (*Hering*). Oder psychoanalytisch formuliert: Das übermächtige Über-Ich verhindert lustvolle, glückliche Liebe. In diesem Spannungsfeld zwischen Wollen, Sollen und Können kommt es zu Störungen mit Impotenz, Benommenheit, Schwindel, Gedächtnisschwäche, Schwermut und Kongestion der Prostata bis zur Verhärtung der Drüse mit Tumorbildung im Senium.
Anwendung: Je nach Breite der homöopathischen Übereinstimmung von C 6 (D 12) bis LM XVIII.

Ferrum picrinicum

Prostata vergrößert durch Kongestion; senile Hypertrophie; deutliche Empfindung, als ob ein Druck auf Damm und Mastdarm erfolgen würde, dieser ist stärker bei Restharn und besser nach reichlichem Stuhlgang; Pollakisurie mit Brennen am Blasenhals. Harnsäurekristalle im Urin; gichtige Diathese.
Sonderliches Symptom: Beim Sprechen in der Öffentlichkeit versagt die Stimme.
Am Handrücken bilden sich flache oder gestielte Warzen. Nachlassende Hörfähigkeit, Ohrgeräusche.
Anwendung: Reihe C 6, C 7, C 9 glob. Jeweils über 3 Tage mit dazwischenliegender dreitägiger Pause; danach 8 Tage pausieren und von vorne beginnen.

Lycopodium

Oft in Verbindung mit Symptomen der harnsauren Diathese (Hyperurikämie, Neigung zu Steinbildung in Gallenblase und Harnsystem) und Leberbeschwerden.
Drückender Schmerz im Perineum, beim Sitzen, während und nach dem Urinieren. Prostata vergrößert, meist noch weich.
Libido verringert mit schwacher Erektion oder starkes sexuelles Verlangen mit Impotenz.
Abneigung gegen Verkehr oder übererregt mit vorzeitiger Ejakulation. Nächtliche Pollutionen. Absonderung von Prostatasekret ohne Erektion.

Anwendung: C 6 (D 12) – C 200 tabl.

Selenium

Schwellung der Prostata mit allgemeiner Schwäche und Müdigkeit.
Erektion langsam, ungenügend. Samenabgang zu rasch mit langanhaltender Erregung. Schwach, mißgestimmt nach Verkehr. Schwächegefühl in den Lenden (*Hering*). Nächtliche Pollutionen. Abgang von Prostatasekret beim Sitzen.

Anwendung: C 6 (D 12) – C 30 tabl.

Sepia

Wichtiges Mittel auch für Männer, besonders bei sexualneurasthenischen Beschwerden mit Schwellung der Prostata. Nebenhodenentzündungen, postgonorrhoische Entzündungen.
Beim Verkehr ungenügende Erektion, verstärkte Libido mit sexueller Schwäche und nur geringe Erregung, danach erschöpft. Nach Verkehr allgemeine Schwäche, Brennen in der Harnröhre, Schwächegefühl in den Knien.
Im Perinealbereich Schwellungsgefühl, als ob man auf einem Ball sitzt (wie *Chimaphila*).

Anwendung: C 6 (D 12) – C 200 dil.

Staphisagria

Verliert schon durch geringe körperliche und seelische Belastungen das Gleichgewicht.
Folge von Kränkung, Beleidigung, Demütigung.
Sexualneurasthenische und hypochondrische Symptomatik. Störungen in der hormonalen und sexuellen Rückbildungsphase des Mannes (sog. Klimakterium virile), aber auch in der Situation der »midlife crisis«.
Gehäufter Harndrang mit Entleerung von kleinen Portionen. Empfindung, als sei die Blase nie leer, als fließe ständig ein Harntropfen durch die Urethra (ähnlich wie *Thuja*).
Erregter Geschlechtstrieb mit zeitweiliger Impotenz; ist in Gedanken immer mit sexuellen Vorstellungen beschäftigt. Neigung zu Onanie. Nach Koitus erschöpft, schwach, kalt, dumpfe Schmerzen in den Hoden.

Anwendung: C 30 – C 200 tabl.

Thuja

Hauptmittel der Sykose (*Hahnemann*).
Der gutartige Tumor, wie z. B. das Prostataadenom, ist ein deutliches sykotisches Zeichen.
Häufiger Harndrang, *Harnstrahl* öfter *unterbrochen*. Schneidender, brennender Schmerz in der Harnröhre. Empfindung, als ob nach der Miktion Tropfen durch die Harnröhre liefen.
Prostataerkrankung nach ungenügender Behandlung oder Unterdrückung der Gonorrhö.
Übererregbarkeit oder Schwäche der Sexualfunktionen. Absonderung von Prostatasekret; nächtliche schmerzhafte Pollutionen.

Anwendung: C 6 (D 12) – C 200 dil.

Tumorbildung

Prostataadenom

Die korrekte Behandlung der Entzündungen oder der kongestiven Schwellungen kann die spätere Tumorentwicklung verhindern.

▸ Miktionsstörungen

Bei schon bestehendem Adenom können die sekundären Beschwerden, nämlich die *Miktionsstörungen*, erheblich gemildert werden, da sie oft durch Schwellung, Ödem und nervale Dysfunktionen entstehen.

Clematis recta

Funktiotrope Beziehungen zum Nervensystem des Urogenitaltraktes. Neuralgie des Nervus genitofemoralis. Samenstrang- oder Nebenhodenentzündung. Entleerungsstörungen bei Prostataadenom. Harnröhrenstriktur.
Vermehrter Harndrang, stechender, krampfiger, zusammenziehender oder auch brennender Schmerz beim Urinieren. *Harnentleerung* sehr *langsam* und in *dünnem Strahl*, als ob die Urethra verengt wäre. Unterbrochener Harnstrahl (wie *Thuja*). Trotz Anstrengung ist er unfähig, den Harn auf einmal zu entleeren. Nachträufeln. Geringe Libido.

Anwendung: D 6 dil.

Digitalis purpurea

Bei akuter Harnverhaltung: *Digitalis D 2 + Sabal serrulata D 1 je 8 Tropfen* ersetzt manchmal den Katheter. Dazu kann man ein warmes Sitzbad machen und intrakutane Quaddelung mit Xylocain 1/2%ig durchführen an Akupunkturpunkt Blase 34 (über dem Os sacrum, 4. Sakralloch). Absonderung von Prostatasekret. Empfindung einer Schwellung im Perinealbereich mit Entzündung und Vergrößerung der Prostata, besonders bei älteren Männern. Nachts häufiger schmerzhafter *Harndrang, oft vergeblich*. Empfindung, als ob sich in der Blase und der Harnröhre etwas zusammenzieht.
Amouröse Wünsche mit Unfähigkeit oder Pollutionen mit schmerzhafter Erektion und nachfolgender Erschöpfung.

Anwendung: D 6–C 30 dil.

Pareira brava (vgl. S. 388)

Sehr wirksam bei schmerzhafter, anfallsweiser Strangurie und bei Restharn.
Dauernder Harndrang mit starkem Schmerz in Urethra und Glans penis, ausstrahlend zu den Oberschenkeln. Anfallsweise Harnverhaltung mit so starkem Schmerz, daß der Patient aufschreit; muß sich knien und den Kopf tief auf den Boden drücken, nur in dieser Stellung kann er einige Tropfen entleeren.
Urin enthält zähen, weißen Schleim oder roten Sand.
NB. Auch wirksam bei Harnverhaltung nach Entbindungen.

Anwendung: D 3–D 6 dil.

Populus tremuloides

Bei Restharn mit Zystitis bewährt. Blasentenesmen, brennende Schmerzen in der Harnröhre beim Urinieren; nach der Miktion Schmerzen hinter dem Schambein.
Leukurie, Schleim, Nachtschweiß.

Anwendung: D 2 dil.

● **Konstitutionsmittel**

Die eben besprochenen pflanzlichen Arzneien beeinflussen die Miktionsstörung. Mit den folgenden Konstitutionsmitteln gelingt es häufiger, auch schon bestehende Adenome zu verkleinern, zumindest aber das Wachstum zu bremsen.

Hierzu dienen

Thuja

und *Acidum nitricum* bei Patienten mit *sykotischer Symptomatik* (vgl. Bd. I, S. 187, Tab. 15).

Acidum nitricum

Sykotisches Mittel. Entzündung oder Verhärtung. Adenom. Folgen nach Gonorrhö.
Häufiger Harndrang, besonders nachts mit schneidenden Schmerzen im Leib. Nadelartiger, stechender Schmerz in der Urethra.
Schwierige Harnentleerung; muß lange stehen und pressen, nach Beginn der Entleerung wird der Harnstrahl nicht mehr unterbrochen.
Harngeruch sehr aufdringlich, wie Pferdeharn.
Libido sehr stark mit schmerzhafter Erektion oder mangelnde Libido mit ungenügender Erektion. Absonderung von Prostatasekret bei hartem Stuhlgang.
Anwendung: LM VI–LM XVIII dil.

Ferrum picrinicum

Senile Prostatahypertrophie.
Charakteristische Symptome: Druckgefühl im Rektum, Mißempfindung bei Restharn. Erleichterung nach Stuhlgang. Pollakisurie, Brennen am Blasenhals beim Urinieren. Gichtische Diathese, Harnsäure-Kristalle im Urin.
Geringere Hörfähigkeit, Ohrgeräusche.
Sonderliches Symptom: Beim Sprechen in der Öffentlichkeit versagt plötzlich die Stimme.
Anwendung: C 6, C 7, C 9 glob., tgl. 3 Glob.,
nach 3 Tagen 5 Globuli, nach 8 Tagen in diesen Abständen wiederholen.

▶ Patienten mit allgemeiner Sklerose

Besonders bei vorzeitiger Arteriosklerose mit entsprechender Verlangsamung der vitalen Funktionen und geistigen Leistungen verwenden wir je nach individueller Symptomatik die Salze von Gold, Barium oder Calcium.

Aurum metallicum
Aurum muriaticum natronatum

Wenn die psychische Aurum-Symptomatik fehlt, kann man bei Prostataadenomen *Aurum muriaticum natronatum* bevorzugen. Dieses Doppelsalz ist nach vielfältiger Erfahrung bewährt beim Uterusmyom und auch bei dem männlichen Pendant, dem Prostataadenom.

Anwendung: Aurum C30–C 1000 tabl. in großen Abständen.
Aurum mur. natr. C 6 2mal 1 tabl.

Barium carbonicum

Bei verlangsamten arteriosklerotischen Patienten mit hartem Adenom.

Anwendung: Reihe von C 6 (D 12)–C 30 tabl. in entsprechenden Abständen (vgl. Bd. I, S. 147).

Calcium carbonicum

Große, breite, füllige Patienten mit blassem Gesicht.

Anwendung: Reihe von D 6–C 1000 (siehe *Barium*).

Dysmenorrhö

Vor jeder Therapie sollte eine diagnostische Abklärung der möglicherweise organisch manifesten Befunde erfolgen. Entzündliche Prozesse, Endometriose, Tumoren u. a., können ähnliche Symptome erzeugen, wie sie bei der funktionellen Dysmenorrhö auftreten.

Übersicht

Vgl. Synopse ›Besonderheiten der Menses und des Schmerzablaufes‹ S. 416/417 und Literaturhinweise (26, 50).

Menses schmerzhaft (Dysmenorrhö): EK 727, KK III/767 und SR III/534–538
Schmerzen Genitalien, weiblich
Orte: Ovarien, vor/während/nach Menses: EK 732, KK III/790
  Uterus, vor/im Beginn/während Menses: EK 733, KK III/792
Empfindungen, differenzierte Schmerz-
qualitäten, z. B. brennend u. a.: EK 735–742, KK III/794–805

Im akuten Schmerzanfall	S. 410	Belladonna
		Chamomilla
		Gelsemium
		Magnesium phosphoricum
		Veratrum album
		Viburnum opulus

Intervallbehandlung

Blutung mit Membranen	S. 412	Borax
EK 725 (mit Hautfetzen),		Bromum
KK III/765 (mit Membranen)		Chamomilla
		Magnesium phosphoricum
		Viburnum
		Progesteron
Blutung ohne Membranen	S. 412	Caulophyllum
		Cimicifuga
		Cocculus
		Coffea
		Colocynthis
		Gelsemium
		Ignatia
		Kalium carbonicum
		Nux vomica
		Platinum
		Pulsatilla
		Senecio aureus
		Zincum
Nach verspäteter Menarche	S. 415	Pulsatilla
(Follikulin-Mangel)		Senecio aureus
EK 728, KK III/769 (verzögerte Menarche)		Folliculin
In der Präklimax	S. 415	Psorinum
EK 727 (schmerzhaft in den Wechseljahren),		
KK III/767 (schmerzhaft, kurz vor dem Klimakterium)		

Früher wurde häufig eine Ante- oder Retroflexio als Ursache der Schmerzen angeschuldigt. Diese Knickung ist fast immer ein Nebenbefund, freilich auch ein für die Arzneiwahl wichtiges Zeichen (vgl. *Kent*, Verlagerung, EK 744, KK III/778).

Die moderne Gynäkologie ist über die Phase der mechanistischen lokalen Betrachtung meist hinaus und psychosomatisch orientiert. Sie holt allmählich das auf, was für die Homöopathie seit fast 200 Jahren selbstverständlich ist.

Deshalb kann es keine Patentmedizin für *die* Dysmenorrhö geben – die schmerzhaften Menses sind *ein* Phänomen, ein *wesentliches* Symptom einer leidenden Person in ihrer leiblich-seelisch-geistigen Ganzheit.

Für die *Arzneiwahl* sind wichtig:
- Wesentliche Allgemeinsymptome,
- Begleitsymptome,
- Art, Ort und Ausstrahlung, zeitlicher Verlauf, Modalitäten und Ätiologie des Schmerzes,
- Art, Ablauf, Stärke, Dauer der Menses.

Da die Dysmenorrhö ein vielfältiges Geschehen darstellt, ist folgende *Begleittherapie* wichtig:
- Licht, Luft, Sonne, Wärme, Bewegung,
- Stuhlregelung durch Änderung der Nahrungsgewohnheiten,
- Vermeidung und Beseitigung des chronischen Kaltfußes,
- Gespräch über Sexualität und Lebenseinstellung ist in der eingehenden Anamnese unerläßlich.

▸ **Im akuten Schmerzanfall**

Hier bewähren sich Arzneien, die dem krampfhaften Schmerz in dieser Region entsprechen und eine rasche Wirkung haben. Es ist oft erstaunlich, wie schnell sich der Effekt zeigt, so daß man ohne chemisches Spasmolytikum auskommt.

In akuten Schmerzsituationen gilt für die folgenden Mittel die Anwendungsmethode 1 (vgl. S. 15).

Wie so oft ist der erste »Renner« bei akuten, plötzlich beginnenden Erkrankungen:

Belladonna

Blutfülle und krampfartige Schmerzen. Überempfindlich gegen Licht, Geräusch, Geschmack und Erschütterung. *Schmerzen* beginnen plötzlich und gehen plötzlich; sie kommen in Intervallen wieder. Druck nach *unten*, als ob »die Teile zur Scheide hinaustreten«. Stiche im rechten Ovar. Krampfige Schmerzen im Unterleib *vor der* Regel, besser beim Strecken, stärker bei Infekten.

Menses zu früh, zu lang, stark, hellrot; Blut wird heiß empfunden und ist oft übelriechend mit dunklen Klumpen. Bei unterdrückter Regel Blutandrang zum Kopf mit kalten Füßen.

Anwendung: C 6 (D 12) – C 30 dil.

Chamomilla

Exaltierte Reaktion auf Schmerzen, die als unerträglich empfunden werden. Jammert ständig. Heftige, krampfige, plötzlich auftretende *Schmerzen* mit Blutandrang zum Kopf. Schmerzen meist *bei Beginn der Periode*, sie strahlen vom Rücken zur Innenseite der Oberschenkel aus. Schmerzen besser durch Wärme und Umherlaufen, dabei psychische und motorische Unruhe.

Menses zu lang, zu stark, schwärzlich mit Klumpen. Zorn löst vorzeitige Menses aus.

Anwendung: C 6 (D 12) – C 30 dil.

Gelsemium

Zittrige Schwäche. Wehenartiger Schmerz; quälend wie bei Geburt; ausstrahlend zum Kreuz und zu den Hüften. Menses zu spät, schwach; während der Periode heiser oder stimmlos. Wird stark beeinflußt durch seelische Erregungen, durch schlechte Nachrichten, durch Erwartungsspannung (Prüfungen u. ä.). Phobische Ängste bei öffentlichen Auftritten (Lampenfieber, vor Menschenansammlungen).

Anwendung: C 6 (D 12)–C 30 dil.

Magnesium phosphoricum

Krampfartige, anfallsweise Schmerzen. Dysmenorrhoea membranacea. Plötzlich auftretende, kolikartige Schmerzen, die auch plötzlich wieder aufhören – oft monatelang gar keine Schmerzen bei der Periode. Die langfristige Periodizität ist typisch für Magnesium. Krümmen, fester Druck auf den Leib und Wärme bessern. Schmerzen beginnen oft schon ein bis zwei Tage vor Eintritt der Regel und werden vom zweiten Blutungstag an deutlich besser.

Menses zu früh und zu lang, schwärzlich mit Membranen. Meist schlanke, frostige, nervös-labile Frauen.

Anwendung: C 6 (D 12)–C 30 tabl., Methode 1.»Bei längerem Einnehmen wird man nicht selten eine unfreiwillige Arzneiprüfung vornehmen ... Magnesium phosphoricum kann in den therapeutischen Dosen nicht nur Schmerzen beseitigen, sondern bei fortgesetztem Nachreichen auch hervorrufen.« (*Mezger*).

Veratrum album

Gebärmutterkrämpfe mit starkem Frost und Neigung zu Ohnmachtsanfällen, Kreislaufkollaps. Sehr heftige, *kolikartige, krampfige Schmerzen* mit starker Schwäche und Eiseskälte des ganzen Körpers. Besser in der Ruhe und durch Wärme, will warm zugedeckt bleiben. Dabei oft kollapsartige Ohnmacht mit Blässe des Gesichtes und kaltem Stirnschweiß. Menses zu früh und zu stark. Vor der Regel sexuelle Übererregbarkeit oder Schwermut mit religiöser Verzweiflung, während der Regel Erbrechen mit Durchfall. Bei unterdrückter Periode kann sich die depressive Verstimmung bis zur Psychose steigern.

Anwendung: D 4–C 30 dil. und höher.

Viburnum opulus

Schmerzen besser durch Herumlaufen. Dysmenorrhoea membranacea. Sehr heftige *kolikartige Schmerzen* in den Beckenorganen. Schmerz schon vor dem Periodenbeginn, ausstrahlend von Kreuz-Steißbein-Gegend, Lendengebiet, Unterleib, in die Oberschenkel ausstrahlend. *Vor der Regel:* Krämpfe und abwärtsdrängende Empfindung in der Gebärmutter, als ob die Blutung einsetzen würde; vermehrter Harndrang; Obstipation mit starkem Schmerz beim Stuhlgang oder wäßriger Durchfall mit Frieren und kaltem Stirnschweiß. Wenn die Periode beginnt, hören die Schmerzen *vorübergehend* auf. Mit Wiedereintreten des Schmerzes stoppt die Blutung. Herumlaufen, Aufenthalt im Freien und Druck auf den Unterleib bessern die Schmerzen; sie werden stärker im warmen Zimmer, abends und nachts. Menses zu spät, zu kurz und schwach. Paßt vor allem bei schlanken, reizbaren und unruhigen Großstadtkindern.

Anwendung: D 6–C 6 (D 12) dil.

▸ Intervallbehandlung

Die Arzneimittelfindung in dieser Phase nimmt Bezug auf die Symptomatik bei der letzten Periode und differenziert nach zwei Richtungen.

▷ **Blutung mit Membranen
(Dysmenorrhoea membranacea)**

Diese Form der Dysmenorrhö ist besonders *schmerzhaft und krampfig.* Im Repertorium von *Kent* fehlt ein wichtiges Krampfmittel

Magnesium phosphoricum

Tragen Sie dieses Mittel in Ihrem Repertorium noch nach in der Rubrik EK 725– KK III/765.
Wenn ein Mädchen oder eine junge Frau über besonders starke Periodenschmerzen klagt, so denke ich zuerst in drei Richtungen: Niedrige Reizschwelle für Schmerzen? – Psychisch exaltiert? – Oder: Membranöse Blutung? Und dann besinne ich mich auf die völlig wertfreien homöopathischen (sympathischen) Phänomene und komme nach der Fallaufnahme oft auf eines der folgenden Mittel:

Borax

Angst bei *abwärtsführenden Bewegungen.* Ängstlich, übelgelaunt, verdrießlich; schreckhaft bei unerwarteten Geräuschen. Dysmenorrhoea membranacea. Heftige lanzinierende Schmerzen in der Leiste vor und bei Beginn der Periode; schlimmer bei feuchtkalter Witterung, bei Infekten; besser durch Gegendruck. Magenschmerzen bei der Periode. Menses zu früh oder zu spät, stark, mit Membranen. Zwischen den Perioden reichlicher, eiweißartiger Fluor mit der Empfindung, als ob warmes Wasser die Schenkel herabliefe, oft scharf, brennend, milchig, durchsichtig. Neigung zu Aphthen im Mund. Sterilität (durch die reichliche Leukorrhö), nach *Borax* leichtere Empfängnis.

Anwendung: D 6–C 30 dil.

Bromum

Paßt oft besser bei hellhäutigen, blauäugigen, etwas fülligen Frauen. Dysmenorrhoea membranacea. *Zusammenschnürender Schmerz*, besonders in der Gegend des *linken* Ovars, vor und nach der Regel. Linkes Ovar oft vergrößert und hart. Schmerzen durch Bewegung besser. Menses zu früh und stark *mit Membranen.* Tympania uteri mit Gasabgang aus der Scheide. Oft Akne. Eigenartige Illusion: sieht Personen hinter sich beim Umdrehen.

Anwendung: D 6–C 30 tabl.

Chamomilla (siehe S. 410)

Magnesium phosphoricum (siehe S. 411)

Viburnum opulus (siehe S. 411)

Wenn im Einzelfall keines dieser Mittel paßt und trotz Bemühung um eine gute Anamnese und korrekte Verordnung kein Erfolg eintritt, dann gehen Sie mit *Samuel Hahnemann* von Köthen nach – Frankreich!
Die *französische* Schule der Homöopathie (59) verwendet bei Dysmenorrhö auch Hormone in potenzierter Form. Dabei wird das zuständige Hormon in *tiefer* Potenzierung bei einer *Mangel*situation gegeben; bei *Überschuß* – entsprechend der Umkehrwirkung – in *höherer* Potenzierung.
Leider sind diese Hormon-Potenzen noch keiner Arzneiprüfung unterworfen worden.

Progesteron

Progesteronüberschuß veranlaßt Dysmenorrhoea membranacea (membranöses Gewebe im Menstrualblut).

Anwendung bei dieser Indikation: *Progesteron* C 9 dil. eine Gabe am 21. Tage nach Beginn der letzten Periodenblutung (nach *Voisin,* 59).

▷ **Blutung ohne Membranen**

Caulophyllum

Je schwächer die Blutung, desto stärker der Schmerz. Wehenartige Schmerzen in der Gebärmutter, die weit ausstrahlen und den Ort wechseln (linke Mamma, Beine, kleine Gelenke, Rektum). Schmerzen unterbrechen zeitweise; sie werden schlimmer durch Kälte, in frischer Luft, durch Kaffee. Kreuzschmerzen vor und Uterusschmerzen vor und während der Regel. Menses meist schwach. Dabei Gefühl von innerlichem Zittern. Foetor ex ore bei der Periode.

Oft wandernder Rheumatismus der kleinen Gelenke mit allgemeiner Frostigkeit, Schwäche und Nervosität. Außerhalb der Regelzeit häufiger Kopfschmerz über und hinter dem linken Auge.

Anwendung: D 6–C 6 (D 12) dil.

Cimicifuga

Je stärker die Blutung, desto stärker der dysmenorrhoische Schmerz, aber Besserung der Stimmungslage und der rheumatischen Schmerzen bei Eintritt der Periode. Wehenartiger Schmerz bei Beginn und während der Menses. Nach unten drängender Schmerz im Unterleib; hin- und herziehender Schmerz im Rücken; querverlaufender Schmerz von Hüfte zu Hüfte oder am linken Ovar, linke Mamma. Schmerzen werden überwertig erlebt. Kälte verstärkt die Schmerzen. Zusammenkrümmen bessert. Menses zu früh oder zu spät, stark, dunkel, klumpig. Leicht unterdrückbar durch Gemütsbewegungen oder Kälteeinwirkung. Schlaflosigkeit während der Menses; Kopfschmerz vor der Periode – als sei das Gehirn zu groß, als ob die Schädeldecke sich öffne, ausstrahlend zum Nacken und Hinterkopf.

Arthralgisch-myalgisch-neuralgischer Symptomenkomplex, besser durch die Periode. »Hysterische« Gemütslage: Voller Verzweiflung, Seufzen, Weinen – dabei unruhig und geschwätzig, springt beim Sprechen von einem Gegenstand zum anderen.

Anwendung: C 6 (D 12)–C 30 dil.

Cocculus

Schwach, erschöpft, traurig, krampfig, überreizt. Wehenartiger, krampfiger, auch stechender Schmerz schon vor, bei Beginn und während der Menses. Dabei Leib aufgebläht; Migräne, Schwindel, Erbrechen und *starke Schwäche*; kann wegen Kraftlosigkeit und Schmerzen kaum stehen oder atmen. Nach Periode »völlig fertig« oder erschöpft. Menses zu früh, stark, seltener schwach, dunkel und klumpig.

Sehr wechselndes Verhalten, undiszipliniert, ärgerlich, verträgt keinen Widerspruch, schlechter nach zu wenig Schlaf und sehr reizbar. Neigung zu Kinetose.

Anwendung: D 6–C 30 dil.;
LM XIV–XVIII dil.

Coffea

Nervlich leicht erregbar und ruhelos; exaltiert. Schmerzen bringen zur Verzweiflung. Krampfige Schmerzen, »sind nicht auszuhalten«; dabei Furcht vorm Sterben. Schmerzen mit Abgang von schwarzen Blutklumpen. Schlimmer durch emotionale Erregung, auch durch freudige Überraschungen. Menses zu früh, lang, stark, dunkel, klumpig mit Jucken der Haut und an der Vulva.

Ungewöhnliche seelische und körperliche Aktivität in gesunden Tagen, voller Ideen, schnell entschlossen. Überwache Schlaflosigkeit durch Kaffee, besonders durch emotionale Einflüsse, durch freudige Ereignisse; kann nicht abschalten.

Anwendung: C 30–C 200 dil.

Colocynthis

Ärgerlich, reizbar, ungeduldig. Anfallsweise *plötzlich beginnende* krampfige, schneidende, stechende *Schmerzen* im Uterus, am Ovar, besser durch Zusammenkrümmen, Gegendruck und örtliche Wärme; schlechter durch Kälte, nach

Zorn, Ärger, Demütigung, Beleidigung. Menses zu früh, kurz, stark.

Anwendung: D 6 – C 30 dil.

Gelsemium (siehe S. 411)

Ignatia

Folgen von stillem Kummer, Sorge, Gram, enttäuschter Liebe, Eifersucht. Psychosomatose. Widersprüchliche Symptome. Bei Beginn der Periode treten krampfige, *nach unten drängende Schmerzen* auf mit vermehrtem Harndrang. Menses zu früh, seltener verspätet; lang, stark oder seltener schwach, dunkel, klumpig, übelriechend.

Anwendung: LM VI – XVIII dil.
In Übereinstimmung mit *Mezger* muß diese Arznei häufiger wiederholt werden, da die Wirkung in vielen Fällen nicht lange anhält. Dies läßt sich am besten mit LM-Potenzen durchführen.

Kalium carbonicum

Allgemeine Schwäche und Verlangen nach Wärme. Stechende und wehenartige Schmerzen im Rücken und Uterus vor und während der Periode; schlechter durch Kälte und Kaltwerden, besser durch Wärme und Bewegung.
Menses zu früh, seltener zu spät; lang, selten kurz; schwach oder stark; hellrot, *scharf*, gelegentlich übelriechend. Obstipation vor und während der Menses. Schweiß und juckende Haut während der Periode. Abneigung gegen Koitus. Gesicht aufgedunsen vor Menses. Oberlidödeme während der Periode.

Anwendung: D 6 – C 30 tabl.

Nux vomica

Harte (maskuline) Physiognomie. Spastische Obstipation. *Krampfige Schmerzen* vor und bei Beginn der Menses, oft vom Kreuz ausgehend mit Übelkeit; nach unten drängende spastische Schmerzen im Uterus; krümmt sich vor Schmerzen zusammen; Kälte verschlechtert, Wärme bessert. Menses oft zu früh, meist zu lang, seltener kurz; meist zu stark, seltener schwach; dunkel; zeitweise unterbrochen, fangen dann wieder an. Allgemeine Schwäche mit verstärkter Reizbarkeit vor und während der Periode. Vor Menses sehr erregt, impulsiv, cholerisch, heftig, hastig, streitsüchtig. Verträgt keinen Widerspruch. Folgen von Arzneimittelabusus, von Reizmittelmißbrauch, von Exzessen. Viele Beschwerden sind schlimmer am Morgen, besonders nach schlechtem Schlaf.

Anwendung: C 30/C 200 dil.;
LM VI – XVIII.

> **MEMO**
>
> Arzneigabe am Abend besser; Nux vom. nicht zur morgendlichen Verschlimmerungszeit geben!

Platinum

Sexuelle Übererregung mit Überempfindlichkeit der Geschlechtsorgane bis zum Vaginismus. *Exaltierte Schmerzüberempfindlichkeit*, muß schreien und weinen wegen der Schmerzen. Schmerzen beginnen allmählich und hören langsam auf. Krampfiger, wehenartiger, nach unten drängender Schmerz. Rechter Unterbauch sehr empfindlich. Menses zu früh, zu stark, schwarz und klumpig. Übersteigertes Selbstbewußtsein, hochmütig, launenhaft. Trost verschlechtert. Bevorzugt grelle, extravagante Kleidung. Wegen krampfiger Überempfindlichkeit ist gynäkologische Untersuchung fast unmöglich.

Anwendung: Reihe von C 30 – C 200 tabl.

Pulsatilla

Keine Periode gleicht der anderen. Schon mehrere Tage vor Beginn *Schwe-*

regefühl im Unterleib mit Empfindung, »als ob sie kommen würde«. Brüste gespannt, schmerzhaft. »Krampfschmerzen« und nach unten drängender Schmerz vor und während der Menses mit Frostschauern, kalten Füßen und trauriger Verstimmung, Menses sehr unregelmäßig; meist zu spät, zu kurz oder lang; schwach, seltener reichlich; oft dunkel und klumpig, aber auch blaß und dünn. Sehr *wechselnde Beschaffenheit*. Blutfluß nur am Tage oder stärker am Tage; Menses zeitweise unterbrochen, leicht unterdrückbar durch Kälte und Nässe. Rasch wechselnde und veränderliche Zustände; Weinen wechselt mit Lachen, schnell zu trösten. Weinen und Ruhelosigkeit vor und während Menses.

Anwendung: C 6 (D 12) – C 30 dil.; LM VI – XVIII dil.

Senecio aureus

Vor Menses treten entzündliche Reaktionen im Rachen, an Bronchien und an der Blase auf. *Schmerzen im Unterleib mit Eintritt der Regel* – aber *bei Beginn der Regel bessern sich der Allgemeinzustand und die vorhergehenden Entzündungen*, besonders an der Blase.
Schmerzen besonders während der ersten Blutung nach der Menarche, in der Pubertät. Menses zu früh oder zu spät, zu lang und zu stark, aber auch schwach, oft bleibt die Periode aus. Bei Ausbleiben der Regel treten vikariierend Nasenbluten, Bluthusten, Fluor, nächtliche Rücken- oder Lendenschmerzen auf und vermehrter Harndrang mit Blut im Urin. Regel leicht unterdrückbar durch Kälte. Paßt besonders bei tuberkulinischer Veranlagung.

Anwendung: D 3 – D 6 dil.

Zincum

Nervige Unruhe mit Rastlosigkeit, Müdigkeit und Erschöpfung – alles schlimmer in der Periodenzeit. Krampfige Schmerzen im Unterbauch, linken Ovar, Rücken; sie bessern sich oft bei Beginn und während der Mensesblutung. Nervös, unruhig, besonders unruhige Beine vor, bei Beginn und während der Periode. Menses zu früh, seltener spät; langdauernd; reichlich, besonders nachts, selten schwach. Sexualtrieb oft vermehrt. Leeregefühl mit Heißhunger 11 Uhr am Vormittag.

Anwendung: Reihe von C 30 bis C 200 Tabl.

▸ Nach verspäteter Menarche

Danach sind die ersten Blutungen oft bescheiden und schmerzhaft. Je nach Gesamtheit der Symptome kommt eine große Zahl von Mitteln in Frage. Aus dieser Gruppe bewähren sich am besten

Pulsatilla und
Senecio

die oben schon beschrieben wurden. Zusätzlich geben wir

Folliculin

Die Begründung für die Anwendung von potenzierten Hormonen habe ich bei *Progesteron* (S. 412) schon gegeben. Follikulin*mangel* zeigt sich durch Verzögerung der Reife: Menarche zu spät; Periode zu selten, unregelmäßig, schwach und oft schmerzhaft.

Anwendung: C 3 dil. an 3 aufeinanderfolgenden Tagen, am 6., 7. und 8. Tage nach Beginn der letzten Periode.

▸ In der Präklimax

Hier treten relativ selten Periodenschmerzen auf. Diese reagieren bei passendem Allgemeinzustand gut auf

Psorinum

Frostige Frauen; selbst im Sommer müssen sie warme Kleidung tragen; Furcht vor dem geringsten kalten Luftzug. Ste-

Übersicht der Arzneimittel bei Dysmenorrhö

Besonderheit der Menses und des Schmerzablaufes

	Schmerzbeginn			Intervall		
	vor/	bei/	während	zu früh/	zu spät/	unregelmäßig
Belladonna	x			x		
Borax	x	x		x od.	x	x
Bromum	x		x	x		
Chamomilla		x				
Caulophyllum	x	x				
Cimicifuga		x	x	x od.	x	x
Cocculus	x	x	x	x		
Coffea				x		
Colocynthis			x	x		
Gelsemium			x		x	
Ignatia		x		x		
Kalium carbonicum				x	(x)	
Magnesium phosphoricum	x	x		x		
Nux vomica	x	x		x		x
Platinum				x		
Pulsatilla	x	x			x	x
Senecio		x		x od.	x	x
Veratrum				x		
Viburnum	x				x	
Zincum	x			x		x

chende, schneidende Schmerzen im Unterleib während der Menses. Menses oft zu früh, zu kurz, schwach, unterbricht für Stunden. Menstrualblut riecht widerlich. Reichlich *übelriechender* Fluor. Brüste gespannt und schmerzhaft.

Anwendung: C 30/C 200 dil.

Dysmenorrhö 417

Dauer kurz/	Dauer lang/	Stärke schwach/	Stärke stark/	Farbe hell/	Farbe dunkel	Charakteristika
x			x	x		Schmerz beginnt und endet plötzlich
			x			Membranen
			x			Membranen
	x		x		x	Exaltiert. Membranen
		x				Je *schwächer* die Blutung, desto *stärker* der Schmerz.
			x		x	Je *stärker* die Blutung, desto *stärker* der Schmerz.
		(x)	x		x	Neigung z. Migräne, Schwindel, Erbrechen, *Schwäche*
	x		x		x	Klumpig, Hautjucken an Vulva
x			x			Krümmen und örtliche Wärme bessern.
		x				Zittern und Schwäche
	x	x od.	x			Folge von Sorge, Kummer, enttäuschter Liebe
(x)	x	(x)	x			Gesicht aufgedunsen vor Menses
	x				x	Membranen. Wärme und Krümmen bessern.
(x)	x	(x)	x		x	Verkrampfte Physiognomie
			x		x	Weint vor Schmerzen
x/	x	xx	(x)	(x)	x	Keine Periode gleicht der anderen
	x		x			Regel leicht unterdrückbar (durch Kälte)
			x			Kollapsneigung
x		x				Herumlaufen bessert
	x		x			Unruhige Beine vor Periode. Menses stärker nachts

Schwangerschaft und Nachgeburtsperiode

In dieser Lebensphase benötigen Mutter und Kind unsere besondere Sorgfalt und die schonende homöopathische Therapie. Gerade die so segensreiche hausärztliche Betreuung findet viele Möglichkeiten, von denen ich nur einen kleinen Ausschnitt darstelle.
Zu weiterführenden Hinweisen vgl. *50*.

Übersicht

Psychische Veränderungen

    In der Schwangerschaft
    Reagiert mit Schwermut, Angst, Furcht . . . . . S. 419   Cimicifuga
    EK 31/63, KK I/46/92, SR I (siehe deutschen Index,   Ignatia
    S. 36, Schwangerschaft)   Pulsatilla
       Sepia

    Im Wochenbett/Kindbett
    Reagiert mit Schwermut, psychotischer,
    manischer Verhaltensweise . . . . S. 419   Platina
    EK 38, KK I/55, SR I (siehe deutschen Index,   Pulsatilla
    S. 25, Kindbett)   Stramonium
       Veratrum album

Hyperemesis gravidarum . . . . S. 420   Cocculus
EK 504/538, KK III/480, KK III/458 (Erbrechen)   Ignatia
   Ipecacuanha
   Sepia

Beschwerden beim Stillen

    Rhagaden, Fissuren der Mammille
    EK 832 (Entzündung, Brust, Warzen),
    KK II/234 (Risse), KK II/235 (Wundheit)

        Örtliche Behandlung . . . . S. 421   Calendula ⌀
           Ratanhia ⌀

        Innerliche Behandlung . . . . S. 421   Acidum nitricum
           Castor Equi
           Phytolacca

    Zu wenig Milch . . . . S. 422   Agnus castus
    EK 844 (verschwindet), KK II/234 (versiegt)   Urtica urens

    Erschöpfung nach Stillen . . . . S. 422   China
    EK 1412 (Verlust von Säften), KK I/518
    (Säfteverlust)   Natrium muriaticum

Mastitis

    Erythem . . . . S. 422   Belladonna
    EK 832, KK II/214

    Ödem, Infiltration . . . . S. 423   Apis
       Phytolacca

    Eiterung . . . . S. 423   Hepar sulfuris

Psychische Veränderungen

Sie begleiten die hormonale Umstellung der werdenden Mutter und geben für die homöopathische Arzneiwahl wertvolle Hinweise.

▶ In der Schwangerschaft

Manche Frauen reagieren auch bei guter persönlicher und familiärer Situation schon auf die Mitteilung der bestehenden Schwangerschaft mit *Angst, Furcht, Ärger, depressiver Verstimmung*. Eines der folgenden Mittel kann dann angezeigt sein.

Cimicifuga

Voller Verzweiflung, fürchtet sich vor allen Komplikationen einer Schwangerschaft, von denen sie je etwas gehört hat. Dabei motorisch unruhig, muß umhergehen, geschwätzig, unkonzentriert, fürchtet geisteskrank zu werden; »ich drehe völlig durch«, sagte eine Patientin in der 6. Woche, wesentliche Besserung nach einer Gabe C 200 glob.

Anwendung: Je erregbarer, desto höher und weniger: 1 glob. C 200 oder LM XXX dil. 1 Tr.

Ignatia

Neigt schon vorher zu stillem Kummer, trauriger Verstimmung, zu widersprüchlichem »hysterischen« Verhalten mit raschem Wechsel der Stimmung.
Reagiert jetzt mit Ärger und Erbitterung; ärgert sich über sich selbst; fühlt sich blamiert durch die Schwangerschaft; kann es so nicht aushalten; *muß tief seufzen*. Übelkeit durch Bewegung, extreme Abneigung gegen Tabakrauch (wie *Pulsatilla*), alle Nahrung ist heute zuwider und wird am nächsten Tag gut vertragen.

Anwendung: LM VI–XVIII dil.; C 30 glob.

Pulsatilla

Neigt zum Weinen (Ignatia *seufzt*). Braucht viel guten Zuspruch und Zuneigung; Trost *bessert* rasch, Stimmung wechselt zwischen Tränen und Lachen; reizbar, mißtrauisch, eifersüchtig; lehnt den Mann ab, der »schuld« ist.
Neigung zu venösen Stauungen an den Beinen.

Anwendung: C 6 (D 12) dil./C 30 glob.; LM VI–XVIII dil.

Sepia

Wird gleichgültig gegenüber ihren beruflichen Pflichten, gegen Mann und Kinder, gegen alles, was ihr sonst wertvoll ist. Die Schwangerschaft erscheint ihr wie ein schweres Schicksal, will nicht getröstet werden, am liebsten möchte sie weggehen, möchte allein sein und Ruhe haben.
Übelkeit und Erbrechen morgens, *schlechter* durch Geruch und Anblick von Essen.

Anwendung: C 30–C 200 glob.; LM XVIII–XXX dil.

▶ Im Wochenbett/Kindbett

Auch nach normaler Schwangerschaft und Entbindung treten seelische Krisen auf: Schwermut, psychotische, manische Verhaltensweisen.

Platina

Manische Erregung mit Tanzen, Singen. Fühlt sich hocherhaben über alle Personen der Umgebung; sieht verächtlich auf andere herab, arrogant, beleidigend. Nymphomane Erregung mit wollüstigem Jucken der Vulva. Vulva überempfindlich, so daß sie keine Vorlage tragen kann.

Anwendung: C 200 tabl./glob.; LM XVIII–XXIV dil.

Pulsatilla (vgl. S. 419)

Melancholische Grundstimmung wechselt mit manischer Erregung. Weint beim Stillen. Dünne, wäßrige Muttermilch, sehr geringe Menge.

Anwendung: C 30/C 200 tabl./glob.; LM XVIII–XXIV–XXX dil.

Stramonium

Puerperal-Manie mit Blutandrang zum Kopf, Gesicht hellrot, schwitzig, heiß, gedunsen. Starke Erregung mit Furcht und Angst, Geschwätzigkeit, Delirien, Halluzinationen; sieht Gegenstände kleiner, schief, doppelt; sieht wilde Tiere, hört Stimmen. Verlangt Licht, aber reagiert auch mit Konvulsionen beim Anblick eines glänzenden Spiegels. – Lochien haben üblen Geruch.

Anwendung: C 30/C 200 glob.; LM XVIII–XXX dil.

Veratrum album

Puerperal-Manie mit *religiösen* Wahnvorstellungen. Verlust der ewigen Seligkeit, betet exaltiert. Gesicht bläulich und aufgedunsen, vortretende Augen, kalter Schweiß. Schreit wild, Neigung zum Beißen und Zerreißen, »möchte jeden küssen« (*Hering*).

Anwendung: C 30/C 200 glob.; LM XVIII–XXX dil.

Hyperemesis gravidarum

Übelkeit und Erbrechen in der Schwangerschaft treten häufig auf, werden bei jeder zweiten Frau beobachtet und benötigen bei geringem Auftreten meist keine spezielle Behandlung. Aceton im Urin kontrollieren! Die allopathischen Antiemetika sind mit Vorsicht und nur bei strenger Indikationsstellung in der Schwangerschaft angezeigt. Hier kann die homöopathische Arznei ohne Risiko helfen, wenn man die Methode beherrscht: Die Arzneiwahl stützt sich nicht auf die kollektive diagnostische Krankheit, sondern bezieht sich auf die individuelle ganzheitliche Reaktion des kranken Menschen.

Cocculus

Paßt besonders für Frauen mit Neigung zu Kinetose und nervöser, reizbarer Sensibilität; »Gefühl von Schwäche und Erschöpfung« (*Mezger*). Abneigung gegen Speisen, schon Geruch von Essen löst Übelkeit aus. Schwindel so stark, daß sie liegenbleiben muß. Alles schlimmer beim Fahren.

Anwendung: C 6 (D 12) dil.; C 30 glob.

Ignatia

Die charakterliche Besonderheit wurde schon beschrieben. Die *widersprüchliche* Verhaltensweise findet ihre Entsprechung: Übelkeit wird *besser* nach Essen; die gleiche Nahrung wird heute vertragen, morgen aber abgelehnt und erbrochen; Schwerverdauliches wird behalten, leichte Kost wird erbrochen; Kloßgefühl im Hals, besser beim Schlucken; zwischen den Brechanfällen wieder Hunger; Erbrechen am Ende der Mahlzeit. Die Übelkeit wird besonders ausgelöst durch Gerüche (Tabak, Parfüm, Kaffee).

Anwendung: LM VI–XVIII dil.; LM-Potenzen sind die mildeste Arznei und bei diesen extrem reizbaren Patienten am besten.

Ipecacuanha

Leitsymptome: Übelkeit mit *sauberer* Zunge und *beständige* Übelkeit, die auch nach dem Erbrechen nicht nachläßt. Bei manchen Frauen ist die Übelkeit ausgeprägter als der Brechreiz. Gefühl, als ob der Magen nach unten hängen würde. Schwindel mit blassem, bläulichem, aufgequollenem Gesicht; blaue Lippen und Nägel. Neigung zum Nasenbluten in der Schwangerschaft weist auf die Blutungsbereitschaft hin. Frühabort in der 6. Woche mit starkem Blutverlust oder postpartale Blutung aus dem atonischen Uterus.

Anwendung: C 6 (D 12) dil.; C 30 glob.

Sepia

Die psychische Verhaltensweise wurde schon beschrieben. Übelkeit und Erbrechen *schlimmer* morgens beim Erwachen, beim Zähneputzen, sie werden *besser* nach dem Frühstück. Magen öd und leer, Druck im Bauch mit Schweregefühl nach abwärts, *besser* durch Essen. Übelkeit und Brechreiz werden schon durch Anblick oder Geruch von Speisen ausgelöst, es kommen nicht nur Speisen, sondern auch Galle hoch. Lehnt Fleisch, Milch, fette Speisen ab; Verlangen nach Wein.

Anwendung: C 30 – C 200 glob.; LM XVIII – XXX dil.

Beschwerden beim Stillen

▶ Rhagaden, Fissuren der Mamille

▷ Örtliche Behandlung

Calendula-Salbe, 1 OP, DHU, oder
Rp. Ratanhia ∅ dil. 5,0
     Ol. oliv. 10,0
     Ungt. moll. ad 50,0
     M. f. Ungt.

▷ Innerliche Behandlung

Acidum nitricum

Rhagaden mit Schmerz, als ob ein *Splitter* in die Haut spießen würde; tiefe, blutige Einrisse an der Mamille. Diese Arznei wirkt besonders gut bei eher dunkelhaarigen Frauen mit festem Gewebe (*Hahnemann*: »Straffe Faser«) mit Neigung zu weichem Stuhlgang und dunklen gestielten Warzen, besonders am Oberlid; Lochien oft übelriechend; Urin riecht scharf, wie Ammoniak, wie Pferdeharn. Psyche reizbar, ärgert sich über Kleinigkeiten, wird vor allem nach Schlafmangel streitsüchtig. (Rooming-in-Situation im Mehrbettzimmer!)

Anwendung: C 6 (D 12) – C 30 dil.

Castor equi

Rissige, wunde Warzen; sehr schmerzhaft, berührungsempfindlich, juckend. Umgebung rot. Gut wirkendes Mittel »selbst noch in vernachlässigten Fällen mit geschwürigem Zerfall der Warzen« (*Hering*). »Die geschwollene Mamma ist sehr schmerzhaft, beim Treppabgehen mit der Empfindung, als wenn die Brust hinabfallen würde, muß mit der Hand dagegen drücken...« (*Hering*).

Anwendung: C 3 (D 6) tabl.; C 6 (D 12) dil.

Phytolacca

Diese Arznei hat vielfache Wirkung auf die Mamma und heilt Funktionsstörungen und Entzündungen in verschiedenen Stadien: Schmerzen beim Stillen, Rhagaden, schmerzhafter Milcheinschuß, Mastitis beim Stillen, Mastodynie, gutartige Knoten. Die wunden Brustwarzen reißen ein und entzünden sich. Beim Anlegen des Kindes bleibt der Schmerz nicht örtlich, er strahlt über den ganzen Körper der Mutter aus und ist fast unerträglich (*Hering*). Starker und schmerzhafter Milcheinschuß; Brust hart, bei Druck schmerzhaft. Beginnende lokalisierte Rötung (siehe Mastitis, S. 423).

Anwendung: Bei Rhagaden, bei beginnender Entzündung C 6 (D 12) dil. 5 Tr. pur, dann Auflösung nach Methode 1; C 30 glob. bei starken Schmerzen.

▸ **Zu wenig Milch**

> **MEMO**
> Viele homöopathische Arzneien sind wirksam in den polar entsprechenden Funktionszuständen; oft davon abhängig, ob niedere oder höhere Potenzen angewendet werden.

Dazu Beispiele:

Agnus castus

▸ Wöchnerin mit Milchmangel

Die Patientin ist traurig und verzweifelt; möchte sterben, ist erschöpft, schläfrig am Tage, quält sich nachts mit unruhigen Träumen.

Anwendung: D 4 dil. 3mal tgl. 8 Tr.

▸ Mangelhafte Milchbildung als Folge von Unterdrückung der Milchbildung

Agnus castus

Anwendung: Reihe C 6 (D 12) – C 30 dil.

Urtica urens

Ungenügende Stillfähigkeit, Patientin ist sehr müde, möchte liegen.

Anwendung: Brennesseltee oder D 4 dil., 3× tgl. 8 Tr. *Abstillen* am Ende der Stillzeit alle 3 Tage C 30 glob.

▸ Erschöpfung nach Stillen

China

Wichtiges Mittel bei Folgen durch Verlust von Körpersäften (Milch, Blut, Samen, Sekrete, Eiter, Durchfall) und Erschöpfung nach schwerer Krankheit. Evtl. war schon der Blutverlust bei der Geburt zu groß und der Wochenfluß zu lange oder zu stark. Bewährt sich auch bei Zahnschmerz der stillenden Mutter (*Hering*). Blasses, gelbliches Gesicht mit fleckiger Röte, Blutandrang zum Kopf.

Kopfschmerz durch Kälte oder kalten Luftzug.

Anwendung: C 6 (D 12) dil. – C 30 glob.

Natrium muriaticum

Paßt für abgezehrte Menschen, die durch Verlust von Körpersäften (wie *China*) heruntergekommen sind. In der Schwangerschaft Hyperemesis; erbricht morgens schaumigen, wäßrigen Schleim, oft noch in der zweiten Hälfte der Schwangerschaft. Starker Haarverlust im Wochenbett und nach dem Stillen.
Blasses, wächsernes Gesicht, fettig an der Stirnhaargrenze und an den Oberlidern. Tiefe Fissur in der Mitte der Oberlippe. Abmagerung am Hals, »starker Hunger mit schwachem Körper und traurigem Gemüt« (*Hering*) oder: starker Hunger, aber rasch satt und Völlegefühl, Verlangen nach Salz, nach bitteren, sauren Speisen, nach Milch und Fisch; Abneigung gegen Fleisch, Brot, Kaffee.

Anwendung: C 30 – C 1000 glob./tabl.; LM XVIII – XXX dil.

Mastitis

Vorbeugung: Peinliche Sauberkeit, aber keine chemischen Desinfizientia; Milchstau vermeiden. Wie bei jeder Entzündung gibt auch hier der phasenartige Verlauf gute Hinweise, welches Mittel in der richtigen Phase angewendet werden kann (vgl. S. 40).

▸ Erythem (1. Phase)

Belladonna

Spannungsgefühl, Schwellung, Röte, Klopfschmerz. Die Entzündung hat sich rasch entwickelt. Diffuse Schmerzen bei Erschütterung; pulsierendes Empfinden bis zum klopfenden Schmerz.

Anwendung: C 6 (D 12) dil. nach Methode 1.

▶ Interzelluläres Ödem, Exsudation (2. Phase)

Apis

Ausgeprägte ödematöse Schwellung in der regionalen Subkutis. Dadurch ist die Hautfarbe heller als bei *Belladonna*, nämlich glasig, hellrot. Stechende Schmerzen, brennende Hitze (wie nach Bienenstich). Die Haut ist sehr berührungsempfindlich, *besser* durch lokale kühle Anwendungen.

Anwendung: C 6 (D 12) dil. nach Methode 1.

Phytolacca (vgl. S. 421)

Durch reaktives Ödem und Milchstau wird die Brust sehr hart, bei Druck empfindlich. Stillen sehr schmerzhaft.

Anwendung: C 6 (D 12) dil. nach Methode 1.

▶ Drohende oder beginnende Eiterung

Hier müssen Sie entscheiden, ob Antibiotika und/oder evtl. radiäre Inzision erforderlich sind. Bei größerer Erfahrung mit der Homöopathie wählen Sie eines der folgenden Mittel:

Hepar sulfuris

Charakteristisch ist stechender Schmerz, starke Berührungsempfindlichkeit, sehr frostig. Schmerzen werden durch kalte Anwendungen *schlechter*.

Anwendung: Bei diesem Mittel ist die Richtung der arzneilichen Wirkung deutlich abhängig von der Potenzierungsstufe. Wenn Sie noch eine Chance sehen, die eitrige Einschmelzung zu verhindern, so geben Sie höhere Potenzen. Beginnen Sie mit 1 Gabe Hepar C 30; am gleichen Abend erhält der Patient 1 Gabe C 200 und am kommenden Morgen 1 Gabe C 1000. Diese kumulative Behandlung mit Hochpotenzen ist eine Ausnahme von den sonstigen Anwendungsvorschriften (S. 15, Meth. 2).
Bei oberflächlicher und eng begrenzter Eiterung besteht eine Chance, daß Reifung und Öffnung zu provozieren sind. Dafür geben Sie: Hepar sulf. C 6 tabl. 3× tgl. 1 Tabl., und machen zusätzlich feuchtwarme Aufschläge auf die erkrankte Brust.

Bei Ausbreitung Mischinjektion (nach *Schlüren*).

Lachesis D 12, **Echinacea** D 4, **Pyrogenium** D 30.

Anwendung: Je 1 Ampulle i.m., evtl. 3 Tage nacheinander.

Physisches Trauma – Folgen von körperlichen Verletzungen

Bei Folgen von Verletzungen und chirurgischen Eingriffen kann die homöopathische Arznei entscheidend helfen. Die Arzneiwahl beschränkt sich im einzelnen meist auf wenige Mittel, da die individuellen Reaktionen durch die Art der Traumen begrenzt sind.
Es ist selbstverständlich, daß die notwendige Spezialtherapie nicht vernachlässigt werden kann.

Gehirntrauma (Commotio, Contusio, Geburtstrauma)

Übersicht

Gehirntrauma
Commotio, Contusio, Geburtstrauma
EK 117, KK I/184

    Im akuten Stadium . . . . S. 426   Arnica
                                                        Hypericum

    Folgen nach Gehirntrauma

        Allgemein . . . . S. 427   Arnica
        EK 224, KK I/202 (Kopfverletzungen)   Helleborus
                                                             Natrium sulfuricum

        Kopfschmerz . . . . S. 428   Arnica
        EK 137, KK I/248 (Fall)   Natrium sulfuricum
        EK 137, KK I/250 (Erschütterung, bzw.   Belladonna
        Gehirnerschütterung)

        Psychische Störungen . . . . S. 428   Arnica
        EK 38, KK I/55 (Geisteskrankheit,   Hypericum
        nach Kopfverletzungen)   Natrium sulfuricum
        EK 72, KK I/91 (Trägheit des Geistes bzw.
        Schwermut, Verletzungen am Kopf)

        Schwindel . . . . S. 428   Arnica
        EK 107, KK I/164 (Kopfverletzung)   Cicuta
        EK 105, KK I/162 (Gehirnerschütterung)

        Konvulsionen . . . . S. 428   Arnica
        EK 1362, KK I/423 (Verletzungen, durch)   Hypericum
                                                             Cicuta

▶ **Akutes Stadium**

Hier wenden wir zuerst *Arnica* an – das sehr umfassend wirksame Traumamittel mit organotroper Wirkung auf das Blutgefäßsystem – und danach *Hypericum*, eine Arznei, die sich bei fast allen Verletzungen der Nervensubstanz bewährt.

Arnica

Angezeigt bei Verletzungen mit Zerreißung von Kapillaren und Blutgefäßen, sowie bei Prellungen, Quetschungen, Zerrungen. Dadurch entsteht ein Bluterguß; die verletzte Stelle schmerzt wie zerschlagen, man darf nicht daran rühren.
Bewährte Indikationen der *Arnica*-Behandlung:
– Vor *operativen Eingriffen* und *Zahnextraktionen*. Verhindert Infektion, vermindert Wundschmerz und Gefahr der Nachblutung.
– *Verbrennungen 1. Grades*, dunkelrote Haut; geringste Berührung schmerzt, will keinen Verband. Verbrennungen nur in der Phase des Erythems, keine Blasenbildung.
– Folgen von *Überanstrengungen*:
  Muskelschmerzen nach langen Märschen, Bergtouren bei Untrainierten. Schmerzen in der Brustwand bei *körperlicher Überlastung*. Brustkorb wie zerschlagen – mag keine beengende Kleidung.
– *Herzschmerzen* bei Überlastung. Sportherz mit Hypertrophie. Puls langsam.
– *Heiserkeit* bei Sängern und Rednern. Kehlkopf sehr berührungsempfindlich.
– *Schmerzen* in *Bauchmuskeln* und Unterleib nach der Geburt, kann dadurch nicht aufrecht laufen. Arnica verhindert postpartale Blutung und Infektion.
– *Keuchhusten* mit Nasenbluten und subkonjunktivalem Hämatom, Unruhe und Weinen vor dem Anfall. Hält sich Hals oder Brust fest, da Gefühl des Zerreißens besteht. Sputum blutstreifig.
– *Fieberhafte Zustände* mit dem Gefühl der Zerschlagenheit. Bett erscheint zu hart. Kann nicht auf einer Stelle liegenbleiben, da es schmerzt. Der Körper ist kalt, der Kopf heiß und dunkelrot, die Nase aber kalt. Benommen, wie betäubt, Stupor. Läßt sich nicht überzeugen, daß er schwer krank ist; schickt Helfer und Arzt weg.

Anwendung: Innerliche Medikation ist besser. Äußere Anwendungen mit Arnikatinkturen (als Umschläge oder in Salben verarbeitet), nicht auf offene Wunden. Nicht tiefer als D 6, macht Blutung; besser C 6 (D 12) – C 30 dil.

Hypericum

Verletzungen und ihre Folgen, bei denen Nerven und nervenreiches Gewebe getroffen wurden. – Heftige, stechende, reißende Schmerzen an der verletzten Stelle mit *Ausstrahlung* ins Versorgungsgebiet des betroffenen Nerves, evtl. Kribbeln und Taubheit im Nervareal.
– Schmerzen werden durch Berührung und Erschütterung schlimmer
Bewährte Indikationen:
– *Gehirntraumen* und ihre Folgen; der Wirkungsbereich geht von der Kopfprellung bis zur Kontusion. Die Anwendung kommt zeitlich meist nach *Arnica* und vor *Natrium sulfuricum*.
– Alle peripheren *Nervenverletzungen*.
– *Postoperative Schmerzen*, auch nach Lumbalpunktion (vgl. S. 432) und Zahnextraktion.
– *Phantomschmerzen* nach hoher wurzelnaher Amputation.
– *Schlag auf den Finger* (sehr nervenreiches Gewebe). Schmerzen strahlen in den Arm aus.
– *Wurzelreiz-Syndrom* nach Stauchung der Wirbelsäule. Kokzygodynie.
– Auch unabhängig von Kopfverletzungen: *Depressive Verstimmungen*. Patient ist weinerlich, gedrückt, müde,

abgespannt, schläfrig. Sehr kälteempfindlich, aber Blutandrang zum Kopf. Schwindel mit Scheitelkopfschmerz, klopfend.
Bewährt: 8 Tage lang i.m. Injektion von Hyperforat, dann Hyperforat liq. 3mal tgl. 15 Tropfen etwa 14 Tage lang. Weiterbehandlung mit *Hypericum* D 4.
Anwendung: D 4–C 30/C 200 dil.

▶ Folgen nach Gehirntrauma

▷ Folgen nach Kopfverletzungen, Spät-Folgen

Hier können wir

Arnica

und als Ergänzungsmittel verordnen:

Hypericum

sowie *Helleborus* und *Natrium sulfuricum*.

Helleborus niger

Folgen von Gehirnerschütterungen und meningeale oder zerebrale Affektionen mit Abstumpfung aller Sinnesorgane. – Bei der Arzneimittelprüfung von *Hahnemann* (RAL Bd. III) treten Ödemsymptome auf (Hautödeme, Schwere in geschwollenen Körperteilen). In der reaktiven Heilungsphase ist die diuretische Wirkung deutlich: Besserung aller Krankheitserscheinungen durch reichlichen Harnabgang. Von dort her kann man den Helleborus-Effekt am Gehirn verstehen: Ausschwemmung des Hirnödems. Dazu kommt in der Arzneimittelprüfung die abstumpfende Wirkung auf das gesamte Sensorium: »Wo man bei gutem Gesicht nur unvollkommen sieht, bei guten Gehörwerkzeugen nicht deutlich hört« (RAL Bd. III).
Bewährte Indikationen:
– *Folgen nach Gehirnerschütterungen* in der Reihenfolge:

Arnica – Hypericum – Helleborus – Natrium sulfuricum.
– Nach *Hirnoperationen*.
– *Frühkindlicher Hirnschaden*. Folgen nach *Zangenentbindung*.
– *Hydrozephalus*,
– *Scharlachnephritis*,
– *Abstumpfung* und *Verlangsamung* aller *geistigen* und *sensoriellen Leistungen* mit schweigsamer Melancholie bei alten Menschen.

Anwendung: C 6 (D 12) – C 30 dil.
D 4 – D 6 (diuretischer Effekt, optimale Zeit zur Anwendung: 17 Uhr!)

Natrium sulfuricum

Beschwerden nach Kopfverletzungen oder Wirbelsäulentraumen. Als Folge von Kopftraumen treten Kopfschmerzen und Änderungen im seelisch-geistigen Verhalten auf.
Natrium sulf. ist ein Mittel aus der hydrogenoiden Gruppe, d. h. alles Wäßrige verschlechtert die Symptome: Wohnen in feuchter Gegend, an Flüssen, Seen, in sumpfigen Niederungen. Wetterwechsel von trocken zu feucht. Fühlt im voraus die Wetteränderung (wie *Rhododendron*). Essen von Meeresfrüchten und Fisch kann Durchfall auslösen. – Fühlt sich besser in trockenem, warmem Klima. *Kopfschmerz* nach Gehirnerschütterung ist deshalb meist *schlimmer bei* und *vor Wetterwechsel* von trocken zu feucht. Neigung zu Traurigkeit mit periodischer manischer Erregung. Wie alle Natriumsalze stark beeindruckt durch Musik; Weinen beim Anhören von Musik. – Reizbar und schweigsam, schlechte Laune, *schlimmer morgens und bei feuchtem Wetter*.
Bewährte Indikationen:
– Kopfschmerzen mit depressiver Verstimmung nach Kopf- und Wirbelsäulentraumen. Schlimmer am Morgen, bei und vor Wetterumschlag von trocken zu feucht.
– Hygrometer-Rheumatismus. Jede Zu-

nahme der Luftfeuchtigkeit verstärkt die Schmerzen.
- Katarrhalische Entzündungen mit gelbgrünlichen Absonderungen aus Nase, Bronchien, Urogenitalsystem.
- Durchfälle morgens, beim Aufstehen, wäßrig, gelblich. Schlimmer durch Meeresfrüchte und wasserreiche Gemüse, Früchte.
- Fluor: scharf, wundmachend, gelbgrünlich, schlimmer durch Waschungen.

Anwendung: Reihe von C 6 (D 12)–C 200 tabl.

▷ Postkommotieller Kopfschmerz

Neben

Arnica (s. S. 426)
Natrium sulfuricum (s. S. 427)

paßt besonders oft

Belladonna

Plötzlicher Beginn mit hochrotem Kopf und klopfendem Kopfschmerz. Die geringste Erschütterung verstärkt den klopfenden Kopfschmerz, der besser wird durch Ruhighalten und Rückwärtsneigung. Schlimmer durch kalte Luft, nach vorn beugen, Bewegung; Gefühl, als wolle der Kopf platzen, als würden die Augen nach außen gepreßt.

Anwendung: C 6 (D 12)–C 200 dil.

▷ Psychische Störungen, einschließlich Schwermut nach Kopftrauma

Sie benötigen oft

Arnica (s. S. 426)
Hypericum (s. S. 426)
Natrium sulfuricum (s. S. 427)

▷ Schwindelzustände, die seit einer Kopfverletzung aufgetreten sind

Sie reagieren oft auf

Arnica oder
Cicuta

▷ Konvulsionen nach Gehirntrauma

Hier kann man

Arnica
Hypericum

oder *Cicuta* einsetzen.

Cicuta virosa

Neigung zu Spasmen und Konvulsionen. Bei *Schwindelanfällen* nach Kopfverletzungen oft bewährt; bei posttraumatischen Konvulsionen (traumatische Epilepsie?) gelegentlich hilfreich, wenn die Ätiologie deutlich ist. Unter genauer Kontrolle des EEG kann man den Versuch machen, die Dosis der antikonvulsivischen Medikamente behutsam zu reduzieren.

Anwendung: C 6 (D 12)–C 200 dil.

Operationstrauma

Unsere Patienten haben große Vorteile, wenn wir sie bei einer notwendigen Operation vorbehandeln und eine Begleittherapie mit homöopathischer Arznei nach dem Eingriff durchführen. Man kann gewissenhaften Patienten die Arznei auch zur eigenen Verwendung mitgeben, wenn keine Begleittherapie im Krankenhaus durchgeführt wird. Der Hausarzt kann bei entsprechender Einstellung mit dem Klinikarzt die homöopathische Behandlung besprechen. Diese Behandlung kollidiert *nicht* mit anderen Maßnahmen im Krankenhaus.

Übersicht

Operationstrauma

- Vorbereitung zur Operation, zu zahnärztlichen Eingriffen

Allgemein	S. 430	Arnica
Risikofälle		
Embolie, Thrombose	S. 430	Lachesis
Blutungsneigung	S. 430	Phosphorus
Angst und Furcht vor der Operation		
Operation	S. 430	Aconitum
		Gelsemium
		Ignatia

- Begleitende Therapie nach der Operation

Beim Erwachen aus der Narkose	S. 431	Nux vomica
Für alle Patienten 3–4 Tage	S. 431	Arnica

- Sonderfälle

Motorische Unruhe	S. 431	Rhus toxicodendron
Drohende Infektion	S. 431	Echinacea
		Lachesis
		Pyrogenium
Drohende Embolie, Thrombose	S. 431	Bothrops lanceolatus
Nachblutungen	S. 431	Crotalus horridus
Schmerzen	S. 432	Bellis perennis
		Staphisagria
Augenoperationen	S. 432	Zincum
		Senega
Hirnoperationen	S. 432	Hypericum
		Helleborus
Laparotomie	S. 432	Staphisagria
		Bismutum
		Collinsonia

Postoperative Darmlähmung	S. 433	Opium
		Plumbum
Nierenstein- und Blasenoperation . .	S. 433	Arnica
EK 658, KK II/685		Staphisagria
Katheterisierung	S. 433	Petroselinum
		Cannabis sativa
Sonnenbrand		
s. Verbrennung, Erythem	S. 438 + 86	
Sonnenstich	S. 434	Belladonna
EK 236, KK I/222		Glonoinum
		Apis
		Lachesis

▶ **Vorbereitung zur Operation, zu zahnärztlichen Eingriffen**

Arnica

Anwendung: Alle Patienten erhalten vorher – etwa 4 Tage – *Arnica* C 6 (D 12) 2mal tägl. 5–8 Tropfen.

▷ **Risikofälle mit Embolie- oder Thrombosegefahr (Krampfadern, Klimax, Adipositas)**

Geben Sie *Lachesis* C 6 (D 12) 5 Tropfen abends, wenn möglich schon 2 Tage vor der Operation und bis 10 Tage nach der Operation; *bei Blutungsneigung* und *Spontanhämatomen* am besten *Phosphorus!*

Lachesis

Bewährt *bei Embolie* und *Thrombosen*. Lachesis ist ein sehr breit wirkendes Mittel, so daß hier auf differenzierende Beschreibung verzichtet werden muß.

Anwendung: C 6 (D 12) dil. bei Thromboseprophylaxe.

▷ **Blutungsneigung**

Phosphorus

Blutungsbereitschaft zeigt sich durch Neigung zu Nasenbluten und zu gehäuften Spontanhämatomen. – Vor allem indiziert, wenn Patienten berichten, daß auch kleine Wunden stark und lange bluten oder daß bei früheren Zahnextraktionen oder Operationen eine Nachblutung auftrat.

Anwendung: 2 Tage vor der Extraktion oder Operation 1mal C 30 oder C 200 glob.

▷ **Angst und Furcht**

Bei Angst und Furcht vor der Operation können wir dem Patienten unmittelbar helfen, daß er ruhiger und gelassener die Operationsbelastungen verkraftet.
Dabei bewähren sich *Aconitum, Gelsemium, Ignatia.*

Aconitum

Existentielle heftige Angst mit der fast zwanghaften Meinung, daß er bei dieser Operation sterben muß; wird gequält von Vorahnungen, sagt die Zeit seines Todes voraus; Sorge um seine Zukunft; auch physische Unruhe.

Anwendung: C 30 glob.

Gelsemium

Furcht mit feinem vibrierenden Zittern der Hände; Gefühlserregungen, unerwartete Nachrichten beeinflussen den

Herzrhythmus (als ob das Herz stehen bliebe) oder die Atmung wird schnell und hektisch bis zur Hyperventilation, evtl. Durchfall.

Anwendung: C 30 glob.

Ignatia

Häufiges Seufzen und Stöhnen, Stöhnen kündet nach außen den tief innen verborgenen Kummer und die Sorge, was die Operation wohl bringen mag. Verschlossenes Wesen und Ablehnung von Trost, widersprüchliche Symptomatik und schneller Wechsel der Stimmungslage machen im Krankenhaus den Umgang mit diesen Patienten schwierig.

Anwendung: C 30 glob.

▶ Begleitende Therapie nach der Operation

▷ Erwachen aus der Narkose

Zu diesem Zeitpunkt sollte der Patient *Nux vomica* erhalten.

Nux vomica (Brechnuß)

Der Name Brechnuß weist schon auf eine wesentliche Wirkung dieser Arznei hin. Bei Patienten mit einer Schwäche der Entgiftungsfunktion der Leber tritt längere Übelkeit nach der Narkose auf.

Anwendung: D 4 dil., Methode 1.

▷ Abklingen der Narkosebelastung

Mit *Nux vomica* aufhören und die Behandlung mit

Arnica

fortsetzen.

Anwendung: etwa 3–5 Tage lang 2mal tägl. 5–8 Tropfen.

▶ Sonderfälle

Für einige Sonderfälle sollten Sie gerüstet sein:

▷ Motorische Unruhe

Rhus toxicodendron

Starker Bewegungsdrang, Schmerzen in der Ruhe, will seine Lage dauernd ändern, schlimmer besonders nachts; Empfindung, als ob er aus dem Bett getrieben würde, dabei ängstlich und im Halbschlaf verwirrt.

Anwendung: C 30 glob.

▷ Drohende Infektionen

Sie können postoperativ auftreten und benötigen nicht immer Penicillin. Bei Allergikern kann man sich in einigen Fällen helfen mit einer Mischinjektion, die sich im klinischen Alltag bewährt hat:

Lachesis D 12 + **Echinacea** D 4 + **Pyrogenium** D 15 (*50*, S. 169).

▷ Drohende Embolie, Thrombose

Bothrops lanceolatus

Starke Erschöpfung, macht schwerkranken Eindruck, schlechter Allgemeinzustand; Puls schnell und klein.
Periphere Embolien, Hirnembolie mit Hemiplegie; intraokulare Blutung.
Thrombophlebitis mit ausgeprägtem, aber weichem Ödem, fast wie Elephantiasis; »wie mit Luft aufgeblasen«; blauschwarze Hautverfärbung längs der Venenstränge.
Das verwandte *Lachesis* hat mehr blaurote Verfärbung und nicht diese starke Ödemneigung. *Vipera* hat sehr hartes Ödem, als ob das Bein platzen würde.

Anwendung: C 6 (D 12) dil. nach Methode 1 im aktuellen Fall.

▷ Bei Nachblutungen

Hier sind besonders *Phosphorus* (vgl. S. 430) und *Crotalus horridus* erfolgreich.

Crotalus horridus

Verstärkte Blutungsneigung; schwärzliches, flüssiges Blut ohne Klumpen, wie zersetzt. Petechien, Ekchymosen.

Anwendung: C 6 (D 12) dil.
nach Methode 1 im aktuellen Fall.

▷ Bei postoperativen Schmerzen

Hier wirken *Bellis perennis* oder *Staphisagria* als Antineuralgikum und heilen!

Bellis perennis

Wirkt ähnlich wie *Arnica*, übertrifft es aber bei Schmerzen: wunder Schmerz, wie gequetscht; Schmerzen manchmal besser bei vorsichtiger Bewegung. Weichteilverletzungen, auch Operationstraumen und Prellung der Mamma.

Anwendung: D 2–D 6 dil. bei Verletzungen.
C 6 (D 12) dil. bei postoperativen Schmerzen: in kürzeren Abständen je 8 Tropfen; ∅ lokal Naevus vasculosus.

Staphisagria

Folgen von *glatten Schnittwunden*, Stichwunden. Indiziert bei Schmerzen *von operativ gesetzten Wunden*; nach Laparotomie mit postoperativer Darmlähmung; Entzündung und Schmerzen nach Nierensteinoperationen, nach Steinentfernung mit Schlinge.

Anwendung: C 6 (D 12)–C 200 dil. oder glob.

▷ Nach Augenoperationen

In vielen Fällen bewähren sich *Zincum* und *Senega*.

Zincum

Bei Entzündungen, die von der Konjunktivitis bis zur Iridokeratitis reichen, bei erheblicher Lichtempfindlichkeit und Sehstörung. – Nach Augenoperationen werden Lichtblitze erlebt; Empfindung wie helle, leuchtende Körperchen, farbiger Hof um Lichtquellen. Die Beziehungen von *Zincum* zum Auge sind außerordentlich vielfältig und auch von der Homöopathie noch nicht völlig ausgenutzt.

Anwendung: C 6 (D 12)–C 30 tabl. nach Augenoperationen, vermindert auch die Schmerzen und die illusionären Lichtsensationen.

Senega

Nach *Staroperationen*: »Fördert Absorption von Resten der Linse nach Operationen.« (*Boericke*).

Anwendung: C 6 (D 12) dil.

▷ Nach Hirnoperationen

Es bewähren sich

Hypericum (s. S. 426)
Helleborus (s. S. 427)

das letztere wirkt besonders auf das postoperative Hirnödem.

▷ Nach einer Laparotomie

Wir wenden außer

Staphisagria (s. S. 432)

auch *Bismutum* oder *Collinsonia* an.

Bismutum

Ausstrahlung zum Rücken, besser durch Beugen nach rückwärts (wie *Belladonna*). Im Arzneimittelbild von *Bismutum* sind fast alle Phänomene versammelt, die wir nach einer Laparotomie oft beobachten: starke Übelkeit, Zunge belegt, weiß, geschwollen. Mundgeschmack fad, bitter, evtl. Speichelfluß; Aufstoßen von Luft, stinkendes Aufstoßen; Brechreiz, galliges Erbrechen, Erbrechen sofort nach Trinken oder Essen. Starke Leibschmerzen, brennend, drückend. Nach Erbrechen Erschöpfung bis zum Kollaps.

Anwendung: C 6 (D 12) tabl. und höher.

Collinsonia

Wirkt bei venösen Stauungen im Beckenraum mit postoperativer Obstipation, evtl. mit Hämorrhoiden. Dafür sprechen folgende Arzneiprüfungssymptome: Im Enddarm ein Gefühl der Vergrößerung, der Schwellung und stechende Schmerzen (wie mit Nadeln), dazu Tenesmen. Ähnliche Empfindungen treten auf nach Hämorrhoidenoperationen, aber auch nach Operationen wegen tiefsitzendem Rektum-Ca.

Anwendung: D 3 dil.

▷ Postoperative Darmlähmung

Opium

Allgemeine Abstumpfung der Sinnesorgane und des Bewußtseins, wie betäubt, schmerzlos.
Atonische Obstipation, keine Darmgeräusche, keine Blähungen, Darmparese, Tympanie.

Anwendung: C 6 (D 12) dil. nach Methode 1 oder bei stärkerer Benommenheit C 30 glob.; auch das kann man, obwohl es eine höhere Potenz ist, mehrere Male im stündlichen Abstand wiederholen.

Plumbum

Spastische Symptomatik, Ileus-Gefahr! Vergeblicher Drang zur Entleerung, plötzliche krampfige, unerträgliche Schmerzen, die nach allen Seiten im Leib ausstrahlen; Bauch eingezogen, Empfindung, als ob der Darm nach rückwärts zur Wirbelsäule gezogen würde, als ob der After eingezogen würde. Bauchdecke hart, sehr berührungsempfindlich.

Anwendung: C 6 (D 12) tabl. oder dil. nach Methode 1 oder C 30 glob., bei dramatischer Situation evtl. anschließend C 200 glob.

▷ Nach Nierenstein- und Blasen-Operation

Hier bewähren sich

Arnica
Staphisagria (s. S. 432)

▷ Nach Kathetisierung und häufigem Wechsel des Katheters oder drohendem Infekt

Petroselinum

Häufiger Harndrang, Brennen in der Harnröhre von der Blase bis zur Mündung.

Anwendung: C 6 (D 12) dil. nach Methode 1 in akuten Fällen.

Cannabis sativa

Schmerzhafter, ständiger Drang mit Empfindung, als ob der Blasenschließmuskel sich verkrampfen würde. Stechen und Brennen in der Harnröhre; Harnentleerung nur in kleinen häufigen Portionen. Harnstrahl oft geteilt (wie *Thuja*); Schmerz hält an, auch nach dem Wasserlassen. Harnröhre und Penis sehr berührungsempfindlich, enge Kleidung am Unterleib unangenehm, muß etwas breitbeinig laufen.

Anwendung: C 6 (D 12) dil. nach Methode 1.

Sonnenstich

Die Behandlung von Patienten mit Sonnenstich geschieht fast immer in einer *Notfallsituation*. Der homöopathische Arzt muß aus den wenigen sichtbaren Zeichen, die der Patient bietet, rasch zur differenzierten Arzneiwahl kommen.

▶ Anfangsphase

Hier entscheiden wir zwischen *Belladonna* und *Glonoinum*.

Belladonna

Das Gesicht ist rot, heiß, schweißig, weite Pupillen; klopfende Schläfen- und Halsarterien, klopfender Kopfschmerz.

Anwendung: C 6 (D 12) dil., Methode 1.

Glonoinum

Plötzlicher Blutandrang zum Kopf mit pulsierendem Kopfschmerz. Gesicht rot oder blaß. – Die Symptome beschränken sich nicht allein auf den Kopf, das pulsierende Gefühl steigt vom Herzen oder vom Brustraum zum Kopf. Bei schweren Fällen des Sonnenstiches stierer Blick, stumpfsinnig. Puls hüpfend mit Dikrotie, dabei Gesicht eher blaß. Gefühl, als ob der Kopf viel zu groß wäre. Schwindelgefühl. Kopfschmerz schlimmer durch Wärme, durch Bücken; besser durch kalte Anwendungen.

Im Unterschied zu *Belladonna* hat *Glonoinum* folgende Besonderheiten:
– Will kalten Lappen auf den Kopf.
– Nasenbluten bessert Kopfschmerz.
– Pulsierendes Gefühl im gesamten Kreislaufsystem.
– Gesicht kann rot oder blaß sein.
– Nicht so ausgeprägt empfindlich gegen Erschütterungen.

Anwendung: C 6 (D 12) – C 30 dil., Methode 1.

▶ Meningeale Symptome

Hier ist oft *Apis* das Mittel der Wahl.

Apis

Sieht aufgedunsen aus durch Gesichtsödeme mit gespannter blaßroter Haut. – Bei Sonnenstich besonders indiziert, wenn meningeale Zeichen vorhanden sind: Nackensteifigkeit, bohrt Kopf ins Kissen und rollt ihn hin und her. Bei Kindern besonders schrilles Schreien aus dem Schlaf heraus (Cri encephalitique). Reflexe gesteigert; empfindlich gegen geringste Berührung. *Verschlimmerung* durch Wärme, *besser* durch Kälte. Wenig Durst – wenig Urin.

Anwendung: C 6 (D 12) dil.

Überanstrengung

> **Übersicht**
>
> Überanstrengung
>
> | | | |
> |---|---|---|
> | Allgemein | S. 435 | Arnica |
> | Prophylaxe vor Hochgebirgstouren | S. 435 | Argentum nitricum
Coca |
> | Augen
EK 262, KK III/23, III/37 | S. 436 | Onosmodium
Ruta |
> | Gelenke
Hände, z. B. Musizieren
EK 1048, KK II/581 (Schreiben) | S. 436 | Rhus toxicodendron |
> | Akut | S. 436 | Rhus toxicodendron
Ruta
Gelsemium |
> | Chronisch
EK 1049, KK II/583 (Schreibkrampf) | S. 437 | Magnesium phosphoricum
Causticum |
> | Muskeln | S. 438 | Arnica |
> | Bauchmuskeln | S. 438 | Bellis |

▶ **Allgemein**

Bei vielen Formen der körperlichen Überanstrengung ist

Arnica

hilfreich und auch hier wieder unser erstes Mittel.

▶ **Prophylaxe vor Hochgebirgstouren**

Für Bergsteigerneulinge und Ungeübte sind *Argentum nitricum* und *Coca* gute Mittel zur besseren Adaptation an ungewohnte Höhen. Die einheimische Bevölkerung der Anden kaut Kokablätter – wir sind mit homöopathisch zubereiteten Globuli zufrieden.

Coca

Bei Höhenkrankheiten: Schwindel, Kopfschmerzen mit Ohrgeräuschen, Herzklopfen, Atemnot, Schlaflosigkeit, Angst. Ähnliche Empfindungen treten auch bei Fluggästen auf.

Anwendung: C 30 Globuli, 3–5 vor der Tour, evtl. unterwegs wiederholen.

Coca ist zur Zeit wegen Drogenmißbrauchs in der Bundesrepublik nicht erhältlich – aber in fast allen europäischen Ländern!

Argentum nitricum

Kann nicht in Abgründe sehen, wird dabei schwach, zittrig und schwindelig. Leidet an verschiedenen Phobien:
- Fühlt sich nicht wohl im Gebirge, bekommt Kopfschmerz und Schwindel. Impuls, sich in den Abgrund zu stürzen. Psychische Symptome verstärken sich im Gebirge.
- Schwindelig beim Blick in die Tiefe. Hochhaus-Syndrom.
- Lebt immer in Angst und Hast; tut alles hastig, auch das, was nicht eilt.

Angst, zu spät zu kommen. Verlangen nach Süßem, was aber nicht vertragen wird; Luftaufstoßen, zuerst schwierig, dann mit Ungestüm und starkem Geräusch.
– Angst vor einem Ereignis oder einer unbekannten Aufgabe (Prüfung, Reise, Theater, öffentliches Auftreten); beim Überqueren großer Plätze; beim Gehen in enger Straße: Fürchtet sich, an Ecken zu stoßen, hohe Häuser könnten zusammenfallen, vorbeifahrende Autos könnten streifen; kann nicht in den Fluß schauen beim Überqueren einer Brücke.
– Vergrößerungsgefühl der erkrankten Körperteile: Kopf bei Kopfschmerzen, Bein bei Ischias. – Schmerzen wie von Splittern (*Acidum nitricum*), besonders im Hals.

Fühlt sich besser im Freien, in frischer, kühler Luft. Schlimmer durch Wärme, Zucker, nachts, Liegen auf der rechten Seite, durch geistige Arbeit.

Anwendung: C 30–C 200 tabl., glob. oder LM VI–VIII.

▶ **Augen**

Patienten, die trotz gut angepaßter Brille rasch über Ermüdungsbeschwerden der Augen klagen, benötigen oft *Onosmodium* oder *Ruta*.

Onosmodium

Kopfschmerzen bei Überanstrengung der Augen. Auffallend ist, daß die schmerzhaften, schwer und steif empfundenen Augen nicht rot sind. *Ruta* hat rascher rote Augen, dafür keine Kopfschmerzen. Der Schmerz wird in den Augäpfeln empfunden und strahlt meist zur linken Schläfe aus. Die dabei auftretenden Kopfschmerzen lokalisieren sich entweder in der Stirn oder im Hinterkopf, hauptsächlich links. Eigenartig ist, daß der Kopfschmerz oft in der Dunkelheit schlimmer ist, obschon er durch Überlastung der Augen ausgelöst wird.

Diese Patienten klagen häufiger über sexuelle Schwäche mit Libidoverlust (beide Geschlechter); allgemein schwach und müde.

Anwendung: D 6–D 12 dil. bei Augenüberlastung, C 30 bei Libidoverlust.

Ruta

Nach Überanstrengung der Augen (Lesen, Nähen) Rötung, Schmerzen und Brenngefühl in den Augen mit Bedürfnis, die Augen zu reiben. – Hat auch besondere Beziehung zum Handgelenk. Überlastungen bei Büroarbeiten (Schreibmaschine o. ä.), beim Musizieren. Tendinosen und Epikondylitis, Synovitis, Synovialzysten werden gut beeinflußt. Schmerzen im Bereich der Gliedmaßen werden oft besser durch leichte Bewegungen und Lagewechsel; schlimmer bei feuchtkaltem Wetter. Oft rheumatische Veranlagung.

Anwendung: D 3–C 6 (D 12) dil.

▶ **Gelenke**

Bei vielen Formen der Überanstrengung von *Gelenken, Sehnen, Bändern, Muskeln* ist immer wieder ein bewährtes Mittel

Rhus toxicodendron

Die Wirkung auf Muskeln, Bänder, Sehnen wird ausgenutzt bei der Behandlung aller Zerrungen, Überanstrengungen, Distorsionen der Gelenke, Verheben. Leitsymptom ist hier: motorische Unruhe mit Bewegungsdrang; Schmerzen in der Ruhe schlimmer; Beginn der Bewegung schmerzt noch, fortgesetzte Bewegung bessert. Besserung durch örtliche Wärmeanwendung, besonders durch heiße Bäder.

Anwendung: C 30 dil.

▸ Hände

▷ Schmerzen als Folge von akuten Überlastungen

Man kann – sei es bei Handwerkern, beim Spielen von Musikinstrumenten, beim Maschinenschreiben, bei Sportlern – unter den drei folgenden Mitteln wählen:

Rhus toxicodendron

mit der besonderen Lokalisation an den Gelenken;

Ruta

mit Schmerzen an der Knochenhaut und an den Sehnen;
bei mangelnder *nervaler Koordination* der Bewegungen:

Gelsemium

Sensible, reizbare Menschen. Durch Krampf der Muskulatur tritt Verlust der Kraft und nervalen Kontrolle der Extremitäten ein. Fast alle Gelsemium-Beschwerden werden schlimmer durch Aufregung, dabei geht die mangelnde Koordination der Hände in Zittern über. Schon geringe Anstrengungen rufen Ermüdungsgefühle in den Extremitäten hervor, Erschlaffung der Muskelkraft bis zur teilweisen oder völligen Lähmung. Dumpfe Schmerzen tief in der Muskulatur oder plötzliche, durchschießende Schmerzen entlang der Nervenbahn. Schwäche der Muskulatur mit Koordinationsstörung und Krämpfen, besonders am Unterarm. Schreibkrampf, aber auch bei Pianisten, Geigenspielern, beim Rebschneiden.

Anwendung: C 6 (D 12) – C 30 dil.

▷ Chronische Fälle

Die besprochenen drei pflanzlichen Mittel können je nach Symptomatologie bei chronischen Fällen noch ergänzt werden durch

Magnesium phosphoricum

Bei längerer Beanspruchung durch immer gleiche Bewegungen (Schreibmaschine, Werkzeuge, Musikinstrumente), besonders bei Kälteeinwirkung, treten neuralgiforme, stechende, schneidende, manchmal blitzartige Schmerzen auf, stets verbunden mit Krampf oder Krampfgefühl. Deutliche Besserung durch Wärme und Verschlimmerung durch Kälte. *Magnesium-phosphoricum-*Patienten sind nervlich sehr leicht erregbar, müde, matt, erschöpft. Abneigung gegen geistige Anstrengungen.
Indikationen: Krampfige Schmerzen, Krampf im Vorderarm (Schreibkrampf u. ä.). Bauchkoliken von Kindern (wie *Colocynthis, Chamomilla*). Dysmenorrhö, schlimmer vor Eintritt der Periode, besser mit Beginn der Periode, Periode zu früh. Gesichtsneuralgie – schlimmer durch geistige Anstrengung, besonders supra- oder infraorbital; häufiger ist die rechte Seite befallen.

Anwendung: C 6 (D 12) – C 30 tabl.

Causticum

Körperliche und nervliche Schwäche. Brennende Schmerzen an der Haut und Schleimhaut mit Gefühl wie wund und roh. Auffallend mitleidig. Krampfneigung bei geschwächten Menschen: Schreibkrampf, Wadenkrampf, Krampf an Zehen und Achillessehne, an Muskeln des Amputationsstumpfes mit reißenden, krampfigen Schmerzen, wie wund und roh. – Gewebe neigt zu Verhärtungen, an Gelenken treten Kontrakturen auf bei chronisch deformierendem Rheuma. Sonderliche Modalität: schlechter bei trockenem, kaltem Wetter; besser bei feuchtem, regnerischem Wetter.

Anwendung: Reihe von C 6 (D 12) – C 200 tabl.

▶ Muskeln

Bei Überanstrengung der Muskeln (Muskelkater) helfen wir mit

Arnica (S. 426)
Bellis perennis (S. 432)
Rhus toxicodendron (S. 436)

Bellis wirkt besonders auf die überspannte Bauchmuskulatur bei Schwangeren und auf Muskelschmerzen nach der Entbindung.

Anwendung: C 6 (D 12) dil.

Verbrennungen

▶ Sofortbehandlung

In jede homöopathische Hausapotheke gehört zur Sofortbehandlung

Cantharis

Das entscheidende Leitsymptom ist »*brennender Schmerz*«: auf der Haut bei Verbrennungen 1. und 2. Grades; bei Sonnenbrand; bei Herpes zoster; bei Ekzem mit erysipelartigem Aussehen; bei Zystitis mit unwiderstehlichem Harndrang, Urin geht nur tropfenweise ab.

Anwendung: C 6 (D 12) – C 30 dil.

Die folgende Übersicht ordnet die Mittel nach ihrer Zugehörigkeit zu den verschiedenen Graden der Verbrennungen. Erythem, Blase und Gangrän sind klar unterschiedene Phasen, die in ihrer phänomenologischen Ähnlichkeit auch bestimmten Arzneimittelbildern entsprechen.
Da wir die meisten Mittel schon kennen skizziere ich nur noch *Urtica* und *Arsenicum album*.

Urtica urens (Brennessel) (s. S. 44, 422)

Blasenbildung nach Verbrennungen; die Blasen sind oft etwas kleiner und heller als Cantharis-Blasen, sie können in der Mitte eine Eindellung haben. Brennschmerz mit Jucken, schlimmer durch Kälte oder kaltes Wasser.
Indikationen: Blasenbildung bei Verbrennung; Urtikaria mit Fieber und Verdauungsbeschwerden nach Verzehr von Fischen und Muscheln; Urtikaria mit Gelenkschmerzen; Gelenkbeschwerden, vor allem bei harnsaurer Diathese (Gicht und Steinbildung in Harnwegen); verminderte Stillfähigkeit (tiefe Potenzen, etwa D 2–D 4), Abnorme Milchsekretion außerhalb der Stillzeit (mittlere Potenzen von C 6–C 7); *frisch bereiteter Tee-Aufguß* aus der ganzen Pflanze als Kopfwäsche bei Haarausfall; für Gärtner: Brennesseljauche 1:10 verdünnt mit Wasser gegen Schädlinge; bei schlecht wachsenden Pflanzen; auf dem Kompost.

Anwendung: D 2–C 7 dil.

Übersicht über Verbrennungen				
1. Grad	Erythem		Arnica	Dunkelrot, *will nicht berührt werden*
EK 1412, KK I/452			Belladonna	Hellrot, *klopfende Empfindung*
			Cantharis	*Brennender* Schmerz
2. Grad	Blasen		Cantharis	Große, *helle* Blasen
EK 1300, KK II/176			Rhus tox.	Blasen werden rasch *eitrig*. Kälte verschlimmert
			Apis	Sulzige Blasen. *Ödematöses* Gewebe. Wärme verschlechtert
			Urtica	Brennen und Jucken. Kälte verschlechtert
3. Grad	Gangrän		Arsenicum album	*Brennender* Schmerz, schwarze Ränder
EK 1315, KK II/154				
Nachbehandlung			Causticum	Harte Ränder, Keloid, heilt nicht

Arsenicum album

Bei destruktiven Hautprozessen mit Brennen und *nächtlicher* ängstlicher Unruhe sollte man immer an *Arsenicum album* denken, besonders wenn es sich um *schwärzliche Geschwüre* oder gangränöse Entzündungen mit übelriechendem Eiter handelt. – Gangrän nach Verbrennung; Verätzung; diabetische oder arteriosklerotische Gangrän.

Anwendung: C 6 (D 12)–C 200 dil.

Verheben, Hexenschuß, Lumbago, Diskopathie

> **Übersicht**
>
> Verheben
> Hexenschuß, Lumbago, Diskopathie
> *EK 1353, KK I/502 (Heben)*
> *EK 904, KK II/338 (Heben)*
>
> | | | |
> |---|---|---|
> | Akut | S. 440 | Rhus toxicodendron
Bryonia
Nux vomica |
> | Immer wieder | S. 440 | Calcium fluoratum |

▸ **Akut**

Bei diesen Zuständen denken wir zuerst an

Rhus toxicodendron

Rhus tox. wird oft ergänzt durch *Bryonia* und *Nux vomica*

Bryonia

Die gichtisch-rheumatische Veranlagung ist meist der konstitutionelle Hintergrund und erklärt, warum manche Menschen bei geringfügiger Ursache (durch Verheben oder ähnliche mechanische Einflüsse) einen Hexenschuß bekommen, besonders, wenn sie im Rücken kalt geworden sind. *Stechende Schmerzen* bei der geringsten Bewegung und Steifheit der befallenen Partie, alles *besser durch völlige Ruhe* und festen Gegendruck. Obwohl Kälteeinwirkung beim Entstehen eine Rolle spielt, ist Wärme nicht angenehm, weder örtlich (Bestrahlungen, Packungen) noch allgemein (z. B. warmes Zimmer).
Bryonia und *Rhus toxicodendron* ergänzen sich gut. Bei Lumbago wechselt nach anfänglicher Ruhebesserung oft die Modalität, so daß die erste Bewegung sehr schmerzhaft ist, aber fortgesetzte Bewegung bessert. Die Wärmeabneigung geht in Besserung durch Wärme über. Dann *Rhus toxicodendron* verordnen!

Anwendung: D 4–C 30 dil. (besonders bei sehr ärgerlichen Menschen).

Nux vomica

Übererregbare, heftige, frostige Menschen, die schon durch relativ geringe Schmerzen aus der Fassung geraten. Die Toxinbelastung durch ungesunde Lebensweise (Leberinsuffizienz) mit portalen Stauungen und spastischer Obstipation ist der konstitutionelle Hintergrund, warum diese Menschen schon bei geringster Abkühlung oder Sitzen auf nassem Boden oder durch Verheben eine Lumbago bekommen. Sie vertragen nicht den geringsten Luftzug, besonders trockene, kalte Luft verschlechtert. – Leitsymptome sind Erwachen, Schlaflosigkeit und Schmerzen schlimmer 3 Uhr. Heftiger Schmerz, kann sich im Liegen nicht von einer Seite auf die andere wenden; muß sich erst halb aufrichten beim Umdrehen. Schmerzen werden als reißend, krampfig, zusammenziehend empfunden. Sie werden *schlimmer durch Bewegung* und *besser* durch *Wärme* und Warmeinhüllen sowie durch Schweißabsonderung.

Anwendung: C 6 (D 12)–C 30 dil.

▸ **Immer wieder**

Calcium fluoratum (s. S. 442)

Verletzungen

Übersicht

Verletzungen

    Allgemein, besonders mit Bluterguß
    (Quetschung, Zerrung u. a.) . . . . . . S. 442   Arnica
    EK 1412, KK I/453

    Auge (Prellung, Schlag) . . . . S. 442   Symphytum
    EK 280, KK III/25
    EK 264, KK III/39

    Gelenke (Distorsionen)

        Akut . . . . S. 442   Arnica
                                                Rhus toxicodendron

        Häufige Rezidive (Binde-
        gewebsschwäche) . . . . S. 442   Calcium fluoratum
                                                        Silicea

    Knochen . . . . S. 443   Symphytum
    EK 1412, KK I/453   Acidum phosphoricum
    EK 1363, KK I/417 (langsame Frakturheilung)   Calcium phosphoricum

    Mamma (Stoß, Prellung) . . . . S. 443   Bellis perennis
    EK 880, KK II/235 (Verhärtung)   Conium

    Muskeln (Muskelriß) . . . . S. 443   Calendula

    Nervenreiches Gewebe (z. B. Finger)
    EK 1412, KK I/453

        Allgemein . . . . S. 444   Hypericum

        Nachschmerz nach Operationen . . . S. 444   Hypericum

        Phantomschmerz . . . . S. 444   Alium cepa
                                                        Causticum
                                                         Phosphorus
                                                         Allium cepa

    Schockzustand nach Verletzungen . . . S. 444   Arnica
    EK 1395, KK I/438   Camphora
                                                         Opium
                                                         Veratrum album

    Trauma der Wirbelsäule
    EK 949, KK II/315

        Verletzung des Rückgrates . . . . S. 445   Arnica
                                                          Hypericum

        Verletzung des Rückenmarkes,
        der Nervensubstanz (z. B. durch
        Erschütterung, Fall u. a.) . . . . S. 445   Hypericum

        Nachfolgende Harnsperre . . . . S. 445   Causticum

        Nervenschmerzen nach Trauma . . . . S. 445   Hypericum
                                                          Mezereum

Speziell im Zervikalbereich, Schleudertrauma	S. 445	Mezereum Lachnanthes
Steißbein	S. 445	Castor equi Hypericum

▶ **Allgemein**

Auch hier ist

Arnica

das erste Mittel, an das wir denken, besonders dann, wenn es durch Prellung, Quetschung, Zerrungen zu Blutaustritten (Hämatomen) gekommen ist.

▶ **Auge**

Bei nichtperforierenden Verletzungen des *Auges* (Prellungen), wie sie durch Schlag oder Werfen mit Schneebällen entstehen, ist *Symphytum* ein bewährtes Mittel.

Symphytum

Altes Volksheilmittel. Der deutsche Name »Beinwell« weist auf die Wirkung im Bereiche des Knochensystems hin. Außer bei Prellung des Augapfels auch empfohlen bei Osteoporose alter Menschen. Dient zur Anregung der Kallusbildung und bei Periostverletzungen.

Anwendung: ∅–D 4 dil., auch als Salbe oder Umschlag bei Erkrankung der Extremitäten.

▶ **Gelenke**

▷ **Akute Distorsionen**

Hier sind die wichtigsten Mittel – wir kennen sie schon beide

Arnica

und

Rhus toxicodendron

▷ **Rezidive**

Wenn bei Menschen mit Bindegewebsschwäche immer wieder Rezidive auftreten, müssen wir uns an Mittel erinnern, die gegen diese konstitutionelle Schwäche angehen können.

Calcium fluoratum

Schlaffe Gelenke und Muskulatur, dadurch Neigung zu Verrenkung und Verstauchung. Ängstliche, unentschlossene, aber diplomatisch geschickte Menschen, »alle Wasser auf eigene Mühlen zu leiten«. Lymphatische Kinder mit sehr harten Lymphknoten und überstreckbaren Gelenken (am Daumengrundgelenk nachzuprüfen). Stellunganomalien der Zähne und Schmelzdefekte, evtl. Fisteleiterungen an den Zähnen. Die schlaffen Gelenke führen zur häufigen Distorsion, rezidivierender Lumbago. Lumbago schmerzt *schlimmer in der Ruhe*, im Beginn der Bewegung stärker, bei *fortgesetzter Bewegung aber besser* (wie *Rhus tox.*). Schlimmer durch feuchte Kälte, besser durch örtliche Wärme.

Anwendung: Reihe von C 6 (D 12)–C 200 tabl.

Silicea

Mangel an Lebenswärme. Schwaches Bindegewebe; schwache Gelenke. Das Bindegewebe enthält sehr viel Kieselsäure. Durch Assimilationsstörungen im Kieselsäurehaushalt entsteht die für *Silicea* typische konstitutionelle Schwäche: rasch erschöpft, *schnell entmutigt*. Wechsel zwischen schüchtern, sanft und eigensinnig; reizbar, schreckhaft und obstinat.

– Sehr frostig, friert immer. Fühlt sich im Sommer wohl, schlecht im Winter. Allgemein *besser durch Wärme* und örtlich durch Warmeinhüllen (z. B. bei Kopfschmerzen). Kalte, schweißige Füße, stinkende Schweiße. Neigung zu Eiterungen, kleine Verletzungen eitern rasch.

Anwendung: Reihe von C 6 (D 12) – C 200 tabl.

▶ Knochen

Bei Verletzungen der Knochen – von der Periostverletzung bis zur Fraktur – erinnern wir uns an das alte Volksheilmittel Beinwell (*Symphytum*), das schon oben unter Prellung des Auges erwähnt wurde.

▷ Frakturen

Als unterstützende Behandlung verwenden wir bei Frakturen gern *Acidum phosphoricum* oder *Calcium phosphoricum*.

Acidum phosphoricum

Bei Knochenhautverletzungen und Periostitis treten als typische Empfindung Schmerzen auf, »als ob die Knochen abgeschabt würden«, evtl. auch reißende Schmerzen.

Anwendung: D 3 – C 30 dil.

Calcium phosphoricum

Wirkt durch Aktivierung des Kalkstoffwechsels und beschleunigt somit die Kallusbildung nach Frakturen. *Calc. phosph.* ist ein vielseitig wirkendes Mittel in der Kinderheilkunde wegen seiner organotropen Beziehung zur Entwicklung der Zähne, Knochen und zum Lymphsystem.

Bei Kindern sprechen wir von *Calcium-phosphoricum*-Typen, wenn es sich um schlankwüchsige, lebhafte Kinder mit mangelnder Konzentration handelt, die auf nervliche Belastungen rasch ermüden und mit Kopfschmerz (Schulkopfschmerz) und spastischen Bauchschmerzen (Nabelkoliken) reagieren. Sie haben oft Verlangen nach Geräuchertem und Gewürztem, erkälten sich leicht durch Zugluft und Durchnässung.

Anwendung: Reihe von D 6, C 6 (D 12) – C 200 tabl.

▶ Mamma

Bei Folgen von *Stoß, Prellung oder Quetschung* der Mamma kommen *Bellis perennis* oder *Conium* in Frage. *Bellis* ist indiziert, wenn Blutergüsse auftreten und die Mamma *weich* bleibt. Typisch für *Conium* ist die *Verhärtung*.

Conium maculatum

Selbstverständlich sollte bei einer tastbaren Verhärtung ein maligner Prozeß ausgeschlossen werden. Wir können aber – um keine Zeit zu verlieren – schon behandeln, ehe die differential-diagnostischen Untersuchungen abgeschlossen sind. – Stechende Brustwarzen; Mamma vergrößert oder schmerzhaft, vor und während der Menses.

Anwendung: D 3 dil. bei Folgen von Prellung.

▶ Muskeln

Bei Verletzungen der Muskeln, auch bei verdecktem *Muskelriß*, setzen wir gern *Calendula* ein.

Calendula

Wundheilmittel für Rißwunden und Quetschungen mit Gewebsdefekten und Ulzerationen. Schlecht heilende Ulcera cruris und Ulzera am Amputationsstumpf; Portio-Erosion. – Beseitigt rasch den Wundschmerz und fördert die Granulation. Sehr bewährt auch bei Muskelriß nach Sportverletzungen.

Anwendung: Lokal: Bei *Portio-Erosion* abends 2 Tabl. D 1 intravaginal einführen. Feuchter Umschlag bei Ulcus cruris. Innerlich: D 3/D 4 dil.

▸ **Nervenreiches Gewebe**

Verletzungen der Nerven und nervenreichen Gewebes finden ihr Heilmittel in

Hypericum (vgl. S. 426)

Hypericum ist auch sehr dienlich bei Schlag auf den Finger, bei Nachschmerz von Operationen, bei denen Nerven verletzt worden sind, auch bei Schmerzen im Kiefergebiet, wenn bei einer Anästhesie zu zahnärztlichen Operationen der Nervus mandibularis verletzt wurde, bei Phantomschmerzen nach hoher wurzelnaher Amputation; hier ist manchmal eine günstige Reaktion festzustellen.
Bei dieser Indikation denken wir auch an

Causticum

mit seiner Empfindung »wie *roh und wund*« oder an

Phosphorus

mit seinen *brennenden Empfindungen*. – Einen feinen *fadenförmigen Nervenschmerz* längs des Ausbreitungsgebietes hat *Allium cepa*.

Allium cepa

Neuralgische Schmerzen nach Verletzungen und Amputationen. Phantomschmerz. Der Schmerz wird fadenförmig längs des Ausbreitungsgebietes des verletzten Nervs empfunden, dünn, ziehend. – Wichtiges Schnupfenmittel mit scharfem, wäßrigem Schnupfen, viel Niesen, Stirnkopfschmerz, Schmerz und Schnupfen besser im Freien, in kühler Luft, schlechter im Zimmer.

Anwendung: D 6/C 6 (D 12) dil. bei Schnupfen;
C 6 (D 12) – C 30 dil. bei Neuralgien.

▸ **Schockzustand nach Verletzungen**

Die Behandlung eines Schockzustandes nach Verletzungen fordert rasche Entscheidungen. Nicht immer ist eine Notfallstation erreichbar. Deshalb ist es auch für den homöopathischen Arzt wichtig, eine Reihe von Notfallmitteln zu kennen.

• **Notfallmittel**

▷ **Blutungen und Blutverluste**

Hier ist *Arnica* oft dienlich.

▷ **Kreislaufkollaps mit Krampfsymptomen**

Camphora

Kreislaufkollaps mit *kaltem Schweiß*. Besonders indiziert, wenn mit dem Kollapsgeschehen auch Krampfsymptome auftreten: verzerrtes Gesicht, Augen verdreht, klonische Krämpfe.

Anwendung: ∅–D 3, auf Zucker geben, notfalls alle 5 Minuten 5 Tropfen.

▷ **Benommene Patienten**

Opium

Im Schockzustand benommen, kaum ansprechbar. Gesicht aber *heiß und rot*. – Besonders indiziert nach Kopftraumen, auch nach Sonnenstich.

Anwendung: C 6 (D 12) – C 30 dil.

▷ **Kollabierende Patienten mit Blässe und Kälte**

Veratrum album

Kreislaufkollaps mit Facies hippocratica: Kalt, blaß, kalter Schweiß, verfallenes Aussehen.

Anwendung: C 6 (D 12) – C 30 dil. oder glob.

▶ Trauma der Wirbelsäule

Bei Wirbelsäulenverletzungen kommt es zu Schäden sowohl am *Knochen* (Rückgrat) und/oder am *nervalen* Teil (Rückenmark, Nervenwurzel). Selbstverständlich sind Muskeln, Bänder, Gelenke meist mit verletzt. Deshalb ist

Arnica

das erste Mittel, besonders bei Hämatomen.

▷ Schwerpunkt der Verletzung im nervalen Bereich

Hypericum (s. S. 426)

▷ Bei nachfolgender Harnsperre

Causticum (s. S. 224)

▷ Verbleibende Nervenschmerzen nach Trauma

Hypericum

Mezereum

Scharfe, stechende, reißende Nervenschmerzen mit Taubheit und Kältegefühl, nach Fall oder Erschütterung. Trigeminusneuralgie. Herpes Zoster, bes. Nachschmerzen. – Bevorzugte Lokalisation: Nacken, Brust, Beine. Patient ist empfindlich gegen kalte Luft und Berührung.

Anwendung: C 6 (D 12) – C 30 dil.

▷ Schmerzlokalisation in der Zervikalregion

Lokalisiert sich der Schmerz besonders in der Zervikalregion, z. B. Folge nach Schleudertrauma der Halswirbelsäule, steht neben

Mezereum

noch *Lachnanthes* zur Verfügung.

Lachnanthes

Nacken wie verrenkt mit ausstrahlenden Nervenschmerzen über den Hinterkopf zur Schläfe und Nase oder über den Schultergürtel (Trapeziusrand) bis in die Finger.
Indikation: Halswirbelsäulensyndrom; Schleudertrauma; Tortikollis; Spondylarthrose HWS.

Anwendung: C 6 (D 12) dil.

▷ Steißbeinprellung

Bei der sehr schmerzhaften Steißbeinprellung bewähren sich unser schon gut bekanntes

Hypericum

Castor equi

Dieses Mittel hat organotrope Wirkung auf die Steißbeinregion und heilt lange bestehende Schmerzzustände nach Verletzungen und Prellungen. Kokzygodynie.

Anwendung: C 6 (D 12) dil.

Wundbehandlung

Die Unterstützung der Wundheilung durch *innere* Medikation ist eine Besonderheit der homöopathischen Behandlung, wenn man von der Antibiotikatherapie bei infizierten Wunden absieht. Die individualisierende *Arzneiwahl* richtet sich dabei nach der *Entstehungsursache* und der *Form der Wunden*.

Übersicht

Wunden
EK 1415, KK I/454

Glatte Schnittwunden (auch Operationswunden)	S. 446	Staphisagria
Schürfungen (Exkoriationen, Oberflächendefekte)	S. 446	Calendula
Stichverletzungen (durch Nadeln, Nägel, auch durch Bisse von Nagetieren, Katzen)	S. 447	Apis Ledum
Insektenstiche *EK 1322, KK II/164*	S. 447	Apis Urtica urens
Splitterverletzungen	S. 447	Hypericum Silicea
Wundinfektion	S. 447	Belladonna Hepar sulfuris Lachesis Arsenicum album

---

▶ **Glattrandige Wunden**

Schnitt- und Operationswunden verlangen

Staphisagria

das sich auch bei postoperativem Wundschmerz und nach Laparotomien bewährt.

▶ **Oberflächendefekte**

Exkoriationen, Rißwunden, wie sie nach Hautabschürfungen, Abreibungen oder Ulzerationen entstehen, verlangen

Calendula

Dieses Mittel gibt man innerlich in D 2/ D 3 dil., äußerlich als Salbe, Puder oder Lösung (1 Teelöffel auf 1 Tasse Wasser).

MEMO

In heißen Ländern möglichst keine Salbenverbände, besser Puder oder häufig benetzte feuchte Verbände.

▶ **Stichverletzungen**

Durch Nadeln, Nägel u. ä., auch penetrierende Stichverletzungen in Hohlhand und Fußsohle, aber auch stichartige, punktförmige *Bisse von Nagetieren* oder *Katzen* heilen besser durch *Apis*. Dabei ist charakteristisch: starkes Ödem um die Wunde, stechender Schmerz, kühlender Umschlag angenehm. – Als zweites Mittel der Wahl haben wir

Ledum

Indiziert bei Folgen von Stichverletzungen, Insektenstichen, Tierbissen mit punktförmigen Wunden. Charakteristisch ist, daß die verletzten Teile sehr kalt sind und als kalt empfunden werden, daß aber trotzdem warme Anwendungen den Schmerz verstärken. – Gut wirksam bei rheumatischen Erkrankungen. Kennzeichnend und sonderlich ist die oben angegebene Modalität: Obschon der Patient frostig ist und Mangel an Lebenswärme hat, werden die Schmerzen in den Gliedmaßen schlimmer durch Wärme. Besserung durch Aufdecken und Anwendung von kaltem Wasser.

Anwendung: D 6 – C 30 dil.

▸ Insektenstiche

Bei allergischer Reaktion der Haut und Störung des Allgemeinzustandes sollte für den Notfall

Ledum

Apis

oder *Urtica urens* bereitgehalten werden. *Ledum* (S. 447) und *Apis* (S. 446, 44) wurden schon besprochen.

Urtica urens
(Brennessel, vgl. S. 422)

Starke Quaddelbildung um die Stichstelle mit starkem Brennen. Die Quaddel ist im Anfang oft heller als das blaßrote Ödem bei *Apis*. Später evtl. Urticaria mit hellroten Quaddeln und Jucken. Schwellung, Brennen und Jukken verstärken sich durch kalte Anwendungen (vgl. S. 44, Urtikaria).

Anwendung: C 6 (D 12) dil.

▸ Splitterverletzungen

Gehen meist nicht so tief und treffen dadurch besonders das *nervenreiche* und besonders schmerzhafte Gewebe.

Hypericum

ist deshalb oft das erste Mittel.

Glassplitterverletzungen, eiternde Splitter, auch unter den Nägeln gelegene, reagieren gut auf

Silicea

Es fördert das Abstoßen von Fremdkörpern. Besonders indiziert bei *frostigen* Patienten mit schlechter Abwehrlage; auch geringe Verletzungen *eitern lange*. Neigung zu Fisteleiterungen. – Bei *Glassplitterverletzungen* sollte man an *Silicea* denken, besonders bei Gesichtsverletzungen, um ein gutes kosmetisches Ergebnis zu erreichen – vor allem bei Patienten mit Neigung zu wulstiger Narbenbildung (Keloide!).

Anwendung: C 6 (D 12)/C 30 – C 200 tabl.

▸ Wundinfektion

Infizierte Wunden benötigen unsere besondere Aufmerksamkeit, um Gefahren von unseren Patienten abzuwenden und um juristischen Problemen aus dem Wege zu gehen. In dubio pro scola! In der *ersten Entzündungsphase* – heiß, rot, klopfender Schmerz – verordnen wir

Belladonna

Bei *drohender Eiterung:*

Hepar sulfuris

Die körpereigene Abwehr gegen Eitererreger wird hierdurch aktiviert. Typisch ist bei diesen Patienten (ähnlich wie bei *Silicea*) die Frostigkeit, gepaart mit Widerstandslosigkeit gegen Eiterungen.

Anwendung: Bei drohender Eiterung bewährt sich kumulative Medikation nach

Methode 2. Bei eingetretener oberflächlicher Eiterung 2mal tägl. 1 Tabl. C 6 (D 12).

Lachesis

Wenn die Gefahr besteht, daß der zunächst begrenzte Wundinfekt sich ausbreitet oder die Wundumgebung bläulichrot aussieht.

Anwendung: C 6 (D 12) als Injektion i.v.

Echinacea, Lachesis und Pyrogenium

Wenn es sehr kritisch wird und Penicillin nicht anwendbar ist, erinnern wir uns auch an die Mischspritze von *Echinacea, Lachesis* und *Pyrogenium*, wie sie im Kapitel »Operationstrauma – Drohende Infektion« beschrieben ist (s. S. 431).

Arsenicum album

Dies ist erforderlich bei Übergang einer Wunde in das Stadium eines *Ulkus* mit *übelriechendem Eiter*, und *schwärzlichen* Rändern des Geschwürs.

Anwendung: C 6 (D 12) – C 30 dil.

Psychisches Trauma – Folgen von seelischen Verletzungen

Samuel Hahnemann hat schon vor der psychosomatischen Forschung der Neuzeit die Bedeutung seelischer Störungen für die Entstehung, Auslösung und Entwicklung von Krankheiten erkannt und die psycho-physische Ganzheit der Person beschrieben, die von ihrer zentralen »geistartigen Lebenskraft« aufgebaut und gesteuert wird (Organon §§ 9/10/11). Der moderne Ausdruck »Psychosomatik« ist für die Homöopathie kein leeres Schagwort und keine Einbahnstraße mit unikausaler Begrenzung. Die gewissenhaften Arzneimittelprüfungen, die von *Hahnemann* und seinen Schülern seit nunmehr 200 Jahren durchgeführt wurden, bestätigen die Verflechtung von leiblichen und seelischen Symptomen zu ganzheitlichen Krankheits- und Arzneimittelbildern.

Die homöopathische Behandlungsweise bestätigt die schon von *Hahnemann* ausgesprochene Wahrheit, daß viele krankhafte Störungen »vom Gemüt aus Anfang und Fortgang nehmen durch anhaltenden Kummer, Kränkung, Ärgernis, Beleidigungen und große häufige Veranlassung zu Furcht und Schreck« (Organon § 225).

Bei der Wahl des individuell passenden, d. h. homöopathischen Arzneimittels müssen wir die Art und Folgen der Kränkung berücksichtigen. Das seelische Trauma ist eine echte Verletzung und hat einen hohen Rang in der Arzneiwahl, es ist oft das entscheidende ätiologische Symptom und gibt einen sicheren Hinweis auf das heilende Arzneimittel.

Im Repertorium von *Kent* ist im Kapitel »Gemüt« reiches Material aufgelistet. Die Folgen von psychischen Traumen findet man verstreut in den Organrubriken, an denen sich das psychische Trauma auswirkt, zum Beispiel: Kopfschmerz durch Zorn, Ärger (EK 33, KK I/268).

In den folgenden Übersichten werden die häufig gebrauchten und wichtigen Mittel zusammengestellt.

Übersicht		
Folgen und Beschwerden nach		
Schreck	S. 450	Aconitum
EK 60, KK I/87		Belladonna
		Acidum phosphoricum
		Ignatia
		Lycopodium
		Natrium muriaticum
		Opium
		Phosphor
Ärger und Zorn	S. 452	Bryonia
EK 53, KK I/150		Chamomilla
		Colocynthis
		Nux vomica
		Platina
		Staphisagria
		Veratrum album

Kummer . . . . *EK 47, KK I/66*	S. 453	Acidum phosphoricum Aurum Causticum Cocculus Gelsemium Ignatia Natrium muriaticum Pulsatilla Staphisagria
Enttäuschte, unglückliche Liebe . . . . *EK 49, KK I/70*	S. 456	Aurum Causticum Cimicifuga Hyoscyamus Lachesis
Schwermut bei Kindern – schlechter beim Alleinsein . . . . . . *EK 63, KK I/91*	S. 457	Arsenicum album Calcium carbonicum Natrium muriaticum Rhus toxicodendron

▷ **Folgen und Beschwerden nach Schreck**

Aconitum

Wirkt bei reaktionsstarken Menschen, alles kommt rasch und geht wieder schnell. Heftige Angst und Ruhelosigkeit, Todesangst, sagt die Todesstunde voraus. Furcht vor dem Tode. Gedankenverwirrungen, Wahnideen: Patient glaubt, er sei mit seiner gewohnten Arbeit beschäftigt. Wildes Delir, voller Angst. Überempfindlich gegen Licht und Geräusch. Sehr hastig. Schmerzen sind unerträglich.

Nach Schreckerlebnissen reagiert er mit Angst, Schlaflosigkeit, Herzklopfen, Durchfall, Erbrechen, Magenbeschwerden. Auffahren im Schlaf, Unterdrückung der Periode. Amenorrhoe. Auch große unerwartete Freude beeinflußt ihn stark.

Indikationen: Beschwerden nach Schreck, Angst, große Freude.

Anwendung: C 6 (D 12) dil., Methode 1, bei starker Angst C 30 (D 30) dil. oder glob.

Belladonna

Schreck und Zorn machen geistige Verwirrung. Der Name Tollkirsche zeigt die geistesverwirrende Wirkung dieser Droge. Belladonna ist neben Hyoscyamus und Stramonium ein Mittel bei Delirien und Wahnzuständen, es ist ein heftiges Mittel. Schreck und Zorn treten ebenso heftig auf. Die Folgen davon sind entsprechend: Gerät in Angst und Erregung mit rotem Kopf, pulsierenden Karotiden, schreckhaft weiten Pupillen.

Indikationen: Folgen von Schreck, Zorn, Angst.

Anwendung: C 6 (D 12) dil., Methode 1, bei Angst C 30 dil. oder glob.

Acidum phosphoricum

Reagiert auf seelische Traumen mit Erschöpfung, Schwindel, Konzentrationsmangel. Folgen von bedrohten oder verlorenem Lebensglück. Wird teilnahmslos, apathisch, gleichgültig, verzweifelt mit nachfolgender körperlicher Schwäche. Verweigert das Essen nach unglück-

licher Liebe, magert ab; bekommt Haarausfall; Schweiße am Morgen; Kopfschmerzen; wird schläfrig und unkonzentriert. Als Folge von Kummer und Sorge tritt Amenorrhoe auf. Sehr breit wirkendes Mittel bei erschöpften Menschen, entweder als Folge von zu raschem Wachstum, zu intensiver geistiger Arbeit oder nach Kummer und Sorge, besonders bei enttäuschter Liebe.
Indikation: Folgen von Schreck, Kummer, unglücklicher Liebe, Demütigung und Heimweh.

Anwendung: Bei starker Erschöpfung D 3 dil.,
sonst LM VI–XVIII dil.

Ignatia

Empfindsame Pesonen mit Hang zu stillem Kummer. Paradoxe und widersprüchliche Symptome. Schneller Wechsel der Stimmungslage. Seelische Einflüsse führen rasch zu funktionellen Störungen in der Körpersphäre. Paradoxe Symptome: Magenweh und Brechreiz besser durch Essen.
Indikation: Beschwerden nach Schreck, Ärger, Kummer, Kränkung, Heimweh.

Anwendung: LM VI–XVIII dil., C 30 glob.

Lycopodium

Reizbarer, melancholischer Patient. Hager, vorzeitig gealtert, viele Hautfalten, schlaffe Muskulatur, dicker, meteoristischer Bauch. Neigung zu Lebererkrankungen, harnsaure Diathese. Sehr diktatorisch, verträgt keinen Widerspruch, reizbar. Nach Schreck und Ärger steigert sich seine Reizbarkeit, nächtliches Aufschrecken aus dem Schlaf, Kränkung und Demütigung überwindet er fast nicht.
Indikation: Folgen von Schreck, Ärger und Demütigungen, reizbar nach Widerspruch.

Anwendung: C 6 (D 12) – C 200/1000 Tabl.

Natrium muriaticum

Seelische Affekte wirken sehr tief und nachhaltig – kommt nicht darüber hinweg und läßt sich nicht trösten. Viele körperliche Symptome nehmen ihren Anfang nach emotionalen Einflüssen. Bei Natrium muriaticum ist besonders wichtig, daß der Kranke mit seinen Gedanken unablässig um das Gleiche herumkreist und sich nicht lösen kann. Ein lange zurückliegender Schreck, eine ärgerliche Begebenheit, die vor Jahren erlittene Kränkung, ein Heimwehgefühl lassen den Patienten nicht los. Er trägt alles still bei sich, wehe, wenn man ihn trösten will. Weint, wenn er glaubt, bedauert zu werden (KK I/144). Er verarbeitet die Trauer nicht. Am offenen Grab rinnt keine Träne – weint nachts für sich oder im Schlaf. Herzklopfen, klopfende Kopfschmerzen nach emotionalen Einflüssen. Menses treten verfrüht ein nach Zorn.
Indikation: Folgen von Schreck, Ärger, vor allem Kummer und Sorgen, Kränkungen, Heimweh, Zorn, unglücklicher Liebe.

Anwendung: Reihe von C 30–C 1000 Tabl.

Opium

Krampf oder Betäubung mit hochrotem Kopf. Die biphasische Wirkung der Opiumvergiftung macht zuerst Erregung, dann Lähmung. Nach Schreck, starker Freude oder heftiger Kränkung, Zorn kann je nach Ausgangslage des Patienten Übererregbarkeit oder Betäubung auftreten.
Diese beiden Phasen entsprechen: 1. Konvulsionen bis zu epileptiformen Krämpfen, Herzklopfen, Stottern, Durchfälle, Schwindel. 2. Ohnmacht, Verstopfung.
Indikation: Folgen von Schreck, Zorn, starker Freude, heftige Kränkung mit starker Blutfülle des Kopfes.

Anwendung: C 30–C 200 glob.,
LM VI–XVIII dil.

Phosphor

Mimosenhaft empfindlich gegen alle Gefühlserregungen. Sehr schreckhaft und furchtsam, besonders im Dunkeln, bei Gewitter, bei plötzlichen Ereignissen. Er reagiert auf Schreck mit Durchfall, Herzklopfen, nächtlichen Angstzuständen. Rasch begeistert, rasch ermüdet. Ekstatisch. Sehr von seiner eigenen Bedeutung erfüllt.
Indikation: Folgen von Schreck.
Anwendung: LM VI–XVIII dil. (mit 1 Tropfen beginnen, vorsichtig dosieren bei Blutungsneigung, Tuberkuliniker).

▷ **Ärger und Zorn**

Bryonia

Cholerisches Temperament, die ärgerliche Gereiztheit hat ihre Entsprechung in der emotionalen Störbarkeit des Leber-Galle-Systems. Ärger schreibt Bryonia ganz groß und findet überall Anlaß, sich zu ärgern. Durch Ärger gerät er leicht in Wut und hat dabei roten Kopf. Ärger macht Schwindel, die Galle läuft über, Erbrechen und Kältegefühl, bitteres Aufstoßen, Kopfweh, stechende Magenschmerzen oder Empfindung, als ob ein Stein im Magen liegt. Von Natur aus geizig. Seine Gedanken kreisen um das tägliche Geschäft und wie er sich dabei ärgern muß.
Indikation: Folgen von Ärger und Kränkung bei cholerischem Temperament.
Anwendung: D 6–C 6 (D 12) nach Methode 1, tabl.

Chamomilla

Ungezügelte Reizbarkeit. Die heftigen Reaktionen auf Zorn, Ärger und Schmerzen stehen in keinem rechten Verhältnis. Nach Zorn und Ärger treten Krampferscheinungen in verschiedenen Organgebieten auf, auch Schwindel und heiße Schweiße. Die noch nicht fällige Periodenblutung kann vorzeitig einsetzen (vgl. Natrium muriaticum). Unterdrückter Zorn macht vielseitige Beschwerden (vgl. Staph., Ign., Sep., Aur.). Schmerzen werden als unerträglich empfunden.
Indikation: Heftige Folgen von Ärger und Zorn.
Anwendung: C 30 glob., LM VI–XVIII dil.

Colocynthis

Ärgerlicher, gereizter, ungeduldiger Mensch, der seine Empörung und sein Beleidigtsein herausfordernd zeigt. Zorn und Ärger schlagen auf den Magen und Darm mit spastischen Schmerzen und Durchfall. Die Schmerzen werden besser durch Wärme, Zusammenkrümmen und Vornüberbeugen, festen Gegendruck und Abgang von Blähungen.
Indikation: Folgen von Ärger und Zorn.
Anwendung: C 30 glob., LM VI–XVIII dil.

Nux vomica

Ärgerlich, zornig, reizbar mit Neigung zu hypochondrischer ängstlicher Selbstbeobachtung. Alle heftigen Gemütserregungen, z. B. Zorn und Ärger, stören bei diesem Mittel das seelische Gleichgewicht und können Reaktionen auslösen. Belladonna, Hepar, Anacardium, Stramonium, Staphisagria und Nux vomica führen zu Untaten im Affekt. In dieser Reihe sind nur heftige Mittel, alle haben auch das Motiv: Streitsucht mit Jähzorn. Bei Nuc vomica ist die Neigung zum Tadeln, eigensinniger Hartnäckigkeit und Erbostsein bei Widerspruch besonders deutlich. In der depressiven Gegenphase kommt Angst um die eigene Gesundheit, Lebensüberdruß, bange Verzagtheit bis zu Selbstmordgedanken (Denken an Erschießen, vgl. KK I/93). Alle emotionalen Einflüsse wirken sich bevorzugt aus an Magen, Darm, Galle.

Indikationen: Folgen von Ärger und Zorn. Zorn führt zu Untaten.

Anwendung: C 30–C 200 glob., LM VI–XXX dil.

Platina

Hysterischer Charakter wird bestimmt durch drei Wesenszüge: infantil, egozentrisch, unecht. Die Stimmungslage schwankt von einem Extrem zum anderen. »Sie meint, ganz verlassen zu sein und allein in der Welt zu stehen.« »Große Heiterkeit erst, alles erscheint ihr freudig, über das Traurige hätte sie lachen mögen, dann große Traurigkeit mit Weinen, selbst über Frohes und Lächerliches.« (*Hahnemann*, Chronische Krankheiten, Bd. 5)
Neigung zu Hochmut. »Verächtliches bedauerndes Herabblicken auf sonst ehrwürdige Leute mit einer gewissen Wegwerfung.« »Alles um sie her erscheint klein und alle Personen physisch und geistig geringer, sie selbst aber körperlich groß und erhaben.« (*Hahnemann*, Chronische Krankheiten, Bd. 5)
Die Störung der Triebimpulse zeigt sich in Nymphomanie oder Vaginismus. Menses meist zu früh, zu reichlich und dunkelklumpig mit herabdrängenden Empfindungen. Vorliebe zu extravaganter auffallender Kleidung. Bei geringem Tadel oder Vorhaltungen bricht sie in Weinen aus, erst recht bei Ärger. »Verstimmt auf lange Zeit wegen geringem Ärger. Er spricht nur, wenn er muß, höchst unfreundlich, abweisend, zankend.« (*Hahnemann*, Chronische Krankheiten, Bd. 5)
Indikationen: Folgen von Ärger bei hysterischem Charakter.

Anwendung: C 200 glob., LM VI–XXIV dil.

Staphisagria

Heftige, gewaltsame Wutausbrüche nach Ärger oder frißt unverdiente Kränkungen in sich hinein. Je nach Alter und trainierter Beherrschung gehen die Zorn- und Wutreaktionen nach außen; tobt, schreit, wirft Gegenstände, schlägt, aggressive Untaten oder Kolikschmerzen, Durchfall, tags schläfrig, nachts schlaflos, Neigung zu Onanie. Menses unterdrückt, Angst nach Ärger, Befürchtung wegen der Zukunft. Empfindet alles, was man ihm antut, als ungerecht; seine große Verletzlichkeit sieht zuerst nur die Schuld der anderen.
Indikationen: Folgen von Zorn, Ärger; Folgen von unterdrücktem Zorn, Kummer, Kränkung, Schikanen, Tadel.

Anwendung: LM VI–XXX dil., sehr reizbar; in größeren Zwischenräumen in geringer Menge geben.

Veratrum album

Blasse, lebensbedrohende Angst nach Schreck. Veratrumvergiftung entspricht dem Zustand eines Kreislaufkollapses. Angst, Blässe und Kälte sind das seelische Äquivalent; die Angstvorstellungen haben oft religiösen Inhalt: Angst vor ewiger Verdammnis, Angst, Schreck und Ärger können diese Situationen auslösen.
Indikationen: Beschwerden nach Schreck und Ärger, besonders Angst nach Ärger, existentielle Angst.

Anwendung: D 4 dil. – C 30 glob.

▷ **Kummer**

Acidum phosphoricum

Reagiert auf langdauernden Kummer mit Erschöpfung und Überforderung in der Schule oder im Elternhaus; klagt über Schwindel und mangelnde Konzentration. Folgen von bedrohtem oder verlorenem Lebensglück; wird teilnahmslos, apathisch, gleichgültig, verzweifelt mit nachfolgender körperlicher Schwäche. Verweigert das Essen nach unglücklicher Liebe, magert ab, bekommt Haarausfall,

Kopfschmerz, morgens Schweiße, Amenorrhoe.
Acidum phosphoricum ist auch dienlich bei zu raschem Längenwachstum und intensiver geistiger Arbeit und Prüfungsvorbereitungen.
Indikationen: Folgen von Schreck und Kummer, unglücklicher Liebe, Demütigungen und Heimweh.

Anwendung: D 3 dil. (bei Erschöpfung), sonst LM I–VI dil., XVIII dil.

Aurum

Kummer und Enttäuschung nach Zeiten vollen Erfolges. »Rote« Angst, d. h. Angst mit rotem Gesicht und Stauungserscheinungen. In der Zeit des Erfolges ist dieser Patient aktiv, reizbar, cholerisch; Kampf um Macht und Geld (= Gold) beherrscht diese Phase. Mit Nachlassen der Erfolge, der seelischen und körperlichen Energien, bei Krankheiten wird der vorher manische Patient depressiv. In sich gekehrt, grübelt er, verliert sein Selbstvertrauen, wird hypochondrisch, verzweifelt und ersehnt den Tod. Selbstmordgedanken: bei Männern eventuell durch Erschießen, besonders bei Schmerzen und Leberkrankheiten; bei Frauen Ertränken infolge Beschwerden und Gebärmutterleiden.
Indikationen: Folgen von Kummer, Schmerzen, Sorge, unglücklicher Liebe, Kränkungen, Heimweh, Gefühlserregungen, Angst.

Anwendung: Reihe von C 30/100/200/1000 tabl. oder glob. in größeren Abständen nehmen.

Causticum

Mitleidig und starkes Verlangen nach Sympathie. Fremdes und eigenes Leid verstärken seine ängstliche Grundstimmung. Kann nichts Grausames hören und sehen. Wird mager und faltig nach langanhaltendem Kummer. »Kummervolle Gedanken, die Nacht und am Tage Weinen.« »Mißtrauen für die Zukunft.« (*Hahnemann*, Chronische Krankheiten). Stotternde Sprache nach Ärger und Erregung.
Indikationen: Folgen nach Kummer und Sorgen, Heimweh und Gefühlserregungen.

Anwendung: Reihe von C 6 (D 12) – C 30/200/1000 tabl.

Cocculus

Traurig und reizbar mit Schwindelneigung. Allgemeine körperliche und geistige Erschöpfung und Schwäche. Oft verursacht durch emotionale Störungen, geistige Überarbeitung und Schlafmangel, besonders Nachtwachen und Schichtarbeit. »Er ist in den traurigsten Gedanken versunken, erlittene Beleidigungen sitzen tief in seinem Herzen.« »Allzu große Reizbarkeit des Geistes, jede Kleinigkeit ärgert ihn.« (*Hahnemann*, Arzneimittellehre, Bd. I) Übelkeit und Brechneigung durch Schaukeln und Fahren (Kinetose).
Indikationen: Beschwerden nach Kummer, Sorgen, emotionalen Belastungen.

Anwendung: D 6 – C 30 dil. (bei Kinetose); LM VI/LM XIV – XVIII dil.

Gelsemium

Lampenfieber mit innerem Zittern und Schwindel, besonders bei Prüfungen. Alle Gefühlserregungen, Furcht, Schreck lösen körperliche Leiden aus. In der Prüfungssituation, bei öffentlichem Auftreten plötzliches Zittern und Beben, weiß nichts mehr, »black out«. Durchfälle nach Gefühlserregung, besonders Schreck, schlechte Nachrichten. Angstzustände, Empfindung, als ob das Herz stehenbleiben würde, wenn er sich nicht bewegt und tief atmet.
Indikationen: Folgen von Gefühlserregungen und anhaltendem Kummer, gegen Versagenszustände bei Prüfungen und öffentlichem Auftreten.

Anwendung: C 6 (D 12) – C 30 (D 30) dil.; LM XIV – XVIII dil.

Ignatia

Empfindsame Naturen mit Hang zu stillem Kummer. Paradoxe und widersprüchliche Symptome. Schneller Wechsel der Stimmungslage, seelische Einflüsse führen rasch zu funktionalen Störungen in der Körpersphäre. Paradoxe Symptome: Magenweh und Brechreiz, besser durch Essen.
Indikationen: Beschwerden nach Schreck, Ärger, besonders Kummer, Kränkung, Heimweh.

Anwendung: C 6 (D 12) – C 30 (D 30) dil.; LM XIV – XVIII dil.

Natrium muriaticum

Seelische Affekte wirken sehr tief und nachhaltig, kommt nicht darüber hinweg und läßt sich nicht trösten. Viele körperliche Symptome nehmen ihren Anfang nach emotionalen Einflüssen; bei Natrium muriaticum ist besonders wichtig, daß der Kranke mit seinen Gedanken unablässig um das Gleiche kreist und sich nicht lösen kann. Ein lange zurückliegender Schreck, eine ärgerliche Begebenheit, vor allem nagender Kummer und eine alte Sorge, die vor Jahren erlittene Kränkung, ein Heimwehgefühl und ähnliches lassen den Patienten nicht los. Er trägt alles still bei sich, wehe, wenn man ihn trösten will. Weint, wenn er glaubt, bedauert zu werden (EK 95, KK I/144). Er verarbeitet die Trauer nicht. Am offenen Grab rinnt keine Träne, weint nachts für sich oder im Schlaf. Herzklopfen, klopfende Kopfschmerzen nach emotionalen Einflüssen. Menses treten zu früh ein nach Zorn.
Indikationen: Folgen von Schreck, Ärger, vor allem Kummer und Sorgen, Kränkungen, Heimweh, Zorn und unglückliche Liebe.

Anwendung: Reihe von C 30 – C 1000 tabl.; LM XIV – XXX dil.

Pulsatilla

Stimmungsmäßig wie ein Apriltag (*Boericke*). Freude und Trauer stehen im Extrem dicht beieinander. Weint leicht, ist aber auch leicht zu trösten. Ein gutes Wort wirkt Wunder. Verlangt Mitgefühl und Anteilnahme an ihren Sorgen. Lustlos, launisch und fröstelnd (*Boericke*). Milder, sanfter, nachgiebiger Charakter (*Hahnemann*). Obschon die Patientin (es können auch Männer sein) frostig ist, wird ein warmer, besonders staubiger, rauchiger Raum schlecht vertragen. In frischer Luft geht es besser. Sehr wechselnde Symptome: Schmerzen wechseln rasch ihren Ort, wandernde rheumatische Beschwerden, jede Periode läuft anders. Periode verzögert oder unterdrückt durch Kummer und Sorgen. Kein Stuhlgang gleicht dem anderen; Durchfall, Amenorrhoe, Kopfschmerz aus emotionaler Veranlassung.
Indikationen: Folgen von Schreck, Kummer und Sorge, Kränkung und Demütigungen, in trauriger Verstimmung, Weinen oder auch Freude und Eifersucht.

Anwendung: C 6 (D 12) – C 30 dil., C 30 – C 200 dil.

Staphisagria

Diese Patienten sind sehr empfindlich gegen geringste Beleidigung und machen sich starken Kummer wegen harmloser Kränkungen ihrer vermeintlichen Würde. Kinder sind schnell übelgelaunt und verlangen zuerst Spielzeug, das sie wieder gereizt von sich werfen.
Indikation: Folgen von Kummer, Kränkungen, Demütigungen und Beleidigungen.

Anwendung: LM VI – XXX dil.

▷ **Enttäuschte, unglückliche Liebe**

Aurum

In der Zeit des Erfolges ist dieser Patient aktiv, reizbar, cholerisch; Kampf um Macht und Geld (= Gold) beherrscht diese Phase. Mit Nachlassen der Erfolge, der seelischen und körperlichen Energien, bei Krankheiten wird der vorher eher manische Patient depressiv. In sich gekehrt grübelt er, verliert sein Selbstvertrauen, wird hypochondrisch, verzweifelt und ersehnt den Tod. Selbstmordgedanken, besonders nach Schmerzen.
Indikationen: Folgen von Kummer, Schmerzen, Sorgen, Kränkungen, Heimweh, Gefühlserregungen, Angst.

Anwendung: Reihe von C 30/100/200/1000 tabl. oder glob. in großen Abständen.

Causticum

Mitleidig und starkes Verlangen nach Sympathie. Fremdes und eigenes Leid verstärken seine ängstliche Grundstimmung – kann nichts Grausames hören und sehen. Wird mager und faltig nach langanhaltendem Kummer. »Kummervolle Gedanken, die Nacht und am Tage Weinen.« »Mißtrauen für die Zukunft« (*Hahnemann,* Chronische Krankheiten). Stotternde Sprache nach Ärger und Erregung.
Indikationen: Folgen von Kummer und Sorgen, Heimweh und Gefühlserregungen.

Anwendung: Reihe von C 6 (D 12) bis C 30/200/1000 tabl.

Cimicifuga

Geistes- und Gemütssymptome im Wechselspiel mit ovariellen Störungen. Während der Regel ist vieles schlimmer; Wechsel zwischen körperlich empfundenen Beschwerden mit seelischer Ausgeglichenheit. Sehr unausgeglichen, sprunghaft, wechselt dauernd das Thema beim Erheben der Anamnese. Redet unaufhörlich (vgl. *Lachesis*).
Indikationen: Beschwerden durch unglückliche Liebe und Gefühlserregungen.

Anwendung: LM I/VI–XXIV dil.

Hyoscyamus

Verwirrung des Verstandes. Die drei wichtigsten Mittel für delirante Zustände, Halluzinationen und geistige Verwirrung sind *Belladonna* (Tollkirsche), *Hyoscyamus* (Hexenkraut), *Stramonium* (Tollkraut). Der Name gibt schon die Wirkungsrichtung deutlich an, es handelt sich um wahnhafte Zustände.
Die Folgen von unglücklicher Liebe und Eifersucht zeigen sich bei *Hyoscyamus* in krankhaftem Argwohn und Mißtrauen: Furcht, vergiftet zu werden, wird von Feinden oder dem Teufel verfolgt, will fliehen; Menschen und Dinge haben ein unnatürliches Aussehen. Geile und obszöne Phantasien und Reden, will sich entblößen. Muskelzuckungen und Schwäche, Gesicht meist blaß und kalt.
Indikationen: Delirante, psychotische Reaktionen nach unglücklichen Liebeserlebnissen und wahnhafte Eifersucht.

Anwendung: C 30–C 200 dil.

Lachesis

Reagiert auf alle emotionalen Belastungen, vorwiegend mit extravertierter Darstellung, mit Weinen und Reden. Stimmungslage ist labil. Wechsel mit Depressionen am Morgen und Erregung am Abend. Angst macht Engegefühl am Hals mit lividrotem Gesicht. Kummer und Sorge steigern Verlangen nach Alkohol. Redet über ihren Kummer, ist mißtrauisch und eifersüchtig. Extreme Eifersucht mit Argwohn. Offenbart ihre Geheimnisse und ihre unglückliche Liebe.
Indikationen: Beschwerden nach Kum-

mer, Sorge, unglücklicher Liebe, Eifersucht.

Anwendung: C 6 (D 12) – C 30 dil.; LM VI–XVIII dil.

▷ Schwermut bei Kindern – schlechter beim Alleinsein

Arsenicum album

Angst vorm Alleinsein mit Unruhe und Erschöpfung. Erschöpfung und nächtliche Verschlimmerung sind bei allen psychischen Störungen deutlich vorhanden. Angst vor dem Tode. Angst mit kaltem Schweiß. Hilft noch gegen die Angst in der Agonie. Brennende Schmerzen, dabei Kälte des Körpers, frostig, will aber am Kopf keine Wärme. Heftiger Durst auf häufige kleine Schlucke von kaltem Wasser. Gesteigerte Empfindlichkeit gegen Unruhe und Lärm. Auch geizig und boshaft. Tadelt andere, tadelsüchtig.
Indikationen: Angeborene Schwermut, verstärkt durch Angst und Alleinsein.

Anwendung: Reihe von C 30/200/1000 tabl. oder LM VI–XXX dil.

Calcium carbonicum

Rasche Ermüdbarkeit bei körperlicher und seelischer Belastung. Mangel an Initiative; traurig, sieht alles von der dunklen Seite. Paßt sich schlecht an. Verzagt in neuen Lebenssituationen, nicht sehr wendig. Wenig Selbstvertrauen, Angst vor Blamage; Schulkinder sagen lieber nichts, aus Furcht, sie würden wegen einer falschen Antwort ausgelacht. Angst im Dunklen. Angst vorm Alleingelassenwerden, halten sich an der Mutter fest und verstecken sich in Gegenwart Fremder hinter der Mutter. Schwermut bei Kindern, schlimmer beim Alleinsein.
Indikationen: Mangel an Initiative, wenig Selbstvertrauen. Benötigt Nestwärme der Familie.

Anwendung: Reihe von C 6/7/9 – C 1000 tabl.

Natrium muriaticum

Seelische Affekte wirken sehr tief und nachhaltig – kommt nicht darüber hinweg und läßt sich nicht trösten. Viele körperliche Symptome nehmen ihren Anfang nach emotionalen Einflüssen. Bei Natrium muriaticum ist besonders wichtig, daß der Kranke mit seinen Gedanken unablässig um das Gleiche herumkreist und sich nicht lösen kann. Ein lange zurückliegender Schreck, eine ärgerliche Begebenheit, vor allem nagender Kummer und eine alte Sorge, die vor Jahren erlittene Kränkung, ein Heimwehgefühl lassen den Patienten nicht los. Er trägt alles still bei sich, wehe, wenn man ihn trösten will. Weint, wenn er glaubt bedauert zu werden (KK I/144).
Er verarbeitet die Trauer nicht. Am offenen Grab rinnt keine Träne – weint nachts für sich oder im Schlaf. Herzklopfen, klopfende Kopfschmerzen nach emotionalen Einflüssen. Menses treten verfrüht ein nach Zorn.
Indikationen: Folgen vor allem von Kummer und Sorgen, Zorn, unglücklicher Liebe, schlimmer beim Alleinsein.

Anwendung: Reihe von C 30 – C 1000 tabl.; LM XVIII–XXX dil.

Rhus toxicodendron

Ängstlich, furchtsam beim Alleinsein, ruhelos, wechselt von einem Bett zum anderen. Neigt zum Weinen, jemand soll ihn festhalten, schlimmer in der Dämmerung, melancholische Stimmung mit ängstlichen Träumen.
Indikationen: Ruhelosigkeit, besonders in der Dämmerung, Angstträume.

Anwendung: Reihe von C 30/100/200 tabl. oder C 30 dil. bei akuten Schmerzen.

Liebesentzug

Erfahrungen von Kränkung, Geringschätzung, ständigem Tadel, Grobheit bis hin zur Bedrohung sind in allen Altersgruppen traumatisierend.
Alle Verletzungen der kindlichen Seele bedeuten einen Liebesentzug, den wir zu verantworten haben, wie Gewalt und sexuellen Mißbrauch.
Die Haus- und Familienärzte können in diesem Spannungsfeld für Eltern und Kindern helfend und vertrauend eingreifen mit einem gründlichen Gespräch und Anwendung der homöopathischen individuellen Arznei.

Übersicht

Liebesentzug bei Kindern

Folgen von Kränkung, Demütigung und Reizbarkeit EK 11, KK I/25	S. 458	Acidum phosphoricum Cina Colocynthis Ignatia Magnesium carbonicum
Geringschätzung, mangelnde Anerkennung EK 41, KK I/56	S. 459	Nux vomica Palladium Phosphor Platina
Ständiger Tadel, tadelsüchtig EK 68, KK I/101	S. 460	Acidum phosphoricum Arsenicum album Cina Ignatia Nux vomica
Bestrafung, Grobheit EK 43, KK I/59	S. 461	Calcium carbonicum Silicea Staphisagria
Gleichgültigkeit und Teilnahmslosigkeit gegenüber Kindern EK 70, KK I/103	S. 462	Lycopodium Phosphor Sepia

---

▷ **Folgen von Kränkung, Demütigung und Reizbarkeit**

Acidum phosphoricum

Folgen von Kummer, Sorge, Gram, Liebesverlust, Liebeskummer; rasch gewachsene Jugendliebe mit asketischem Habitus, blaß, Ringe um die Augen, schnell geistig und körperlich erschöpft, müde am Tage, schlaflos nachts; apathisch, gleichgültig.

Indikationen: Folgen von Säfteverlust durch schwere Krankheit, Heimweh.

Anwendung: D 3 – C 30 dil.

Cina

Sehr reizbare Kinder, die dauernd getragen werden wollen, lassen sich nicht berühren oder wollen nicht liebkost werden. Kinder haben oft Wurmbefall, immer hungrig, werden nie richtig satt, leh-

nen Muttermilch ab, verlangen aber Süßigkeiten, weinen beim Erwachen, schreien im Schlaf.
Indikationen: Krampfanfälle, Folgen von Ärger.
Anwendung: C 6 (D 12) dil. – C 30 dil.

Colocynthis

Ärgerliches Kind, ist maßlos empört und über Kränkungen tief beleidigt; zeigt seinen Ärger, antwortet nicht gern, ärgerlich über viele Fragen, zornig, wirft mit Gegenständen. Mutter und Kind sind nicht in Harmonie.
Indikationen: Spastische Leibschmerzen, bessern sich durch Krümmen und Gegendruck.
Anwendung: C 30 – C 200 glob.; LM VI–XVIII dil.

Ignatia

Empfindsame Naturen mit Hang zu stillem Kummer. Eigenwillig, sehr liebesbedürftig, eifersüchtig; neigt zum Seufzen, schon bei Kleinkindern beobachtet. Veränderliche Stimmung, Lachen und Weinen wechseln rasch ab.
Indikationen: Widerspruchsvolle Beschwerden.
Anwendung: C 6 (D 12) – C 30 dil. oder glob.; LM VI–XVIII dil.

Magnesium carbonicum

Reizbare, nervöse, überempfindliche, streitbare Kinder mit kolikartigen Leibschmerzen; danach saures Erbrechen, saure Stühle; das ganze Kind riecht sauer, »saures Gemüt«. Milch unverträglich, auch beim Stillen.
Indikationen: Verlangen nach Fleisch, tuberkulinische Symptomatik.
Anwendung: C 30 – C 200 glob. oder tabl.; LM VI–XVIII dil.

▷ Geringschätzung, fühlt sich verachtet, mangelnde Anerkennung

Nux vomica

Zornig, reizbar, mit Neigung zu hypochondrischer ängstlicher Selbstbeobachtung. Tadelt andere. Alle heftigen Gemütserregungen (Zorn, Ärger) stören bei diesem Mittel das seelische Gleichgewicht und können Wutreaktionen auslösen. *Belladonna, Hepar, Anacardium, Stramonium, Staphisagria* und *Nux vomica* führen zu Untaten im Affekt. In dieser Reihe sind nur heftige Mittel, alle haben auch das Motiv: Streitsucht mit Jähzorn. Bei *Nux vomica* ist die Neigung zum Tadeln, eigensinnige Hartnäckigkeit und Erbostsein bei Widerspruch besonders deutlich. In der depressiven Gegenphase kommt Angst um die eigene Gesundheit, Lebensüberdruß, bange Verzagtheit bis zu Selbstmordgedanken (Denken an Erschießen, vgl. KK I/93; der Mut fehlt jedoch). Alle emotionalen Einflüsse wirken sich bevorzugt aus an Magen, Darm und Galle.
Indikationen: Folgen von Ärger und Zorn. Zorn führt zu Untaten. Andere werden gering geschätzt.
Anwendung: C 30 – C 200 glob.; LM VI–XXX dil.

Die folgenden drei Mittel (*Palladium, Phosphor, Platina*) passen besonders für Mädchen in der Pubertät.

Palladium

Muß immer bewundert werden, ist sehr abhängig von der Bestätigung durch ihre persönliche Umwelt. Stolz, leicht beleidigt und gekränkt. In Gesellschaft fühlt sie sich nur wohl, wenn sie die erste Geige spielt.
Indikationen: Folgen von Beleidigungen, Geringschätzung, Kränkungen, Demütigungen.
Anwendung: C 30/200/1000 tabl. Einzelgaben in großen Abständen oder LM VI–XXX dil.

Phosphor

Mimosenhaft, empfindlich gegen alle Gefühlserregungen. Sehr schreckhaft und furchtsam, besonders im Dunkeln, bei Gewitter, bei plötzlichen Ereignisse. Sie reagiert auf Schreck mit Durchfall, Herzklopfen, nächtlichen Angstzuständen. Rasch begeistert, rasch ermüdet, ekstatisch. Sehr von ihrer eigenen Bedeutung erfüllt, überzeugt.
Indikationen: Gefühl von Schwäche, überempfindlich gegen Lärm, Berührung, Licht, unangenehme Gerüche.

Anwendung: Reihe von C 6 (D 12) – C 30 (D 30) tabl.; LM VI–XXIV dil.

Platina

Hysterischer Charakter, wird bestimmt durch drei Wesenszüge: infantil, egozentrisch und unecht. Die Stimmungslage schwankt von einem Extrem zum anderen. »Sie meint, ganz verlassen zu sein und allein in der Welt zu stehen.« »Große Heiterkeit erst, alles erscheint ihr freudig, über das Traurige hätte sie lachen mögen, dann große Traurigkeit mit Weinen, selbst über Frohes und Lächerliches« (*Hahnemann*, Chronische Krankheiten, Bd. 5), Neigung zu Hochmut. »Verächtliches, bedauerndes Herabblicken auf sonst ehrwürdige Leute mit einer gewissen Wegwerfung.« Vorliebe zu auffallender Kleidung. Bei geringem Tadel oder Vorhaltungen bricht sie in Weinen aus, erst recht bei Ärger. »Verstimmt auf lange Zeit wegen geringen Ärgers. Sie spricht nur, wenn sie muß, höchst unfreundlich, abweisend, zankend.« (*Hahnemann*, Chronische Krankheiten, Bd. 5)
Indikationen: Folgen von Ärger und Tadel.

Anwendung: C 200 – C 1000 glob. oder tabl.; LM VI–XXIV dil.

▷ Ständiger Tadel, tadelsüchtig, Beschwerden durch Tadel

Acidum phosphoricum – phosphorige Säure

Reagiert auf seelische Traumen mit Erschöpfung, Schwindel, Konzentrationsmangel. Folgen von bedrohtem oder verlorenem Lebensglück. Wird schnell teilnahmslos, apathisch, gleichgültig, verzweifelt mit nachfolgender körperlicher Schwäche. Verweigert das Essen nach unglücklicher Liebe, magert ab, bekommt Haarausfall, Schweiße am Morgen, Kopfschmerz, wird schläfrig und unkonzentriert. Amenorrhoe als Folge von Kummer und Sorge. Sehr breit wirkendes Mittel bei erschöpften Menschen, entweder als Folge von zu raschem Wachstum, zu intensiver geistiger Arbeit, besonders bei enttäuschter Liebe und ständigem Tadel, Demütigungen und Heimweh.
Indikationen: Allgemeine geistige und körperliche Erschöpfung durch Lernen oder Überanstrengung.

Anwendung: D 3 dil. bei starker Erschöpfung, sonst LM VI–XVIII dil.

Arsenicum album

Angst vorm Alleinsein mit Unruhe, Unordnung und Lärm. Sehr genau, pedantisch, ungeduldig; kritisch, reizbar, manchmal auch sehr geizig und boshaft, häufig tadelsüchtig.
Indikationen: Fixe Idee, daß er und seine Familie verhungern; Todesgedanken, denkt nur an die Unheilbarkeit seiner Krankheit.

Anwendung: Reihe von C 30 – C 1000 glob. oder tabl.; LM VI–XXX dil.

Cina

Sehr eigensinnige Kinder fallen dadurch auf, daß sie dazu neigen, andere dauernd zu tadeln und zu ärgern. Launenhafte Stimmung: fröhlich und traurig, extreme

Nervosität oder Niedergeschlagenheit; mißgelaunt durch Berührung und Streicheln, reizbar, lärmempfindlich, unruhig nachts, fürchtet nachts Hunde oder andere Tiere; verlangt Leckereien, Hunger nach dem Essen, Magen entleert sich nur sehr langsam. Durchfall nach dem Essen, Gesichtsfarbe wechselt oft zwischen blaß und rot.
Indikationen: Überempfindliche Kinder mit Wurmbeschwerden, Bauchkoliken, spastischer Husten.

Anwendung: C 6 (D 12) – C 30 dil. oder glob.

Ignatia

Empfindsame Naturen mit Hang zu stillem Kummer. Paradoxe und widersprüchliche Symptome. Schneller Wechsel der Stimmungslage. Seelische Einflüsse führen rasch zu funktionellen Störungen in der Körpersphäre. Paradoxe Symptome: Magenweh und Brechreiz besser durch Essen.
Indikationen: Beschwerden nach Schreck, Ärger, Kummer, Kränkung, Heimweh und besonders nach ständigem Tadel, tadelt sich selbst.

Anwendung: LM VI–XVIII dil., mit 1 Tropfen beginnen

Nux vomica

Dieses Mittel paßt für Patienten mit einer ständigen Neigung zum Tadeln und heftiger Streitsucht, Jähzorn und Erbostsein bei Widerspruch.
Indikationen: *Nux vomica* sollten allen Eltern und Lehrern zum Schutz ihrer Kinder ab und zu verordnet werden.

Anwendung: Reihe von C 30 – C 1000 glob., tabl.;
LM VI–XXX dil.

▷ Grobheit oder Bestrafung

Calcium carbonicum

Diese ruhigen »braven« Kinder haben oft geringe eigene Initiative und benötigen die »Nestwärme« des Elternhauses. Sie leiden an Beschwerden in geänderter Umgebung durch grobe, »kalte« oder gar strafende Erziehung. Ermüdbarkeit und trauriger Aspekt sind oft die Folgen dieser seelischen Belastung und grober Behandlung.
Mangel an Initiative; traurig, sieht alles von der dunklen Seite. Paßt sich schlecht an, verzagt in neuen Lebenssituationen, nicht sehr wendig, nicht sehr fähig zu geistiger Arbeit, wenig Selbstvertrauen, Angst vor Blamage. Schulkinder sagen lieber nichts, aus Furcht, sie würden wegen einer falschen Antwort ausgelacht. Angst im Dunkeln, Angst vorm Alleingelassenwerden, halten sich an der Mutter fest und verstecken sich in Gegenwart Fremder hinter der Mutter.
Indikationen: Fürchtet, von der Mutter alleingelassen zu werden.

Anwendung: Reihe von C 6/7/8/12/30/ 100/200 tabl.

Silicea

Diese Kinder sind sanft und nachgiebig, feinfühlend, halten sich lange Zeit bescheiden zurück; passen sich an Freundschaften und Geschwister an. Sie sind meistens intelligent und erarbeiten sich trotz ihrer Bescheidenheit einen eigenen Standpunkt. In einer groben Umgebung, besonders mit Bestrafungen leiden diese Kinder und versuchen, zurechtzukommen, bis sie mit dem Rücken an der Wand stehen. In dieser Phase hält man sie für eigensinnig, stur, renitent. Sie leiden leiblich und seelisch an der falschen Umgebung und werden verzagt, weinerlich; wenig Entschlußkraft. Sehr frostig, Mangel an Lebenswärme. Übelriechende Schweiße, besonders an den Füßen, wundmachende Schweiße, Kopfschweiß.

Indikationen: Lehnt Strafen und Grobheit ab.

Anwendung: Reihe von C 6/7/8/12/30/100/200 tabl.

Staphisagria

Überempfindlich gegen Tadel, Ärger oder Grobheit anderer. Erlebt alle Kränkungen als ungerecht, durch seine große Verletzbarkeit sieht er in allem zuerst die Schuld der anderen. Je nach Alter und trainierter Beherrschung gehen die Zorn- und Wutausbrüche nach außen: tobt, schreit, wirft Gegenstände, schlägt sogar die Mutter.
Indikationen: Folgen von Demütigungen und Beleidigungen.

Anwendung: LM VI–XXX dil.

▷ Gleichgültigkeit und Teilnahmslosigkeit gegenüber Kindern

Kinder haben ein feines Gefühl, ob sie im Elternhaus Fürsorge, Anteilnahme und Liebe finden oder allein und verlassen sind. Die folgenden Mittel können Kindern und Eltern helfen.

Lycopodium

Intellekt oft einseitig, weniger Gemüt. Reizbar nach Ärger und Schreck; den Kindern und Untergebenen gegenüber diktatorisch (KK I/25). Verträgt keinen Widerspruch (KK I/147). Wenig Selbstvertrauen, fürchtet die Entdeckung seiner Schwächen, übernimmt nicht gern Verantwortung, zeigt sich nach außen als starker, tüchtiger Mensch. Verläßt die eigenen Kinder (KK I/114). Teilnahmslosigkeit gegen Verwandte und eigene Kinder (KK I/102, 103).

Indikationen: Folgen von Ärger, von Widerspruch.

Anwendung: Reihe von C 6–C 1000 tabl.; LM VI–XXX dil.

Phosphor

Im Körperbau schlanke, bewegliche Menschen mit zarten Händen und empfindsamen Gemüt; nervös, reizbar, mimosenhaft empfindlich gegen alle Gemütserregungen. Extrovertierter Mensch, der zuviel Energie abgibt und dadurch vergeßlich und unkonzentriert wird. Oft von seiner beruflichen Bedeutung erfüllt, etwas hochmütig, das Alltägliche übergeht er, ist dadurch teilnahmslos gegen die eigenen Kinder (KK I/103) und entfremdet sich seiner Familie (KK I/29).
Indikationen: Unruhig, muß sich bewegen, kann nicht lange stillsitzen.

Anwendung: Reihe von C 6–C 30 glob., LM VI–XXX dil. vorsichtig dosieren, besonders bei Blutungsneigung.

Sepia

Im Körperbau hat die Sepia-Frau maskuline Merkmale und hormonale Disharmonien. Daraus sind erklärbar: geringere Mutterliebe und Teilnahmslosigkeit gegenüber den eigenen Kindern (KK I/102); schnell zornig, schlägt die Kinder, Abneigung gegen Sex, Ehemann, Familienmitglieder (KK I/1); abweisend, hart, verletzend, depressiv, schlimmer am Tage und besser nachts.
Indikationen: Gleichgültig gegen Familie, aber Furcht vor dem Alleinsein.

Anwendung: C 30–C 200 glob.; LM XVIII–XXIV, selten XXX.

Übersteigerte Triebhaftigkeit

Die gewissenhafte Behandlung zeigt dem homöopathischen Arzt mit seiner behutsamen und eingehenden Anamnese, auch verbale Hilfen und Hinweise, welche Arzneimittel übersteigerte Triebhaftigkeit ausgleichen können.

Die folgenden Mittel haben sich für solche Krankheitsfälle sehr gut bewährt.

Bufo rana

Bei Erwachsenen besteht starke sexuelle Triebhaftigkeit und Neigung zur Onanie, mit Alleinsein; Anfälle von Wut; »Neigung zum Betrinken« (*Mezger*). Ärgerlich, reizbar, schamlos, oft indiziert bei Patienten mit schwachem Intellekt. »Epileptiforme Krämpfe mit Aura, die von der Geschlechtssphäre ausgeht, eventl. bei Coitus.« (*Stauffer*)

Anwendung: C 6 – C 30 dil.

Tarantula hispanica

Starke sexuelle Erregung mit unbeherrschbarer Geilheit, auch nach Coitus nicht zu beruhigen, obszönes Verhalten. Sexuelle Manie (KK III/749 Phosphor, Tarantula). Motorische Unruhe, Zuckungen, abnorme Bewegungen; Drang herumzugehen; Ärger, zerstörende Impulse, plötzlicher Stimmungswechsel, Musik beruhigt, Pruritus vulvae, Dysmenorrhoe, choreatische Bewegungen.

Anwendung: C 6 (D 12) – C 30 dil.

Staphisagria

Vermehrter Sexualtrieb, ist dauernd mit sexuellen Bereichen beschäfig. Allgemeine Erschöpfung als Folge von exzessiver Onanie. Fühlt sich schnell beleidigt und unberechtigt gekränkt, mißlaunig und gereizt.
Ältere Männer sind niedergeschlagen und haben Schwierigkeiten ihren vermehrten Trieb unter Kontrolle zu halten. (KK III/749, Fluor acid., Staph., Sulf.)

Anwendung: C 6 – C 30 dil.

Köhler, Gerhard, Dr. med., geb. 1916. Studium der Medizin in Freiburg, München, Danzig. 1941 Staatsexamen und Promotion an der Universität Leipzig. Klinische Ausbildung in Aachen und Krefeld (Chirurgie, Frauenheilkunde). Nach dem Krieg Niederlassung und Arbeit im Belegkrankenhaus – Schwerpunkt Chirurgie, Geburtshilfe, Innere Medizin sowie begleitende Anwendung der Homöopathie im klinischen Betrieb. Danach 26 Jahre homöopathischer Arzt in Kassenpraxis in Freiburg. In dieserZeit 12 Jahre lang Vorlesungen und Seminare über homöopathische Medizin für Studenten und Assistenten der Universität Freiburg. Seit vielen Jahren Kursleiter im Weiterbildungszentrum für Ärzte in Bad Brückenau, auch in Celle und Bergisch Gladbach.

Arzneimittelverzeichnis

Abies nigra 346
Abrotanum 94, 167, 168, 169
Achillea millefolium → Millefolium
Acidum arsenicosum → Arsenicum album
Acidum benzoicum 205, 219, 250, 287, 394, 400
Acidum fluoricum 67, 87, 95, 97, 100, 108, 112, 116, 118, 128, 216, 335
Acidum formicicum 44, 81, 86, 219
Acidum hydrochloricum → Acidum muriaticum
Acidum hydrocyanicum 148, 157, 184
Acidum hydrofluoricum → Acidum fluoricum
Acidum muriaticum 49, 101, 131
Acidum nitricum 77, 78, 82, 91, 93, 95, 99, 112, 120, 121, 135, 321, 322, 364, 387, 389, 393, 394, 407, 421, 436
Acidum oxalicum 393
Acidum phosphoricum 101, 107, 109, 180, 186, 239, 241, 393, 443, 450, 453, 460
Acidum picrinicum 58
Acidum salicylicum 205
Acidum silicicum → Silicea
Acidum sulfuricum 100, 219, 220, 321, 322, 350, 351, 359
Aconitum 17, 18, 19, 40, 42, 138, 139, 148, 150, 153, 154, 166, 173, 177, 186, 200, 202, 206, 222, 234, 236, 245, 279, 286, 288, 331, 354, 430, 450
Aconitum napellus → Aconitum
Adhatoda vasica → Justicia adhatoda
Adonis vernalis 332
Adrenalin 175
Aesculus hippocastanum 124, 128, 131, 133
Aethiops antimonialis 362
Aethusa cynapium 337, 338
Agnus castus 422
Ailanthus 21, 24, 32, 317
Ailanthus altissima → Ailanthus
Allium Cepa 23, 294, 300, 301, 444
Aloe → Aloe soccotrina
Aloe soccotrina 133, 134, 364
Alumina 72, 83, 105, 109, 116, 117, 196, 359
Aluminium oxidatum → Alumina
Ambra grisea 150
Ammi visnaga 149
Ammonium bromatum 122
Ammonium carbonicum 23, 24, 143, 159, 182, 199, 200
Ammonium chloratum → Ammonium muriaticum
Ammonium muriaticum 33, 88, 224
Anacardium orientale 74, 243, 354
Anamirta cocculus → Cocculus

Anthracinum 59, 101
Antimonium crudum 45, 62, 66, 74, 76, 77, 83, 84, 87, 91, 112, 114, 117, 118, 249, 252, 337, 338, 344, 346, 349
Antimonium sulfuratum aurantiacum 142
Antimonium tartaricum 24, 67, 142, 157, 370
Apis 30, 33, 41, 43, 44, 52, 120, 156, 166, 167, 209, 219, 288, 291, 314, 320, 321, 423, 434, 446, 447
Apis mellifica → Apis
Aqua Nucis vomicae 381
Aqua Quassiae 381
Aralia racemosa 153, 301
Arctium → Lappa arctium
Argentum nitricum 35, 36, 108, 173, 189, 191, 240, 241, 244, 351, 353, 354, 361, 365, 390, 397, 435
Arnica 28, 35, 67, 68, 86, 99, 121, 125, 126, 195, 205, 227, 317, 334, 335, 372, 386, 426, 427, 428, 430, 431, 433, 435, 438, 442, 444, 445
Arnica montana → Arnica
Arsenicum album 34, 44, 45, 49, 53, 54, 60, 70, 72, 73, 76, 78, 82, 84, 92, 96, 99, 101, 104, 108, 115, 116, 117, 118, 127, 128, 148, 150, 157, 162, 173, 199, 200, 202, 235, 243, 244, 254, 280, 301, 302, 317, 338, 340, 347, 353, 354, 400, 439, 448, 457, 460
Arsenum bromatum 65
Arsenum jodatum 82, 84, 191, 301, 302, 303, 328
Artemisia abrotanum → Abrotanum
Artemisia cina → Cina
Arum triphyllum 122, 295, 302
Arundo donax 301, 302
Asa foetida 361
Asparagus 393
Asparagus officinalis → Asparagus
Asterias rubens 194
Atropa bella-donna → Belladonna
Aurum jodatum 189, 331, 334
Aurum metallicum 33, 68, 84, 93, 189, 218, 244, 290, 330, 331, 367, 379, 408, 454, 456
Aurum muriaticum natronatum 408
Autonosode = s. Eigen-Nosode 4

Bacillinum 144, 298
Badiaga 97, 106, 329, 334
Baptisia 32, 317, 372
Baptisia tinctoria → Baptisia
Barium carbonicum 26, 30, 72, 90, 96, 105, 114, 190, 191, 196, 318, 408
Barium jodatum 114, 190, 191, 318, 333, 334

Belladonna 17, 18, 19, 23, 27, 30, 31, 32, 40, 42, 57, 59, 86, 89, 120, 138, 139, 148, 166, 177, 194, 195, 222, 236, 247, 256, 273, 279, 285, 287, 288, 308, 313, 314, 315, 320, 331, 369, 370, 384, 392, 397, 404, 410, 422, 423, 428, 432, 434, 447, 450
Bellis perennis 432, 438, 443
Berberis aquifolium 81
Berberis vulgaris 81, 206, 369, 371, 373, 387, 391, 392, 394
Beryllium 169
Beryllium metallicum → Beryllium
Bismutum 354, 355, 357, 432
Bismutum metallicum → Bismutum
Blatta orientalis 159
Borax 38, 321, 412
Bothrops jararaca → Bothrops lanceolatus
Bothrops lanceolatus 431
Bovista 66
Brassica nigra → Sinapis nigra
Bromum 65, 141, 155, 157, 334, 412
Bryonia 23, 139, 150, 166, 167, 205, 233, 239, 245, 247, 249, 250, 254, 255, 344, 348, 349, 352, 369, 370, 371, 371, 375, 376, 440, 452
Bryonia cretica → Bryonia
Bufo rana 50, 57, 121, 463
Bufo bufo → Bufo rana

Cactus grandiflorus 183, 191, 201, 332
Cadmium sulfuricum 354
Calcarea silicata 68
Calcium carbonicum 46, 59, 64, 72, 74, 75, 76, 77, 78, 82, 83, 89, 90, 96, 106, 114, 116, 117, 122, 161, 190, 191, 196, 214, 216, 219, 254, 255, 256, 275, 290, 310, 318, 332, 333, 355, 389, 393, 396, 399, 408, 457, 461
Calcium carbonicum Hahnemanni → Calcium carbonicum
Calcium fluoratum 95, 128, 184, 296, 334, 335, 440, 442
Calcium jodatum 333
Calcium phosphoricum 46, 115, 116, 216, 318, 339, 393, 394, 443
Calcium picrinicum 58
Calcium silicicum → Calcarea silicata
Calcium sulfuricum 57, 76
Calendula 99, 120, 128, 443, 446
Calendula officinalis → Calendula
Calvatia gigantea → Bovista
Camphora 185, 199, 340, 444
Cannabis sativa 385, 433
Cantharis 41, 53, 75, 86, 167, 168, 385, 392, 438
Capsicum 54, 133, 228, 257, 289, 397
Capsicum annuum → Capsicum
Carbo animalis 58, 67, 68, 95, 144, 155, 168, 333

Carbo vegetabilis 100, 101, 128, 132, 144, 155, 199, 254, 255, 257, 291, 303, 320, 322, 339, 345, 347, 352, 358, 378
Cardiospermum 300
Cardiospermum halicacabun → Cardiospermum
Carduus marianus 81, 124, 128, 132, 214, 371, 373, 376, 378, 379, 381
Castor Equi 421, 445
Caulophyllum 412
Caulophyllum thalictroides → Caulophyllum
Causticum 21, 50, 58, 76, 84, 90, 91, 92, 97, 120, 132, 140, 141, 154, 180, 195, 196, 210, 211, 217, 218, 224, 250, 275, 398, 437, 444, 445, 454, 456
Causticum Hahnemanni → Causticum
Cedron 280, 309, 310
Centella asiatica → Hydrocotyle asiatica
Cephaelis ipecacuanha → Ipecacuanha
Chamomilla 18, 89, 150, 223, 233, 254, 280, 287, 322, 339, 344, 348, 352, 369, 375, 410, 412, 437, 452
Chamomilla recutita → Chamomilla
Chelidonium 81, 91, 215, 249, 274, 367, 370, 371, 373, 375, 376, 378, 379
Chelidonium majus → Chelidonium
Chimaphila 388, 405, 406
Chimaphila umbellata → Chimaphila
China 99, 154, 186, 247, 254, 257, 309, 358, 359, 370, 373, 376, 380, 422
Chininum sulfuricum 280
Chionanthus 372, 376
Chionanthus virginicus → Chionanthus
Chlor 334
Chlorum → Chlor
Cholesterinum 192
Chondodendron tomentosum → Pareira brava
Cicuta 428
Cicuta virosa → Cicuta
Cimicifuga 208, 226, 239, 251, 253, 281, 413, 419, 456
Cimicifuga racemosa → Cimicifuga
Cina 401, 458, 460
Cinchona succirubra → China
Cinnabaris 93, 97, 296, 309
Cinnamomum 38
Cinnamomum zeylanicum → Cinnamomum
Cistus
Citrullus colocynthis → Colocynthis
Clematis recta 48, 50, 53, 75, 87, 407
Coca 435
Cocculus 35, 37, 194, 196, 413, 421, 454
Coccus cacti 28, 140, 141, 392
Coffea 175, 202, 238, 413
Coffea arabica → Coffea
Colchicum autumnale 37, 217, 362
Collinsonia 133, 134, 433
Collinsonia canadensis → Collinsonia

Colocynthis 217, 218, 222, 245, 281, 287, 339, 340, 348, 352, 367, 369, 375, 385, 392, 413, 437, 452, 459
Conchae → Calcium carbonicum
Condurango 101
Conium 35, 36, 196, 333, 334, 405, 443
Conium maculatum → Conium
Corallium rubrum 27, 28, 139, 141
Corydalis 94, 96
Corydalis cava → Corydalis
Crataegus 183
Crotalus horridus 56, 60, 126, 134, 177, 197, 377, 431, 432
Croton tiglium 50, 54, 75
Cuprum arsenicosum 29, 340
Cuprum metallicum 29, 148, 164, 194
Cyclamen 273
Cyclamen europaeum → Cyclamen

Dactylopius coccus → Coccus cacti
Daphne cannabina → Daphne indica
Daphne indica 359
Daphne mezereum → Mezereum
Datura stramonium → Stramonium
Delphinium staphisagria → Staphisagria
Digitalis purpurea 376, 407
Dioscorea 370, 392
Dioscorea villosa → Dioscorea
Diphtherinum 21, 152
Diphtherinum-Nosode → Diphtherinum
Dolichos pruriens 377
Drosera 28, 140
Dulcamara 45, 48, 49, 50, 61, 70, 73, 75, 90, 91, 142, 152, 154, 167, 209, 247, 251, 297, 301, 318, 347, 385, 400

Echinacea* 18, 19, 59, 101, 423, 431, 448
Eigenblut-Nosode 26, 34, 86, 307
Eigen-Nosode 4
Equisetum arvense und Equisetum hiemale 287, 401
Eugenia jambosa 63
Eupatorium perfoliatum 18, 19, 247
Eupatorium purpureum 19
Euphorbium officinale 43
Euphrasia 22, 109, 294, 301
Euphrasia officinalis → Euphrasia
Eurypelma spinicrus → Tarantula cubensis
Euspongia officinalis → Spongia

Ferrum jodatum 228
Ferrum metallicum 90, 328, 399
Ferrum phosphoricum 18, 19, 23, 24, 115, 116, 180, 186, 285, 287, 288
Ferrum picrinicum 91, 405, 408

* vgl. S. 19

Ferula moschata → Sumbulus
Filipendula ulmaria → Spiraea ulmaria
Folliculin 415
Formica rufa 44, 164
Fucus vesiculosus 327, 329, 334
Fumaria officinalis 81

Galium aparine 102
Galphimia glauca 300
Gaultheria 224
Gaultheria procumbens → Gaultheria
Gelsemium sempervirens 18, 19, 21, 151, 175, 180, 186, 202, 241, 274, 281, 294, 346, 397, 411, 414, 430, 437, 454
Gingko biloba 195
Glonoinum 176, 177, 194, 202, 258, 331, 434
Graphites 43, 49, 59, 62, 70, 72, 74, 77, 78, 82, 96, 97, 107, 109, 112, 115, 116, 117, 118, 120, 127, 132, 135, 350, 358
Gratiola 172, 174
Gratiola officinalis → Gratiola
Grindelia 138, 143
Grindelia robusta → Grindelia
Guaiacum 166, 167, 204, 209, 210, 219

Hamamelis 125, 126, 128, 131, 134, 330, 386
Hamamelis virginiana → Hamamelis
Hedera helix 204, 209, 330, 334
Helianthemum canadense → Cistus
Helleborus 231, 251, 427, 432
Helleborus niger → Helleborus
Hepar sulfuris 41, 49, 57, 59, 62, 65, 77, 90, 108, 120, 121, 143, 154, 288, 294, 296, 309, 314, 315, 316, 318, 323, 351, 423, 447
Hydrargyrum bichloricum s.Mercurius corrosivus
Hydrargyrum bichloratum → Mercurius corrosivus
Hydrargyrum bicyanatum → Mercurius cyanatus
Hydrargyrum bijodatum → Mercurius bijodatus
Hydrargyrum chloratum → Mercurius dulcis
Hydrargyrum stibiato sulfuratum → Aethiops antimonialis
Hydrargyrum sulfuratum rubrum → Cinnabaris
Hydrastis canadensis 101, 102, 120, 135, 142, 144, 289, 309, 355, 362
Hydrocotyle 82, 84
Hyoscyamus 138, 141, 190, 456
Hyoscyamus niger → Hyoscyamus
Hypericum perforatum 54, 87, 121, 228, 281, 426, 427, 428, 432, 444, 445, 447

Ignatia 151, 202, 236, 238, 338, 339, 349, 352, 398, 414, 419, 420, 430, 431, 451, 455, 459, 461
Ipecacuanha 28, 140, 149, 159, 249, 346, 349, 420
Iris versicolor 53, 249, 274, 350, 358

Jodum 65, 106, 112, 149, 162, 191, 303, 327, 331, 334, 356, 379
Juniperus sabina → Sabina
Justicia 140, 141

Kalium arsenicosum → Kalium arsenicum
Kalium arsenicum 72, 82, 163
Kalium bichromicum 21, 223, 226, 248, 265, 276, 289, 297, 309, 322, 346, 350, 355
Kalium bromatum 65, 66, 67
Kalium carbonicum 108, 141, 161, 182, 210, 219, 414
Kalium jodatum 65, 67, 76, 102, 142, 159, 168, 211, 224, 297, 301, 310, 328
Kalium nitricum 158, 163
Kalium phosphoricum 107, 180, 210, 362, 399
Kalium stibyltartaricum → Antimonium tartaricum
Kalium sulfuricum 156, 211
Kalmia 206, 207, 210, 282
Kalmia latifolia → Kalmia
Krameria triandra → Ratanhia
Kreosotum 47, 50, 73, 100, 101, 144, 322, 356, 400

Lac caninum 296
Lachesis 24, 32, 42, 53, 57, 60, 68, 99, 106, 120, 121, 126, 127, 129, 134, 148, 155, 156, 176, 183, 184, 195, 205, 206, 207, 215, 258, 303, 314, 317, 320, 322, 331, 351, 352, 355, 377, 380, 423, 430, 431, 448, 456
Lachesis muta → Lachesis
Lachnanthes 251, 445
Lachnanthes tinctoria → Lachnanthes
Lapis albus 333
Lappa arctium 77
Latrodectus curacaviensis → Theridion
Latrodectus mactans 200, 201
Laurocerasus 179, 184
Ledum 121, 209, 210, 217, 218, 447
Ledum palustre → Ledum
Leptandra 372, 373
Lilium 379
Lilium lancifolium → Lilium
Lithium carbonicum 394
Lobaria pulmonaria → Sticta pulmonaris
Lobelia 157
Lobelia inflata → Lobelia
Luesinum 54, 76, 84, 100, 108, 129, 163, 243, 244
Luffa operculata 295
Lycopodium 66, 74, 77, 82, 84, 92, 105, 108, 112, 125, 128, 132, 134, 173, 210, 211, 215, 217, 218, 225, 237, 244, 250, 252, 276, 288, 291, 343, 351, 355, 356, 358, 371, 378, 380, 381, 389, 395, 406, 451, 462
Lycopodium clavatum → Lycopdium

Lycopus virginicus 332
Lycosa → Tarantula hispanica
Lytta vesicatoria → Cantharis

Magnesium carbonicum 234, 236, 244, 328, 338, 459
Magnesium chloratum → Magnesium muriaticum
Magnesium jodatum 328
Magnesium muriaticum 338, 362, 380
Magnesium phosphoricum 223, 282, 287, 369, 399, 411, 412, 437
Mahonia aquifolium → Berberis aquifolium
Manganum 82
Manganum metallicum → Manganum
Marsdenia cundurango → Condurango
Medorrhinum 49, 64, 84, 89, 93, 112, 117, 118, 160, 217, 218, 225, 388, 400
Medorrhinum-Nosode → Medorrhinum
Menyanthes 225, 251
Menyanthes trifoliata → Menyanthes
Mephitis 28
Mephitis mephitis → Mephitis
Mercurius antimoniatus → Aethiops antimonialis
Mercurius bijodatus 314, 315
Mercurius corrosivus 129, 134, 323, 364, 386
Mercurius cyanatus 21, 315, 322, 364
Mercurius dulcis 372, 373, 376
Mercurius solubilis 21, 26, 53, 58, 84, 87, 88, 89, 93, 102, 127, 182, 288, 310, 314, 315, 321, 322, 345, 364, 404
Mercurius solubilis Hahnemanni → Mercurius solubilis
Mezereum 53, 54, 62, 70, 75, 77, 88, 252, 282, 310, 445
Millefolium 125, 128
Morbillinum 22, 24, 25, 152, 292
Moschus 151
Moschus moschiferus → Moschus
Muncuna pruriens → Dolichos pruriens
Myristica fragrans → Nux moschata
Myristica sebifera 57, 316
Myrtillocactus 202
Myrtillocactus geometrizans → Myrtillocactus

Naja naja → Naja tripudians
Naja tripudians 177, 183, 200, 201, 240
Natrium chloratum → Natrium muriaticum
Natrium chloricum
  s. Natrium muriaticum
Natrium muriaticum 45, 48, 49, 50, 64, 74, 87, 100, 106, 109, 122, 129, 162, 184, 238, 241, 244, 245, 277, 353, 354, 365, 378, 388, 398, 422, 451, 455, 457
Natrium phosphoricum 95, 358
Natrium sulfuricum 33, 82, 91, 93, 120, 160, 225, 290, 297, 306, 371, 372, 381, 427, 428
Nicotiana tabacum → Tabacum

Nitroglycerinum → Glonoinum
Nosode Anthracinum → Anthracinum
Nosode morbillinum → Morbillinum
Nosode pertussinum → Pertussinum
Nosode staphylococcinum → Straphylococcinum
Nosode streptococcinum → Streptococcinum
Nosode variolinum → Variolinum
Nux moschata   151, 253, 254, 355, 361
Nux vomica   66, 68, 86, 132, 134, 150, 154, 173, 197, 208, 228, 241, 242, 245, 254, 282, 294, 307, 343, 344, 346, 348, 349, 350, 352, 357, 359, 361, 380, 385, 386, 414, 431, 440, 452, 459, 461

Oenanthe aquatica → Phellandrium
Okoubaka   346
Okoubaka aubrevillei → Okoubaka
Onosmodium   246, 436
Onosmodium virginicum → Onosmodium
Opium   195, 237, 238, 274, 398, 433, 444, 451
Ornithogalum   356
Ornithogalum umbellatum → Ornithogalum

Paeonia   131, 134, 135
Paeonia officinalis → Paeonia
Palladium   242, 243, 459
Palladium metallicum → Palladium
Pareira braca   388, 407
Parotitis-Nosode   26
Pertussinum   27, 29, 152
Petroleum   38, 50, 78, 82, 84, 356
Petroselinum   433
Petroselinum crispum → Petroselinum
Phellandrium   143, 144
Phosphorus   32, 33, 45, 59, 73, 82, 83, 86, 87, 95, 105, 108, 115, 117, 161, 162, 174, 181, 186, 195, 196, 203, 216, 225, 242, 244, 245, 277, 297, 356, 377, 380, 393, 430, 431, 444, 452, 460, 462
Physostigma venenosum   246
Phytolacca   32, 182, 205, 226, 313, 314, 320, 421, 423
Phytolacca americana → Phytolacca
Pilocarpus Jaborandi   292
Pilocarpus → Pilocarpus Jaborandi
Platinum   242, 359, 414, 419, 453, 460
Platinum metallicum → Platinum
Plumbum jodatum   190, 380
Plumbum metallicum   190, 433
Podophyllum   91, 96, 133, 364, 370, 376
Podophyllum peltatum → Podophyllum
Polio-Nosode   152
Polygala → Senega
Populus tremuloides   388, 407
Progesteron   412
Prunus laurocerasus → Laurocerasus
Prunus spinosa   55

Psorinum   48, 59, 61, 64, 75, 83, 88, 116, 161, 252, 253, 277, 289, 306, 356, 415
Psorinum-Nosode → Psorinum
Ptelea   365
Ptelea trifoliata → Ptelea
Pulsatilla   23, 26, 66, 87, 112, 129, 131, 140, 141, 151, 156, 162, 185, 208, 209, 215, 218, 226, 227, 237, 239, 249, 254, 257, 288, 291, 296, 344, 345, 348, 378, 385, 398, 405, 414, 415, 419, 420, 455
Pulsatilla pratensis → Pulsatilla
Pyrogenium   21, 58, 206, 207, 310, 317, 372, 423, 431, 448

Radium bromatum   107
Ranunculus bulbosus   53
Ranunculus sceleratus   84
Ratanhia   133, 135, 421
Resina piceae → Abies nigra
Rhododendron   209
Rhus toxicodendron   24, 34, 41, 43, 45, 46, 48, 49, 52, 61, 70, 74, 75, 81, 86, 88, 205, 214, 218, 223, 297, 314, 431, 436, 437, 438, 440, 442, 457
Robinia   350, 358
Robinia pseudoacacia → Robinia pseudoacacia
Rubia tinctorum   394
Rumex crispus   140, 141
Ruta   228, 246, 436, 437
Ruta graveolens → Ruta

Sabadilla   294, 301, 302
Sabal serrulata   388, 405, 407
Sabina   93
Sambucus nigra   295
Sanguinaria   68, 177, 250, 258, 274, 302
Sanguinaria canadensis → Sanguinaria
Sarsaparilla   74, 394
Scarlatinum   21, 33, 152, 203, 291
Scarlatinum-Nosode → Scarlatinum
Schoenocaulon officinale → Sabadilla
Scilla   140
Scrofularia   327, 329
Scrophularia nosoda → Scrofularia
Secale cornutum   100, 101, 117, 129, 191, 194
Selenicereus grandiflorus → Cactus
Selenium   64, 66, 105, 109, 406
Semecarpus anacardium → Anacardium orientale
Senecio aureus   415
Senega   142, 167, 432
Sepia   46, 48, 49, 51, 66, 73, 78, 82, 84, 92, 106, 121, 127, 134, 177, 184, 216, 227, 255, 257, 259, 352, 378, 390, 406, 419, 421, 462
Sepia officinalis → Sepia
Serenoa repens → Sabal serrulata
Silicea   41, 57, 59, 60, 65, 73, 76, 78, 82, 83, 84,

90, 95, 96, 97, 99, 105, 115, 116, 117, 118, 121, 122, 135, 152, 153, 156, 181, 216, 248, 256, 277, 290, 291, 306, 309, 316, 318, 323, 398, 442, 447, 461
Silybum marianum → Carduus marianus
Simaruba cedron → Cedron
Sinapis nigra   301, 302
Smilax → Sarsaparilla
Solanum dulcamara → Dulcamara
Solidago   81, 395
Solidago virgaurea → Solidago
Spigelia   201, 206, 207, 282, 332
Spigelia anthelma → Spigelia
Spiraea ulmaria   205
Spongia   141, 149, 154, 157, 185, 328, 330, 334
Spongilla lacustris → Badiaga
Stannum   143
Stannum metallicum → Stannum
Staphisagria   107, 109, 234, 238, 239, 241, 245, 348, 352, 386, 388, 397, 406, 432, 433, 446, 453, 455, 462, 463
Staphylococcinum   59, 62
Sticta pulmonaris   23, 139, 141, 152, 302
Stramonium   148, 420
Streptococcinum   43, 62
Strontium carbonicum   189
Strontium jodatum   189
Strychnos ignatia → Ignatia
Strychnos nux vomica → Nux vomica
Sublimat
   s. Mercurius corrosivus
Sulfur   30, 32, 34, 41, 46, 48, 58, 60, 62, 64, 65, 68, 73, 78, 82, 83, 86, 87, 89, 90, 107, 109, 121, 122, 127, 131, 161, 162, 168, 174, 181, 182, 187, 203, 208, 210, 211, 225, 226, 243, 253, 254, 278, 288, 292, 296, 297, 307, 350, 352, 365, 378, 399
Sulfur jodatum   23, 24, 58, 65, 67, 144, 156, 162, 168, 288
Sumbulus   176
Symphoricarpus albus e radice → Symphoricarpus racemosus
Symphoricarpus racemosus   38
Symphytum   442, 443
Symphytum officinale e radice → Symphytum
Syphilinum-Nosode → Luesinum
Syzygium jambos → Eugenia jambosa

Tabacum   36, 38, 199, 346, 349, 350, 351
Tarantula cubensis   60
Tarantula hispanica   463
Taraxacum   124, 128, 371, 378, 379, 381
Taraxacum officinale → Taraxacum
Tellurium   34, 49, 84, 226, 227, 291
Tellurium metallicum → Tellurium
Terebinthina   393
Terebinthinae aetheroleum rectificatum → Terebinthina

Teucrium marum   120, 295
Thallium   105
Thallium metallicum → Thallium
Thallium sulfuricum   107
Theridion   36, 38
Thryallis glauca → Galphimia glauca
Thuja   49, 51, 64, 82, 84, 89, 91, 92, 93, 95, 96, 97, 108, 117, 118, 121, 152, 153, 160, 174, 218, 248, 290, 297, 307, 318, 381, 389, 406, 407, 433
Thyreoidinum   327, 329, 331, 334
Toxicodendron quercifolium → Rhus toxicodendron
Tuberculini bovini derivatum proteinosum purificatum Nosode → Tuberculinum bovinum
Tuberculinum aviaire   289, 290
Tuberculinum aviarii derivatum proteinosum pruficatum-Nosode → Tuberculinum aviaire
Tuberculinum bovinum   25, 78, 162, 298
Tuberculinum BURNETT Nosode → Bacillinum
Tuberculinum KLEBS Nosode → Tuberkulocidinum Klebs
Tuberculinum Koch   49, 64, 78, 82, 112, 116, 162, 181, 298, 399
Tuberculinum Marmorek   162, 290
Tuberculinum MARMOREK Nosode → Tuberculinum Marmorek
Tuberculinum residuum KOCH Nosode → Tuberculinum Rest
Tuberkulocidinum Klebs   399
Tuberculinum Rest   82, 83, 169

Uranium nitricum   356
Urginea maritima var. rubra → Scilla
Urtica urens   44, 88, 422, 438, 447

Vanadium   192
Vanadium metallicum → Vanadium
Variolinum   34, 52, 152
Veratrum album   36, 185, 187, 190, 199, 202, 340, 346, 347, 411, 420, 444, 453
Veratrum viride   206
Verbascum   228, 283, 311
Verbascum thapsiforme → Verbascum
Veronica virginica → Leptandra
Viburnum opulus   411, 412
Vinca minor   108
Viola tricolor   61
Vipera berus   126, 431
Virola sebifera → Myristica sebifera
Viscum album   108, 175, 183, 184, 192, 219
Vitex agnus-castus → Agnus castus

Xylocain   391

Zincum   32, 197, 415, 532

Literaturverzeichnis

Hier sind nur einige für diesen Band besonders wichtige Quellenwerke gesammelt.
Vgl. auch das Literaturverzeichnis im Band I.

1. *Allen, H. C.:* The Materia of the Nosodes. New Delhi 1977 (Nachdruck)
2. *Allen, H. C.:* Keynotes and Characteristics. New Delhi 1979 (Nachdruck)
3. *Allen, H. C.:* Leitsymptome wichtiger Arzneimittel. Deutsche Übersetzung: M. Freiherr von Ungern-Sternberg, Göttingen 1982
4. *Allen, T. F.:* The Encyclopedia of Pure Materia Medica. New Delhi 1976 (Nachdruck)
5. *Bauhof, W.:* Die homöopathische Behandlung der Angina. Inaugural-Dissertation, Albert Ludwigs-Universität Freiburg 1982
6. *Beuchelt, H.:* Homöopathische Konstitutions- und Reaktionstypen. 8. Aufl., Haug, Heidelberg 1987
7. *Bier, A.:* Homöopathie und harmonische Ordnung der Heilkunde, hrsg. von O. Schlegel. 2. Aufl., Hippokrates, Stuttgart 1949
8. *Boericke, W.:* Pocket Manual of Homoeopatic Materia Medica. New York 1907
9. *Boericke, W.:* Homöopathische Mittel und ihre Wirkungen. Übersetzung: M. Harms, Grundlagen u. Praxis, Leer 1972
10. *Boenninghausen, C. von:* Therapeutisches Taschenbuch. Münster 1846. Faksimile-Nachdruck, Hamburg 1985
11. *Buchmann, W.:* siehe Gawlik/Buchmann
12. *Curry, M.:* Der Schlüssel zum Leben. Zürich 1935
13. *Gawlik, W./Buchmann, W.:* Homöopathie in der Weltliteratur. Berg am Starnberger See, 1985
14. *Gebhardt, K. H.* (Hrsg.): Beweisbare Homöopathie. 2. Aufl., Haug, Heidelberg 1986
15. *Gerd-Witte, H.:* Kompendium der homöopathischen Arzneisymptome. Heidelberg 1981
16. *Hahnemann, S.:* Die chronischen Krankheiten. 5 Bände, 5. Nachdruck. Haug, Heidelberg 1991
17. *Hahnemann, S.:* Organon der Heilkunst. 3. Aufl. Hippokrates, Stuttgart 1982
18. *Hahnemann, S.:* Reine Arzneimittellehre. 6 Bände, 5. Nachdruck. Haug, Heidelberg 1991
19. *Hering, C.:* The Guiding Symptoms of our Materia Medica, (Nachdruck) New Delhi 1974
20. *Herz, W.:* Galphimia glauca, ein neues unspezifisches Antiallergicum. AHZ 212, 12 (1967)
21. Homöopathisches Arzneibuch (HAB 1). Ausgabe 1978 mit Nachträgen bis 1991. Deutscher Apotheker Verlag, Stuttgart 1991
22. *Ide, Dr.:* Die Zeiten des Auftretens und der Verschlimmerung der Beschwerden mit ihren vorzüglichen Arzneien. Sonderdruck, Zeitschrift des Berliner Vereines homöopathischer Ärzte, Bd. 5, 293. Berlin 1886
23. *Imhäuser, H.:* Homöopathie in der Kinderheilkunde. 11. Aufl., Haug, Heidelberg 1995
24. *Jahr, G. H. G.:* Therapeutischer Leitfaden für angehende Homöopathen. Leipzig 1869. Faksimile-Nachdruck, Hamburg 1985
25. *Julian, O.-A.:* Materia Medica der Nosoden. 7. Aufl., Haug, Heidelberg 1991
26. *Kabisch, M.:* Konservative Gynäkologie und Homöopathie. Ulm 1955
27. *Keller, G. von:* Kent's Repertorium. Neu übersetzt und herausgegeben, Ulm 1960
28. *Keller, G. von:* Symptomensammlungen homöopathischer Arzneimittel. Haug, Heidelberg 1972–1984
29. *Kent, J. T.:* Kents Arzneimittelbilder. 8. Aufl., Haug, Heidelberg 1991
30. *Kent, J. T.:* Kent's Repertorium, übersetzt und hrsg. von G. von Keller und J. Künzli von Fimelsberg, 13. Aufl., Haug, Heidelberg 1993
31. *Kent, J. T.:* Repertorium der homöopathischen Arzneimittellehre. Übersetzung: W. Erbe, 4. Aufl., Hippokrates, Stuttgart 1986
32. *Kent, J. T.:* Repertory of the Homoepathic Materia Medica. 6. Aufl. (Nachdruck) Chicago 1957
33. *Kent, J. T.:* Theorie und Philosophie der Homöopathie. Bearbeitung: J. Künzli v. Fimelsberg, Grundlagen u. Praxis, Leer 1976
34. *Kent, J. T.:* Was der Arzt, um erfolgreich verordnen zu können, wissen muß. Deutsche Bearbeitung: J. Zinke, Ulm 1964
35. *Köhler, G.:* Die Zeiten der Arznei. Erfahrungsheilkunde IX/1 (1960)
36. *Köhler, G.:* Eine bildhafte Studie über das Symptom »Angst«. In: Deutsche Homöopathische Monatsschrift 7 (1960)
36a. *Köhler, G.:* Über die Modalität Zeit. Deutsche Homöopathische Monatsschrift 12 (1958)
37. *Körfgen, F.:* Hautbehandlung als Ganzheitsmedizin. 2. Aufl., WBV, Schorndorf 1985
38. *Kunst, M.:* Okoubaka, ein neues homöopathisches Arzneimittel AHZ 217, 3 (1972)
39. *Lampert, H.:* Heilung durch Überwärmung. Hannover 1967
40. *Mezger, J.:* Gesichtete Homöopathische Arzneimittellehre, 10. Aufl., Haug, Heidelberg 1993
41. *Moeschlin, S.:* Klinik und Therapie der Vergiftungen. 7. Aufl., Thieme, Stuttgart 1986
42. *Mössinger, P.:* Homöopathie und naturwissenschaftliche Medizin. Hippokrates, Stuttgart 1984
43. *Müller, H. V.:* Psychoanamnese. Heidelberg 1981
44. *Ortega, P. S.:* Anmerkungen zu den Miasmen oder chronischen Krankheiten im Sinne Hahnemanns. 4. Aufl., Haug, Heidelberg 1991
45. *Pischel, W.:* Toxikologische Beiträge für homöopathische Arzneimittelprüfungen. Kapitel: Fumaria officinalis. AHZ 215, 9 (1970)

46. *Preuss, E.:* Der zwanzigjährige Hahnemann. Leipzig 1929
47. *Rademacher, J. G.:* Erfahrungsheillehre. Berlin 1848,(Nachdruck) Lorch/Wttbg. 1939
48. *Rost, J.:* Homöopathisches Kompendium für Zahnärzte. Ein Denkmodell über die Wirkungsweise homöopathischer Arzneien. Sonderdrucke der Deutschen Homöopathie-Union, Karlsruhe 1985
48a. *Rost, J.:* Die Quintessenz der Naturheilverfahren, Quintessenz, München 1990
49. *Schettler, G., Usadel, K.-H. (Hrsg.):* Praktische Medizin von A–Z. 11. Aufl., Thieme, Stuttgart 1993
50. *Schlüren, E.:* Homöopathie in Frauenheilkunde und Geburtshilfe. 7. Aufl., Haug, Heidelberg 1992
51. *Schoeler, H.:* Die Weiheschen Druckpunkte. 11. Aufl., Haug, Heidelberg 1990
52. *Stauffer, K.:* Homöotherapie. 4. Nachdruck, Sonntag, Stuttgart 1990
53. *Uexküll, Th. von/Wesiack, W.:* Theorie der Humanmedizin. 2. Aufl., Urban & Schwarzenberg, München 1991
54. *Voegeli, A.:* Das Asthma und seine Behandlung. 4. Aufl., Haug, Heidelberg 1989
55. *Voegeli, A.:* Die rheumatischen Erkrankungen. 6. Aufl., Haug, Heidelberg 1988
56. *Voegeli, A.:* Homöopathische Therapie der Kinderkrankheiten. 6. Aufl., Haug, Heidelberg 1993
57. *Voisin, H.:* Die vernünftige kritische Anwendung der Homöopathie. Übersetzt und hrsg. von F. Stockebrand. Ulm 1960
58. *Voisin, H.:* Materia Medica des homöopathischen Praktikers. 3. Aufl., Haug, Heidelberg 1991
59. *Voisin, H.:* Praktische Homöopathie, übersetzt, verlegt und hrsg. von F. und P. Stockebrand. Hamm 1969
60. *Volk, G.:* Neural-personale Diagnostik. Ulm 1955
61. *Wiesenauer, M., Elies, M.:* Praxis der Homöopathie. 2. Aufl., Hippokrates, Stuttgart 1995
62. *Wiesenauer, M.:* Therapie als allgemeinmedizinische Forschung: Am Beispiel einer Arzneimittelstudie mit Galphimia glauca zur Behandlung der Pollinosis. Stuttgart 1981
63. *Wolff, Ch.:* Die Hand des Menschen. Weilheim/Obb. 1970
64. *Zimmermann, A.-M.:* Homöopathie der Augenkrankheiten. 2. Aufl., Sonntag, Stuttgart 1992
65. *Zimmermann, W.:* Homöopathie der Hautkrankheiten. 2. Aufl., Sonntag, Stuttgart 1987
66. *Tyler, M. L.:* Homoeopathic Drug Pictures. Indian Edition, New Delhi 1987

Sachverzeichnis

Akne 63
Acne juvenilis 63
Acne vulgaris 63
– rosazea s. Rosazea 68
– vulgaris 63ff.
Alkoholleber 380
Allergischer Schnupfen 299ff.
– Synopse 304, 305
Alopecia s. Haarausfall 103
Altersbrand 100 (s. Kreos.)
Alterskruste, s. Keratoma senile 94
Alterswarzen 92
Analfissuren 135
Angina lacunaris 312
　s. Tonsillitis
Angina pectoris 198, 200
　s. Stenokardie
Aphthen 321
Apoplektischer Insult
　s. Zerebraler Insult 195
– Lähmungen, nach Apoplex 196, 197
Apoplexie
　s. Zerebraler Insult 195
Arteriosklerose 188, 189ff.
Arthritis 205
Arthrose 213, 214
Arzneimittelexanthem 85
Asthma 145, 146, 147ff.
– Psychisches Trauma 150ff.
Asthmabronchitis 157
　s. Asthma 145
Atherom (Balggeschwulst) 96
Aufliegen, Folgen von 99
　s. Dekubitus
Azetonämisches Erbrechen 338

Bandscheibenschaden 440
Bandscheibenvorfall 228
Basedow-Struma 331
Beau-Reil'sche Querfurchen 112
　(Abb. 1)
　s. Nägel 111ff.
Bettnässen 396
　s. Enuresis nocturna
Blähungskoliken im Kindesalter 338
Blasenentzündung, s. Zystitis 383
Blasensteine 391ff.
　s. Nierensteine
Blutschwamm 94
　s. Hämangiom
Blutungsneigung s. Operationstrauma,
　Nachblutung 431

Brechdurchfall im Kindesalter 340
Bronchiektasen s. Bacillinum 144
Bronchitis s. Husten 137ff.

Cholelithiasis 370
Cholezystitis 372
Clavus, s. Klavus 84
Colica membranacea, s. Colon irritabile 360
Colica mucosa 362
Colitis ulcerosa 363ff.
Colon irritabile 360
Commotio, Folgen nach 427ff.
Commotio s. Gehirntrauma 425ff.
Condylomata, acuminata, lata 93
Contusio s. Gehirntrauma 425ff.
Crusta lactea, s. Calc. carb. 76
Cystitis, s. Zystitis
　s. Entzündung Harnblase 383ff.

Darmlähmung, postoperativ 433
Dekubitus 99
Demenz, s. Zerebralsklerose 190
Dermatitis, s. Ekzem 69
Diathese, dyskrasische
– harnsaure 400
– lithämische 371
– lymphatische 399
– skrofulöse 399
Diphtherie 20
Diskopathie 440
Durchblutungsstörungen, periphere 100
Dyshidrotisches Ekzem 88
Dyskinesie s. Gallenkolik 368
Dysmenorrhö 409ff.
– Synopse 416/417
Dyspepsie, s. Pulsatilla 345
Dysurie 387

Eczema varicosum 127
Eigenblut 26, 27, 34, 86, 307
Eingewachsener Nagel 120
Ekzem 69ff., 71, 85
– Arzneimittel-Ekzem 86
– dyshidrotisches 88
– endogenes 69
– Kontaktekzem 86
– Lichtdermatosen 87
Embolie s. Operationstrauma 430
Embryopathie, nach Röteln 30
Empyem s. Nasennebenhöhlenentzündung 309

Enuresis nocturna 396ff.
– Psychisches Trauma 397
Enzephalomalazie 195
Epidemische Krankheiten,
 »Kinderkrankheiten« 20
Erbrechen in der Schwangerschaft 420
Erkältungs-Infekte, s. fieberhafter Infekt 17
Ernährungsstörungen im Kindesalter 340
Erysipel 42
Erythem 40
Exanthematische »Kinderkrankheiten« 20

Fahrkrankheit s. Kinetose 37
Feigwarzen s. Kondylome 93
»Festständige Krankheiten«
 s. Epidemische Krankheiten 20
Fettleber 380
Feuermal s. Naevus flammeus 94
Fibrom 95
Fieberhafter Infekt 17
Fischschuppenkrankheit s. Ichthyosis 83
Fissuren, Mamille 421
Fisteleiterung 323
Frakturen 443
Furunkel 56
Furunkulose 58

Gallenblasen-Entzündung s. Cholezystitis 372
Gallenkolik 367ff.
Gallensteine s. Cholelithiasis 370
Gallenwegserkrankungen 367ff.
Gangrän, diabetische 100
 (s. Kreos.)
 s. Altersbrand 100 (s. Kreos.)
Gastritis 341ff./343
Gastroduodenitis 341ff./343
Gastroenteritis im Kindesalter 340
Geburtstrauma 425
Gehirnblutung s. Intrazerebrale Blutung 195
Gehirnerschütterung s. Gehirntrauma 425ff.
Gehirnerweichung s. Enzephalomazie
Gehirntrauma (Commotio, Contusio,
 Geburtstrauma) 425ff.
Geschwülste, gutartige 95
Geschwüre s. Ulzera 98
– bösartige s. Ulzera maligna 101
– im Munde 322
– bei Krampfadern (s. Kleuscruris varic.) 127
Gesichtsschmerz 279ff.
Gingivitis 320
Gonarthrose 218
Grippaler Infekt 17ff.
Grützbeutel s. Atherom 96
Gürtelrose s. Herpes zoster 52

Haarausfall 103ff.
Hämangiom (Blutschwamm) 94
Hämatom, s. Arnica 442
Hämorrhoiden 130, 131ff.
– Operation, nach
– Einklemmung
Halswirbelsäulensyndrom 250
Harnentleerung, s. Miktionsstörung 406
Harnverhaltung, akut (s. Digitalis) 407
Harnwegentzündungen 383ff.
Haut
– Entzündungsphasen 40
– Reaktionsformen
 — primäre 69
 — sekundäre 70
Hautausschlag
– Art 71
– Form 71
– Ätiologie 85
 — Übersicht 85
Hepatitis 374, 375ff.
Herpes 47
– Übersicht 47
– solaris 87
– zoster 52
Herzjagen 198, 202
Herzklopfen 198, 202
Heu-Asthma s. Allergischer Schnupfen 303
Heufieber s. Allergischer Schnupfen 299
Heuschnupfen s. Allergischer Schnupfen 299
Hexenschuß 440
Hippokrates-Nagel 112
 (Abb. 1)
Hochdruck s. Hypertonie 171
Hochdruckkrise 177
Hochgebirgstouren, Prophylaxe vor 435
Höhenkrankheit, Prophylaxe 435
Hüftgelenkarthrose s. Koxarthrose 214
Hühnerauge, s. Klavus 84
Husten 137, 138ff.
Hydrotympanon 292
Hyperemesis gravidarum 420
Hyperthyreose 331
Hypertonie 171, 172ff.
Hypotonie 178, 179ff.

Ichthyosis 83
Impetigo contagiosa 61
Infektabwehr, Schwäche 24
Insektenstiche 447
Insult s. Zerebraler Insult 194
Intertrigo 89
Intrazerebrale Blutung 195
Ischialgie 221ff.

Jodismus 331

Kantennagel 112 (Abb. 1)
Karbunkel 59
Katarrhal. Infekt, s. fieberhafter Infekt 17
Keloid 97
Keratoma senile 94
Keratose, aktinische 94
Keuchhusten s. Pertussis 27
Kinetose 37
Klavus (Hühnerauge) 84
Kniegelenkarthrose s. Gonarthrose 218
Koxarthrose 214
Kolitis, ulzerierende s. Colitis Ulcerosa
Kollaps 198, 199
Kolon, spastisches s. Colon irritabile 360
Kondylome (Feigwarzen) 93
Kontaktekzem 85
Kopfschmerzen 229ff.
– nach Verletzung des Kopfes 425
Koxarthrose
Krampfaderekzem s. Ekzema varicosum 127
Krampfadergeschwür s. Ulcus cruris varicosum 127
Krampfadern s. Varikose 123
Kropf s. Struma 325ff.

Lähmungen,
– Gesicht 196
– Halbseiten 196
Laryngitis s. Kruppöser Husten 141
Lebensmittelvergiftung 347
Lebererkrankungen 374ff.
Leberinsuffizienz 378
Leberzirrhose 379
Lumbago 440
Lymphangitis 50, 57

Magen- und Darmstörungen
– im Kindesalter 337ff.
Magen- und Zwölffingerdarmerkrankungen
– Übersicht 341
– Geschwüre 353
Mandelentzündung s. Tonsillitis 312ff.
Masern s. Morbilli 22
Mastitis 422
Mastoiditis 289
Migräne 260ff.
Miliaria 88
Milchschorf, s. Crusta lactea 76
Mittelohrentzündung s. Otitis media 285ff.
Morbus Boeck s. Sarkoidose 169
Mukoviszidose (bei Bacillinum) 144
Mumps s. Parotitis epidemica 26

Mundschleimhaut-Entzündungen 319ff.
Muttermal
s. Haemangiom 94
Mykosen, an Nägeln 121
Mukotympanon 292

Nabelkoliken 339
Nägel 111ff.
– Übersicht 113/114
– Klinische Syndrome 119
– kauen, abbeißen 122
Naevus flammeus 94
– Naevus vasculosus 94
Nasennebenhöhlen-Entzündung 308ff.
Nephrolithiasis s. Nierensteine 391
Nesselsucht s. Urtikaria 44
Neuralgie s. Ischialgie 221ff.
– s. Gesichtsschmerz 279ff.
Neurodermitis 40
Neurogene Rhinitis
s. Allergischer Schnupfen 299ff.
Niednägel 122
Nierensteine 391ff.
Oxalatsteine 393
Phosphatsteine 393
Kratsteine 394
Austreibungs-Kur, s. Rubia 394
Nosoden, Eigenblut 26, 27, 34, 86
– Herstellung 307

Onychie, Paronychie 120
Operationstrauma 429ff.
Orthostase, s. Hypotonie 186
Otalgie 285
Otitis media 285ff.
Oxalatsteine 393

Panaritium parunguale 120
Paronychie 120
Parotitis epidemica 26
Periphere Durchblutungsstörung,
ch. Raymaud 99, 100
Peritonsillarabzeß 916
Pertussis 27
Phantomschmerz (s. Allium cepa) 444
Phlebitis 126
Phosphatsteine 393
Physisches Trauma 425ff.
Pilzerkrankungen, s. Mykosen 121
Pleuritis 166ff.
Pollinose s. Allergischer Schnupfen 299ff.
Polyarthritis, primär-chronische
– Polyarthritis, progredient-chronische 207
Postcholektomiesyndrom 371

Prostata 403ff.
Prostataadenom 407
– Miktionsstörungen 407
– Harnverhaltung (s. Digitalis) 407
Prostatitis 404
Pseudokrupp 141
Psora 399
Psoriasis 80

Reisekrankheit s. Kinetose 37
Reizkolon s. Colon irritabile 360
Rhagaden, Mamille 421
Rheumatischer Formenkreis 203
– Übersicht 204
Rhinitis vasomotorica 299
 s. Allergischer Schnupfen
Ringelflechte s. Herpes circinatus 48
Rippenfellentzündung s. Pleuritis 166
Röteln s. Rubeolae 30
Rosazea 68
Rubeolae 30

Sarkoidose 169
Scarlatina 31
Scharlach s. Scarlatina 31
Schilddrüse, Erkrankungen s. Struma 325
Schlaganfall s. Zerebraler Insult 194
Schmerz-Zonen, reflektorische 206
 s. Weihe-Punkte 206
Schleudertrauma 250
Schnupfen 293ff.
Schockzustand nach Verletzungen 444
Schuppenflechte s. Psoriasis 80
Schweißfriesel s. Miliaria 88
Schwangerschaft 418ff.
– Psych. Veränderung 419
– Erbrechen 420
Schwindel 35
Seborrhö
– oleosa 64
– sicca 65
Seborrhoische Warzen s. Alterswarzen 92
Seekrankheit s. Kinetose 37
Sinusitis s. Nasennebenhöhlen-Entzündung 308ff.
Sodbrennen 337ff.
Sonnenbrand 86
Sonnendermatose, Lichtdermatose 87
Sonnenstich 434
Speikinder 337
Steißbeinprellung 445
Stenokardie 198, 200
Stillen, Beschwerden bei 421
 zu wenig Milch 422

Abstillen, s. Urtica urens 422
 Erschöpfung nach 422
 Mastitis 422
Stomatitis 320
Struma 325ff.
Sudamina (Schweißfriesel) 88
Sykose 380, 400
Syphilinie 400

Tachykardie s. Herzjagen 198/202
Thrombophlebitis 126
Thrombose s. Operationstrauma 431
Tonsillitis 312ff.
Tonsillarabszess 316
Tracheitis s. Husten 139
 (Stictapulm.)
Trauma, physisches 441ff.
 s. Verletzungen
Tubenkatarrh 287
Tuberkulinie 399

Überanstrengung 435ff.

Ulcus cruris varicosum 127
Ulcus ventriculi et duodeni 353
Ulzera 98ff.
– angiospastische s. Durchblutungsstörungen, periphere 100
– diabetische 100
– maligna 101
– traumatische 99/425
– im Munde 322
Unguis incarnatus
 s. eingewachsener Nagel 120
Unterdrückung, des Fiebers 23
Uratsteine 394
Urtikaria 44ff.
– solaris 87

Varicellae 34
Variköser Symptomenkomplex 123
– Übersicht 123ff.
Varikose 123
Venenentzündung s. Phlebitis 126
Verbrennungen
– Übersicht 438
Verheben 440
Verletzungen 441ff.
– Übersicht 441
– s. auch Wundbehandlung 446
Verrucae 90
– Übersicht 90
Vertigo, s. Schwindel 35

Warzen s. Verrucae 90
Weihe-Punkte 206
Windeldermatitis 89
Windpocken 34
Wirbelsäulenverletzungen
– s. Ischialgie, Folge v. Verletzung 227
– s. Trauma d. Wirbelsäule 445
Wulstnarbe, s. Keloid 97
Wundbehandlung 446ff.
Wundrose s. Erysipel 42

Zahnfleischentzündung 320ff.
Zellutitis (s. Thuya) 51
Zerebrale Sklerose 188, 189
Zerebraler Insult 193, 194ff.
Zervikal-Syndrom 250
Ziegenpeter s. Parotitis epidemica 26
Zirrhose, atrophische 379
Zoster s. Herpes zoster 52
Zwölffingerdarmgeschwür 353
 s. Ulkuskrankheit
Zystitis, s. Cystitis 383ff.